PHYSICAL THERAPY PROGRAM

理学療法プログラムデザイン

ケース別アプローチのポイントと実際

◆監修◆
神戸大学名誉教授
武富由雄

◆編集◆
京都大学教授
市橋則明

文光堂

執筆者一覧

■ 監修

武富由雄　　神戸大学名誉教授

■ 編集

市橋則明　　京都大学大学院医学研究科人間健康科学系専攻教授

■ 執筆 (執筆順)

羽﨑　完　　大阪電気通信大学医療福祉工学部理学療法学科准教授

大畑光司　　京都大学大学院医学研究科人間健康科学系専攻講師

武富由雄　　神戸大学名誉教授

島　浩人　　宇治武田病院リハビリテーション科科長

市橋則明　　京都大学大学院医学研究科人間健康科学系専攻教授

石井光昭　　佛教大学保健医療技術学部理学療法学科准教授

池添冬芽　　京都大学大学院医学研究科人間健康科学系専攻講師

建内宏重　　京都大学大学院医学研究科人間健康科学系専攻助教

伊藤浩充　　甲南女子大学看護リハビリテーション学部理学療法学科教授

序

　今から3年以上前の平成18年1月19日，神戸大学時代の恩師である武富由雄先生から呼び出しを受け，行岡学園を訪問した．久しぶりにお会いした先生は，神戸大学の教授をされていた頃と変わらない元気さで，「教科書的な本の出版が相次いでいるが，臨床の場での問題解決にヒントとなる技法を説明，理解させるような本が少ない．もっと，臨床の場ですぐに役立つ本が必要である．具体的な問題例をあげて，その問題解決方法を企画したらどうか」と熱く語られ，「外科医の術式を記載した本のように，個々の問題点に対する運動療法を詳しく書いた本を臨床の重要性を説いている市橋君に作ってほしい．」という大変難しい依頼（私にとっては命令のようなものであるが・・・）を頂いた．

　企画・編集・執筆はすべてまかせるということで，時間をかけて企画を練ったが，体系的にすべてを網羅するような本にしようとすればするほど，私の中でまとまらず，どのような本の形式にするかを考えるだけで1年を費やした（その間，武富先生からの催促のメールに怯えながら）．1年間考えた結論は，あまり形にとらわれるのではなく，書けることだけを書く，知りたいことを書く，ということから入ることにした．

　まず，私が患者をまかせても良いと思っている，信頼できる理学療法士の中から執筆者を決め，何でもいいから自分が書けることと自分では書けないけど知りたいことを挙げてもらった．その結果，300以上の項目がテーマとして提出された．その中から，書けること，書いて意味があること，書いた内容が信頼できることを厳選していった．執筆者で集まり1日かけて項目を絞り込んで，内容を決めていった．書けることだけを書いているため，体系だった本にはなっていない．例えば，片麻痺の項目はあるが，失調症の項目はない．つまり，失調症に対してこれだというものが私の中にはないのである．このような患者を経験して，こうしたら良くなったということのみを凝縮して書いた．

　今はやりのエビデンスはない．もちろん，エビデンスの重要性を否定するつもりはない．片麻痺の歩行のエビデンスは早期に歩行させることと歩行の量が重要なことは，当然のことであり，最も重要なことであるが，このようなことは2行で書ける内容である．個々の症例の個々のケースに対し，どのようにしてアプローチするのかが，エビデンスの次に重要であると私は考える．歩行時に振り出しができない場合にはどうするのか，膝折れが起こる場合にはどうするのか，膝のロッキングを起こす場合どうするのか，足尖を引きずる場合どうするのか等，臨床現場で問題となる様々なケースに対してどのように考え，どのような理学療法を行えばよいのかをエビデンスは教えてくれない．

疾患の説明や評価の方法等の詳細は省き，理学療法のみを書こうとした結果が，この本である．執筆者には編集者としてではなく，共著者として，内容にも遠慮無く意見を言い，何度も書き直しをお願いした．私が理解できないことは，すべて省いて，適切な理学療法として理解できることだけを掲載した．執筆者とは，原稿を前にどのような点がおかしいのかを直接会って意見交換を行い修正してもらった．もちろん，この本に書かれていることがすべてではなく，一部の理学療法に過ぎない．この本に書かれていることを行っても良くならない患者も経験する．ただ，この本に書かれていることを行い改善したことがあるのは間違いのない事実なのである．

　最終的に，大項目は片麻痺，パーキンソン病，体幹，肩関節，股関節，膝関節，下腿・足関節の7項目とした．ケースはすべて合わせて119ケースとなった．これも最初から計画したわけでなく300以上のケースから採用したケースが119であり，それを強引に分類してみたら7項目になったのである．このような従来にない方法で作り上げた本を「理学療法プログラムデザイン」と名付けた．完成したものを読み直してみると，私の力不足もあり，文章や図にしてしまうと伝えたいことの半分も伝えきれていない感はあるが，我々の臨床経験から得たアートの結晶が，少しでも臨床現場の理学療法士の感性を刺激し，その結果として，少しでも患者に喜びを与えられることに役立つことを心より願う．

　最後に，このような楽しい（苦しい）機会を与えて頂いた監修の武富由雄先生と本書を企画・出版するにあたり協力して頂いたすべての方々に心より感謝致します．

平成21年5月

京都大学大学院 医学研究科 人間健康科学系専攻
市橋　則明

目　次

●第1章　片麻痺　　1

- ●麻痺側上肢が低緊張のケース　　羽﨑　完　　2
- ●麻痺側下肢が低緊張のケース　　羽﨑　完　　5
- ●麻痺側体幹が低緊張のケース　　大畑　光司　　8
- ●麻痺側上肢の分離運動ができないケース　　羽﨑　完　　12
- ●麻痺側下肢の分離運動ができないケース　　羽﨑　完　　14
- ●麻痺側の手指が屈曲位のままで，手指が伸ばしにくいケース　　武富　由雄　　16
- ●寝返り（背臥位から腹臥位）ができないケース　　大畑　光司　　19
- ●起き上がり（ベッド上背臥位から端座位）ができないケース　　島　浩人　　22
- ●座位で円背姿勢をとるケース　　大畑　光司　　26
- ●座位で麻痺側に傾く姿勢をとるケース　　島　浩人　　28
- ●座位で非麻痺側に傾く姿勢をとるケース　　島　浩人　　32
- ●座位で前方への安定性が低いケース　　島　浩人　　34
- ●座位で後方への安定性が低いケース　　島　浩人　　36
- ●椅子から立ち上がる時に後方へ倒れ込む（座ってしまう）ケース　　島　浩人　　38
- ●椅子から立ち上がる時に前方に倒れるケース　　島　浩人　　42
- ●椅子から立ち上がる時に麻痺側に倒れるケース　　島　浩人　　44
- ●床からの立ち上がりができないケース　　島　浩人　　46
- ●平行棒内で片手支持での立位はできるが，支持なしではできないケース　　大畑　光司　　48
- ●立位時に膝のロッキングが生じるケース　　市橋　則明　　50
- ●立位時に膝屈曲位となるケース　　大畑　光司　　54
- ●立位時に体幹前屈ができないケース　　市橋　則明　　56
- ●立位時に側方への体重移動ができないケース　　大畑　光司　　60
- ●立位時にプッシャー現象を示すケース　　市橋　則明　　62
- ●立位時に病的伸展共同運動のために麻痺側の下肢に体重が乗らないケース　　武富　由雄　　65
- ●歩行時に平行棒を引っ張って歩くケース　　大畑　光司　　68
- ●感覚障害が著明で歩行が不安定なケース　　市橋　則明　　70

- ●歩行時の立脚初期に内反が生じるケース　　　　　　大畑　光司　72
- ●歩行時の立脚初期に膝のロッキングが生じるケース　大畑　光司　74
- ●歩行時の立脚中期〜後期に膝のロッキングが生じるケース　大畑　光司　76
- ●歩行時に膝折れが起こるケース　　　　　　　　　　市橋　則明　78
- ●歩行時の立脚後期にけり出しができないケース　　　大畑　光司　84
- ●歩行時に非麻痺側のステップが小さいケース　　　　大畑　光司　86
- ●麻痺側の単脚立脚期が短いケース　　　　　　　　　大畑　光司　88
- ●歩行時の立脚期に尖足が起こるケース　　　　　　　大畑　光司　92
- ●歩行や階段を降りる時に麻痺側の足が内反するケース　武富　由雄　94
- ●患側前型歩行で膝折れが起こるケース　　　　　　　市橋　則明　96
- ●歩行時に麻痺側の振り出しが困難なケース　　　　　市橋　則明　97
- ●歩行遊脚期に股関節外転（分回し）で振り出すケース　大畑　光司　100
- ●歩行遊脚期に体幹後傾で振り出すケース　　　　　　大畑　光司　102
- ●歩行遊脚期に股関節屈曲や内転が大きいケース　　　市橋　則明　104
- ●歩行遊脚期に足尖の引きずりが生じるケース　　　　大畑　光司　106
- ●非麻痺側での車椅子駆動ができないケース　　　　　島　　浩人　108

●第2章　パーキンソン病　　　111

- ●すくみ足があるケース　　　　　　　　　　　　　　石井　光昭　112
- ●突進現象があるケース　　　　　　　　　　　　　　石井　光昭　114
- ●小刻み歩行を呈するケース　　　　　　　　　　　　石井　光昭　116
- ●方向転換ができないケース　　　　　　　　　　　　石井　光昭　118
- ●寝返りや起き上がりができないケース　　　　　　　石井　光昭　120

●第3章　体　幹　　　123

- ●体幹屈曲時に腰痛が増強するケース　　　　　　　　池添　冬芽　124
- ●体幹伸展時に腰痛が増強するケース　　　　　　　　池添　冬芽　126
- ●体幹屈曲，伸展時ともに腰痛が増強するケース　　　羽﨑　完　　129
- ●体幹回旋時に腰痛が出現するケース　　　　　　　　建内　宏重　131
- ●長時間立位を保持することで腰痛が出現するケース　市橋　則明　134
- ●立ち上がり動作時に腰痛が出現するケース　　　　　建内　宏重　138

- ●座位で荷重すると殿部が痛いケース　　　　　　　　　　　　建内　宏重　141

●第 4 章　肩関節　　　143

- ●肩関節に夜間痛があるケース　　　　　　　　　　　　　　　建内　宏重　144
- ●挙上した上肢を降ろすときに肩に痛みが出現するケース　　　伊藤　浩充　148
- ●肩関節可動域運動時に上腕外側痛があるケース　　　　　　　建内　宏重　154
- ●肩関節挙上時に頸部の痛みが生じるケース　　　　　　　　　建内　宏重　156
- ●肩関節可動域運動時に過緊張があるケース　　　　　　　　　建内　宏重　158
- ●関節包の伸張性低下によって可動域の制限があるケース　　　羽﨑　完　　160
- ●肩関節周囲炎で肩甲上腕関節にアプローチしても可動域の改善が
みられないケース　　　　　　　　　　　　　　　　　　　　羽﨑　完　　162
- ●肩関節周囲炎で痛みを伴い，腕を上げることができないケース　武富　由雄　164
- ●ストレッチング時に肩甲骨の代償が大きいケース　　　　　　市橋　則明　168
- ●腱板損傷で手が挙上できないケース　　　　　　　　　　　　市橋　則明　172
- ●肩関節周囲炎で外旋ができないケース　　　　　　　　　　　市橋　則明　176
- ●肩関節運動時に不安定性が強いケース　　　　　　　　　　　建内　宏重　179
- ●インナーマッスルとアウターマッスルの筋バランス低下があるケース　市橋　則明　182
- ●肩甲骨周囲筋の機能低下があるケース　　　　　　　　　　　市橋　則明　185
- ●体幹筋の機能低下があるケース　　　　　　　　　　　　　　市橋　則明　188

●第 5 章　股関節　　　191

- ●股関節屈曲時に鼠径部の痛みがあるケース　　　　　　　　　建内　宏重　192
- ●股関節外転時に股関節外側部の痛みがあるケース　　　　　　建内　宏重　196
- ●安静時に股関節屈筋や内転筋の過緊張があるケース　　　　　建内　宏重　198
- ●獲得した可動域がすぐ元に戻ってしまうケース　　　　　　　建内　宏重　200
- ●ストレッチング時に骨盤の代償が大きいケース　　　　　　　市橋　則明　202
- ● SLR が困難なケース　　　　　　　　　　　　　　　　　　建内　宏重　207
- ●股関節の分離した運動が困難なケース　　　　　　　　　　　建内　宏重　209
- ●運動最終域での出力低下 (lag) があるケース　　　　　　　　建内　宏重　212
- ●股関節術後早期に起き上がりが困難なケース　　　　　　　　建内　宏重　214
- ●股関節術後に座位が不安定なケース　　　　　　　　　　　　建内　宏重　216

- ●股関節術後に立ち上がりが困難なケース　　　　　　　　　　　　　　建内　宏重　218
- ●股関節術後にトランスファーが不安定なケース　　　　　　　　　　建内　宏重　220
- ●立位時に患側への荷重が困難なケース　　　　　　　　　　　　　　建内　宏重　222
- ●立位時に骨盤の移動が困難なケース　　　　　　　　　　　　　　　建内　宏重　224
- ●立位や歩行時に膝折れが起こるケース　　　　　　　　　　　　　　建内　宏重　226
- ●立位や歩行時に膝のロッキングが起こるケース　　　　　　　　　　建内　宏重　228
- ●臥位よりも立位でより股関節が屈曲位になるケース　　　　　　　　建内　宏重　230
- ●片脚立位が不安定なケース　　　　　　　　　　　　　　　　　　　建内　宏重　232
- ●明らかな疼痛や筋力低下がないにもかかわらず歩行時の単脚支持期が短いケース　　　　　　　　　　　　　　　　　　　　　　　　　　　　建内　宏重　235
- ●歩行時の股関節伸展が少ないケース　　　　　　　　　　　　　　　建内　宏重　237
- ●股関節外転筋力はあるがデュシャンヌ歩行になるケース　　　　　　市橋　則明　240
- ●杖をつくと跛行が強くなるケース　　　　　　　　　　　　　　　　建内　宏重　244
- ●しゃがみ込みができないケース　　　　　　　　　　　　　　　　　市橋　則明　246

●第6章　膝関節　　249

- ●手術後に術創部の軽度の癒着による痛みがあるケース　　　　　　　羽﨑　完　　250
- ●鵞足に痛みがあるケース　　　　　　　　　　　　　　　　　　　　市橋　則明　252
- ●膝蓋腱に痛みがあるケース　　　　　　　　　　　　　　　　　　　市橋　則明　254
- ●腸脛靭帯に痛みがあるケース　　　　　　　　　　　　　　　　　　市橋　則明　257
- ●膝蓋大腿関節に痛みがあるケース　　　　　　　　　　　　　　　　市橋　則明　260
- ●膝関節可動域運動で運動方向に痛みが出現するケース（伸展時−前面，屈曲時−後面）　　　　　　　　　　　　　　　　　　　　　　　建内　宏重　262
- ●大腿四頭筋の筋力トレーニング時に痛みが出現するケース　　　　　市橋　則明　264
- ●膝関節伸展不全があるケース　　　　　　　　　　　　　　　　　　市橋　則明　266
- ●歩行時の遊脚期で膝の屈曲が起こらないケース　　　　　　　　　　建内　宏重　268
- ●歩行時の立脚期（荷重応答期）に膝の屈曲が起こらないケース　　　建内　宏重　272
- ●歩行時に膝のロッキングが生じるケース　　　　　　　　　　　　　市橋　則明　274
- ●階段の昇段はできるが降段が困難なケース　　　　　　　　　　　　建内　宏重　276
- ●立ち上がりや階段を降りるときにニーインとなるケース　　　　　　市橋　則明　278
- ●ランニング時にニーインとなるケース　　　　　　　　　　　　　　伊藤　浩充　282
- ●バネのない歩行，走行を示すケース　　　　　　　　　　　　　　　市橋　則明　288

●第 7 章　下腿・足関節　　291

●歩行時に外反母趾による痛みがあるケース	伊藤　浩充	292
●歩行時にショパール関節の痛みがあるケース	伊藤　浩充	295
●歩行時に踵の痛みがあるケース	伊藤　浩充	298
●歩行時に下腿外側部の痛みがあるケース	建内　宏重	301
●ランニング時に脛骨内側面の痛み(シンスプリント)があるケース	伊藤　浩充	303
●ランニング時に足底腱膜の痛みがあるケース	伊藤　浩充	306
●足部のアライメント異常により膝関節の痛みがあるケース	伊藤　浩充	308
●足部のアライメント異常により腰部の痛みがあるケース	伊藤　浩充	310
●歩行時離踵から足尖離地のけり出しがうまくできないケース	伊藤　浩充	313
●足関節骨折術後に足関節可動域が悪いケース	伊藤　浩充	316
●足関節背屈 ROM 運動時に足関節前面の痛みが出現するケース	建内　宏重	318
●下腿部の筋打撲を起こしたケース	伊藤　浩充	320

索　引　　323

第1章　片麻痺

1・片麻痺

麻痺側上肢が低緊張のケース

羽﨑 完

解説

- ブルンストロームステージⅠあるいはⅡの状態で，筋は弛緩しているもしくは緊張を高め始めている．
- 他動的に挙上して，空間に保持させようとしても不可能である．
- 背臥位時，床面と麻痺側肩甲帯や上肢の間に手を入れようとすると，麻痺側は全体的に重力に引かれているため，非麻痺側よりも手が入れにくい．
- 近位関節（肩関節）の低緊張，いわゆる不安定性がある場合が多く，肩関節の亜脱臼を伴いやすい．
- 麻痺側体幹の安定性が不十分で，体幹が崩れている（屈曲や側屈している）場合が多い．
- 筋収縮が不十分なために浮腫（循環不全）を伴いやすく，肩の痛みや，手指の可動域制限を併発することもある．

■ 理学療法のポイント

- 麻痺側上肢を他動的に肩関節屈曲した際，肩甲骨が胸郭に沿って上方回旋せず，上肢の肢位（位置）に関係なく後退していることが多い．
- 非麻痺側への寝返り動作の際に，非麻痺側上肢で麻痺側を過度に引くと肩の痛みを引き起こすことがあるので，注意が必要である．
- 座位で，麻痺側骨盤や坐骨に重心を乗せながら体幹の立ち直り反応を促通する際，麻痺側肩甲骨が下制することがある．
- セラピストが肩関節と肩甲帯のアライメントを修正しながら，空間で保持させたり，運動を行わせることが重要である．

■ 理学療法の実際

1）臥位での運動療法

①肩関節の他動運動および空間保持

- 屈曲外転−伸展内転方向に他動運動を反復して行う（図1a）．
- 上肢の動きに合わせて，肩甲骨を胸郭に沿わすようにして保持しながら行う．
- 「腕を斜め上にあげて」と屈曲外転方向のみ運動を意識させる．
- 筋の固有受容器を刺激するため，三角筋をしっかりと把持しながら行う（図1b）．
- 大結節がインピンジメントを起こさないように注意する．
- 可動範囲の途中で「ここで止めて」などコマンドを入れて空間保持を行わせる．
- 上肢の支えは，ごく軽いものにし，トラクションも加えすぎないようにする．

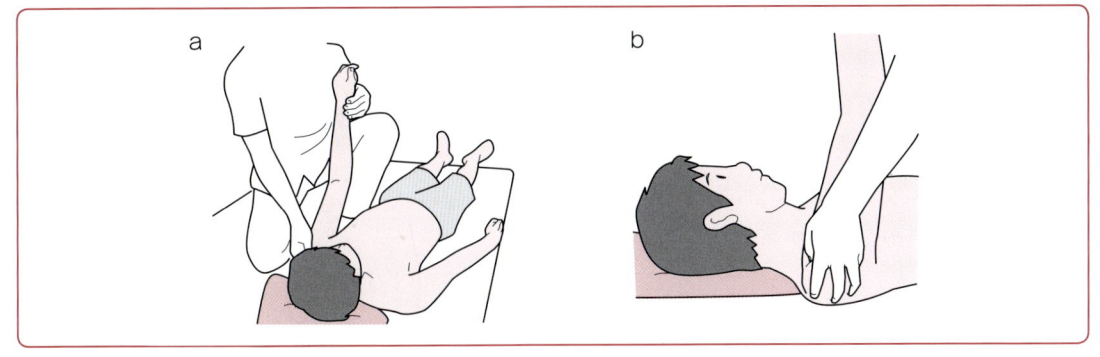

図1 肩関節の他動運動と空間保持
a 屈曲外転－伸展内転の他動運動
はじめは可動範囲の中間あたりで狭い範囲で動かし，徐々に可動範囲を広げていく．関節の固有受容器を刺激するため，ごくわずかなトラクションを加えながら行う．運動を目で追わせたり，非麻痺側でまねをさせるなど関節の動きを感じてもらいながら行う．
b 肩甲骨の保持と三角筋の刺激
上肢の動きに合わせて肩甲骨を保持するとともに三角筋を把持し刺激する．空間保持の促通はあらゆる位置で行えるが，屈曲90°あたりが行いやすい．

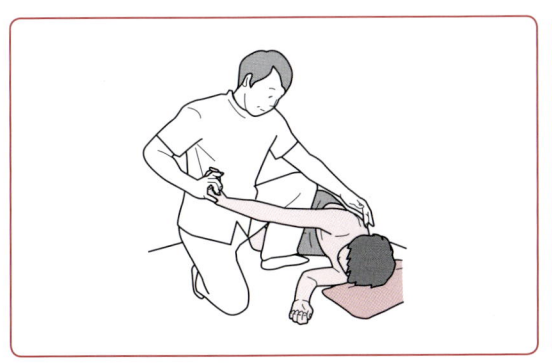

図2 肩甲骨の前方突出
患者の手掌から肩関節に向けて軽く圧迫し，それに対抗して押し返させる．患者の能力に合わせて，肩関節の屈曲角度を変化させる．肩関節屈曲90°あたりが容易であることが多い．

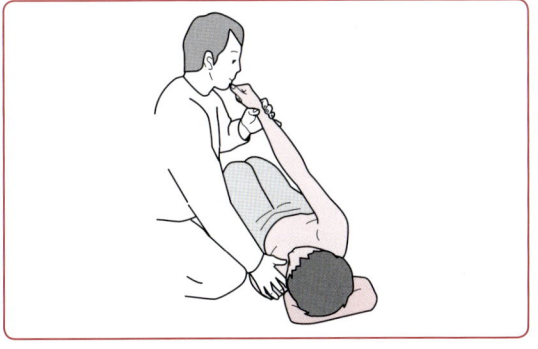

図3 肩甲骨への荷重感覚入力
背臥位から麻痺側を下にした半側臥位までの寝返りを繰り返し，麻痺側肩甲骨に荷重感覚を入れながら，肩甲骨の内外転の運動性と安定性を求める．

②肩甲骨の前方突出 protraction
- 麻痺側を上にした側臥位で，手関節背屈位，肘関節伸展位，肩関節屈曲軽度外転位で肩甲骨の前方突出を反復させる（図2）．
- 上腕骨頭が関節窩におさまる位置で行う．

③麻痺側への寝返りを利用した麻痺側肩甲帯への荷重感覚入力
- 麻痺側肩甲骨への荷重感覚を入力する（図3）．
- 背臥位から麻痺側へ半側臥位になるまでの寝返りをゆっくりと繰り返す．
- 麻痺側の上肢は軽度外転位に置き，非麻痺側の肩甲骨を浮かせ，麻痺側体幹に重心が乗るよう誘導する．
- 無理に寝返りを誘導しない．また，頭部の側屈や肩の痛みが出ないよう配慮する．
- 麻痺側上腕骨が無理に内転位になり，痛みが出現することもあるので完全に側臥位にさせない．

2) 座位での運動療法

①肩関節に対する荷重感覚入力

- 肘の高さに合わせた台を前方に置き，麻痺側肘から肩へ荷重感覚を入力する（図4）．
- 肩甲骨が下制したり，体幹が崩れたりしないよう肩甲骨や体幹を非麻痺側の高さになるよう支える．
- 肘で体重を支持した状態で，体幹の前傾や側方移動を行う．
- 肘で体重を支持した状態で，視覚，触覚を意識させながら手関節，手指を他動的に動かす．
- 体幹の正中線上で，非麻痺側も麻痺側と一緒に動かす（自動介助運動）．

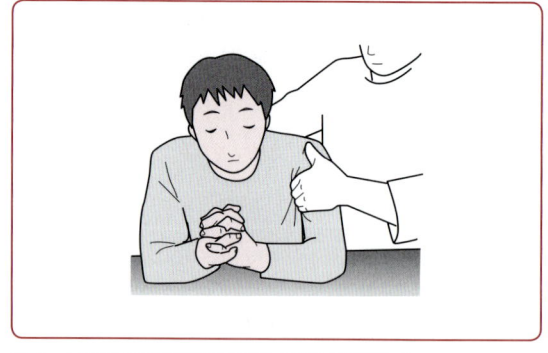

図4　座位での肩関節に対する荷重感覚入力
セラピストは上腕骨頭が求心位になるように支える．
肘で体重を支えさせながら，体幹を前傾させたり，麻痺側への側方移動を行うことで，荷重感覚に変化をつける．
両手を組ませ，肘の屈曲伸展を自他動的に行う．

Clinical Hint

車椅子のシーティング

- 体幹の崩れ防止や体幹が抗重力的に活動できるように両側の坐骨結節で体重を受けるようにシーティングを行うことで，全身の姿勢緊張を高めることができる（図5）．
- 車椅子で座位になる時間が多い場合は，車椅子テーブルを検討し，肩の亜脱臼が整復されるようなポジション（骨頭が求心位）になるよう高さを調整する．
- 車椅子は，背もたれ，座面のたわみなどにより，骨盤が後傾したり円背になりやすいため，バスマットやスポンジなどでたわみをなくすような工夫をしてもよい（図6）．

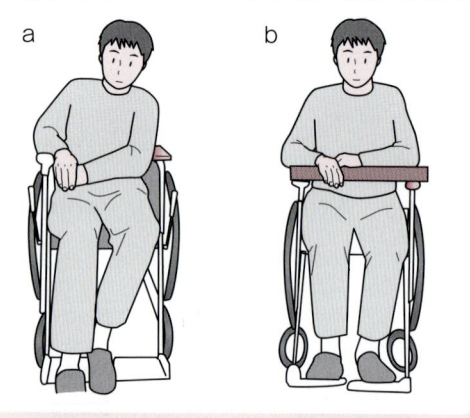

図5　車椅子での座位姿勢（左片麻痺患者の1例）
a　不良姿勢
何も工夫されていない車椅子での普段の座位姿勢．
b　良姿勢
背もたれ，座面のたわみをなくし，車椅子テーブルで麻痺側肩関節亜脱臼を整復した座位姿勢．

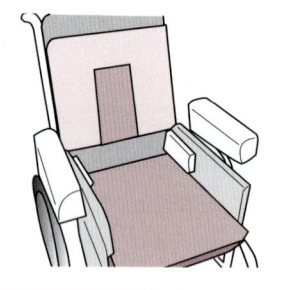

図6　たわみをなくすための工夫
背もたれに市販のバスマットを当て，脊柱が当たる部分はくり抜きスポンジを入れている．
座面はバスマットの上にスポンジを引いている．
アームレストは肘の高さに合うよう高くしている．

1・片麻痺

麻痺側下肢が低緊張のケース

羽﨑 完

解説

- ブルンストロームステージⅠあるいはⅡの状態においては，背臥位では股関節が外転外旋位をとりやすく，膝を立てて保持することが困難であり，外側に倒れることが多い．
- 背臥位時，麻痺側下肢と床面との間に手を入れ重心の分布をみると，骨盤が後方回旋し，殿筋が重力に引かれ垂れ下がり，骨盤，殿部には手が入りにくい．
- 座位では，麻痺側に体幹や骨盤が崩れ，股関節は外転外旋位をとりやすい．
- 近位部（股関節周囲筋）の低緊張で，遠位部（足関節）の痙性が出現しやすい．

■ 理学療法のポイント

- 筋収縮が不十分なため，浮腫を伴いやすい．
- アキレス腱の短縮や内側ハムストリングスや大腿筋膜張筋の短縮が生じやすい．
- 骨盤や下部体幹も低緊張であることが多く，背臥位では重心が全体的に麻痺側にあり，寝返りなど抗重力の活動で，介助が多くなる．
- 体幹では，腹側の筋に比べ背側の筋の緊張が亢進している場合が多い．
- 体幹の安定性を高め，胸郭と骨盤のつながりを作ることが必要である．

■ 理学療法の実際

1）背臥位での運動療法

- 背臥位で膝立位から骨盤を把持し，骨盤の回旋を促し，体幹背側の筋の緊張を抑制するとともに，腹側の筋を促通する（図1）．
- 麻痺側下肢は外旋位になりやすいため，中間位になるように保持するとともに，セラピストの体重で膝から踵部に向けて荷重感覚を入れる．
- セラピストは，片側の殿部を持ち上げるように骨盤を回旋させ数秒保持し，持ち上げていない側は，真っ直ぐ床に向けて圧を加え，これを左右交互に行う．
- 体幹の筋緊張がある程度整えば，麻痺側踵部や股関節に荷重感覚を入力しつつ，骨盤の後傾を再学習させることで，近位関節の安定性向上を図る．

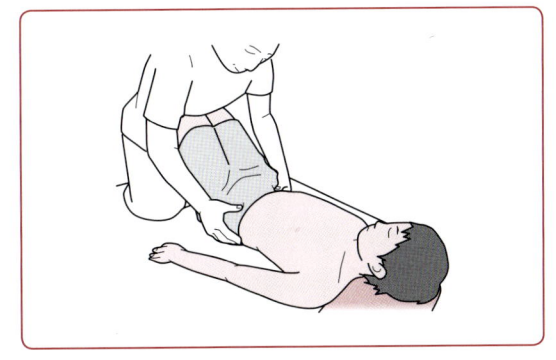

図1　背臥位で体幹の回旋
麻痺側下肢が外旋しないようセラピストの下肢で挟み込むようにする．セラピストは骨盤から体幹の回旋を誘導する．

- 仙骨を持ち上げ殿部の収縮と腹部の収縮を促す(図2).
- 随意的にゆっくりと行わせ，骨盤の動きを感じ取れるようにする.
- 過度に仙骨を持ち上げさせると，背部の筋が収縮するので注意する.

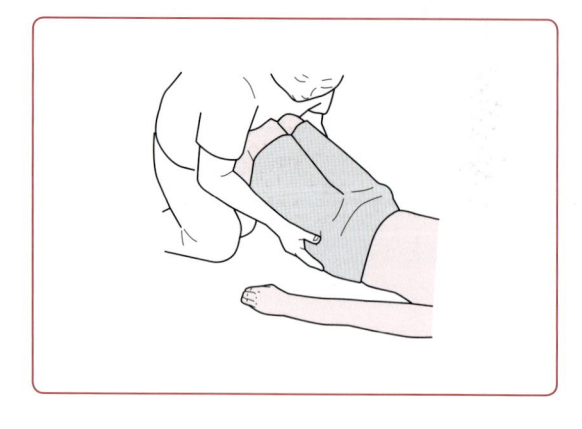

図2　背臥位で骨盤の後傾
セラピストは自重を利用し，膝から踵部や股関節に向け荷重感覚を入れると効果的である．麻痺側大殿筋やハムストリングスの起始部を把持するように刺激し，収縮を促してもよい．

2) 座位での運動療法

- 理想的な座位姿勢に近づけて，体重の側方移動を行う.
- 両側の坐骨結節で体重を支持し，仙骨座りにならないよう注意する.
- 麻痺側の坐骨結節に体重を誘導し，体幹の立ち直り反応を利用して麻痺側体幹の安定性を高める(図3).
- 麻痺側股関節は中間位を保つように保持し，膝から踵部に向けて荷重感覚を入力する.
- はじめは代償が出ないように小さい範囲で，体重を前後左右に移動させる.
- 体重移動に対する患者の抵抗が少なくなれば，徐々に移動範囲を大きくしていく.

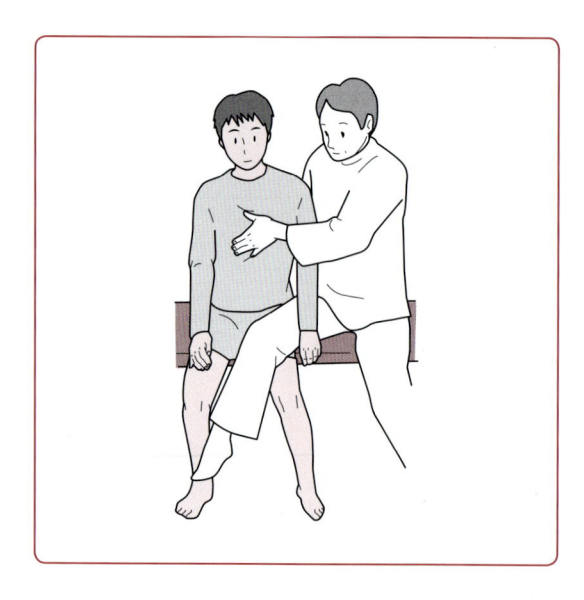

図3　座位姿勢での体重移動(左片麻痺)
骨盤を前傾し，坐骨結節に体重を乗せられるようにしてから，体重を前後左右に移動させる．セラピストの下肢を利用して，膝から踵に向け荷重感覚を入れる．股関節を中間位に保持し，足部が内反底屈にならないように注意する．

3）立位での運動療法

- 非麻痺側の筋力低下や意識障害などのため，平行棒内で立位がとれない場合，起立台を用いて立位をとらせる（図4）．
- 血圧，下肢の循環不全に注意しながら，患者の状態に合わせて角度を調節する．
- 立位姿勢が崩れないようタオルや枕を用いたり，体幹をベルトで固定する．
- 正中を保つようにし，麻痺側下肢への負担が過剰にならないよう配慮する．
- 膝はベルトで固定せず，両側膝関節の屈曲伸展を左右交互にゆっくりと行い，膝関節の再学習を行う．
- 単に起立台で立たせるだけでなく，運動させることが重要であり，膝を交互に屈伸することで歩行感覚を入力できる．

図4 起立台を用いた立位（左片麻痺）
起立台を用いると，下肢が低緊張でも安全に足底へ荷重感覚を入力でき，容易に抗重力肢位である立位を経験させることができる．
体幹は正中を保つようにし，姿勢が崩れないようタオルや枕を用いたり，ベルトで固定する．
両側膝関節の屈伸を行うため，起立台の角度は，40～60°程度にする．それ以上は起こさない．
頭部が前方に崩れる場合は，角度をつけすぎている．

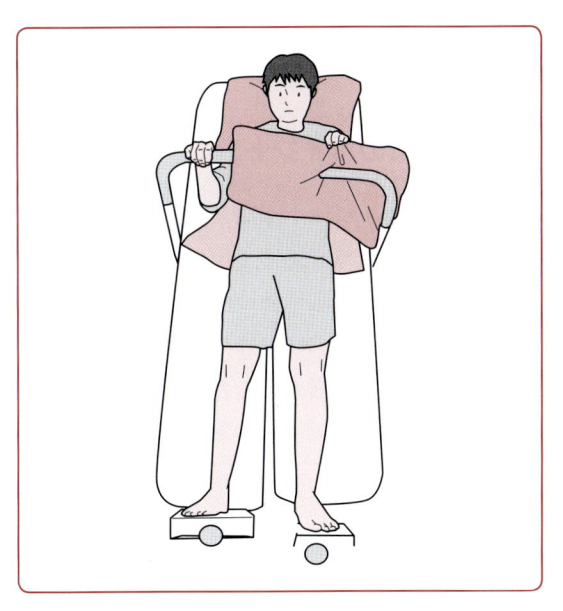

1・片麻痺

麻痺側体幹が低緊張のケース

大畑光司

解説

- 体幹筋は屈曲に働く腹直筋と伸展に働く背筋群，主に回旋，側屈に働く腹斜筋群とがある．
- 麻痺側体幹筋が低緊張であれば，臥位姿勢，座位姿勢で胸腰椎部の安定性を維持できない．
- 姿勢保持するための筋緊張を形成できない場合には，随意的な筋力発揮も制限されている場合が多い．
- 臥位，座位での重心の位置と姿勢の関係に留意し，体幹筋の協調運動を練習する必要がある．

■ 理学療法のポイント

- 臥位では，肩甲帯と骨盤帯との位置関係のずれ（図1），座位では上部体幹の円背姿勢と骨盤の過度な傾斜を防ぐ必要がある（図2）．
- 麻痺側体幹筋を伸張した姿勢にする方が筋の働きを患者に理解させやすい．
- 単に姿勢を教えるのではなく，運動を伴う筋活動を生じさせる方がよい．
- 体幹の低緊張の改善が得られにくい場合には，シーティングの工夫が必要になる．

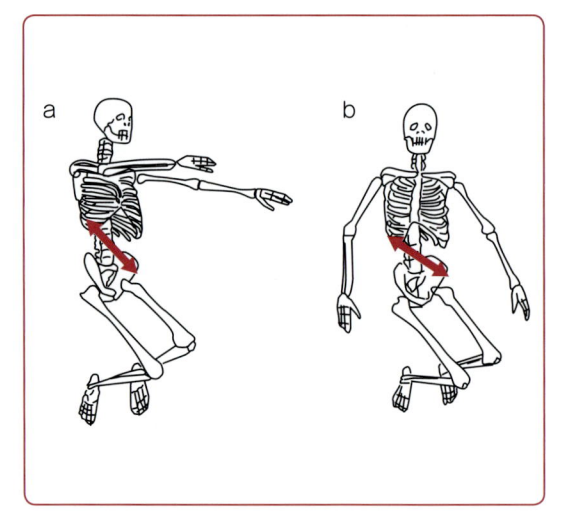

図1 体幹低緊張の臥位姿勢の特徴
a 通常の寝返り，b 低緊張の寝返り
通常の寝返り（a）では，骨盤が回旋した位置で腹斜筋を働かせることにより上部体幹を回旋させることができるが，低緊張の寝返り（b）では，腹斜筋の緊張が低いため，骨盤を回旋させても上部体幹は回旋しない．

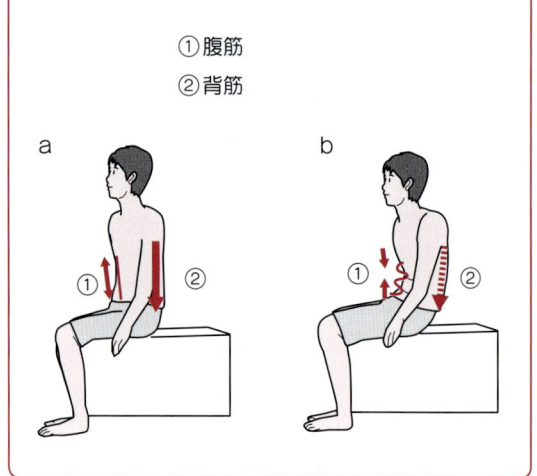

図2 体幹低緊張の座位姿勢の特徴
a 直立した座位姿勢，b 低緊張の座位姿勢
直立した座位姿勢では背筋群が緊張を保ち（②），上体を引き上げているため，腹筋には「張り」ができる（①）．
低緊張の座位姿勢では背筋群が上体を支えきれず（②），腹筋には「張り」が作れない（①）．

■ 理学療法の実際

1) 腹筋群に対する臥位での運動療法（図3）

- 体幹部の支持性が必要な運動を行わせる．
- 体幹部にかかる負荷が小さい運動から徐々に強度を増していく．

① 仰臥位での頭部挙上，上体挙上

③ 仰臥位での体幹回旋

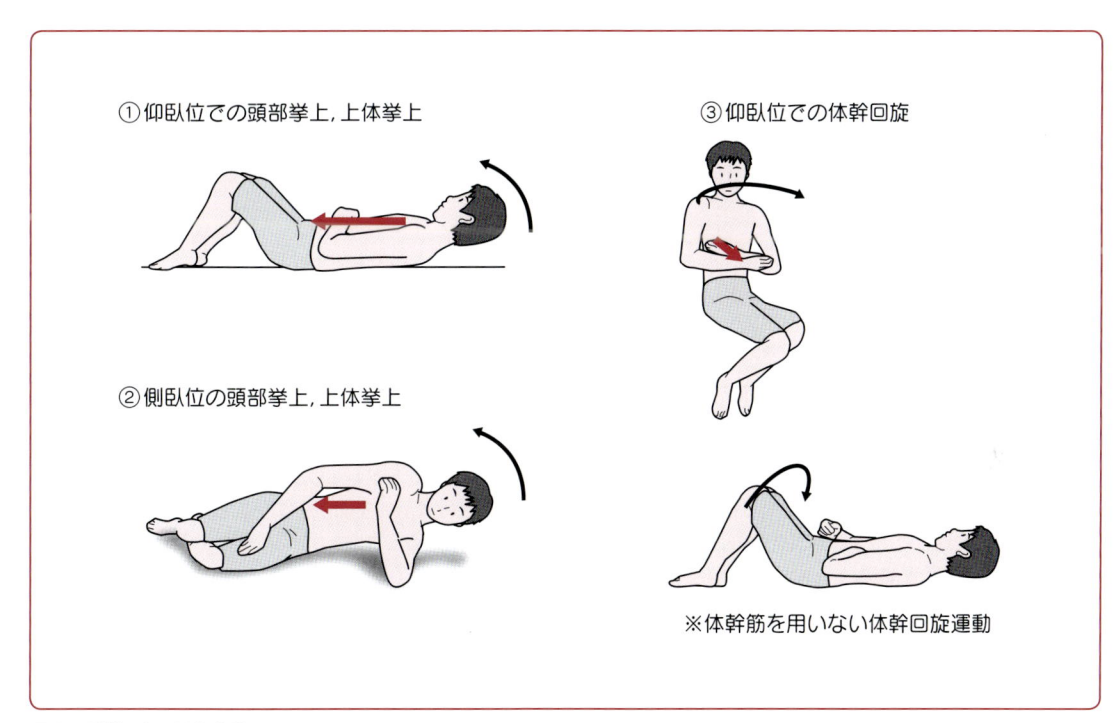

② 側臥位の頭部挙上，上体挙上

※体幹筋を用いない体幹回旋運動

図3　臥位での運動療法
① 仰臥位での頭部挙上：仰臥位で頭部を挙上する．このときセラピストもしくは本人が腹筋群の緊張を触知しながら行う．十分な腹筋の筋緊張が得られれば，さらに肩まで挙上する．
② 側臥位での頭部挙上：同様に側臥位で頭部を挙上する．腹斜筋群の筋緊張を触知する（非麻痺側を下にして行う）．
③ 仰臥位での体幹回旋：骨盤を回旋させた状態で回旋方向と反対側の肩を挙上する．初めは少し肩が上がる程度でよく，徐々に回旋を増していく．
＊③とは反対に骨盤を倒すようにして行う体幹回旋運動は，下肢の自重で回旋が可能であるため，体幹筋が働いているかどうかはわかりにくい．

2) 背筋群に対する座位での運動療法（図4）

- 低緊張による不良姿勢を物理的に補助しながら，体幹伸展運動を行わせる．
- 体幹伸展運動に伴って，股関節などの不必要な伸展運動が生じる場合，座面から骨盤がずれ落ちる場合がある（図4：＊体幹伸展失敗）．このような場合，座面を傾斜させて股関節の屈曲角度を増すことで対応できる場合がある（図5b-①参照）．
- 体幹伸展位を保持できるようになれば，背もたれの傾斜角度を減少させたり，上肢操作などを行わせることで日常生活での座位機能に近づけることができる．

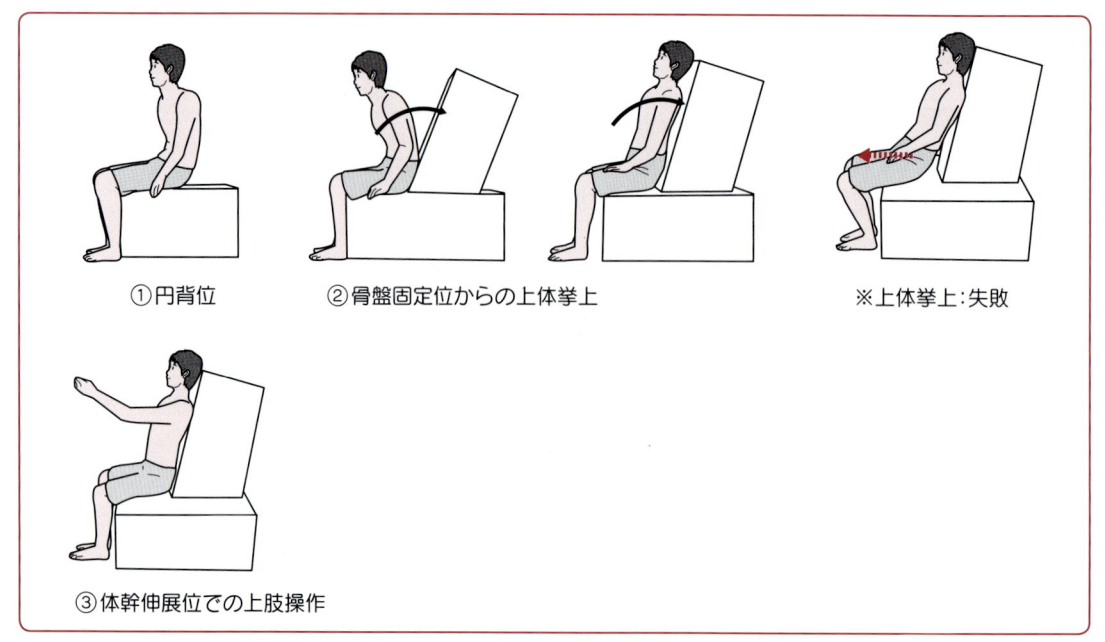

図4 座位での運動療法の1例
① 体幹の低緊張でよくみられる円背姿勢
② 骨盤を固定し，ゆっくりと体幹を伸展することにより，背筋群を緊張させるトレーニング
＊体幹伸展にさせるための背筋の活動に伴って，股関節伸展筋が働くと，骨盤が座面からずり落ちるために注意が必要（この現象が多く生じる場合は座面を傾斜させ，股関節を屈曲位として始めるとよい）．また，伸展の最終域では腹筋の適度な緊張が生じるとよい．
③ 体幹伸展位を維持できるようになれば，その姿勢での上肢操作などを行い，この状態でも安定性が得られているかを確認する．

3) 座位保持装置の1例（図5）

- 体幹の低緊張の改善が得られない場合，座位保持装置などを用いることで，座位姿勢の獲得を目指すべきである．

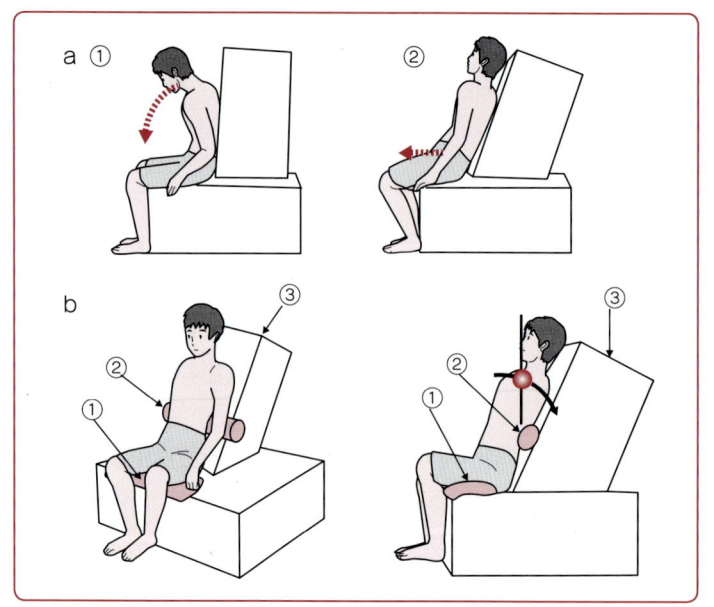

図5 座位保持装置の1例
a 不良姿勢
① 背もたれ角度の問題
背もたれの傾斜が小さいと，上体は前方へ崩れ落ち，安定した座位保持がむずかしい．
② 骨盤のずれ落ち
体幹伸展筋と股関節伸展筋の筋緊張の分離がむずかしい場合に多い．他に座面の形状や傾斜が問題である場合もある．
b 座位保持装置による改善点
① 座面の傾斜角度を調整して股関節屈曲位とし，骨盤の前方へのずれ落ちを防ぐ．
② 腰椎伸展位に保持させる．
③ 背もたれ角度を上体が保持できる程度に調整する．

MEMO

1・片麻痺

麻痺側上肢の分離運動ができないケース

羽﨑 完

解 説

- 分離運動ができない状態とは，一つの関節だけを随意的に動かすことができず，上肢全体の関節が，ある決まった運動パターンで動く状態である．
- 例えば，肩関節を屈曲しようとした際，肘関節屈曲，前腕回内，手関節掌屈，手指屈曲が同時に出現する（屈曲共同運動パターン）状態である．
- 肩甲帯周囲筋の低緊張により，末梢（手関節）の痙性が高まっていることが多い．
- 母指は内転し，対立位をつくれず，手関節は掌屈位，中手指節関節伸展位で手指屈曲しやすく（図1），手指の実用的な使用が困難となる場合もある．
- 動作を随意的に行おうとすると痙性が高まり，協調的な動きができない．
- 空間での操作は近位関節の安定が必要であるため高難度であり，そのため痙性が高まり，実用的な上肢の使用が困難となる．
- 虫様筋や骨間筋の機能が低下している．

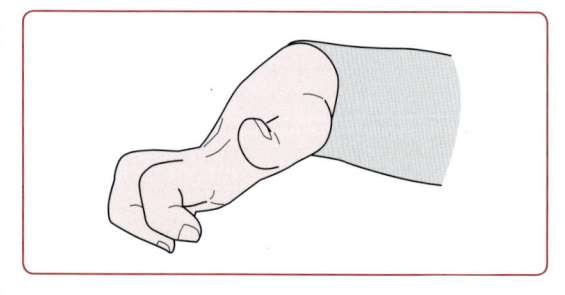

図1 手関節と手指の状態
手関節屈曲し，中手指節関節伸展，手指屈曲することが多い．

■ 理学療法のポイント

- 中間関節（肘関節）分離運動の再学習が重要．
- 感覚障害を伴うことが多く，言語教示によって運動を促すよりも，運動を意識させないよう工夫することで，痙性や代償動作が入りにくく効果的であることが多い．
- 触覚による情報探索を行わせたり，感覚に重点をおくと痙性が高まりにくい．
- 筋収縮を強要せず，代償動作を出さないよう注意する．

■ 理学療法の実際

1）肘関節の伸展運動

- 肘関節軽度屈曲位で前方の台に手関節伸展，手指伸展した麻痺側手背の上に非麻痺側手掌を置き，ゆっくり肘関節伸展を行う（図2）．
- セラピストは上腕三頭筋を把持し，収縮を促すよう肘の伸展に合わせて上方へ動かす．
- 体幹の側方に麻痺側手掌をついた状態でも行うとよい．

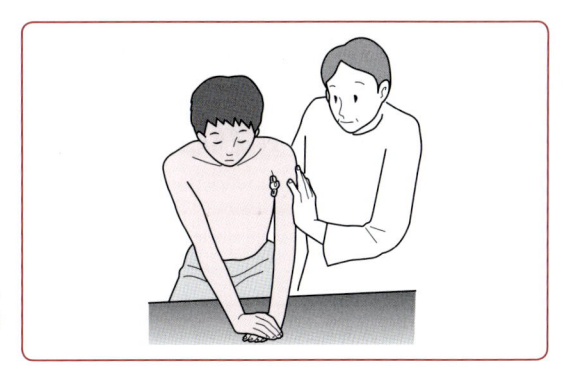

図2　肘関節の伸展運動
代償などによって肩甲骨で引き上げたり，大胸筋を強く収縮させないように注意する．上腕三頭筋に感覚刺激を入れ，はじめはわずかな屈曲肢位から，徐々に肘関節屈曲角度を深くする．

2) ワイピング

- 台上に置いたタオルの上に麻痺側手背の上から非麻痺側手掌を重ねて置き，前後左右にタオルをゆっくりと動かす(図3)．
- はじめは小さい範囲から動かし，患者の許容量に合わせ，徐々に動かす範囲を広げていく．
- 頭部や体幹が傾かないように，できるだけ左右対称になるように注意する．

図3　座位でのワイピング
手指の屈曲や，肩の内転など連合反応が出現しない範囲で行う．セラピストは麻痺側上肢の状態に合わせて，サポートする位置を変える．

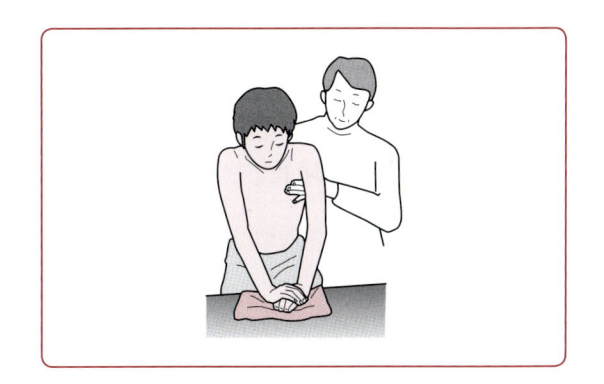

3) 感覚の再学習

- 座位をとらせ，物の重さや，素材，形状などを手掌や指先で，感覚認知させることにより痙性を抑制する．
- その準備として，手関節や手掌，手指の柔軟性や可動性を高めておく．
- セラピストは，他動的に対象物を握らせ，感覚を入力する(図4)．
- 「つまもう，持とう」と動作を意識すると連合反応が出現し，過剰な力が入ってしまう．

図4　手への感覚再学習
対象物を動かしたりしながら，その重さや，素材，形状などを患者に尋ね，感覚入力を強化する．
動作を意識させないためにも，動作に関する口頭指示は入れない．

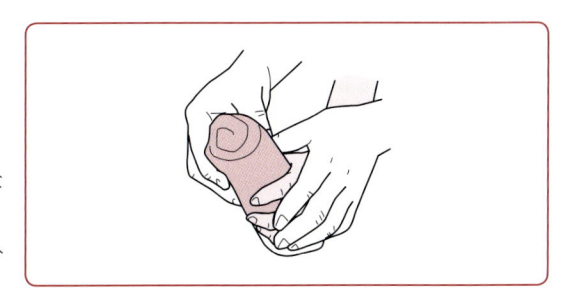

Clinical Hint
- 上肢操作の再学習の際，病前よくしていた動作や道具を用いると再学習しやすい．
- 例えば，野球が好きであれば，ボールやバットを把持させ，そのなかで手関節背屈を促すとよい．

1・片麻痺

麻痺側下肢の分離運動ができないケース

羽﨑 完

解説

- 分離運動ができない状態とは，一つの関節だけを随意的に動かすことができず，下肢全体の関節が，ある決まった運動パターンで動く状態である．
- 例えば，股関節屈曲位から伸展しようとした際，股関節内転，膝関節伸展，足関節内反底屈が同時に出現する（伸展共同運動パターン）状態である．
- 体幹や近位関節（股関節）の不安定性により，末梢の痙性が高まって分離できない場合が多い．
- 歩行時，股関節屈曲の代償として骨盤の引き上げ，足関節の底屈内反などの連合反応が出現する場合がある．

■ 理学療法のポイント

- 中間関節（膝関節）分離運動の再学習が重要．
- 膝関節が不安定であるため，末梢の筋緊張が高いことが多い．
- 筋収縮を強要し，共同運動パターンを強化してはならない．
- セラピストは非麻痺側で代償させないよう注意し，左右対称を意識する．

■ 理学療法の実際

1）側臥位での運動療法

- 麻痺側を上にした側臥位で，股関節，膝関節を屈曲位から伸展させる．
- セラピストは体幹や骨盤が前後に倒れないよう注意しながら，麻痺側股，膝を屈曲位で空間に保持する（図1a）．
- 足関節は背屈位に保ったまま，足底に圧をかけつつ，股，膝伸展の随意運動を誘導する．
- 股関節はできるだけ伸展させるが，膝関節は完全には伸展しない（図1b）．

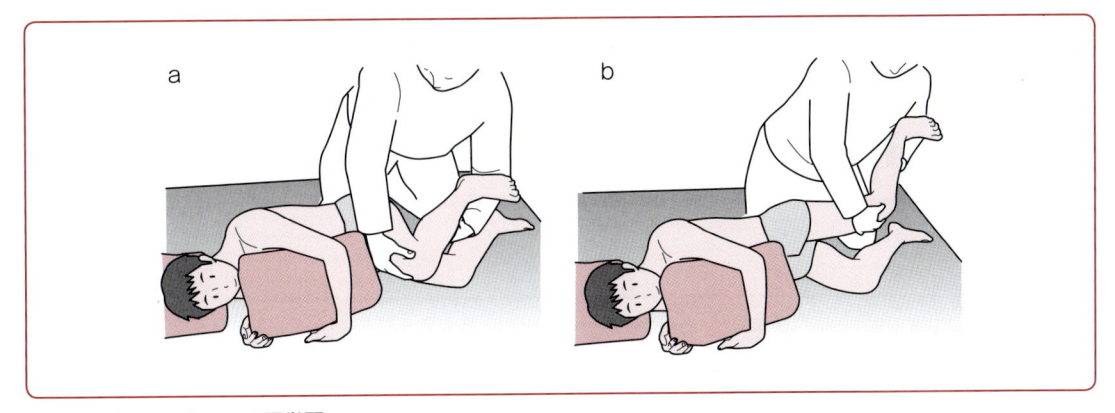

図1　下肢のコントロール再学習
a　開始肢位
非麻痺側下肢を屈曲させて，側臥位の安定を図る．麻痺側上肢は過度に内転しないようクッションなどを入れ安定させる．セラピストの前腕と上腕で麻痺側足関節の背屈を保持する．
b　膝，股関節伸展
セラピストは骨盤が後傾しないよう自分の膝で患者の骨盤を固定する．足関節は内反尖足位にならないよう背屈位のまま行う．

2) 膝立ち位での運動療法

- 膝立ち位（股関節伸展，膝関節屈曲）で体重を前後左右に移動させ，体幹や股関節の安定を図る（図2）．
- 患者は骨盤を後退させ，股関節屈曲位で保持しようとするため，セラピストは骨盤後退を防ぎ股関節伸展位をつくる．
- また患者は，骨盤を前方に移動させ，股関節をロックさせようとすることもある．
- 不安定な場合は患者の前方からアプローチする．

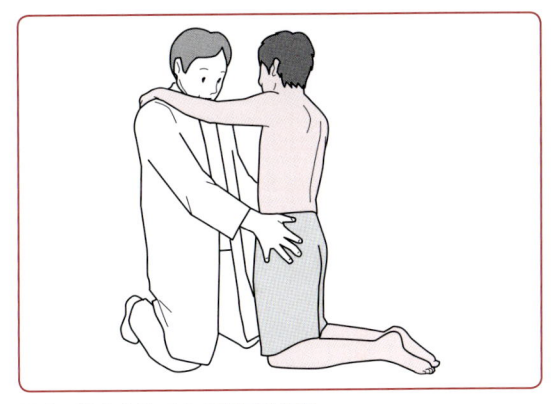

図2　膝立ち位での分離運動促通
セラピストは麻痺側大殿筋を把持し，収縮を促してもよい．骨盤・股関節が安定してくれば，麻痺側に体重を徐々に移動させる．

3) 立位での運動療法

- セラピストが患者の前方に位置し，麻痺側膝関節を過伸展しないよう患者に軽度屈曲と伸展を繰り返し行わせ，膝関節のコントロールを再学習させる（図3）．
- 麻痺側下肢に体重が乗るよう骨盤などから誘導しながら行う．

図3　膝関節のコントロール再学習
膝折れが起こらないよう，セラピストの両膝で患者の両膝を挟む．麻痺側下肢に体重を徐々に乗せ，膝関節に加わる負荷を調整しながら行う．

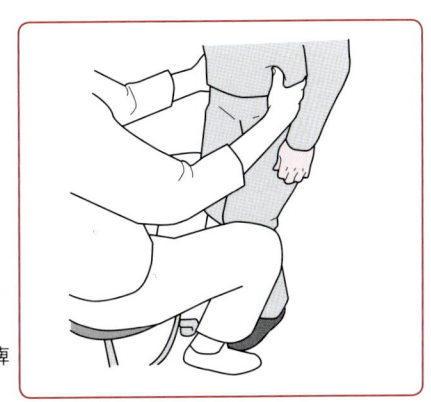

1・片麻痺
麻痺側の手指が屈曲位のままで，手指が伸ばしにくいケース

武富由雄

解説

- 麻痺側の肩甲上腕関節が内転位，肘関節が屈曲位，前腕が回外位か回内位で，いわゆる「Wernicke-Mann肢位」を示している例では，手指が屈曲位を呈し，自動・他動運動によっても手指の伸展が困難であることが多い（図1）．
- 片麻痺の運動機能回復段階（ブルンストローム法）の評価では共同運動期・Ⅲの段階にとどまり，麻痺側上肢の筋緊張が異常に亢進している例に多くみられる．

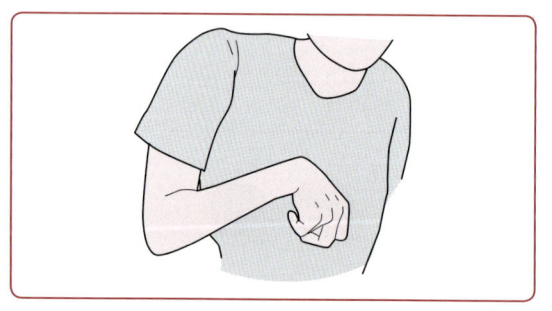

図1　Wernicke-Mann肢位の麻痺側上肢

■ 理学療法のポイント

- 屈曲した手指を弛めやすい上肢の運動開始肢位（下記AあるいはBの運動開始肢位）を選び，その肢位を保持したまま他動的に手指伸展運動を行う．
  A．麻痺側の肩甲上腕関節は伸展位，肘関節は伸展位，前腕は回内位とし，手関節は掌屈位とし，手背部は麻痺側の殿部につけておく．
  B．麻痺側の肩甲上腕関節は屈曲位，肘関節は伸展位，前腕は回内位，手関節は掌屈位で保持する．
- 屈曲した手指の随意的伸展を図ろうとする場合，前腕の回外，回内運動の徒手抵抗運動により手指

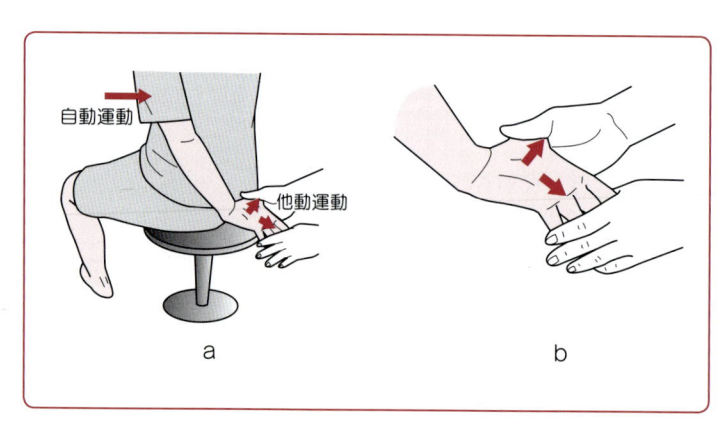

図2　手指の他動的伸展運動
a　Aの運動開始肢位
b　手関節は掌屈位母指から伸展していき，ついで他の指を伸展していく．

伸展の促通運動を行う方法もある（図7）．この運動を行う場合，肘関節屈曲位で前腕の回外と回内の随意運動ができるまで，麻痺側上肢の運動機能回復段階が病的共同運動期から回復していることが条件となる．

■ 理学療法の実際

1) 手指の他動的伸展運動

- 肩関節伸展位での手指の他動的伸展運動：麻痺側の肩甲上腕関節は伸展位，肘関節は伸展位，前腕は回内位とし，手関節は掌屈位とし，手背部は麻痺側の殿部につけておく（図2a）．セラピストは麻痺側の手関節を掌屈位のまま，母指の中手指節関節（MP関節）から伸展を始め，指節間関節（IP関節）を伸展していく．母指を伸展位に保持したまま，ついで他の4指を示指から小指へと1本ずつ他動的に伸展を行い，伸展位のまま一時保持する（図2b）．
- 肩関節屈曲位での手指の他動的伸展運動：麻痺側の肩甲上腕関節は屈曲位，肘関節は伸展位，前腕は回内位，手関節は掌屈位にする（図3）．セラピストはこの肢位を保持したまま，母指の中手指節関節（MP関節）と指節間関節（IP関節）を伸展していく．母指を伸展位に保持したまま，ついで他の4指を示指から小指へと1本ずつ他動的に伸展を行い，伸展位のまま一時保持する．
- 手指伸展位保持スプリント：他動的に伸展した手指を持続的に伸展位保持するため空気を吹き込んで適度の圧迫をかけて持続的伸展保持する空気圧迫スプリントがある（図4a，b）．また母指水平外転位，手指伸展および手関節背屈位に保持するスプリント（図5a，b，c）もある

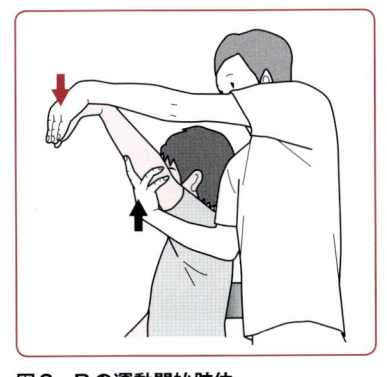

図3　Bの運動開始肢位
肩関節屈曲位での手指の他動的伸展運動．

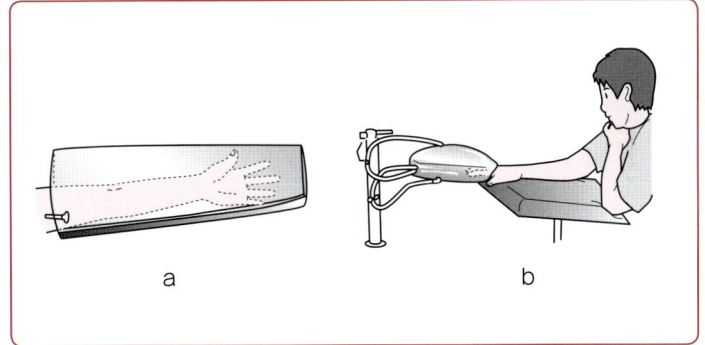

図4　手指伸展位保持スプリント（空気圧迫スプリント）
a　上腕から手指にかけての伸展位保持スプリント
b　手指の伸展位保持スプリント

図5　手指伸展位保持スプリント
a　Kaplan式
b　Snook式
c　Zislis式

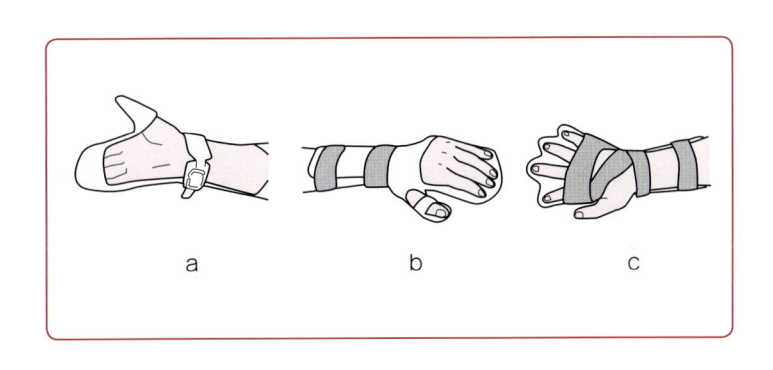

2) 手指の伸展促通運動

全手指が他動的に伸展可能となったら，手指の伸展を自動運動へと導く．

- 図2あるいは図3の運動開始肢位で，セラピストの手掌面を患者の手指の背部と手背部に当て手関節掌屈位で保持する．それから患者に"手指を伸ばして"の指示をかける．手指の伸展がわずかに感じられた瞬間に手指の伸展筋群にクイック・ストレッチをかける．

  手指が随意的に伸展できたところで，セラピストは手指を伸展位に保持したまま，上肢を下垂位に戻す．
- 机上に1m程の長さの棒を置き，その上に麻痺側の前腕を回内位で乗せる．肘関節伸展位で麻痺側肩甲帯の前方突出（protraction）の運動を行い，手関節の背屈と手指の伸展運動を促通する（図6）．
- ①前腕の回外運動による母指と示指の伸展促通．患者に最大限前腕の回外運動を行わせている間，セラピストは手関節で回内方向に徒手抵抗を加えて，セラピストの母指で第1中手骨背部に，母指と示指の伸展運動を促通する（図7a）．②前腕の回内運動による小指と環指の伸展促通．患者に最大限前腕の回内運動を行わせている間，セラピストは手関節部に回外方向に徒手抵抗を加え，小指と環指の伸展を促通する（図7b）．麻痺側肘関節90°屈曲位で前腕の回外と回内の運動が随意的に可能な者に勧められる運動方法である．

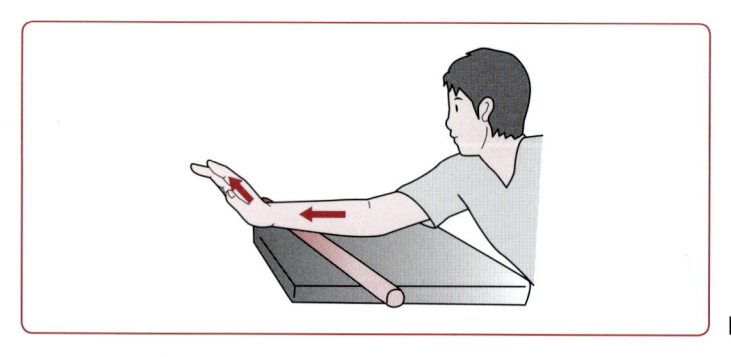

図6　手関節背屈と手指伸展の促通運動

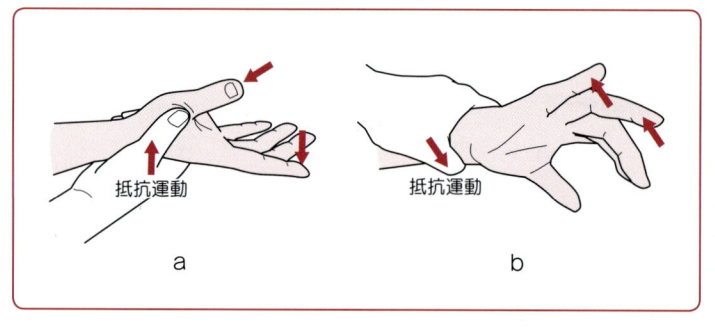

図7　手指伸展促通運動
a　前腕の回外運動による母指と示指の伸展促通
b　前腕の回内運動による環指と小指の伸展促通

Clinical Hint

- 手指の伸展運動を開始するときは背もたれのある椅子でリラックスした座位姿勢で行う．
- 運動開始前に手指の深部感覚（位置覚，運動覚）が残存しているかどうかを検査しておくこと．手指の随意的伸展運動を行うには，手指の屈曲，伸展の運動覚が温存され，自覚されているのが望ましい．
- まず屈曲した手指が弛緩しやすい，図3の運動開始肢位（肩屈曲，肘伸展，前腕回内，手掌屈位）で屈曲した手指の伸展運動を始める．
- 全手指の伸展が可能となれば，全手指伸展位保持装具を装着して手指伸展位を持続的に保持し，さらなる屈曲拘縮を予防する．
- 患者本人にも最低1日2回，全手指の他動的伸展運動を非麻痺側手で行うよう指導する．

1・片麻痺
寝返り（背臥位から腹臥位）ができないケース

大畑光司

解　説

- 寝返り動作は，背臥位から側臥位までの相と側臥位から腹臥位までの相に分けられる．
- 背臥位から側臥位までの姿勢変換は，寝返る方向と反対側の上下肢を挙上し，反体側へ移動させることにより行われる（図1①②）．
- 側臥位から腹臥位への姿勢変換は，寝返る方向の上肢が，上体の下敷きになることを防ぐために，上肢による支えと引き抜きが必要となる（図1③④）．
- したがって，片麻痺患者の場合，非麻痺側方向への寝返りでは，背臥位から側臥位への姿勢変換が困難になり，麻痺側方向への寝返りでは，側臥位から腹臥位への姿勢変換で，麻痺側上肢が体幹の下敷きになることが多い．

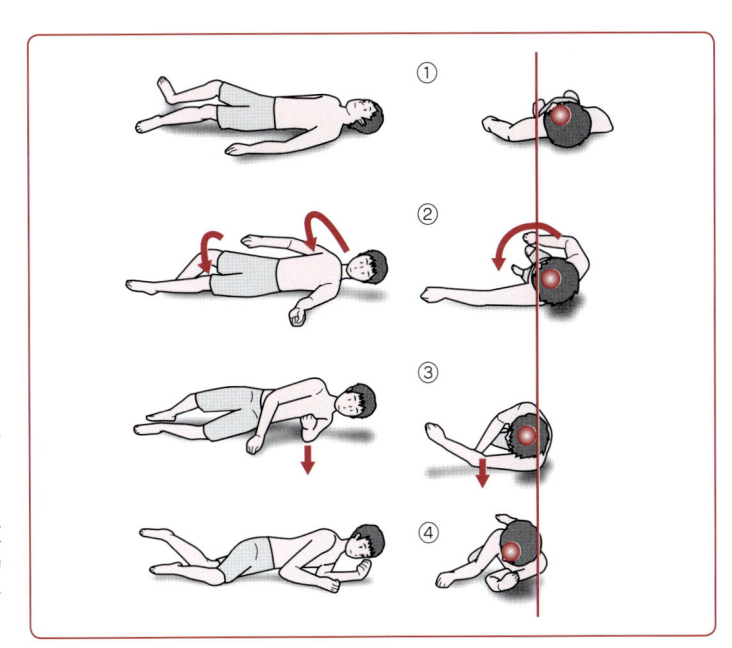

図1　寝返り動作に伴う上下肢の運動方向
① 背臥位
② 寝返る方向と反体側の上下肢の挙上と内転による体重心の移動
③④ 寝返る方向の上下肢における支持と上肢の引き抜き

■ 理学療法のポイント

- 非麻痺側方向への寝返りにおいて，背臥位から側臥位までの姿勢変換は，背臥位のまま，麻痺側上下肢を寝返る方向へ移動させることができるかがポイントとなる．
- このとき，麻痺側の肩甲骨と骨盤帯を床面から挙上する動きが重要となる．
- 麻痺側方向への寝返りでは麻痺側が下になるため，側臥位姿勢を維持するための麻痺側の支持性があるか，もしくは腹臥位姿勢となるときに麻痺肢を引き抜くことが可能かどうかがポイントとなる．

■ 理学療法の実際

1) 背臥位から側臥位までの寝返り（非麻痺側方向への寝返り）

①麻痺側上下肢に対するトレーニング（図2）
- 麻痺側の肩甲骨を前方突出させながら，麻痺側上肢を挙上させる．
- 肩甲骨の動きが得られれば，頭部の挙上も同時に行わせる．
- 背臥位での下肢の挙上が可能であれば，挙上させたまま，内転させる練習も行う．

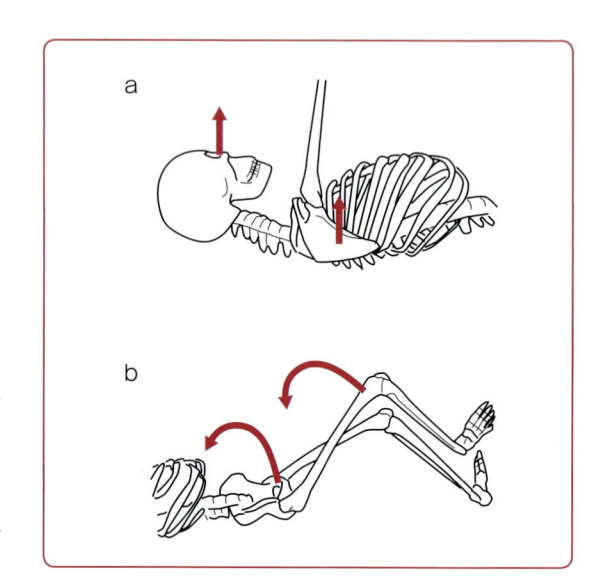

図2　寝返り（非麻痺側方向）トレーニング
a　頭部－上肢挙上トレーニング
麻痺側上肢の挙上においては肩甲骨の前方突出に着目して，反復させる．同時に頭部は非麻痺側へ回旋させるが，可能であれば挙上する．
b　下肢挙上トレーニング
麻痺側下肢を挙上させたまま，内転する．下肢の動きに伴って，骨盤部が回旋することを目標とする．

2) 背臥位から側臥位までの寝返り（麻痺側方向への寝返り）

- 側臥位でのリーチングトレーニング（図3）．
- 半側臥位から非麻痺側上肢でリーチングし，体重心を麻痺側方向へ移動させる．
- 可能であれば出発姿勢を背臥位に近づけ，背臥位からリーチングしながら側臥位になる練習に変えていく．

図3　寝返り（麻痺側方向）トレーニング
側臥位リーチングトレーニング．麻痺側下肢を下にした半側臥位でリーチングを行い，安定した姿勢を保つことを目的とする．可能であれば，完全な背臥位姿勢に近づけていく．

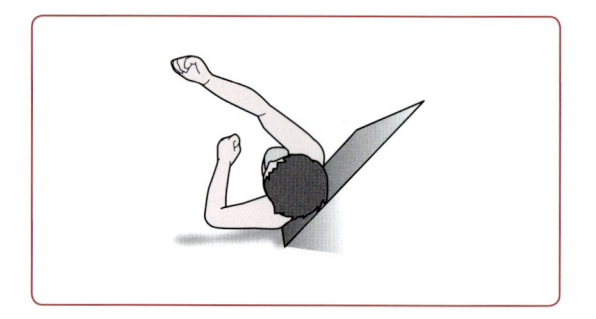

3) 側臥位から腹臥位までの寝返り（非麻痺側方向への寝返り）

①側臥位での麻痺側下肢屈曲トレーニング（図4a）
- 側臥位から，下肢を屈曲位にすることで腹臥位に姿勢変換しやすくなる．
- 下肢筋力の低下しているとき，骨盤を回旋して下肢の前方への移動を代償する場合があるが，このトレーニングでは下肢の運動を強調するために，このような代償運動が起きる場合には骨盤を固定

して行う．
② 側臥位からの体幹挙上トレーニング（図4b）．
- 非麻痺側上肢が寝返りの際に，体幹部の下敷きになることがないように，非麻痺側上肢で体幹を挙上する動作を繰り返す．
- 非麻痺側上肢の肘に体重がかかるように，上部体幹の姿勢を変化させる動作に着目して行う．

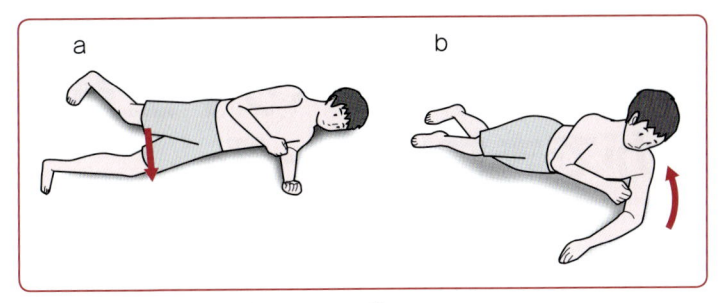

図4 非麻痺側への寝返りトレーニング
a 麻痺側下肢屈曲トレーニング
側臥位から麻痺側下肢を前方に振り出す．はじめは，引きずる程度からはじめ，徐々に前方に大きく動かすようにする．
b 非麻痺側上肢による体幹挙上トレーニング
側臥位から非麻痺側上肢の肘支持により，体幹を起こす．非麻痺側上肢が体幹の下敷きにならないようにするためのトレーニング．

4) 側臥位から腹臥位までの寝返り（麻痺側方向への寝返り）

- 麻痺側への寝返りの場合，肩関節90°屈曲させ，体幹を傾斜させて麻痺側上肢の肘を床に押しつけさせることからはじめる．
- 肘を押しつける力が増してきたら，少しずつ麻痺側の肩関節を床から持ち上げる運動を練習する（図5a）．
- 肩関節が90°まで屈曲しない場合，頭頸部や胸部を麻痺側の力で支持することはむずかしい．
- この場合には非麻痺側の手を，できるだけ麻痺側の肩の近くに置き，非麻痺側の上肢の力で，麻痺側肩関節を持ち上げるようにする（図5b）．

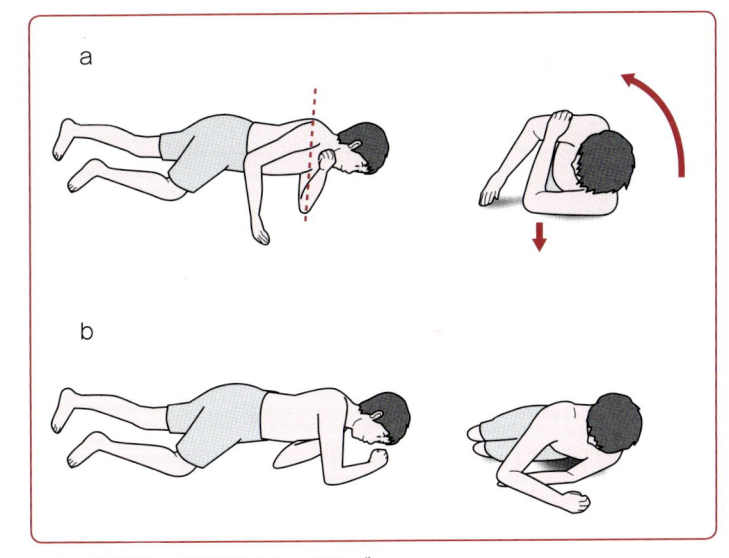

図5 麻痺側への寝返りトレーニング
a 麻痺側への寝返りトレーニング
肩関節90°の側臥位姿勢で，徐々に体幹回旋して前方へ移動しながら，肘関節を床に押しつける．
b 肩関節の屈曲角度が不足している場合
もし，肩関節屈曲90°にならない場合には，非麻痺側の手を麻痺側肩関節の近くに置き，体幹を回旋しながら，非麻痺側の支持性で体幹を持ち上げる．

Clinical Hint

- 寝返り運動は上肢と下肢により，寝返る方向へ重心を動かす必要があるため，片麻痺患者にとっては難易度の高い動作の一つである．特に麻痺側方向への寝返りで麻痺側が体幹の下敷きになってしまう場合には，非麻痺側での代償の仕方を十分に教える必要がある．

1・片麻痺
起き上がり（ベッド上背臥位から端座位）ができないケース

島 浩人

> **解 説**
> - 片麻痺者の最も多い起き上がり動作は，図1のように非麻痺側へ半側臥位となり非麻痺側上肢のon elbowからon handで端座位をとるパターンであり，このようなパターンで起き上がりを誘導するのが望ましい．
> - 非麻痺側下肢を屈曲させることで，右へ寝返るための回転モーメントを作り，それを利用し，麻痺側骨盤の浮上→体幹の回旋→麻痺側肩甲帯を浮上させ，寝返る方向に向かいながら，頭部を持ち上げる．
> - その後，両下肢をベッド端に寄せながら，非麻痺側の肩を外転させ，支持基底面を広げ，回旋が進行し，肩関節を伸展するようにして，on elbowとなる．
> - このとき股関節が屈曲して下肢が浮き，そのタイミングに合わせ，体幹を屈曲しながら，下肢全体を前方に回旋し，下肢の重みを利用し，非麻痺側の肩が肘の上にくるところで肘を伸展させ，手支持になる．

■ 理学療法のポイント

- 頭部や体幹のコントロールが重要である．頭部を起き上がる方向へ向けながらベッドから持ち上げ，非麻痺側の肩〜肘の上へ移動しながらon elbowをとり，その後，さらに頭を手の上へと前方に移動して，on handをとる．その際に麻痺側の肩甲帯が引けないようにすることと，麻痺側の股関節が外転外旋位をとらないように注意する．
- 半側臥位から端座位の際には，下肢の重みを利用しながら，頭部を挙上して起き上がる方向を向き，頸椎→胸椎→腰椎と屈曲，回旋，側屈の動きに伴い，狭くなる支持基底面に対して，重心がその中に保持できるかということが重要である．

■ 理学療法の実際

解説で述べた図1のパターンを指導するが，ここでは起き上がれない原因の代表的なものを二つあげて，その対処方法を説明する．

1）下肢が屈曲してしまい起き上がれない場合
＜動作パターン＞図2

この症例のように麻痺側肩甲帯は後方へ引かれ，頭部はほぼ上を向き，そこから起き上がろうと頸部，体幹を屈曲するが，麻痺側下肢の屈曲が起こり，体幹の屈曲方向の運動を阻害することとなり，起き上がることはできない．真上に起き上がるイメージが強いことが多い．

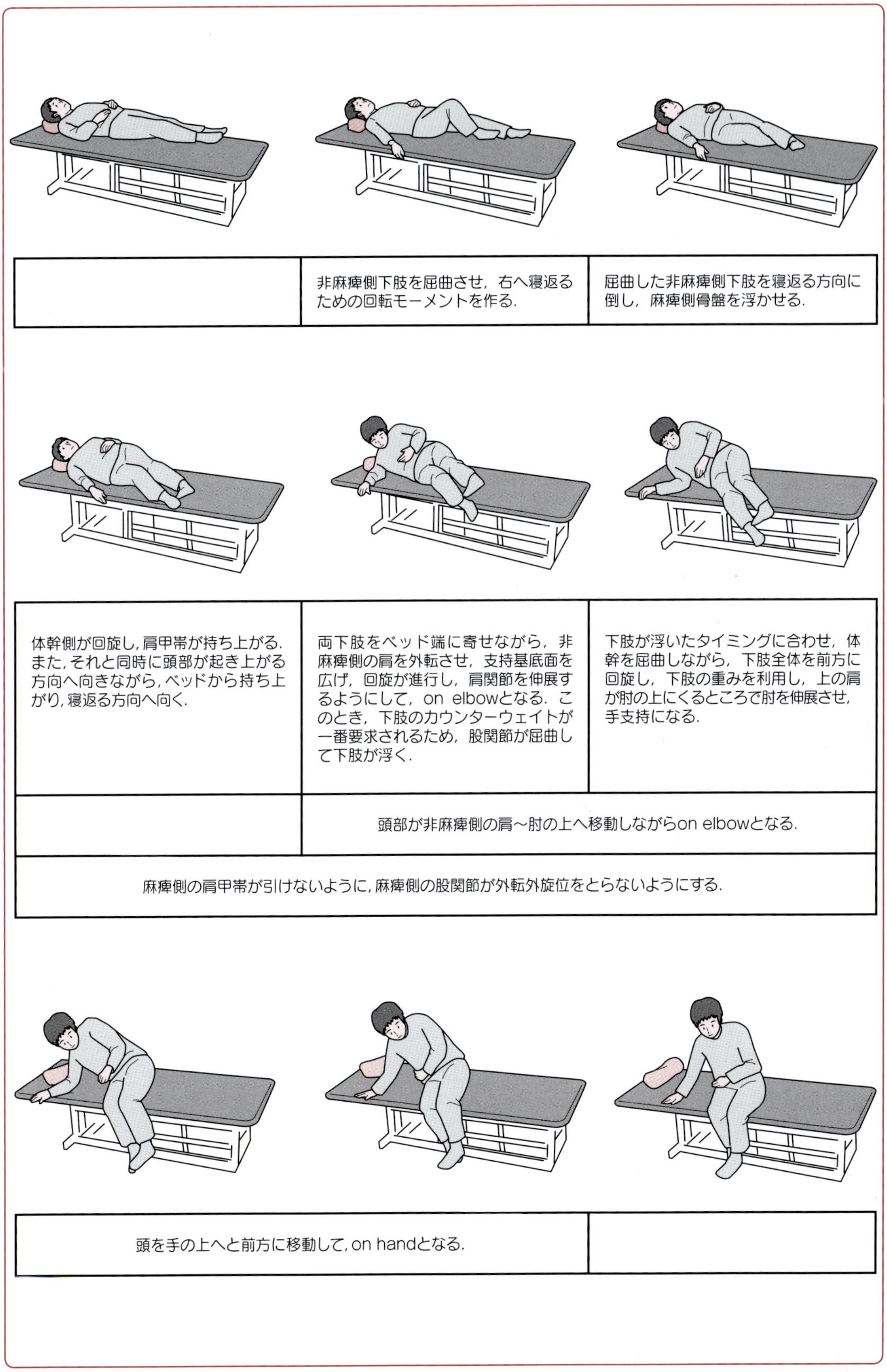

起き上がり（ベッド上背臥位から端座位）ができないケース　23

	非麻痺側下肢を屈曲させ，右へ寝返るための回転モーメントを作る．	屈曲した非麻痺側下肢を寝返る方向に倒し，麻痺側骨盤を浮かせる．

体幹側が回旋し，肩甲帯が持ち上がる．また，それと同時に頭部が起き上がる方向へ向きながら，ベッドから持ち上がり，寝返る方向へ向く．	両下肢をベッド端に寄せながら，非麻痺側の肩を外転させ，支持基底面を広げ，回旋が進行し，肩関節を伸展するようにして，on elbowとなる．このとき，下肢のカウンターウェイトが一番要求されるため，股関節が屈曲して下肢が浮く．	下肢が浮いたタイミングに合わせ，体幹を屈曲しながら，下肢全体を前方に回旋し，下肢の重みを利用し，上の肩が肘の上にくるところで肘を伸展させ，手支持になる．

頭部が非麻痺側の肩～肘の上へ移動しながらon elbowとなる．

麻痺側の肩甲帯が引けないように，麻痺側の股関節が外転外旋位をとらないようにする．

頭を手の上へと前方に移動して，on handとなる．

図1　片麻痺者の起き上がり動作

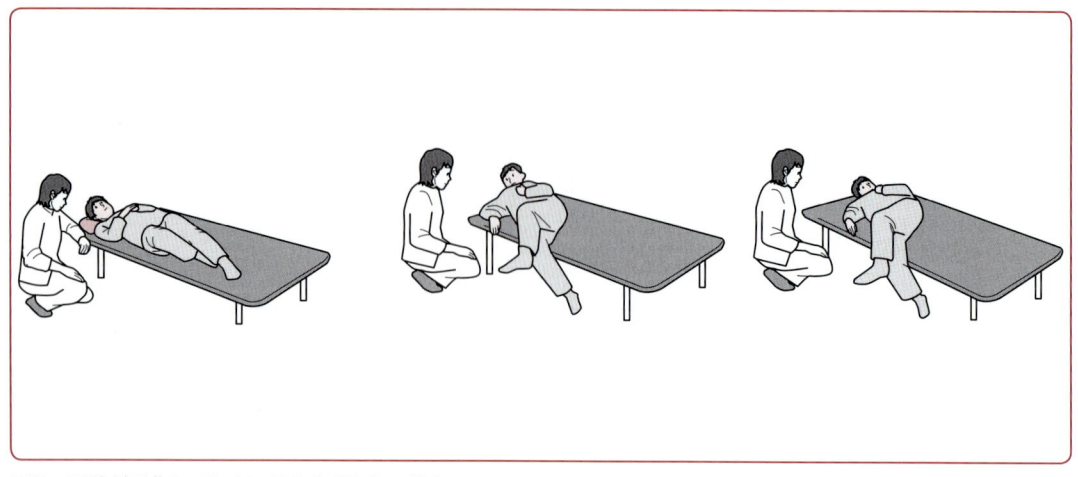

図2 下肢が屈曲してしまい起き上がれない場合
肩甲帯は後方へ引かれ，頭部はほぼ上を向く，そこから起き上がろうとするが，身体内部の固定により脊柱が伸展位のままとなり麻痺側下肢が屈曲してしまい起き上がることができない．真上に起き上がるイメージが強い．

| 起き上がる側のベッドスペースを広くとり，支持側の下腿がベッド端に落ちるところまで足を誘導． | 寝返るように支持．麻痺側肩甲帯が後方へ引けないように麻痺側上肢を腹部の方へ伸ばし，非麻痺側の手のつく位置を誘導する． | 肘の屈曲と肩関節を伸展させ，on elbowとなる． | 下肢の重みが利用でき，体幹が起き上がると同時に，on elbowからon handになる． |

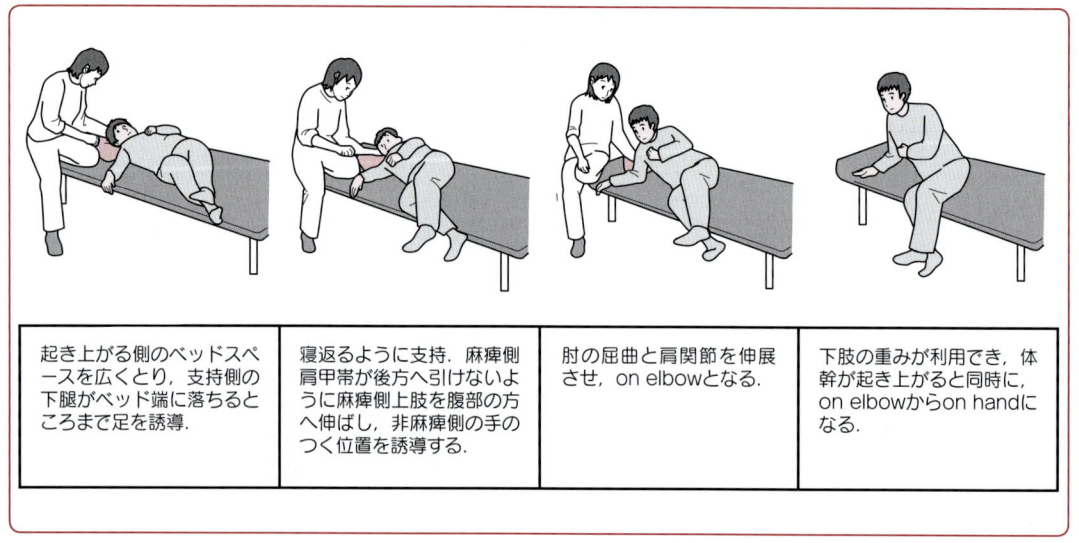

図3 動作指導

＜動作指導＞図3

　寝返るつもりで側臥位からon elbowをとりながら下腿を垂らし，その重みを利用してon handになるように指導していく．

- 動作開始前に起き上がる側のベッドスペースを広くとる．
- 支持側の下腿がベッド端に落ちるところまで足を誘導．
- 顔を起き上がる方向へ向け，側臥位に寝返るように指示．
- 麻痺側肩甲帯が後方へ引けないように麻痺側上肢を腹部の方へ伸ばし，非麻痺側の手のつく位置を誘導．
- 肘の屈曲と肩関節を伸展させ，on elbowをとる．その時，下肢の重みが利用でき，体幹が起き上がると同時に，on elbowからon handがとりやすくなる．

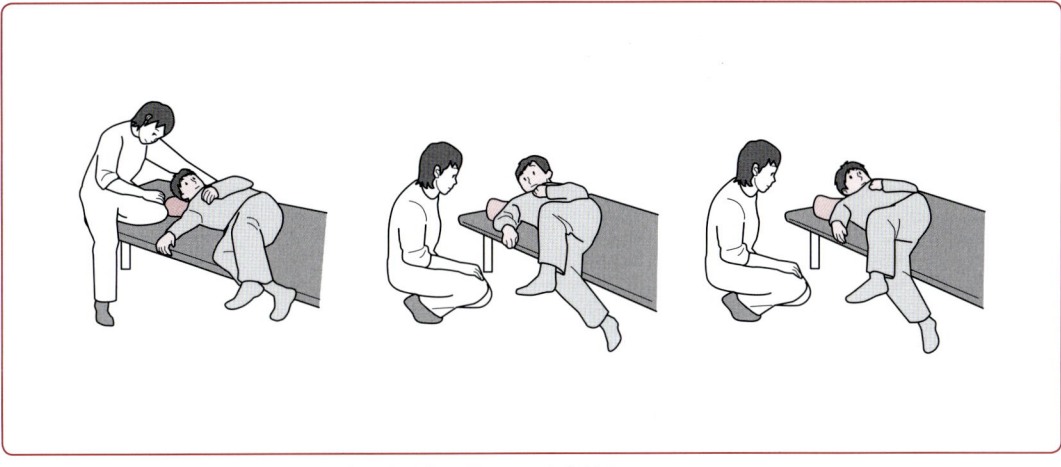

図4　半側臥位からon elbowをとる際，背臥位に戻ってしまう場合
側臥位になる前に肘をベッドに押しつけてしまい，その体幹の回旋方向とは逆の方向のモーメントが生じて，元へ戻ってしまう．

2) 起き上がりの際，on elbowをとるとき，背臥位に戻ってしまう場合
＜動作パターン＞図4
　側臥位になる前に肘をベッドに押しつけてしまい，その体幹の回旋方向とは逆の方向のモーメントが生じて，元へ戻ってしまう．

＜動作指導＞
　対処の方法は前述した起き上がりの誘導と同様であるが，背臥位から側臥位になる過程でon elbowからon handになるタイミングが早いため，そのタイミングの指導とベッド端から頭部が出るように意識させる．

- 背臥位から側臥位の過程で麻痺側の肩が非麻痺側の肩の上に移動するあたりで肩関節の伸展と頸部，体幹の屈曲を促すように誘導してon elbowをとる．
- その後，下肢全体を前方に回旋させ，下肢の重みを利用して麻痺側の肩が肘から手の上にくるところで肘を伸展させる．

Clinical Hint
- 一連の連続した動作で行わせる（動作を区切り，いったん止めてから次に移行するやり方では力学的効率が得にくい）．
- ギャッジベッドやクッションを利用して上体を少し起こした半側臥位から始めるのも良い．
- on elbowになるのは肩関節外転60°前後が良いが，体幹屈筋群の活動が少ない場合は肩関節90°以上に外転した位置で肘をつくようにすると体幹の屈曲が少なくてすむので，on elbowになりやすい（しかし，on handになってからは身体を正中位方向へ押し戻すために手を体側へ寄せる必要がある）．

　そこから，さらに体幹の屈曲，回旋を増しながら麻痺側の肩が非麻痺側の手の上にくるところで肘を伸展させるように誘導してon elbowからon handをとらせる．その過程の中で頭部の軌道としては前方に弧を描くようにする．

1・片麻痺

座位で円背姿勢をとるケース

大畑光司

解説

- 円背姿勢は，腰椎部の関節中心に対して上部体幹の重心が前方にあるために重力による屈曲モーメントが生じる場合（図1a）と，骨盤が後傾位にあるために，立ち直って円背姿勢となる場合（図1b）の二通りの原因が考えられる．
- したがって，筋力低下による体幹伸展モーメントの低下，股関節筋群のコントロール不全による骨盤傾斜などが円背の原因となる．

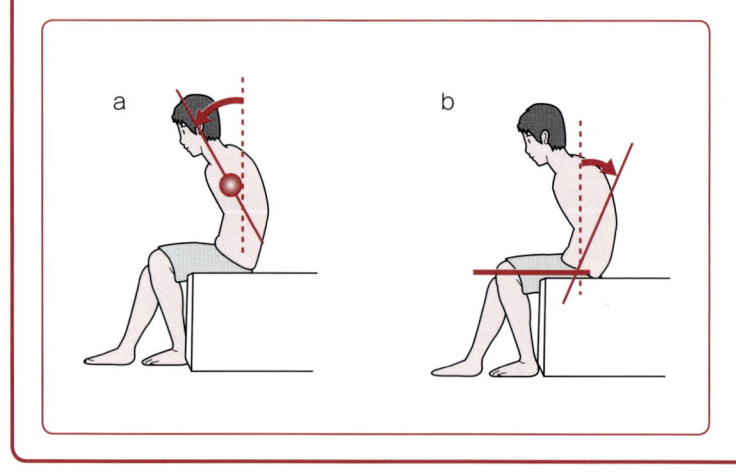

図1　円背姿勢の問題点
a　腰椎伸展筋力低下
b　股関節筋群のコントロール不全

■ 理学療法のポイント

- 体幹伸展モーメント低下に伴う円背姿勢の場合，座位で体幹伸展運動を行うことができる筋力と体幹の低緊張に対するアプローチが重要である（体幹低緊張については8頁参照）．
- 股関節伸展筋緊張増加によって生じる骨盤傾斜に対しては，伸展筋のストレッチングおよび随意的な股関節屈曲運動が効果的である場合がある．
- 股関節筋群の筋力低下などによって生じる骨盤傾斜に対しては，骨盤傾斜のコントロールを再学習させることも重要である．

■ 理学療法の実際

1）座位での体幹伸展運動

- 座位姿勢で体幹を伸展する運動を行わせる場合，運動の仕方が理解しにくいことが多い．このため，最初はある程度，徒手的に誘導し，運動に対する理解を促す必要がある．
- 腰椎の伸展運動が困難であれば，非麻痺側上肢で補助し，肘支持，手支持，支持なしというように段階的に補助している上肢の支持性を低下させるようにするとよい（図2）．

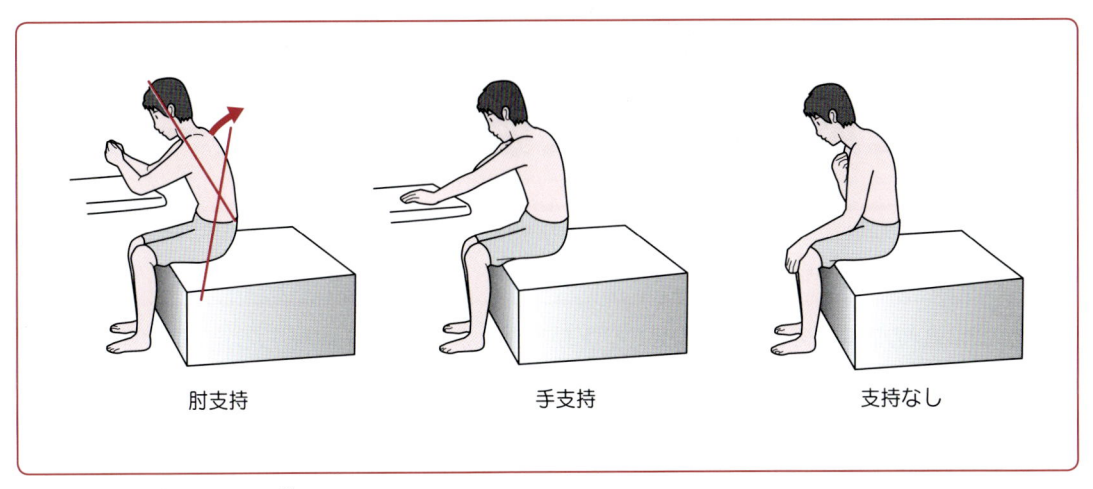

図2　腰椎伸展筋トレーニング
上肢を机の上に置き，支持しながら腰椎の伸展を補助する．可能であれば，肘支持，手支持，支持なしと補助を少なくしていく．

2) 股関節筋群のコントロール

- 股関節伸展筋の筋緊張の程度を確認し，必要に応じてストレッチングを行う．
- 座位で麻痺側および非麻痺側を挙上することにより骨盤のコントロールを練習する(図3①②)．
- 骨盤を前後傾させることにより，随意的な骨盤の制御を学習する(図3③)．

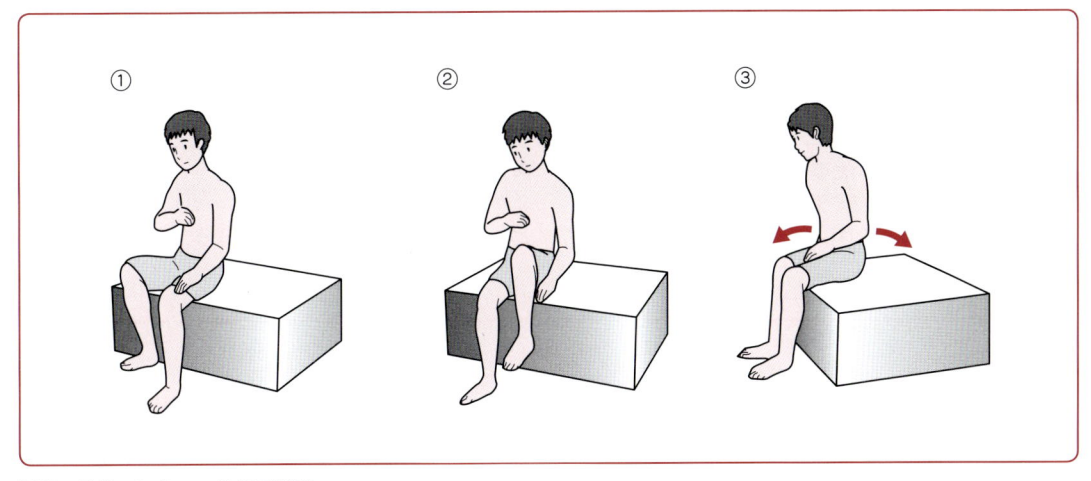

図3　骨盤コントロールの再学習
① 座位における麻痺側の随意運動の練習
② 非麻痺側屈曲位での麻痺側のみによる骨盤コントロール
③ 骨盤傾斜角度のコントロール

Clinical Hint
- 円背を見ると，体幹部(特に腹筋)の低緊張があると短絡的に考える場合があるが，背筋や股関節の伸展筋など多くの原因が考えられることに注意する必要がある．

1・片麻痺

座位で麻痺側に傾く姿勢をとるケース

島 浩人

解説

- 麻痺側体幹の筋緊張の低下や活動性の低下があり，麻痺側体幹は伸張して，非麻痺側体幹は短縮していることが多い（図1）．
- プッシャー現象のように非麻痺側上下肢で床やベッドを押してしまうことで麻痺側方向へ傾く場合もある（図2）．
- 感覚や認知機能の障害により，自分の身体の位置関係が認識できない場合もある．
- 座位保持は，両側坐骨に体重が均等に乗り，骨盤が中間位で脊柱伸展位をとった正中位を目標とする．

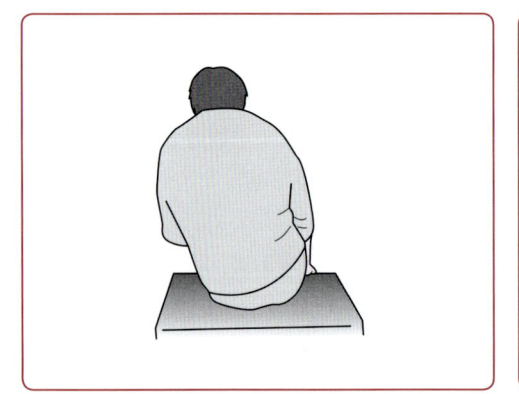

図1 麻痺側に傾いた姿勢
麻痺側体幹の筋緊張や活動性の低下により，骨盤は後傾位，麻痺側体幹は伸張して非麻痺側体幹は短縮．

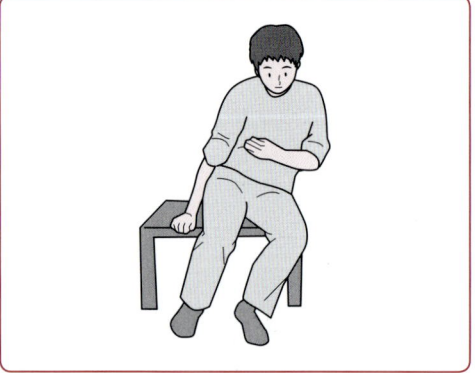

図2 プッシャーpusher現象
非麻痺側上肢に力が入りすぎ，床やベッドを押すことにより体幹が麻痺側に傾いてしまう．

■ 理学療法のポイント

- 殿部に体重を均等にのせ，骨盤を起こした状態で，体幹を伸展させていく．
- 体幹を伸展位に保持しながら左右交互への体重移動と荷重側の体幹を伸張させることで，体重移動の感覚を学習させ，非麻痺側上下肢の過緊張を抑制し体幹側屈の可動範囲を広げる．
- プッシャー現象のように非麻痺側下肢で麻痺側方向へ押す傾向が強い場合は，ベッドを高くして足底を床から離し，非麻痺側下肢の影響を取り除いた状態で始める．
- プッシャー現象のように非麻痺側上肢でベッドを押してしまう場合は，腕組みをさせ手の支持をなくすか，非麻痺側に置いた台に前腕あるいは上肢全体で支える．
- 鏡などによる視覚からフィードバックさせるなどの感覚情報を与えていく．

■ 理学療法の実際

1）骨盤の前後傾トレーニング

- 骨盤後傾位で脊柱を屈曲した姿勢から，骨盤を中間位に起こし体幹を伸展させることを繰り返す．殿部の支持基底面の変化とそれに伴う，脊柱の分節的な変化を学習させる（図3）．
- 独力では不十分な場合はセラピストが腰椎と胸郭に手を当てて骨盤を起こし体幹の伸展を介助するか，伸展したい胸腰椎を軽く押す（図4）．

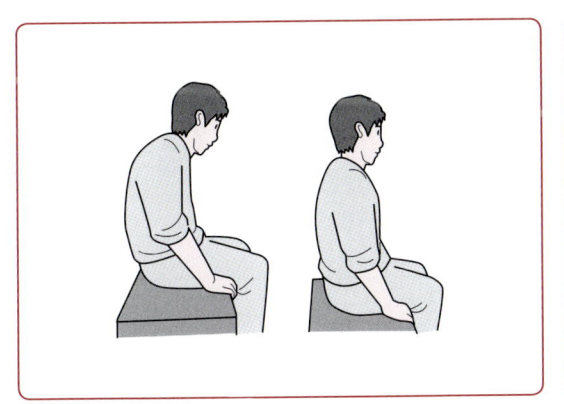

図3　体幹の屈曲−伸展
後傾した骨盤を中間位に起こし，体幹を伸展させることを繰り返す．

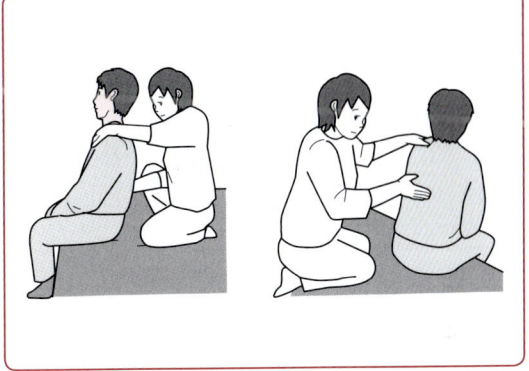

図4　脊柱伸展位の介助
体幹が前傾しないように肩甲帯を固定し，胸腰椎部を軽く押すことにより脊柱を伸展させる．

2）左右への体重移動トレーニング

- 体重が移動した側の体幹を伸張させるために，患者の体幹を伸展位に保持しながら左右への体重移動と荷重側の体幹を伸張させる．セラピストがボールの上に座ることにより，セラピストが左右に動きやすくなり，症例の左右の体重移動と移動側の体幹の伸張が行いやすい（図5）．
- 麻痺側体幹の緊張が低く，伸張されている場合は麻痺側肩甲帯を下へ押しながら，腸骨稜上部を非麻痺側へ押し，体幹の側屈を促通する（図6）．また，頭部も正中位になるように修正を加える．

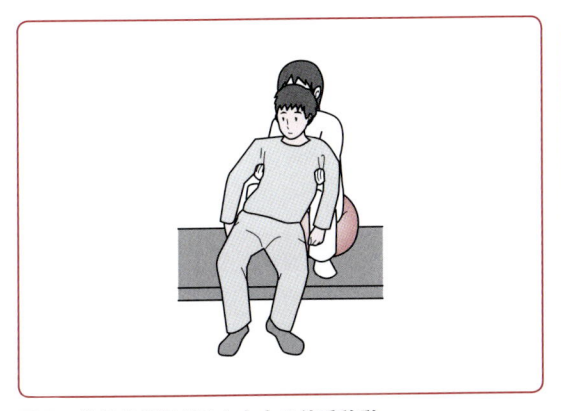

図5　体幹を伸張させた左右の体重移動
セラピスト自身が左右に動きやすくなるように，ボールの上に座り，患者の体幹を伸展位に保持しながら左右に体重移動を行う．この時，荷重側の体幹は伸張させる．

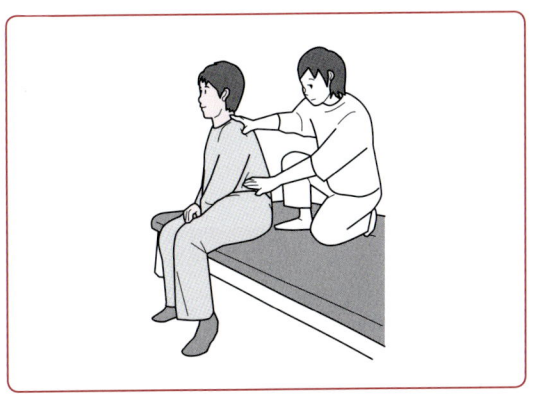

図6　麻痺側体幹の側屈を促通
麻痺側肩甲帯と腸骨稜上部に手を置き，肩甲帯を下へ押しながら，腸骨稜上部を非麻痺側へ押す．

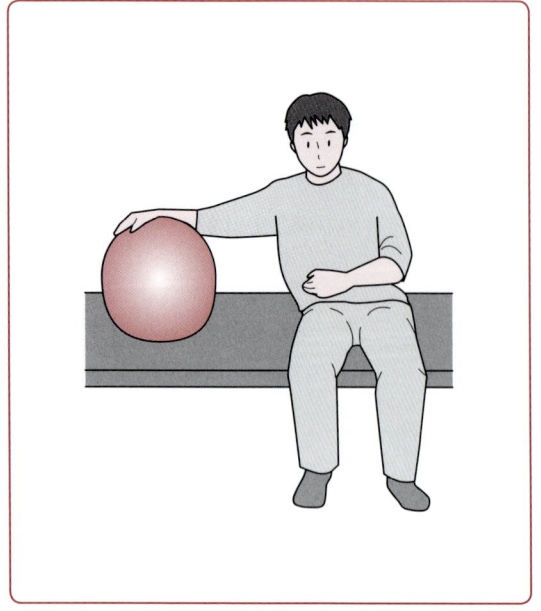

図7 ボールを利用した非麻痺側への体重移動
非麻痺側方向へボールを転がしながら，非麻痺側への体重移動を行い，そこから正中位に戻すことを繰り返す．

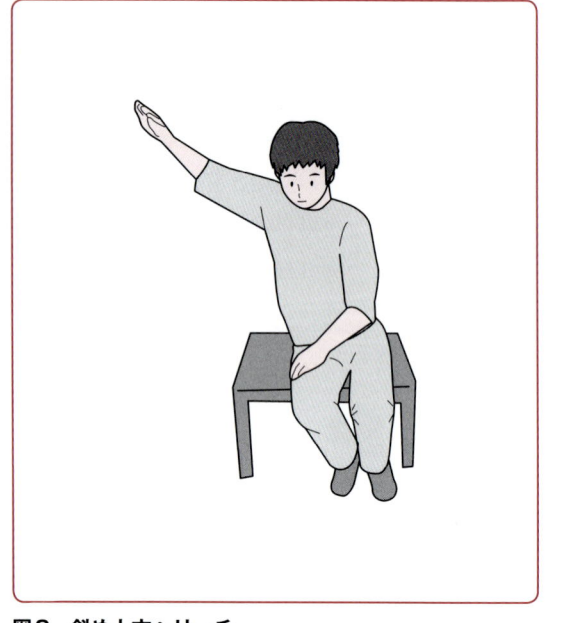

図8 斜め上方へリーチ
非麻痺側上肢で，斜め上方へリーチすることにより，非麻痺側体幹が伸張されやすい．

- 非麻痺側方向へボールを転がしながら非麻痺側への体重移動を行い，そこからまた正中位に戻すことを繰り返す（図7）．体重移動の際，体幹の側屈が不十分な場合，セラピストが図6のようにして促通を加える．ボールが転がることに対して恐怖心が強い場合は，ボールを台に変更する．
- 上記のことが可能な場合，非麻痺側体幹を伸張させながら，非麻痺側上肢を斜め上方へリーチさせる（図8）．

Clinical Hint

- 麻痺側坐骨の下にタオルを敷くことで比較的，非麻痺側へ体重が移り，体幹が正中位方向へ．また，坐骨からの刺激が高まり，体幹の伸展活動が高まる場合もある．
- 非麻痺側に体重移動をする際，麻痺側下肢を非麻痺側下肢の上に交叉させても非麻痺側への荷重が高まり効果的である．
- プッシャー現象のように非麻痺側下肢で押す傾向が強い場合はベッドを高くして足を浮かした状態の方が安定しやすいため，その状態で上記のことを行う．
- 患者の前に鏡を置くと，上記のセラピストの誘導によって患者自身が身体の位置関係がどのように変化したか認識して目的動作に近づける．

MEMO

1・片麻痺

座位で非麻痺側に傾く姿勢をとるケース

島 浩人

解 説

- 麻痺側への体重移動に対して不安や恐怖心がある場合に多く，ベッド端を非麻痺側上肢で摑み，非麻痺側坐骨への荷重を強め，麻痺側体幹は短縮していることが多い(図1).
- 感覚や認知機能の障害により，自分の身体の位置関係が認識できない場合もある.
- 座位保持は，両側坐骨に体重が均等に乗り，骨盤が中間位で脊柱伸展位をとった正中位を目標とする.

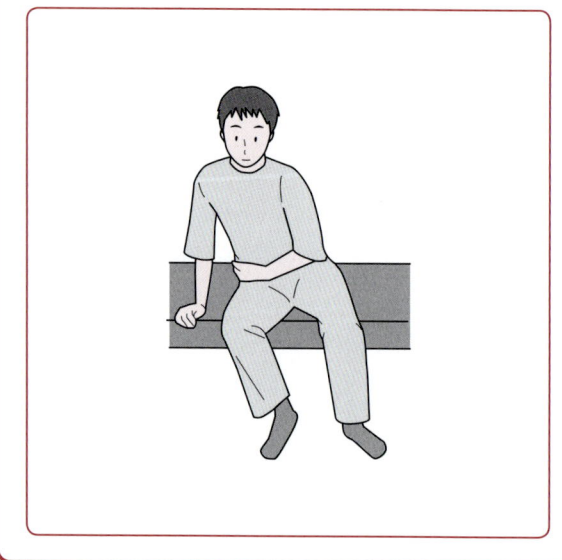

図1 非麻痺側へ傾いた座位
ベッド端を非麻痺側上肢で摑み，非麻痺側坐骨の荷重を強め，麻痺側体幹は短縮している.

■ 理学療法のポイント

- 麻痺側坐骨へ体重移動を行い，骨盤を起こした状態で体幹の伸展活動を促す.
- 体幹を伸展位に保持しながら左右交互への体重移動と荷重側の体幹を伸張させることで，体重移動の感覚を学習させる.
- 麻痺側方向へ体重移動ができる範囲を広げていく.
- 鏡などによる視覚からフィードバックさせるなどの感覚情報を与えていく.

■ 理学療法の実際

- 骨盤後傾位で脊柱を屈曲した姿勢から，骨盤を中間位に起こし体幹を伸展させることを繰り返すことで，殿部の支持基底面の変化とそれに伴う，脊柱の分節的な変化を学習させ，体幹の伸展活動を促す（29頁図3）．独力では不十分な場合はセラピストが腰椎と胸郭に手を当てて骨盤を起こし体幹の伸展を介助するか，伸展したい胸腰椎を軽く押す（29頁図4）．
- セラピスト自身が左右に動きやすくなるように，ボールの上にセラピストが座り，患者の体幹を伸展位に保持しながら左右への体重移動と荷重側の体幹を伸張させる．特に麻痺側へ体重移動したときに，麻痺側の体幹を伸張させることを意識させる．
- 麻痺側に対して不安感がある場合，セラピストが麻痺側へ位置し，両手を組んだ状態で非麻痺側腸骨稜上方へ置き，麻痺側体幹が伸張するように患側へ引き寄せる．過度に引き寄せてしまうと反対に抵抗してしまう場合があるため，セラピストの身体にもたれるように誘導する（図2）．
- 上記のことが可能な場合，独力で麻痺側体幹を伸張させながら（麻痺側肩が下がらないように），麻痺側方向へ体重移動させる（図3）．
- その後，非麻痺側下肢を持ち上げたり，足底でボールを転がしたりすることで非麻痺側下肢の過剰努力による固定をなくし，麻痺側への体重移動を促す（図4）．

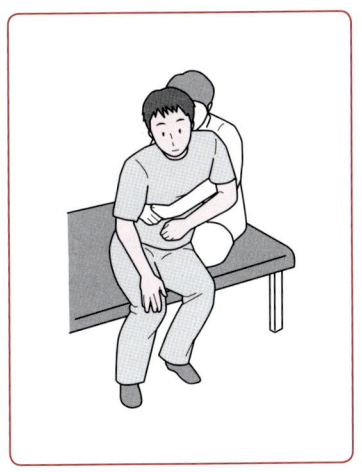

図2 介助による麻痺側への体重移動
麻痺側に対して不安のある場合，セラピストが麻痺側へ位置し，麻痺側体幹が伸張するように麻痺側へ引き寄せる．

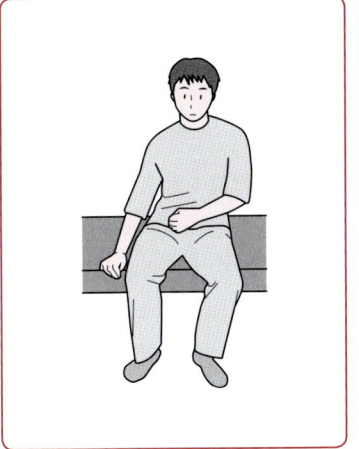

図3 独力による麻痺側への体重移動
麻痺側肩が下がらないように麻痺側方向へ体重移動させる．

図4 ボールを利用した麻痺側への体重移動
足底でボールを転がしたりすることで，麻痺側への体重移動を促す．

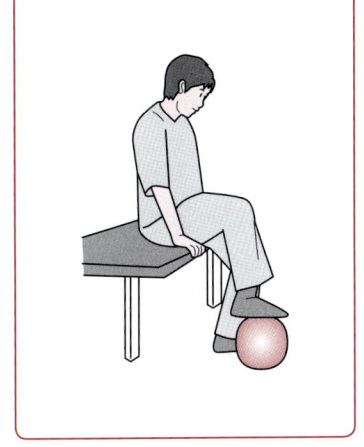

Clinical Hint

- 麻痺側に体重移動をする際，非麻痺側下肢を麻痺側下肢の上に交叉させると麻痺側への荷重が高まり効果的である．
- 患者の前に鏡を置くと，上記のセラピストの誘導によって患者自身が身体の位置関係がどのように変化したか認識して目的動作に近づける．

1・片麻痺

座位で前方への安定性が低いケース

島 浩人

解説

- 体幹筋群が低緊張で，両下肢の支持性が少ない場合に多く，腰背部の筋活動が少ないために前方に対する制御が不十分である．
- 殿部と足部で構成された支持基底面に対して重心が前方へ偏移している傾向がある．これには体幹や頭部のコントロールが悪い場合や足部が後方に引けている場合がある．
- ハムストリングスの短縮がある場合，足部は後方へ引かれやすく，特に体幹を前傾した場合に著明であり，支持基底面が狭くなると同時に足部の支持が困難となる．

■ 理学療法のポイント

- 両坐骨に体重をのせ，骨盤を起こした状態で体幹の伸展を促す．
- 支持基底面を確保し，重心がその中に入るように体幹や頭部をコントロールする．
- 体幹が前傾した姿勢から直立位に戻すことを繰り返し，腰背部の筋活動を高め，前方に対する制動を向上させる．

■ 理学療法の実際

- 骨盤が後傾，脊柱が屈曲した姿勢から，骨盤を起こし体幹を伸展させることを繰り返すことで，殿部の支持基底面の変化とそれに伴う，脊柱の分節的な変化を学習させ，体幹の伸展活動を促す（29頁図3）．独力では不十分な場合はセラピストが腰椎と胸郭に手を当てて骨盤を起こし，体幹の伸展を介助するか，伸展したい胸腰椎を軽く押す（29頁図4）．
- 足部が後方へ引けていないかチェックし，膝関節屈曲90°程度になるように足部を置き，支持基底面を確保する．その支持基底面の中に重心が入るように頭部，体幹を誘導する．ハムストリングスの短縮により，足部を前方へ置くことができない場合は他動的にハムストリングスを伸張する．
- 骨盤を起こし，臍部を意識させ，それを前方に移動させ，元に戻すことを繰り返すことで，股関節の屈伸を伴った体幹の前後傾の動きを引き出し，腰背部の筋活動を高め，前方に対する制御を向上させる（図1）．骨盤が後傾した状態で，脊柱の屈曲－伸展だけの動きにならないように注意する（図2）．
- 前方へ台やテーブルなどを置き，その上で手指を組み，上肢を前方へ滑らせることにより，股関節の屈伸を伴った体幹の前後傾の動きを引き出す（図3）．

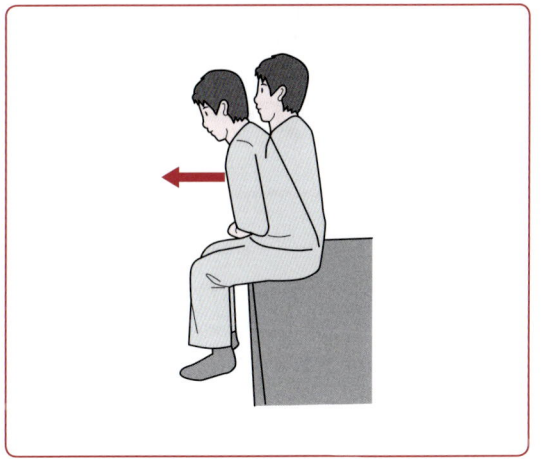

図1 体幹前後傾トレーニング
前方に対する制御を目的に股関節の屈曲を伴った体幹の前後傾を行う．

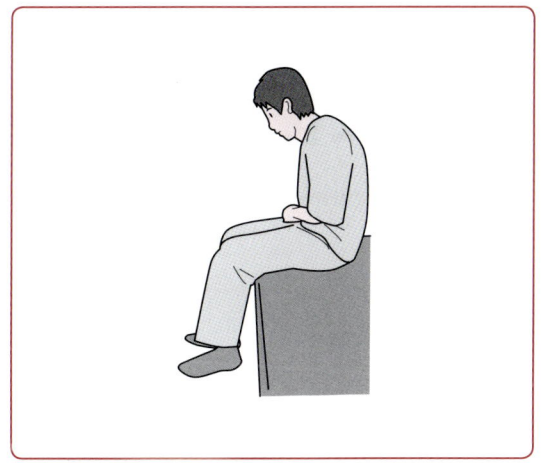

図2 骨盤が後傾した座位姿勢
この姿勢から，体幹を前後傾する際，脊柱だけで屈曲−伸展する場合があるため，骨盤を起こすことが重要．

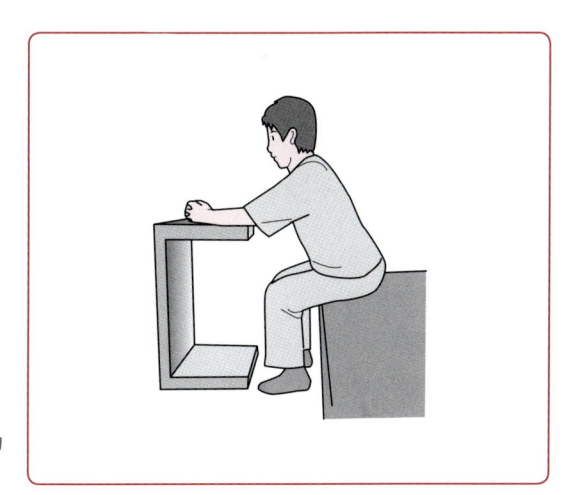

図3 台を利用した前後傾トレーニング
手指を組み，上肢を前方へ滑らすことで体幹の前後傾の動きを引き出す．

Clinical Hint

- 足底に台や板を置くか，または座面を下げることで重心が後方へ移動でき，前方に対する安定性が高まる場合もある（図4）．

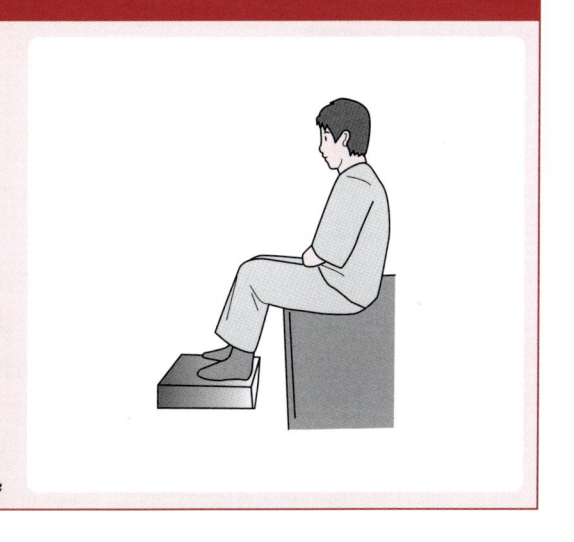

図4 台を利用した前方への不安定性の対処

1・片麻痺

座位で後方への安定性が低いケース

島 浩人

> **解 説**
> - 前方に対する恐怖心が強い場合や体幹や下肢の緊張が強く，反り返る傾向が認められる場合に多い．
> - 股関節の屈曲可動域が少ない場合，座位で骨盤が後傾となり，その状態で座位を保持させるための代償としての脊柱の屈曲が必要であるが，脊柱の可動域の減少や腹筋群の活動性が低下しているときや，また，足部が前方に位置する場合は骨盤が後傾し，脊柱が屈曲しやすくなるが，その脊柱の屈曲が不十分な場合は後方への安定性が低くなる．
> - 殿部と足部で構成された支持基底面に対して重心が後方へ位置するか，外れてしまうことにより後方へ転倒する傾向もある．これは，足底に荷重がかからず，坐骨や仙骨だけに荷重がかかり，足底接地はしているが実際の支持基底面は殿部周辺の狭いものとなっている．

■ 理学療法のポイント

- 前方に対する恐怖心を少なくし，体幹や下肢の過剰努力を減少させていく．
- 座位で骨盤が後傾しないように，80°以上の可動域を確保する．
- 両足部に体重をのせ，両足部から殿部での範囲で支持基底面を確保し，重心がその中に入るように体幹や頭部をコントロールする．
- 体幹が後傾した姿勢から直立位に戻すことを繰り返し，腹部の筋活動を高め，後方に対する制動を向上させる．
- 両足部を後方へ引くことにより，骨盤の後傾が減少し，脊柱が伸展するために，重心が前方へ移動しやすくなる（座圧の中心が前方へ移動する）（図1）．

■ 理学療法の実際

- 患者の大腿部にボールを置き，ボールを圧迫しながら体幹前傾位で保持させる．このときできるだけ力を抜かせ，麻痺側下肢が開かないようにして足底に荷重が加わることを認識させる（図2）．
- 前方へ台やテーブルなどを置き，その上でリーチ動作を行わせる．股関節の屈伸を伴った体幹の前後傾の動きを引き出す（35頁図3）．
- 骨盤が後傾，脊柱が屈曲した姿勢から，骨盤を中間位に起こし体幹を伸展させることを繰り返すことで，殿部の支持基底面の変化とそれに伴う，脊柱の分節的な変化を学習させ，骨盤を起こした状態で体幹の伸展活動を促す（29頁図3）．独力では不十分な場合はセラピストが腰椎と胸郭に手を当てて骨盤を起こし体幹の伸展を介助するか，伸展したい胸腰椎を軽く押す（29頁図4）．
- 膝関節屈曲90°程度になるように足部を置き，足底に荷重をかけ，支持基底面を確保する．その支持基底面の中に重心が入るように頭部，体幹を誘導する．

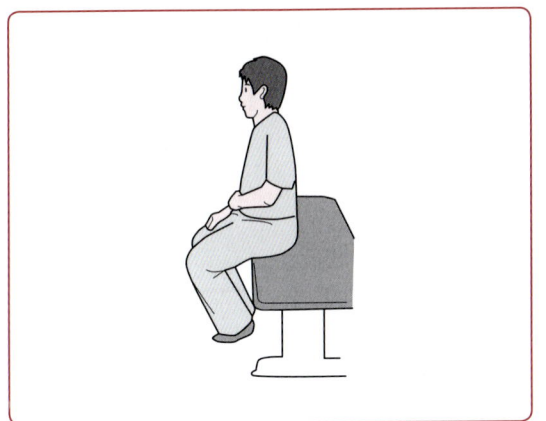

図1 足部を後方へ引いた状態での座位
両足部を後方へ引くことで脊柱が伸展し，重心が前方へ移動する．

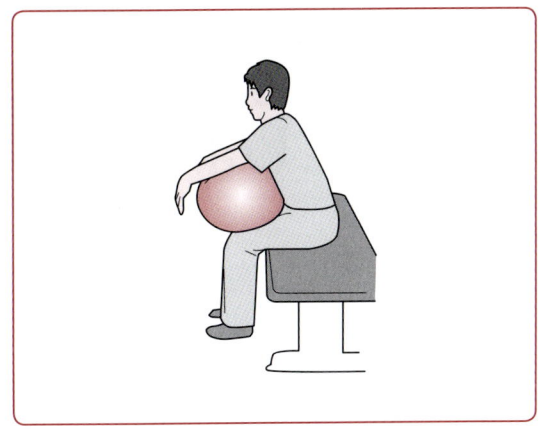

図2 ボールを利用した姿勢保持トレーニング
大腿部にボールを置き，ボールを圧迫しながら，体幹前傾位を保持させる．

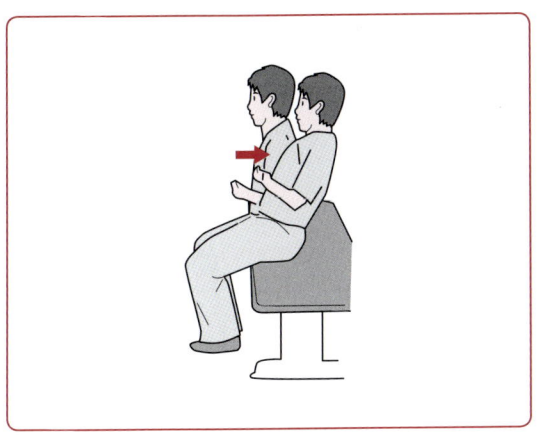

図3 後方に対する制御トレーニング
骨盤を中間位にした座位から臍部を後方へ移動するようにして体幹を後傾させる．

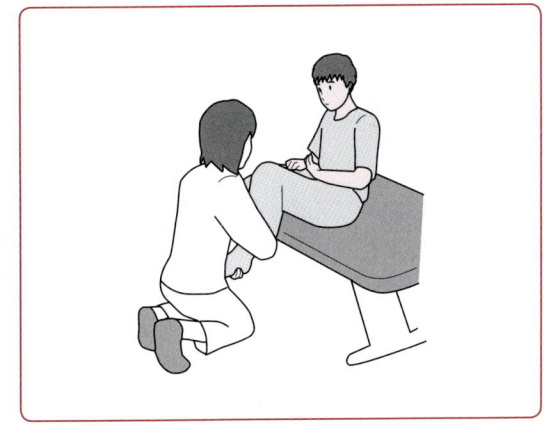

図4 座位での腹筋群トレーニング
セラピストが両足部を持ち上げ，倒れない限界で保持させながら腹筋群の活動を促す．

- 骨盤を中間位に起こし，臍部を意識させ，それを後方に移動させ，元に戻すことを繰り返すことで，股関節の屈伸を伴った体幹の前後傾の動きを引き出し，腹筋群の筋活動を高め，後方に対する制御を向上させる（図3）．
- 腹筋群が弱いことが後方への安定性が低い原因である場合，その活動を促す目的でセラピストが両足部を上方へ持ち上げ，倒れない限界で保持させる（図4）．臥位よりも座位でアプローチした方が座位の安定性向上といった目的に繋がりやすい．

Clinical Hint

- pusher現象などにより，非麻痺側下肢で床面を蹴ることにより後方転倒傾向がある場合はベッドを高くして，足底を床につけない方が安定する．
- 恐怖心が強い場合は，セラピストが患者の前方でアプローチするか，台やテーブルを前方へ置くと安心感が高まる．

1・片麻痺
椅子から立ち上がる時に後方へ倒れ込む（座ってしまう）ケース

島　浩人

解説
- 健常者の椅子からの立ち上がり動作
  (1) 動作パターン（図1）
  　　足の位置を後方へ引く，このとき殿部と足部でなす支持基底面に重心がある（①）．次に体幹を前傾しながら，重心を前下方に移動する（②）．殿部が浮く直前に膝が前方に移動して，足関節が背屈する．このとき，下肢の伸筋群は遠心性に収縮して動きを制動する（③）．その後，殿部が離床して，支持基底面が足底へと移り，重心がこの支持基底面に入れば，股関節，膝関節を伸展して立位となる．

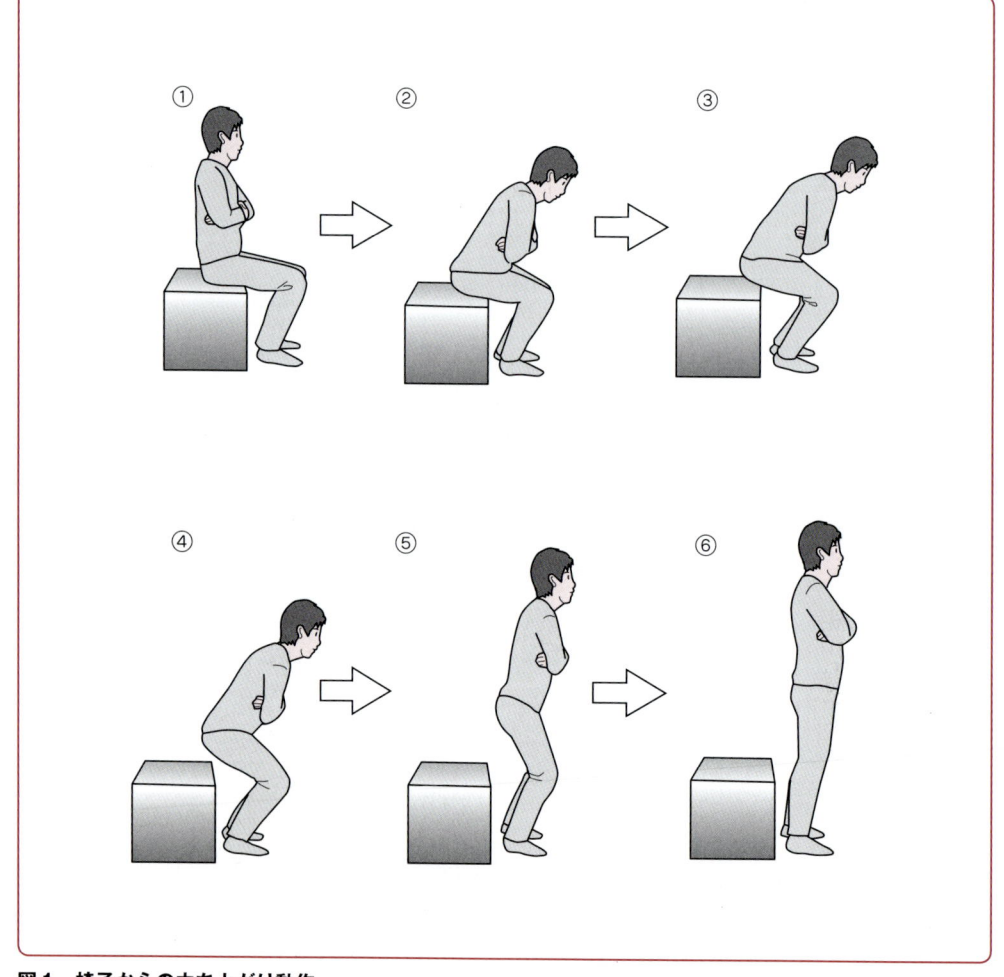

図1　椅子からの立ち上がり動作

解　説

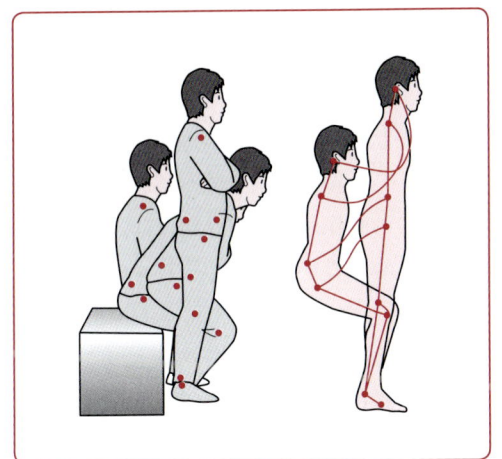

図2　矢状面における身体部位の軌跡

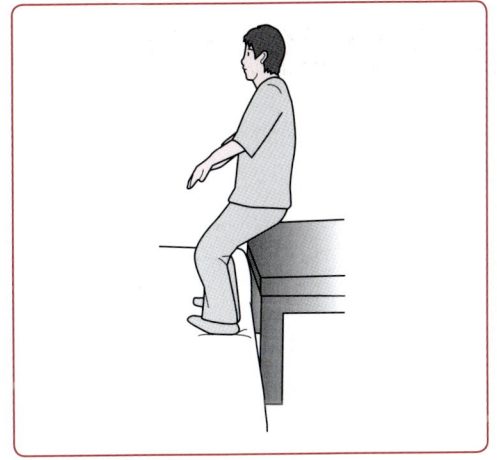

図3　体幹の前傾が不十分な状態での立ち上がり
重心の前下方への移動が不十分なため，重心が支持基底面後方に外れてしまい，後方へ転倒してしまう．

(2) 矢状面における身体部位の軌跡（図2）

　　頭部，肩関節：体幹前傾位から大きく前方に移動し，殿部離床から全身を伸展する時期に後方へ戻るC様の軌跡を描く．

　　骨盤，股関節：終了位置よりも前方へ移動することなくS様の軌跡を描く．

　　膝関節：肩関節と同様，前方移動した後，全身を伸展する時期に後方へ戻る．

(3) 立ち上がるときに後方へ倒れてしまう原因

　　股関節の屈曲制限や足関節の背屈制限があるため，体幹の前傾による重心の前下方移動が不十分な状態で立ち上がる（図3）．

　　殿部離床時，伸筋痙性の高まりや骨盤や肩甲帯が後方へ引けることにより，重心が支持基底面後方に外れてしまう．

　　殿部離床時，下肢を伸展するタイミングが早いため，殿部を後方へ戻してしまう．これは体幹を前傾することに対する恐怖心や真上に立とうとするイメージが強いことが原因している．

■ 理学療法のポイント

- 立ち上がり動作に生かせる座位姿勢をとらせる．骨盤を起こした脊柱伸展位で足部を後方へ引いておく．足部の位置が前方にある場合は体幹を前傾するだけでは重心を足底に移動することが困難となり，体幹を素早く深く前傾することで前方へ回転するモーメントを作り出す必要がある．
- 重心の前下方移動を伴った体幹の前傾を誘導する．脊柱だけの屈曲にならないように注意する（35頁図2）．
- 殿部離床時，殿部を後方へ戻してしまう場合は，立つことよりも体幹の前傾を強調する．

■ 理学療法の実際

- 立ち上がりの準備姿勢として骨盤を中間位に起こし体幹を伸展させ，足部を若干後方へ引いた座位姿勢をとらせる（図4）．この姿勢保持が不十分な場合は，29頁図3，4を実施する．その後，肩甲骨や骨盤が後方へ引かれるのを抑えるために両手を組んだ状態で，骨盤の前傾を伴うよう体幹を前傾させ，頭部が両足部よりも前方へ出るように指示しながら，重心を前下方へ移動させる．このとき足部に体重が乗ることを認識させる（図5）．能動的にこの動作が不安定な場合は，前方を見るように意識させ，セラピストが患者の組んだ両手を前方へ誘導しながら，指で脊柱を軽く圧迫し，脊柱の伸展を促す（図6）．
- 重心の前下方移動を伴った体幹の前傾ができるようになれば，その状態から立ち上がりを行う．膝が前方へわずかに移動して殿部が離床することを誘導し，殿部離床後からは臍部を意識させ，足部で構成された支持基底面の中に臍部を入れながら，股，膝関節，体幹を伸展させる．能動的に不十分な場合は，セラピストの片手を麻痺側膝に当て膝の前方移動と伸展，もう一方の手を非麻痺側の殿部に当て，下肢，体幹の伸展を促す．特に，非麻痺側の体重負荷が多すぎて過剰努力となり，麻

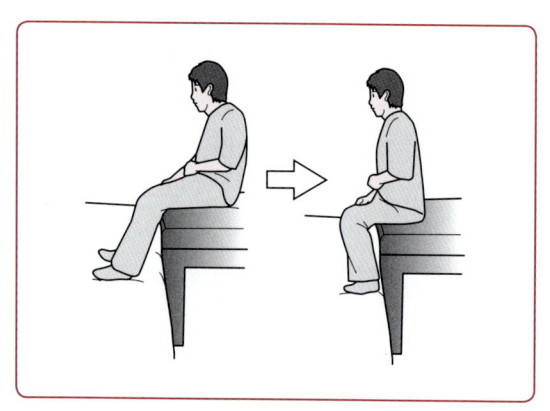

図4　立ち上がりに生かせる座位姿勢
骨盤後傾位，脊柱屈曲，足を投げ出した座位から，骨盤を中間位に起こし体幹を伸展させ，足部を若干，後方へ引いた座位姿勢をとらせる．

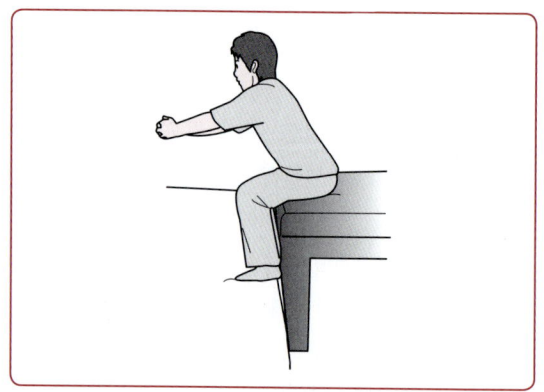

図5　両手を組んだ状態での体幹前傾
両手を組み，上肢を前方へ突き出し，頭部が両足部よりも前方へ出るように指示しながら体幹を前傾させる．

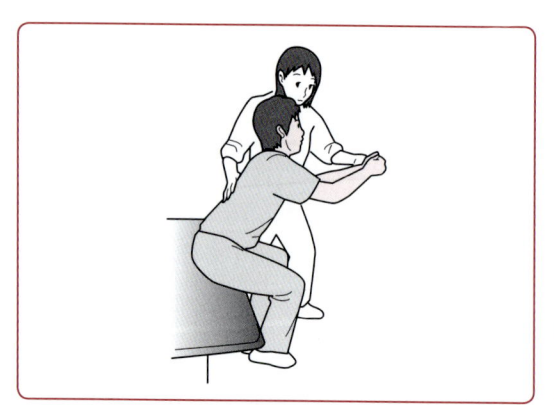

図6　脊柱伸展の促通
セラピストが麻痺側に位置して，前方を見るように意識させ，指で脊柱を軽く圧迫することで脊柱の伸展を促す．

痲側の肩甲帯や骨盤が後方へ引ける場合は，殿部に当てた手で麻痺側に体重が乗るように誘導し，セラピストの肩を患者の肩甲帯が引けないように当てる（図7）．
- 上方へ立ち上がろうとするイメージが強い場合は，体幹前傾の動作が困難となり，早い時期で下肢の伸展が起きやすく，離床した殿部が後方へ押し戻され，座位に戻ってしまうことが多いため，立ち上がるのではなく，頭部が前方へ移動するように体幹の前傾を意識させる．
- 平行棒で立ち上がり動作を行う場合，平行棒を引っ張ってしまうことが多く，この「引き動作」では重心の前方移動ができず，支持基底面から後方へ外れてしまいやすいため，平行台や前方に台を置き，それを非麻痺側上肢で押すといった「押し動作」を指導する．

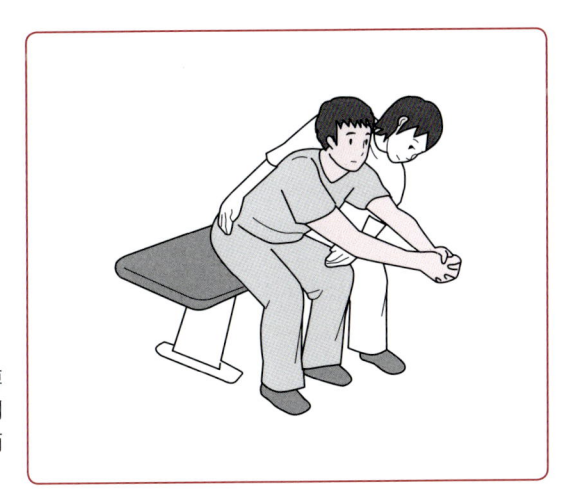

図7　セラピストの介助による立ち上がり誘導
セラピストが麻痺側に位置して，セラピストの片手を麻痺側膝に当て膝の前方移動と伸展，もう一方の手を非麻痺側の殿部に当て，下肢，体幹の伸展を促す（殿部離床時に両足部の間に臍部を入れるように誘導）．

Clinical Hint

- 体幹を前傾することに恐怖心が強い場合は，台やボールを前に置き，台の上で両手を滑らすようにするか，ボールを転がすようにさせる（図8）．
- 座面を高くした状態から立ち上がり動作を始めていくのも良い．座面が高くなれば，立位になるための位置エネルギーの増加分が少なく，重心の前方移動も少なくてすむ．

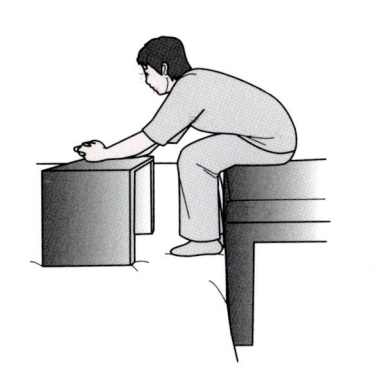

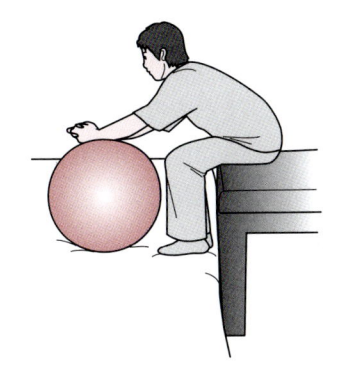

図8　台やボールを用いて重心の前方移動を誘導

1・片麻痺
椅子から立ち上がる時に前方に倒れるケース

島　浩人

解説

- 健常者の椅子からの立ち上がり動作では，体幹を屈曲しながら重心を前方移動させてから殿部が離床する．その後，足部で構成された支持基底面に重心を入れながら全身を伸展して立位となるが，体幹前傾により大きく前方に移動した頭部や肩は，後方へ戻る（詳しくは38頁の解説を参照）．この殿部離床から全身を伸展する時期に体幹が後方へ戻らず前傾位のままで下肢を伸展する場合，重心が支持基底面前方へ外れてしまうことが，前に倒れる原因と考えられる（図1）．
- 踵部が椅子やベッドの端よりも後ろに置かれている状態から立ち上がろうとすると，殿部離床後から重心が支持基底面から前方へ外れやすい．また全身を伸展する際，下腿後面に椅子やベッドの縁が当たることにより，前方へ押し出され，さらにその傾向を強めてしまう．

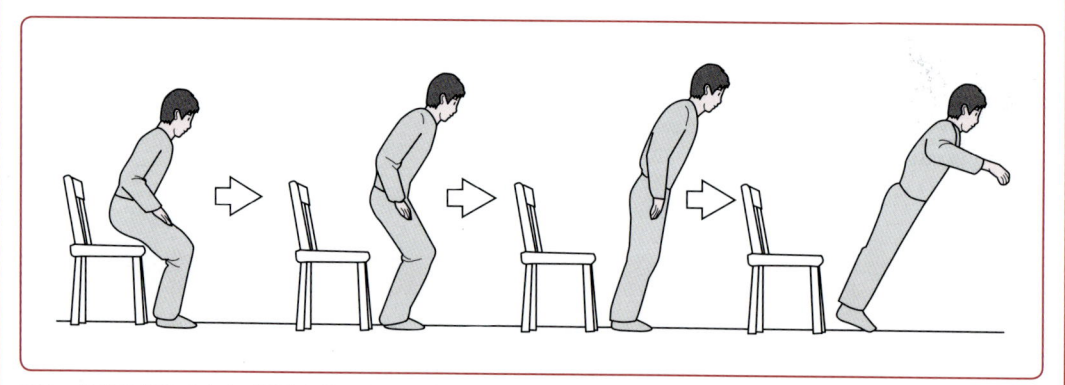

図1　体幹前傾位のままで下肢を伸展すると重心が支持基底面前方へ外れてしまい，前に転倒する

■ 理学療法のポイント

- 立ち上がり動作に生かせる座位姿勢をとらせる（40頁図4）．足部の位置が椅子やベッドの下など後方すぎる場合は，足部を前方に位置させる．
- 重心の前下方移動を伴った体幹の前傾を誘導する（40～41頁図5～8）が，その後，殿部離床から全身を伸展する際に体幹前傾により大きく前方に移動した頭部や肩を後方へ戻す方向に誘導する．

■ 理学療法の実際

- 立ち上がりの準備姿勢として骨盤を中間位に起こし体幹を伸展させた座位姿勢をとり，足部の位置が後方すぎる場合は，前方へ出しておく．セラピストが患者の前に位置してセラピストの両手を患者の両脇に入れて，骨盤の前傾が伴うよう体幹を前傾させ，頭部が両足部よりも前方へ出るように指示しながら，重心を前下方へ移動させる．その後，殿部が座面から離れた時期から，頭部や肩

椅子から立ち上がる時に前方に倒れるケース　43

体幹を前傾させ，足部に体重を乗せていく　　　　体幹を後上方へ誘導しながら全身を伸展させていく

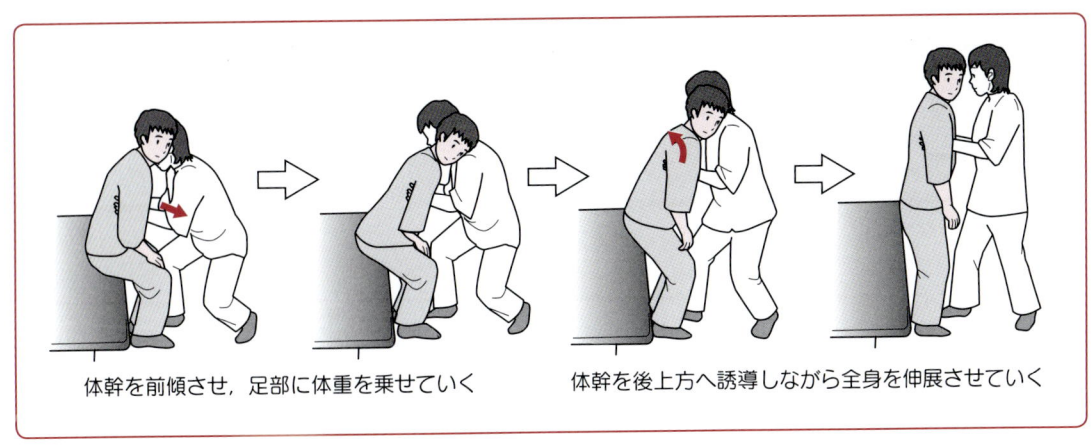

図2　立ち上がり介助
セラピストの両手を患者の両脇に入れて，体幹を前傾させる．重心を前下方へ移動させ，足部に体重を乗せていき，その後，殿部が座面から離れた時期から，後上方へ誘導しながら全身を伸展させる．

を両脇に入れたセラピストの両手で重心が足部で構成された支持基底面から外れないように後上方へ誘導しながら全身を伸展させる．39頁図2のように頭部や肩の軌跡がCになるイメージで介助する（図2）．

- 上記のようなハンドリングでの誘導が少なくても前に倒れなくなれば，殿部離床後，天井を見るようにして全身を伸展させていく．
- 腰背部の筋力が弱いため，殿部離床後，体幹前傾から後方へ戻すことが不十分な場合は座位で腰背部の筋力を強化する（35頁図1）．
- 前方に置いた台に，非麻痺側上肢で支持させ，前方へ倒れ込みすぎないように制御しながら，立ち上がる．
- 体幹前傾から殿部離床後に，頭部が壁にぶつかる手前になるように椅子の位置決めをして，立ち上がりを行うと視覚的に壁が入り，頭部がぶつからないように能動的に前傾した体幹を後方へ戻しながら下肢を伸展することができ，壁が前方への倒れ込みを制御するガイドの役目を果たす場合もある（図3）．

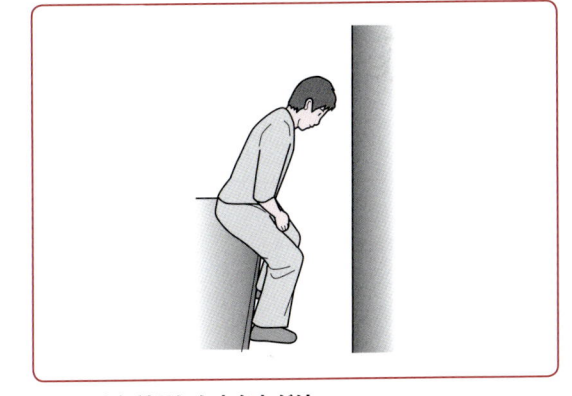

図3　壁を利用した立ち上がり
壁に接近した状態で立ち上がりを行うと，視覚的な効果により，前方への倒れ込みを制御できる場合がある．

Clinical Hint

- ウエッジなどで足尖が上がるようにすると，殿部離床時から下肢を伸展させるときに前方への倒れ込みが減少する場合がある．

1・片麻痺
椅子から立ち上がる時に麻痺側に倒れるケース

島　浩人

解説

- 健常者の椅子からの立ち上がり動作は，体幹を前傾しながら重心を前下方に移動させてから殿部が離床する．その後，足部で構成された支持基底面に重心を入れながら全身を伸展して立位となる（詳しくは38頁の解説を参照）．
- 麻痺側に倒れる原因としては，麻痺側足部が後方や内側へ位置した状態で立ち上がろうとすると，麻痺側下肢での支持が困難となり，殿部離床後の支持基底面が狭く，重心が麻痺側へ外れやすくなることが考えられる．特にハムストリングスの短縮がある場合，体幹前傾時，足部が後方へ引かれたりする．また非麻痺側の過剰努力により麻痺側の筋緊張が高まることで，殿部離床時に麻痺側下肢が内転や屈曲して足底が床から離れ，支持が不十分となることも原因と考えられる．
  また，プッシャー現象のように，座位や立位の際に非麻痺側下肢で押し出し，麻痺側方向へ倒れてしまうことも原因と考えられる（62頁参照）．

■ 理学療法のポイント

- 立ち上がり動作に生かせる座位姿勢をとらせ，座位で麻痺側，非麻痺側の体重移動を行う．
- 麻痺側体幹の筋活動が低い場合や，麻痺側下肢の荷重が不十分な場合は，体幹前傾時，麻痺側に倒れ込みやすいので，麻痺側下肢への荷重や骨盤を起こしての体幹の伸展活動を促す．麻痺側ハムストリングスの短縮により，体幹前傾時，足部が後方へ引かれる場合は，ハムストリングスを伸張する．
- 麻痺側下肢に荷重させ，正中位を保ちながら体幹の前傾，殿部離床，立位になるように誘導する．

■ 理学療法の実際

- 立ち上がりの準備姿勢として骨盤を中間位に起こし体幹を伸展させた座位姿勢をとる（40頁図4右）．足部の位置が後方すぎる場合は，前方へ出しておく．その状態から，左右坐骨への体重移動を行い，荷重側の肩が下がらないよう（体幹が伸張するよう）に骨盤を起こしての体幹の伸展活動を促す（29頁図3）．独力では不十分な場合，セラピストがハンドリングを加える（29頁図5，6）．
- 体幹の前傾に伴い麻痺側股関節が内転位や外旋位になり，荷重が不十分な場合，膝を上から足底方向に圧迫を加え中間位に保持しながら，体幹の前傾を誘導する．さらに手指を組み上肢を伸展させ，非麻痺側方向，正中位方向，麻痺側方向に体幹の前傾をさせる（図1）．41頁図8のようにボールや台を用いてもよい．
- 殿部離床時，麻痺側へ倒れやすい場合は，非麻痺側足底の内側に荷重をかけている場合も多く，足底全面に体重を乗せるように指示して，若干，重心の前方移動を非麻痺側寄りへ誘導しながら立位

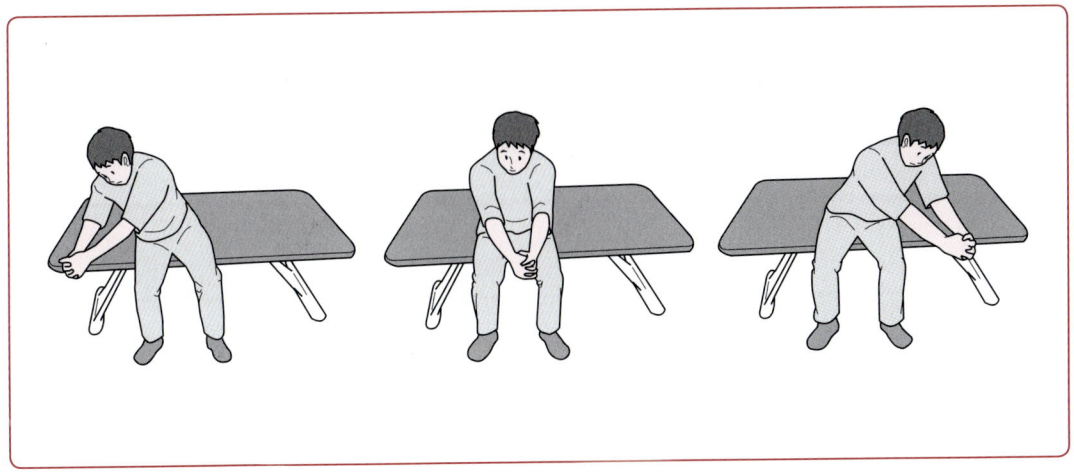

図1　各方向への体幹の前傾
手指を組み，上肢を伸展させ，非麻痺側方向，正中位方向，麻痺側方向へ体幹を前傾させる．

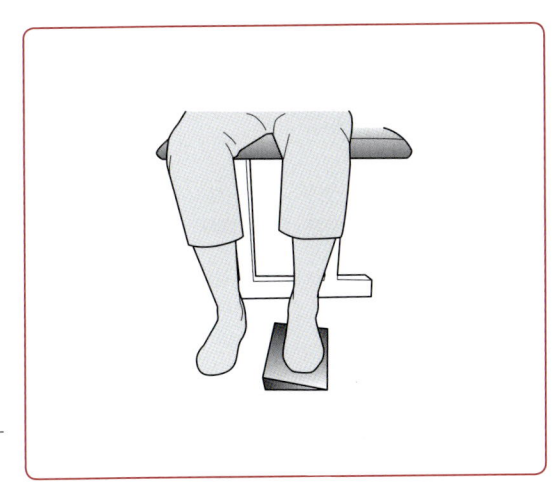

図2　足底板による誘導
内側ウエッジを非麻痺側足底に置き，麻痺側への倒れやすさを減少させる．

をとらせる．また，内側を上げたウエッジを非麻痺側足底に置くことで麻痺側への倒れやすさを減少させることができることもある（図2）．
- 非麻痺側の体重負荷が多すぎて過剰努力となり，麻痺側下肢の内転や足底が浮き，側方に対して不安定な場合は，麻痺側下肢に荷重させて正中位を保ちながら体幹前傾→殿部離床→立位と誘導する．患側に不安感があり恐怖心が強い場合は，セラピストが麻痺側に位置して誘導する（41頁図7）．

1・片麻痺

床からの立ち上がりができないケース

島 浩人

> **解説**
> - 床からの立ち上がりの動作の方法を図1に示す．この方法で立ち上がりが困難な原因としては，1）③の麻痺側の下肢を立てた姿勢をとる際に，麻痺側の膝が内側へ入りすぎ，膝立ち状態になってしまう，2）麻痺側足部が前方へ滑ってしまう，3）③の状態から殿部を持ち上げるときに体重が非麻痺側下肢に乗りすぎてしまうことがあげられる．

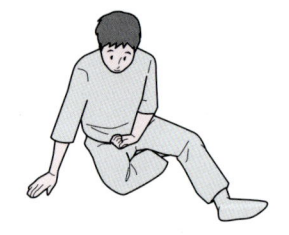

①非麻痺側の膝を曲げ，麻痺側下肢を前に出す．

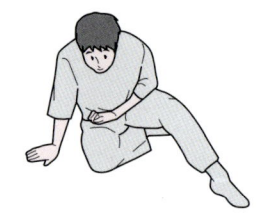

②体幹を前傾させ重心を前方に出す．

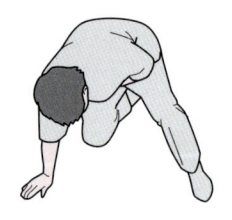

③殿部が浮いた時点で非麻痺側の膝を後方に引き，片膝立ちになる．

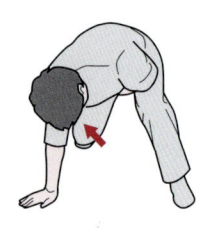

④非麻痺側のつま先を立て，膝が外側に向くようにして膝を浮かす．

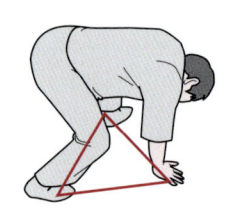

⑤両足部と非麻痺側の手で正三角形を形成する位置にする．

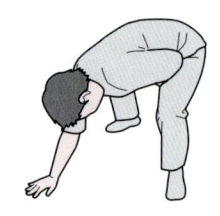

⑥非麻痺側の膝を伸ばしてさらに殿部を持ち上げていく．

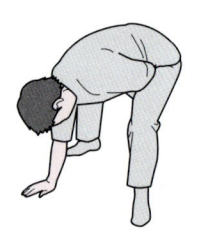

⑦手を手前に引き寄せるか，非麻痺側を一歩手前にステップさせ，体重を両下肢に移動させる．

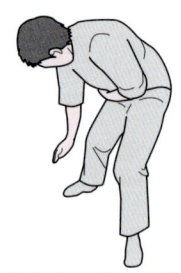

⑧手を床から離し，体を起こしていく．

図1 床からの立ち上がりの方法

■ 理学療法のポイント

- ②の状態から殿部が浮いた時点で，膝を後方へ引く．
- ③の状態から殿部を持ち上げる際，非麻痺側の膝を外側へ向ける．
- ⑤の状態で両足部と非麻痺側の手で正三角形をつくる．

■ 理学療法の実際

図1のパターンを指導する．

失敗例の対処

- ②の状態から片膝立ちをとる際，膝立ちになってしまう場合（図2）：②から③に移行する際，非麻痺側方向への体幹の回旋が強いと麻痺側膝が内側へ倒れ込んで膝立ちになってしまう傾向がある．このような場合には体幹が回旋しすぎないように殿部が浮いた時点で非麻痺側の膝を後方へ引く方が片膝立ちをとりやすい．
- ③の状態から非麻痺側の膝が持ち上がらない場合：非麻痺側上下肢に体重が乗りすぎていることが原因と考えられ，このような場合には外側方向に膝を向けるように意識すると麻痺側に体重が移動して非麻痺側上下肢への負担が減り，膝が伸ばしやすい．
- ⑥の状態から立位をとれない場合：足と手の位置が離れてしまい，非麻痺側上肢に体重が乗りすぎてしまうことが考えられる．この対処としては，非麻痺側の手を手前に引き寄せるのは困難な場合が多いため，非麻痺側足部を一歩前に出してから立位をとらせる．または，事前に⑤の状態で両足部と非麻痺側の手で正三角形を形成する位置をとらせることが必要である．この状態で非麻痺側の手が肩よりも前方に出ていると，⑥の状態になったときに足と手の位置が離れてしまう．

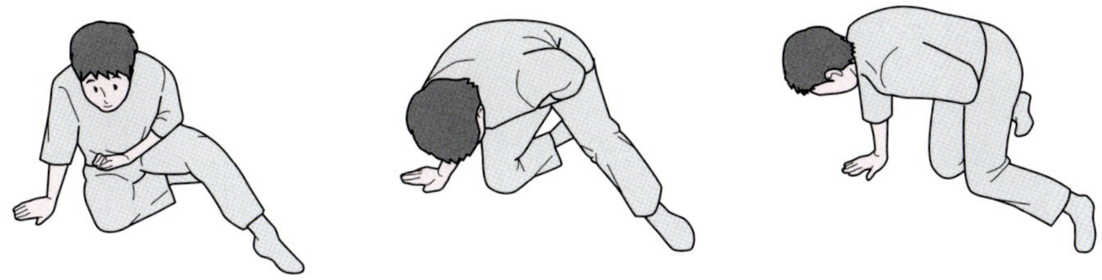

図2　片膝立ちをとる際，膝立ちになってしまう場合
非麻痺側方向への回旋が強いと麻痺側膝が内側へ倒れ込み膝立ちになる．

Clinical Hint

- このパターンでの指導が困難な場合は訓練台を用いて，非麻痺側上肢で支持させる．40cmから始め，可能になれば，30cm，20cm，10cmと徐々に高さを低くして，最終的には訓練台を用いなくてもできるようにする．

1・片麻痺

平行棒内で片手支持での立位はできるが，支持なしではできないケース

大畑光司

解　説

- 平行棒内での片手支持立位と支持なしでの立位は，一見大きな違いがないようにみえるが，力学的安定性が大きく異なることに留意すべきである．
- 片手支持立位は上下方向（図1①），左右方向（図1②），前後方向（図1③）の安定性を上肢により代償できる．
- 支持なし立位になるためには，両下肢で体重をすべて支えられるだけでなく，前後左右への姿勢制御が求められる．

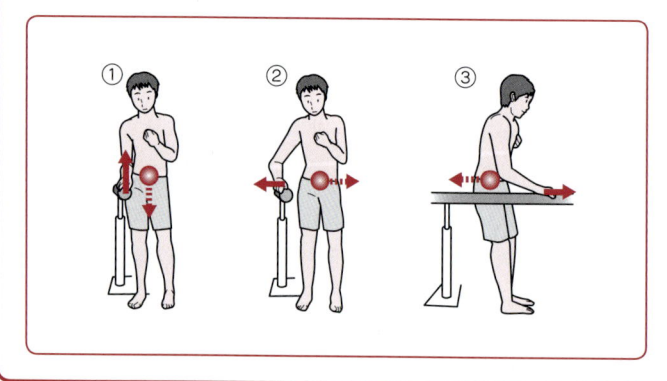

図1　平行棒内立位の安定性に対する上肢の代償
① 上下方向の安定性：上肢により体重の一部を保持できる．
② 左右方向の安定性：上肢により側方への外乱を制御できる．
③ 前後方向の安定性：上肢により前後方向への外乱を制御できる．

■ 理学療法のポイント

- まず，上肢の支持を用いずに両下肢で体重をすべて支えられる必要がある．これができなければ支持なし立位は不可能である．支持なし立位を行うためには，それができたうえで，バランスを維持するために麻痺側，非麻痺側の荷重割合を変化させる必要がある．
- 非麻痺側のみの立位では側方安定性が低下するため，少なくとも麻痺側へ移動しそうになった重心を下肢の力で非麻痺側に引き戻す能力が必要となる（図2）．

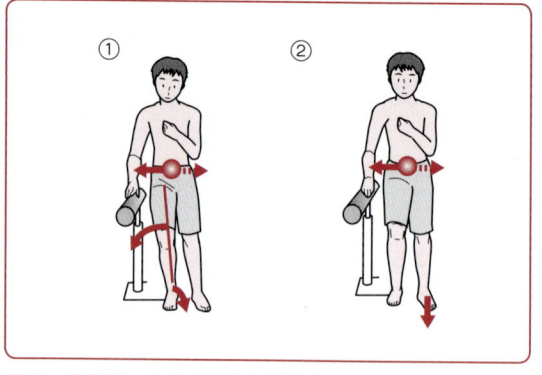

図2　麻痺側への重心移動を制御する能力
① 非麻痺側の足部回内による制御
重心の移動が小さければ非麻痺側の回内により制御できる可能性がある．
② 麻痺側による制御
麻痺側の荷重が可能であればより大きな重心移動に対する制動が可能．

■ 理学療法の実際

1) 下肢支持性トレーニング

- 非麻痺側および麻痺側下肢筋力増強トレーニング（ブリッジなど）
- 壁で支持した状態での下肢荷重トレーニング：平行棒では下肢の支持性の低下を上肢により代償することができるが，壁での支持では下肢の支持性は代償できない（図3①②）．したがって，この状態で立つためには，上肢の支持を用いずに麻痺側および非麻痺側下肢で体重を支えることができる十分な支持性が必要である．このような状態で，徐々に麻痺側へ体重を移動させ，麻痺側の支持性のトレーニングを行う．

図3 壁立ちによる下肢荷重トレーニング
① 側方安定性が上肢により代償される壁立ちトレーニング
② 前後方向の安定性が上肢により代償される壁立ちトレーニング

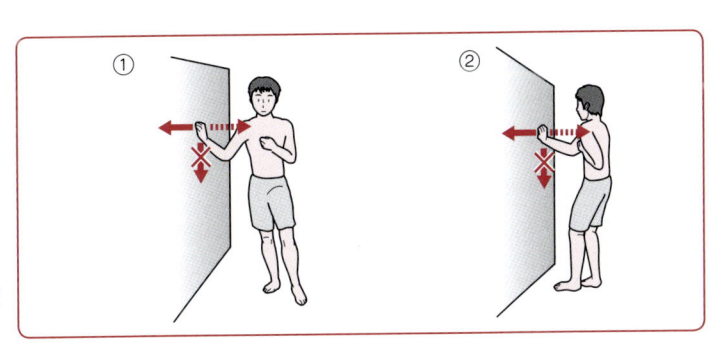

2) バランストレーニング

- 壁立ちでのバランストレーニング：前述の図3①の状態で上体を前後に動かせば，側方安定性が得られた状態での前後方向へのバランストレーニングができ，図3②の状態で上体を側方に動かせば，前後方向への安定性が得られた状態での左右方向へのバランストレーニングができる．
- 平行棒内での重心移動トレーニング：平行棒を持ちながら，重心を麻痺側へ移動させ，麻痺側下肢に対して荷重する（図4）．その後，重心を麻痺側から非麻痺側へ戻すことにより，重心移動の再学習を行う．

図4 平行棒内での重心移動トレーニング
① 平行棒を持ちながら重心をできるだけ麻痺側へ移動し，麻痺側下肢の力で重心を押し戻す．
② 麻痺側下肢を一歩前に踏み出し，重心をできるだけ前方（麻痺側）へ動かした後，麻痺側下肢の力で重心を押し戻す．

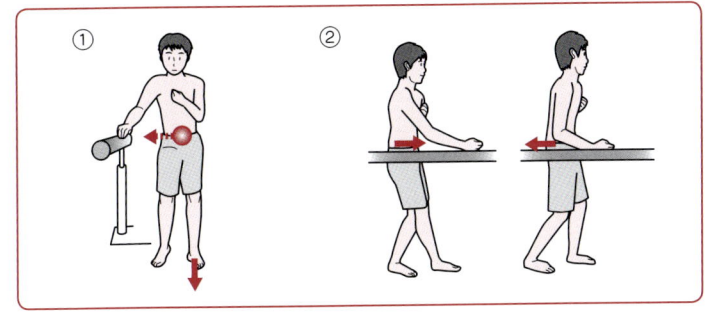

Clinical Hint

- 過剰にバランスに対する不安が生じている場合，しばしば，非麻痺側の上肢で平行棒にしがみつくような立位を行う場合がある．このような場合には，無理に立位にもっていかず，座位で少しずつ麻痺側へ荷重することから始める方が良い．

1・片麻痺

立位時に膝のロッキングが生じるケース

市橋則明

解 説

- 静止立位時に麻痺側の膝にロッキングが生じる場合は，歩行立脚期にもロッキングとなる可能性が高いので，静止立位時のロッキングを改善することは重要である．
- 立位時にロッキングとなっているときには麻痺側骨盤が後方回旋している場合が多い．
- 麻痺側骨盤が後方回旋すると股関節は屈曲・内転・内旋，膝関節は伸展・内旋・内反，足関節は底屈回外（内反）方向に運動連鎖が働き（図1），ロッキングとなりやすい．
- 足関節が内反尖足変形している場合には，膝関節は伸展・外旋・内反，股関節は伸展・外転・外旋方向に運動連鎖が働き，同様にロッキングになりやすい．
- 足関節周囲筋の運動麻痺や感覚障害で足関節が底屈し，ロッキングとなる場合もある．
- 骨盤が前傾している場合にも，重心の位置が膝より前に移動しロッキングとなる．
- 膝関節伸展筋の麻痺，あるいは逆に筋緊張亢進によりロッキングは起こる．

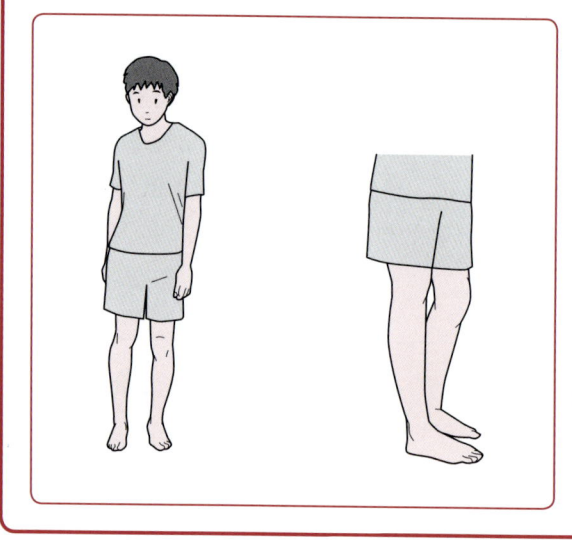

図1 骨盤の後方回旋
片麻痺患者は立位時に麻痺側の骨盤が後方回旋しやすい．図のように右骨盤が後方回旋すると運動連鎖により右膝は伸展，右足関節は回外（内反）位となる．
立位時に麻痺側のロッキングが生じている場合には，骨盤の位置の評価が重要である．

■ 理学療法のポイント

- 特に維持期では膝関節周囲筋の麻痺あるいは筋緊張亢進を改善させることによるロッキングの改善は困難であるため，足部，骨盤にアプローチする．
- 足関節周囲筋が完全に麻痺している場合は，プラスチック型短下肢装具を処方する必要がある．
- 立位時のアライメントを評価する．特に骨盤の後方回旋，前傾をチェックする．
- 重心の位置が膝関節の前方を通るアライメントになっている場合が多く，アライメントの改善が最も重要である．

■ 理学療法の実際

1) 骨盤からのアプローチ

- 臥位ではブリッジ動作に重点をおきトレーニングを行う．
- 立位では，麻痺側股関節伸展を介助し，骨盤後方回旋を防いだアライメントに保持する（図2）．
- 他動的に設定して保持可能となれば，次に患者の前にセラピストが位置し，麻痺側骨盤を支え前に押させる（図3）．
- 麻痺側の骨盤を制御できない場合は，非麻痺側の骨盤を後方に回旋するように指示すると麻痺側骨盤を前方回旋しやすい．

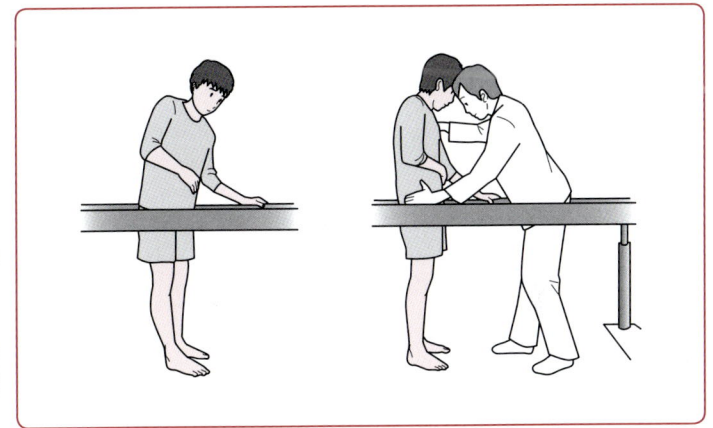

図2 骨盤からのアプローチ（他動）
骨盤をセラピストが前方に誘導し，正中位に保持する．
患者には，自分で動かそうとさせずに，リラックスさせておく．正中位まで他動的に誘導し，良いアライメントになればその位置で保持するように，指示する．

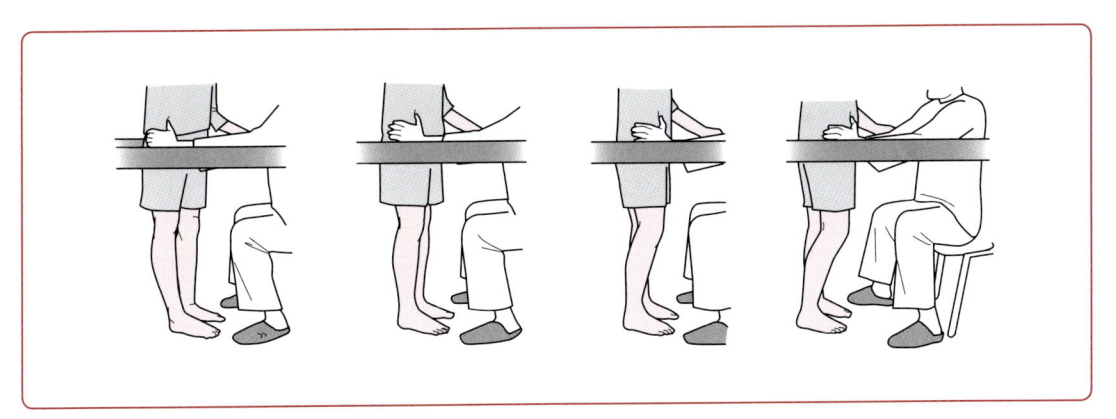

図3 骨盤からのアプローチ（自動）
患側の骨盤の前面にセラピストの手を当て，ゆっくり手を押させる．
セラピストは他動的に前方へ誘導するのではなく，抵抗をかけながら，前方回旋が大きくならないようにコントロールする．骨盤が前方回旋すると逆に膝折れが起こりやすくなる．

2) プラスチック型短下肢装具による方法

- 骨盤での制御が不可能な場合はシューホーン装具を処方する．装具の足部背屈角度を増加させることにより脛骨は前傾し，ロッキングを防ぐことが可能となる．
- 角度は5〜15°の範囲で，硬度は硬めに作成する必要がある．理論的には足部を5°背屈すれば膝は10°屈曲する．

- 足背屈角度が0°の装具があれば，下腿と装具の間にタオルを入れたり（図4），装具の踵の部分にインソールをつけ補高することにより背屈角度を変化させることができる（図5）．
- 患者にあわせた足関節の角度設定を1°単位で決定することが重要である．
- 背屈角度を大きくしすぎると，膝折れが生じる（図6）．
- 足関節の背屈制限がある場合は装具の中にインサートを入れ，背屈はインソールで補高することで調節する．

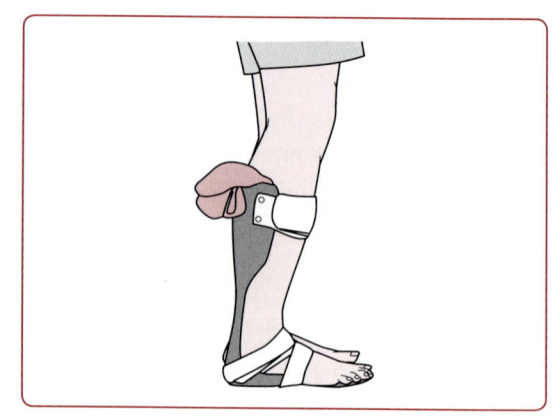

図4　タオルによる背屈角度の調節
タオルを下腿後面に入れることで足関節背屈角度を調節する．

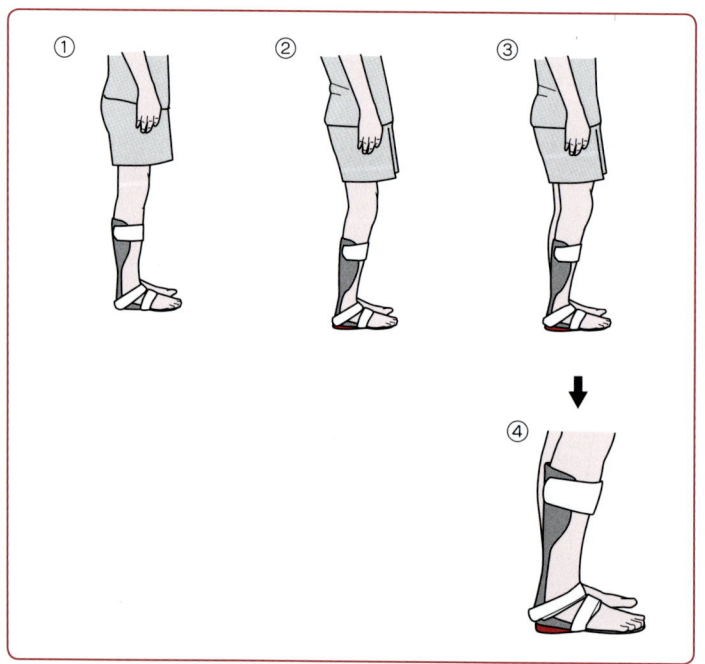

図5　シューホーン装具の背屈角度による膝屈曲角度の変化
①は背屈0°の装具での立位．
②は3°のウェッジ，③は6°のウェッジを装具の足底面につけ，背屈角度を増加させている（④）．
足部の背屈角度を増加させることで，膝関節は屈曲位に保持され，ロッキングは消失する．

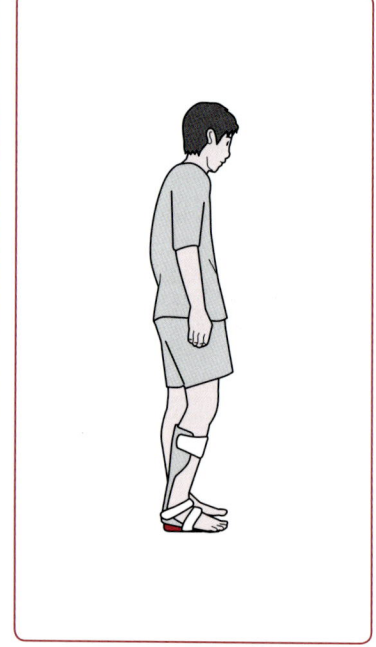

図6　背屈角度をつけすぎた装具
背屈角度を大きくしすぎると膝屈曲角度が大きくなり，逆に膝折れが起こる．

Clinical Hint

- アライメントを良い位置（膝のロッキングが起こらない位置：正常とは限らない）に持っていき，学習させることが最も重要である．

MEMO

1・片麻痺

立位時に膝屈曲位となるケース

大畑光司

解説

- 立位時に膝屈曲位となる原因としては，大腿四頭筋や腓腹筋の筋緊張低下やハムストリングスの筋緊張亢進などが考えられる（図1）．
- 麻痺側のみ屈曲位をとる場合，麻痺側での荷重量は減少していることが多い．
- 麻痺側の膝屈曲位での立位は，歩行時の問題につながるため注意が必要である．

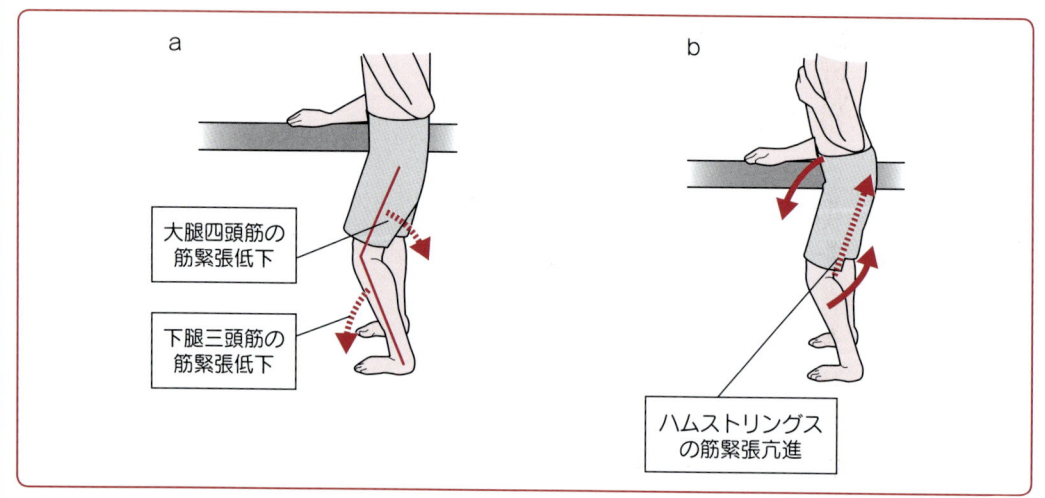

図1　膝屈曲の原因の1例
a　抗重力筋の筋緊張低下
麻痺側下肢の荷重量は小さい．
b　ハムストリングスの過緊張
ハムストリングスの緊張が高い状態で骨盤が前傾すると膝屈曲角度はさらに増加する．

■ 理学療法のポイント

- 抗重力筋の筋力低下に対しては立位での下肢伸展筋力トレーニングを用いる．
- 荷重量に問題がない場合，ハムストリングスの筋緊張を調べ，短縮があればストレッチを行う．

■ 理学療法の実際

1）抗重力筋筋力トレーニング

- 平行棒内での非麻痺側挙上：非麻痺側を体重計に載せ，平行棒を保持しながら，ゆっくり非麻痺側の体重を減少させる（図2a）．このとき，体幹は平行棒の方向に傾斜しないように注意する．
- 段差昇降：麻痺側下肢で重力に抗して，重心を持ち上げる（図2b）．このとき，段の高さは10cmくらいからはじめ，徐々に高くしていく．

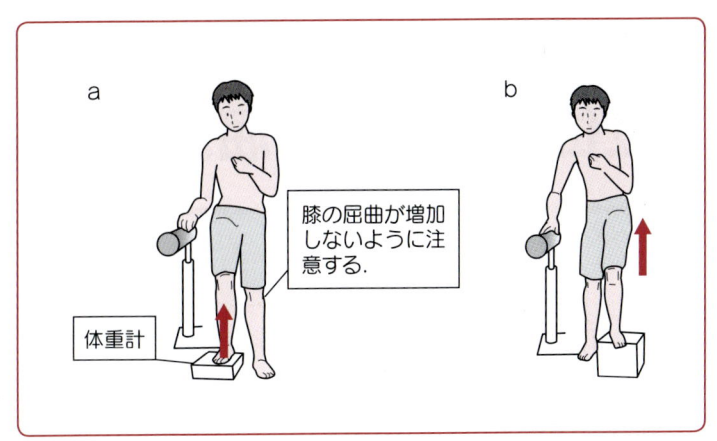

図2 抗重力筋筋力トレーニング
a 非麻痺側にかかる体重を減少させていくことで麻痺側にかかる体重を増加させる．
b 可能であれば麻痺側下肢で段差を昇段させる．

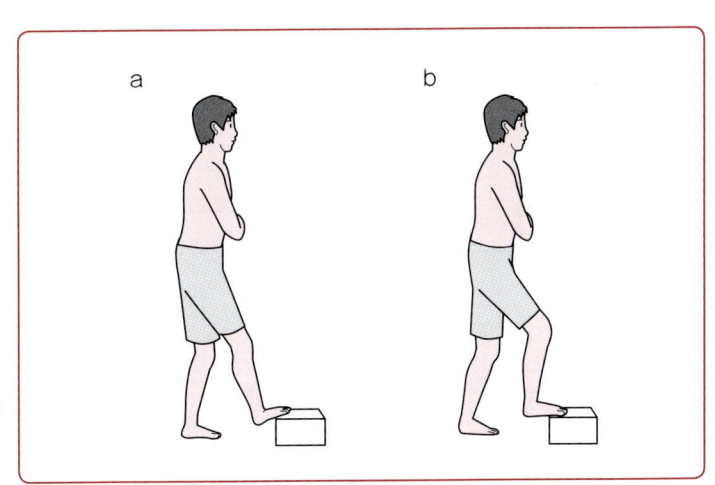

2) 下腿三頭筋筋力トレーニング

- 特に片麻痺患者では麻痺側下腿三頭筋の筋力が低下している場合が多い．このため，下腿三頭筋に対する筋力トレーニングは必ず行う（図3）．
- 前足部のみを台の上に載せ，徐々に体重をかけていくことにより，下腿三頭筋の筋力トレーニングを行う．
- 安定性を高めるために平行棒内で行う方が良い．

図3 下腿三頭筋筋力トレーニング
a 開始姿勢
麻痺側の前足部を台（体重計を用いると良い）の上に載せる．
b 体重負荷
徐々に体重を加えていく．体重の何パーセントかけられるかを調べておき，筋力の向上とともに漸増させていく．

3) ハムストリングスストレッチ

- ハムストリングスのストレッチは静的ストレッチを30秒間以上保持する．
- 骨盤の挙上や回旋が生じないように注意して固定する．

Clinical Hint
- 足関節背屈位であるため，腓腹筋が引っ張られて膝屈曲位となっている場合もある（膝関節伸展位での足関節可動域を確認しておく必要がある）．

1・片麻痺

立位時に体幹前屈ができないケース

市橋則明

解　説

- 立位保持時の前後方向のバランスは歩行獲得のために非常に重要である.
- 左右方向よりも前後方向の方が支持面が狭いため，バランスを崩しやすい（図1）.
- 前屈時に前方にバランスを崩す場合は股関節屈曲に伴う骨盤の後方移動ができていない場合が多い（図2②）.
- 前屈時に後方にバランスを崩す場合は骨盤を後方に引きすぎる，あるいは前屈するよりも早く重心を後方に移動することによることが多い（図2③）.

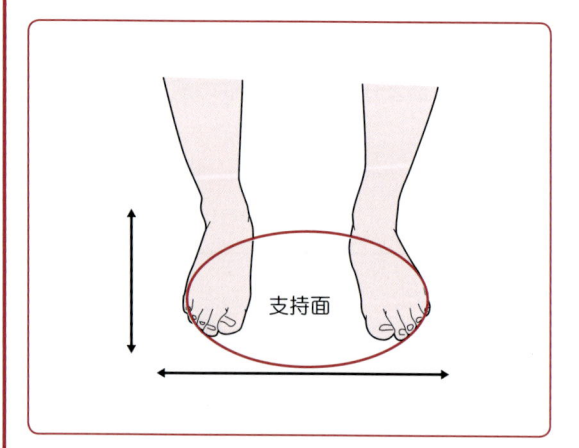

図1　立位保持時の支持面
左右方向よりも前後方向の方が支持面は狭く，不安定である.
歩行は前方に重心が移動するため，前後方向のバランスが重要である.

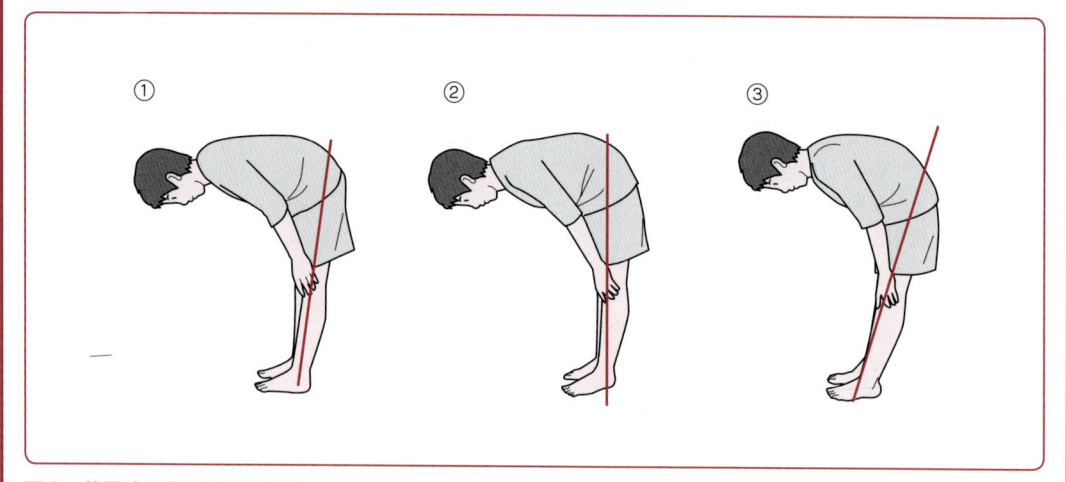

図2　前屈時の骨盤の位置の違い
① 正常
② 骨盤の後方移動が不十分なため前にバランスを崩す.
③ 骨盤を後方へ引きすぎているため後方へバランスを崩す.

■ 理学療法のポイント

- 座位で前屈動作が可能であるかを評価する．前屈できる角度を座位での指床間距離 (FFD) として記録しトレーニングによる変化を評価する．
- 座位で前屈すると不安定になる場合は，非麻痺側の股関節伸展筋力と体幹伸展筋力に問題がある場合が多い．
- 立位で前屈したときの骨盤の動きを評価し，骨盤を誘導する方向を決定する（図3）．座位と同様に指床間距離を測定する．
- 膝関節を屈曲してもよいので床に手をつくことが可能となることを目標とする．

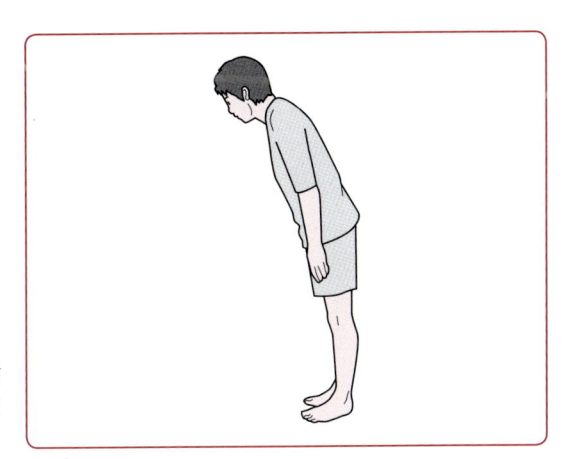

図3　骨盤の後方移動がない前屈
骨盤が後方移動しないと重心が前方に移動しすぎるため前屈できない．前屈することよりも骨盤を後方に引くことを指導（誘導）すると前屈できるようになる．

■ 理学療法の実際

1）座位での体幹屈伸

- 座位で前屈が不十分な場合は，非麻痺側の股関節伸筋と体幹伸展筋を強化するとともに，座位にて前屈するトレーニングを行う（図4）．

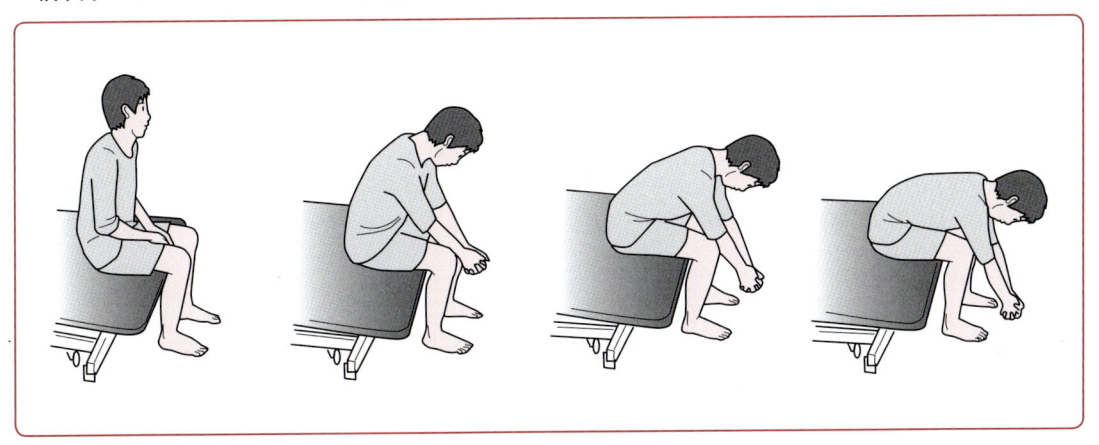

図4　座位での前屈トレーニング
立位での前後方向のバランス獲得のためには座位での体幹屈曲・伸展トレーニングが重要である．座位での指床間距離を測定しておき，床に手をつくことができるように反復トレーニングを行う．

2）立位での前屈のバランストレーニング

- 平行棒を支持して骨盤を後方に引くトレーニング（図5）．
- うまくできない場合は前屈時に骨盤をセラピストが誘導する（図6）．

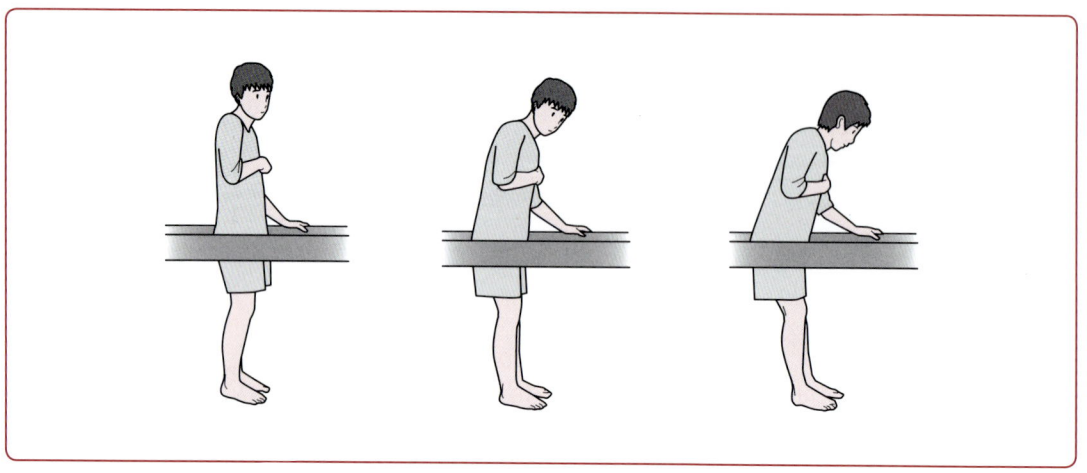

図5　骨盤を後方に引くトレーニング
体幹を前屈するのではなく，骨盤を後方に引くことを意識させてトレーニングを行う．うまく後方に引けるようになれば，前屈も可能となることが多い．
平行棒を支持して可能となれば，平行棒を支持せず前屈するトレーニングを行う．

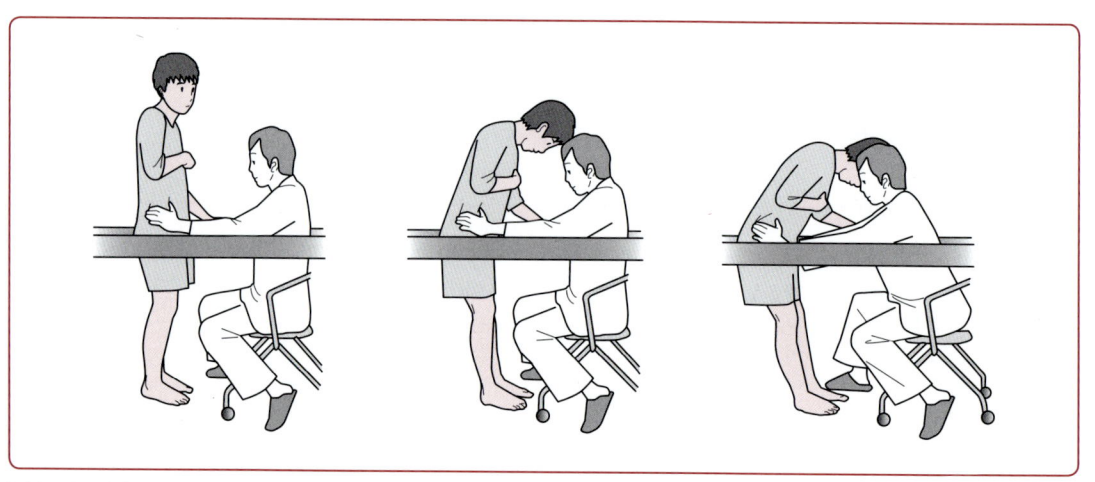

図6　セラピストによる骨盤の誘導
指示しただけでは，うまく骨盤を後方に引くことができない場合は，セラピストが患者の前屈に合わせて骨盤を後方に誘導し学習させる．

Clinical Hint

- 前屈を意識させるのではなく骨盤の動きを意識させることが上達のポイントである．
- 歩行につなげるための安定した立位バランスの獲得のためには，前屈動作のトレーニングが重要である．

MEMO

1・片麻痺
立位時に側方への体重移動ができないケース

大畑光司

解説

- 側方への重心移動距離は，麻痺側の荷重量に比例するため（図1），麻痺側下肢の荷重量を増加させる必要がある．
- 麻痺側下肢の荷重量の低下の原因は，抗重力筋の筋緊張低下，足関節の筋緊張異常（尖足，内反），麻痺側のバランス反応の反応性低下などが考えられる．
- 麻痺側に全体重をかけるためには，麻痺側は荷重量に耐える支持性だけではなく，麻痺側でバランスを保つ安定性が必要である．非麻痺側に重心がある場合には，前後方向のバランスの乱れを非麻痺側で制御することが可能であるが，麻痺側に体重が移動している条件では，非麻痺側が前後方向の制御を行う必要が生じる（図2）．

（非麻痺側下肢に体重が移動できない場合については62頁参照）

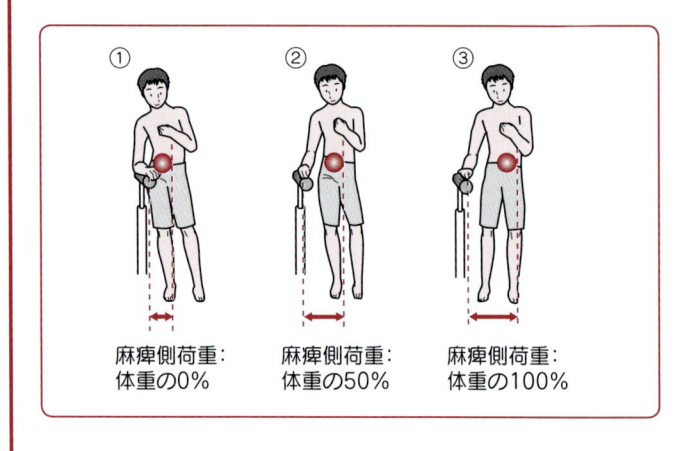

図1 麻痺側への荷重量と体重心の可動範囲
① 麻痺側荷重 0％
体重心は非麻痺側の上肢と下肢の間でのみ移動可能．
② 麻痺側荷重 50％
体重心は麻痺側下肢と非麻痺側下肢の中心位置まで移動可能．
③ 麻痺側荷重 100％
体重心は麻痺側下肢まで移動可能．

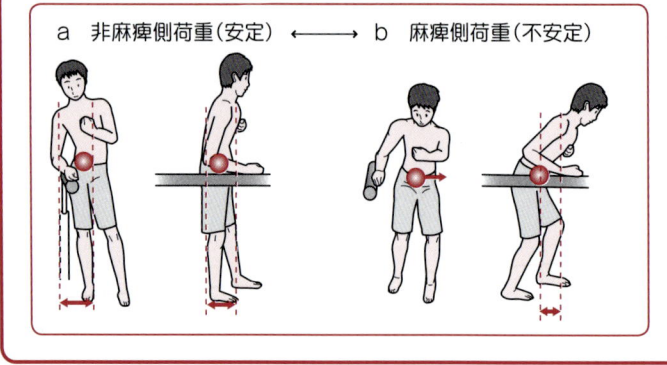

図2 麻痺側荷重における前後方向のバランス
体重心が麻痺側方向に移動すればするほど麻痺側下肢によるコントロールが重要になり，前後方向の姿勢制御の難易度は増す．
a 非麻痺側荷重（安定）
非麻痺側による前後方向の姿勢制御．
b 麻痺側荷重（不安定）
麻痺側による前後方向の姿勢制御．

■ 理学療法のポイント

- 抗重力筋の随意的な収縮が可能な場合には，下肢筋力増強を積極的に行う．

- 随意的な収縮がみられない場合でも，ゆっくり体重をかけることで筋収縮が認められる場合には，骨盤を誘導し，麻痺側に体重をかけた状態で下肢を軽く屈伸させることができる場合がある．
- 下肢の荷重に伴う抗重力筋の反応が全く認められない場合には短下肢装具を用いることが必要である．
- 足部の筋緊張が高く，踵などが地面より浮いてしまうために荷重が困難な場合には，足底板などを用いて足底面の接地をさせる必要がある．

■ 理学療法の実際

1) 抗重力筋筋力トレーニング

- 非荷重位での中殿筋，大腿四頭筋，下腿三頭筋の筋力トレーニングを行う．
- 非荷重位で筋力が発揮できないときでも，荷重位で筋収縮が認められる場合がある．麻痺側に荷重がかかる位置まで骨盤を誘導する．このとき体幹が非麻痺側方向へ側屈するようであれば（図3），麻痺側への荷重が不十分にしかできないことを示している．
- 側屈を生じない程度に最大荷重させた状態で麻痺側下肢の屈曲伸展運動を行わせる．
- 荷重位でも抗重力筋の収縮が得られない場合には短下肢装具を用いて重心移動の練習を行う．

図3 麻痺側荷重と側屈
骨盤を麻痺側へ誘導したときに，
a 麻痺側への荷重が十分できる場合，体幹部は垂直に保持される．
b 麻痺側への荷重が不十分な場合，体幹部が側屈する．

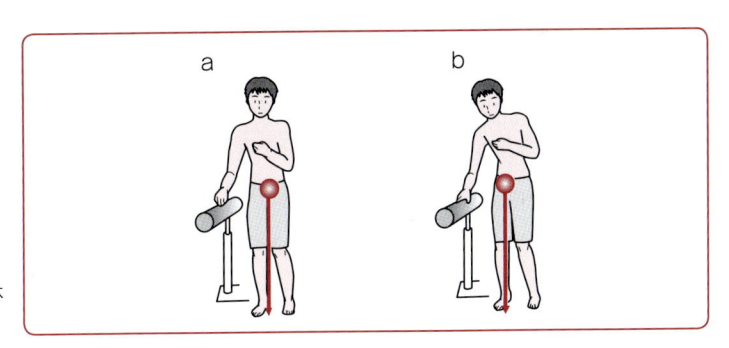

2) 足底板の使用

- 足部の過緊張により足底の全面接地が得られない場合には，踵を補高して，底屈位でも全面接地ができるようにして，体重移動を練習する（図4）．

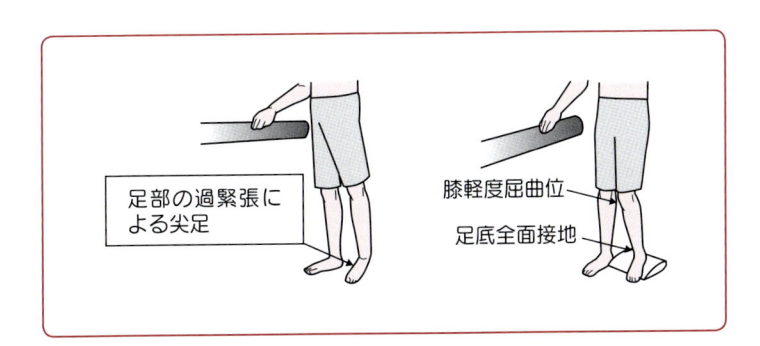

図4 足部の過緊張に対する工夫

Clinical Hint

- 体重が側方に移動しないというだけで，体幹部のバランス反応の問題を考えるセラピストがいるが，そもそも麻痺側に荷重がどれだけ可能なのかを考慮しておく必要がある．

1・片麻痺

立位時にプッシャー現象を示すケース

市橋則明

> **解説**
> - 立位時や座位時に非麻痺側上下肢で押すことにより麻痺側方向に倒れ，非麻痺側へ戻すことができない状態をプッシャー現象という．
> - 上肢のプッシャーに注目しがちであるが，下肢に力が入りすぎて麻痺側に倒れていることが多い．
> - プッシャー現象を示す患者は，非麻痺側の緊張が高く，うまく協調運動ができない場合が多い．
> - 下肢のプッシャーの方が歩行時の問題となりやすい．
> - 非麻痺側上下肢の協調性トレーニングを行うことでプッシャー現象が減少しやすい．

■理学療法のポイント

- 立位での下肢のプッシャーが強い場合は，非麻痺側の股関節外転が著明であり（図1），上肢のプッシャーが強い場合は，座位で体幹側屈が著明である（図2）．
- 下肢のプッシャーが強い場合は座位保持時にベッドを高くし床に足をつけない方が安定する．
- 非麻痺側のゆっくりとした動きや逆に動筋と拮抗筋の速い交互収縮などが障害されている場合が多い．そのような場合は，単に立位や座位の訓練のみでなく非麻痺側の協調性トレーニングを行うことによりプッシャーが減少する．上肢よりも下肢において協調性トレーニングの効果がある場合が多い．
- 下肢のプッシャーの場合は立位時の股関節内転が不十分で，外転位となっている場合が多いため姿勢をよく観察し，非麻痺側下肢が内転位で立位保持できるようにセッティングする．
- 姿勢保持などの静的なトレーニングだけでなく歩行や下肢の運動などの動的なトレーニングを積極的に行う．

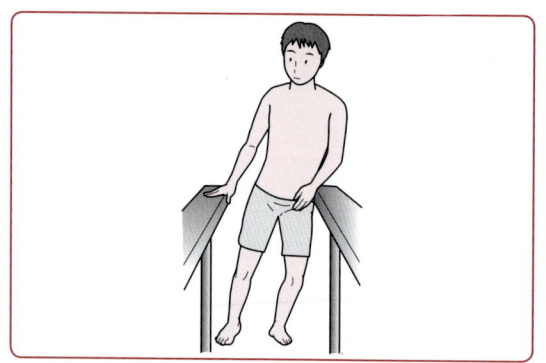

図1 平行棒内立位でのプッシャー現象
下肢のプッシャーが強い場合は，非麻痺側の股関節外転が著明である．
骨盤を非麻痺側にシフトすることが不可能である．
上肢だけでなく下肢に注目する．

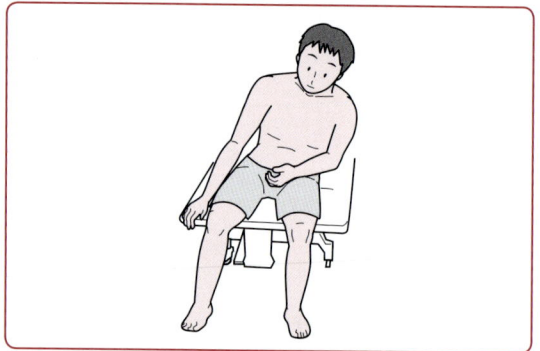

図2 座位でのプッシャー現象
非麻痺側上肢でベッドを押すことによる体幹側屈が著明である．

■ 理学療法の実際

1) 臥位での運動療法

- 下肢の協調性トレーニングが重要で図3に示すような動作を反復する．

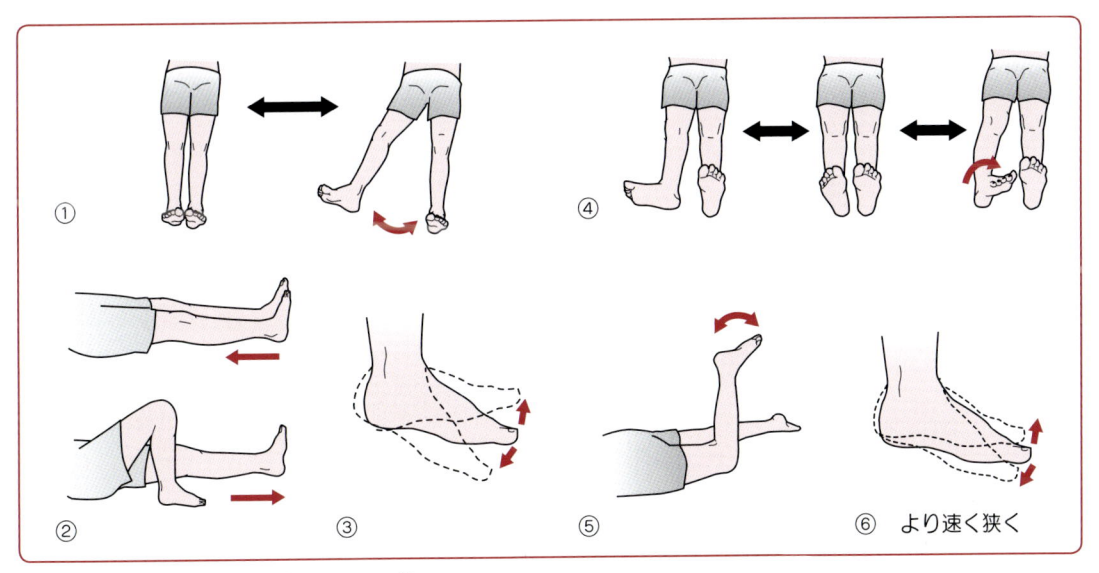

図3　非麻痺側上下肢の協調性トレーニング
① ゆっくり股関節を内外転する．
② ゆっくり膝を屈曲し伸展する．
③ ゆっくり足部を底背屈する．
④ 速く狭い範囲で股内外旋を繰り返す．
⑤ 速く狭い範囲で膝屈伸を繰り返す．
⑥ 速く狭い範囲で足底背屈を繰り返す．

2) 座位での運動療法

- 座位保持時に非麻痺側の殿部に体重がかかるようにセッティングする．うまくできない場合は麻痺側の殿部をクッションで高くすると非麻痺側に荷重しやすくなる．
- 上肢，下肢を使わず非麻痺側に寄りかかるようにして荷重する．
- 上肢でのプッシャーが強い場合 (図2) は手を使わず上肢全体で支持する (図4)．
- 足を浮かせた状態の方が下肢のプッシャーを減少させることが可能である．
- 体幹を前後屈したときに麻痺側方向に倒れないように反復トレーニングを行う．

図4　座位でのポジショニング
手を使わず上肢全体で支持する．
足を浮かせた状態の方が下肢のプッシャーを減少させることが可能である．
体幹を前後屈したときに患側方向に倒れないように反復トレーニングを行う．
非麻痺側股関節の屈曲時に麻痺側に倒れないように反復トレーニングを行う．

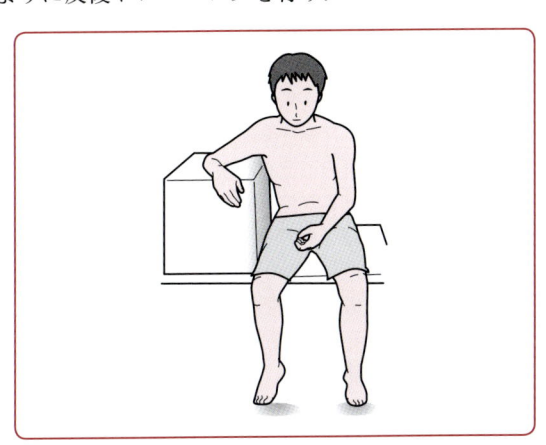

3）立位での運動療法

- 平行棒を高くし前腕全体で体重支持する（図5）方が手支持よりもプッシャーが減少しやすい．
- 前腕支持で非麻痺側の平行棒にもたれるようにして立位をとらせ，徐々に患側への重心移動トレーニングを行い，もたれる量を減少させる．
- 平行棒にもたれず立位可能となれば，手支持とし，平行棒にもたれて立位保持を行う．
- 下肢のプッシャーが強い場合（図1）は足部の位置を麻痺側よりにし，力をできるだけ抜かせ，股関節内転を多くし，平行棒にもたれさせる（図6）．

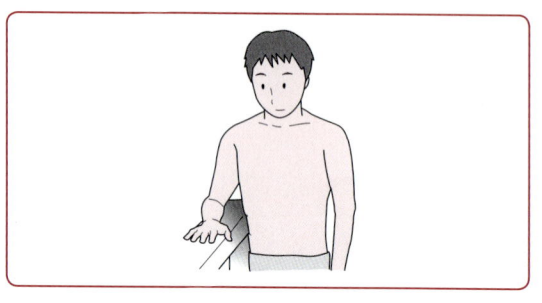

図5　前腕支持での立位保持
平行棒を高くし前腕全体で体重支持する．
最初は平行棒にもたれて立位保持し，徐々にもたれずに立位保持できるように反復トレーニングを行う．
安定したら，前腕支持から手支持に変更する．

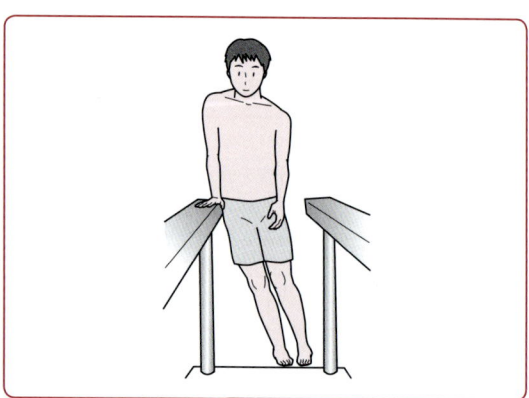

図6　非麻痺側に骨盤をシフトした立位保持
下肢のプッシャーが強い場合（図1）は足部の位置を麻痺側よりにし，力をできるだけ抜かせ，股関節内転を多くし，平行棒にもたれさせる．
徐々に，平行棒から骨盤を離す（骨盤を患側方向へシフトする）練習を行う．
可能となれば，足の位置を中央に戻す．

4）歩行トレーニング

- 介助量を多くし，できるだけ力を抜かせ歩行させる．手のプッシャーが強い場合は平行棒でなく介助者の肩を持たせるようにする．足のプッシャーが強い場合は平行棒の麻痺側よりを歩行させ，なるべく非麻痺側股関節を内転し，非麻痺側の平行棒にもたれて歩行させる．

Clinical Hint

- トランスファーは一般的な方法とは逆に麻痺側から行った方が，介助が楽なことが多い．
- 麻痺側方向に倒れて立位保持ができないときは，非麻痺側に寄って立位していることが多い（図7）ので足部の位置を麻痺側に寄せるようにする（図6）．
- 非麻痺側よりの立位をしていると非麻痺側への骨盤のシフトができないため，股外転位となりプッシャーが出やすい．

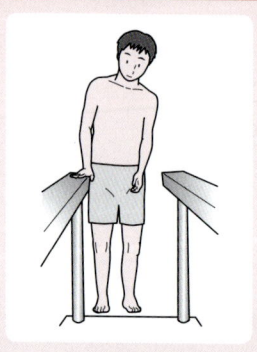

図7　非麻痺側に足の位置が寄りすぎた立位

1・片麻痺
立位時に病的伸展共同運動のために麻痺側の下肢に体重が乗らないケース

武富由雄

解説

- 片麻痺患者では立位時，両側下肢への荷重が均等でなく，骨盤は非麻痺側方向に偏位し，麻痺側の踵部が床面に接地せず，足部への荷重が不完全な例が多い．
- 麻痺側の前足部の接地が，下腿三頭筋の伸長反射を誘発し，麻痺側の足底面への荷重が困難となる．また，麻痺側の足底部に荷重刺激が加わると病的伸展共同運動（pathological extensor synergy）が誘発され，股・膝関節が不随意的に伸展するため，前足部接地となるという悪循環によってさらに足底部全面に荷重することがむずかしくなる．

■ 理学療法のポイント

- 膝関節伸展位での足関節背屈可動域は正常範囲に維持しておくことが重要である．
- 病的伸展共同運動を抑制した肢位で麻痺側足部への荷重を図る運動を行う．
- 日常何気なく行われる立ち座り動作において，麻痺側の踵部に荷重をかける自覚を促し，習慣化することが重要である．

■ 理学療法の実際

1）麻痺側下肢の病的伸展共同運動抑制のための運動

①ブリッジ運動

- 背臥位で両側股・膝関節屈曲位とし，麻痺側の足底全面をしっかりと接地させた肢位で骨盤の挙上を行う．
- 麻痺側足部への荷重を高めるため，セラピストは両側上前腸骨棘部を下方に徒手抵抗を加える（図1）．
- 麻痺側に病的伸展共同運動が不随意的に起き，麻痺側足部の安定性がくずれるようであれば足部を固定し，病的伸展共同運動を抑制した状態でブリッジ運動を行い，踵部に十分荷重をかける．

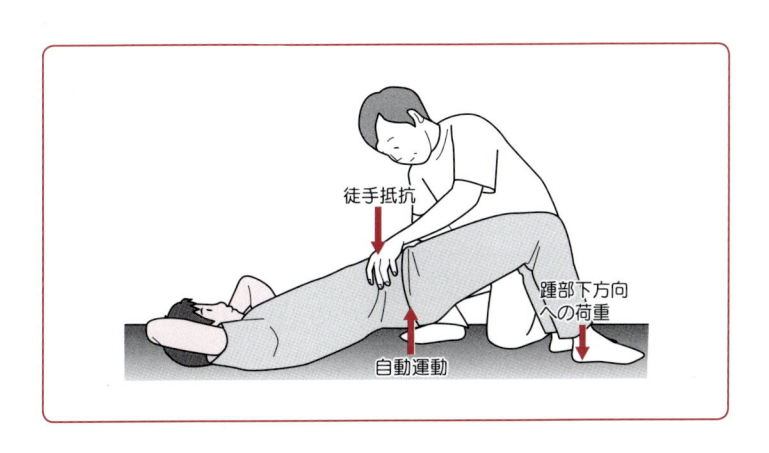

図1　ブリッジ運動

②踵部の紙片を踏みしめる運動
- 椅座位や椅子からの立ち上がりと座り動作時に紙片を麻痺側踵部に敷き，踵部に荷重をかけさせる．セラピストはその紙片を引っ張り出す．踵部に十分荷重をかけ，その荷重感覚が得られていれば，その紙を引っ張り出すことができない(図2)．

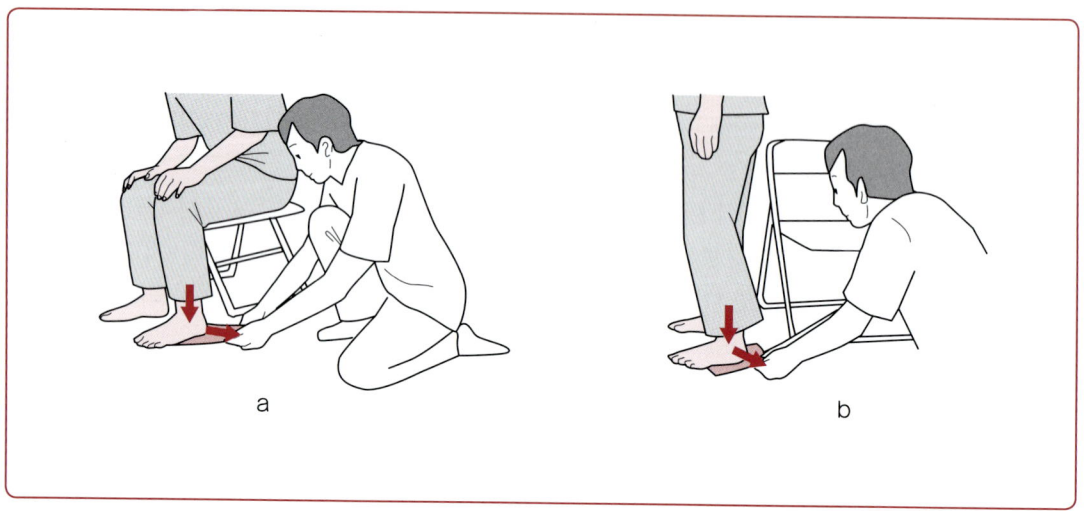

図2　踵部の紙片を踏みしめる運動
a　椅座位
b　椅子からの立ち上がりと座り動作時

2）立位で麻痺側足底面に体重を乗せる運動

①骨盤側方移動運動：立位で骨盤を麻痺側の方向へ移動させる．セラピストは患者の麻痺側の骨盤に手を当て，骨盤の側方への患者の動きに合わせて反対方向に徒手抵抗を加える(図3)．骨盤が麻痺側に移動し，麻痺側の足底全面に荷重が自覚できるまで運動を反復して行う．

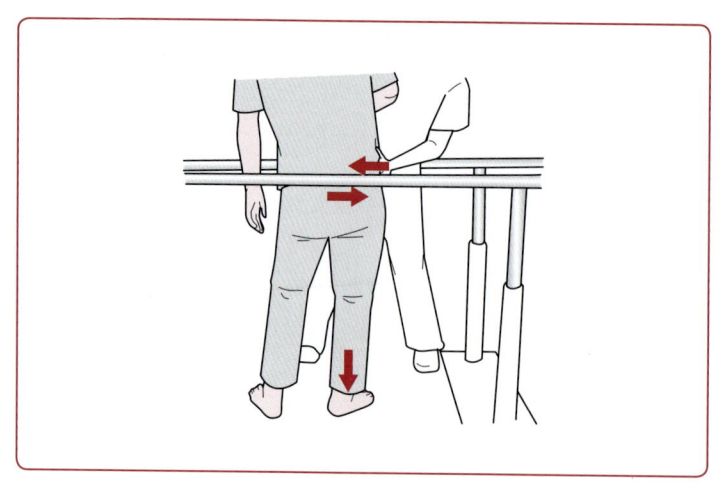

図3　骨盤側方移動運動

②片足立ち運動：まず麻痺側下肢伸展位で片足立ちの運動を行う．踵部での荷重を自覚させる（図4a）．次に麻痺側の股・膝関節を約20〜30°屈曲位で病的伸展共同運動を抑制した状態で片足立ちの運動を行う．踵部での荷重を自覚させる（図4b）．

図4　片足立ち運動
a　まず麻痺側下肢伸展位で運動を行う
b　ついで麻痺側膝関節屈曲位で運動を行う

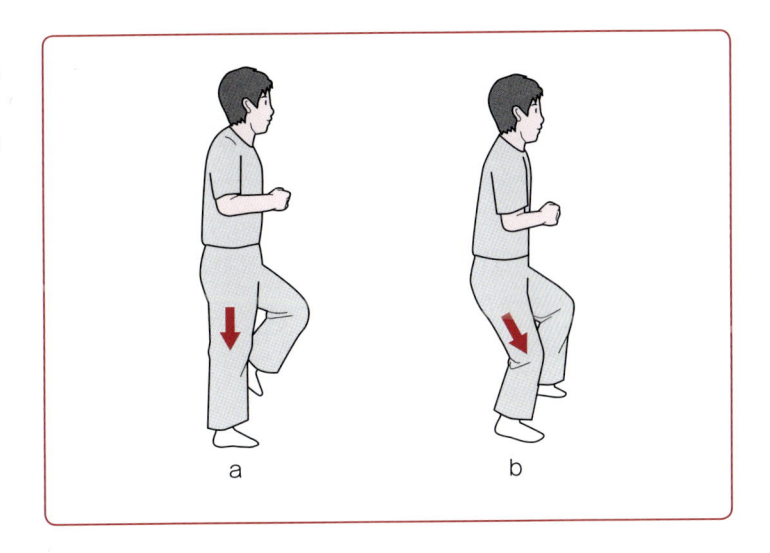

3）"モンキー様"歩行運動

両側の股・膝関節を約20〜30°屈曲位にした病的伸展共同運動を抑制した状態での"モンキー様"歩行運動を行う（図5a）．麻痺側立脚期での踵部への荷重を促すため重錘バンド（1kg〜2kg）を下腿遠位部に巻いて"モンキー様"歩行運動を行い，踵部への荷重を自覚させる習慣をつける（図5b）．

図5　"モンキー様"歩行運動
a　股・膝関節屈曲位で歩行を行う
b　重錘バンドを巻いて，踵部への荷重の自覚を促す

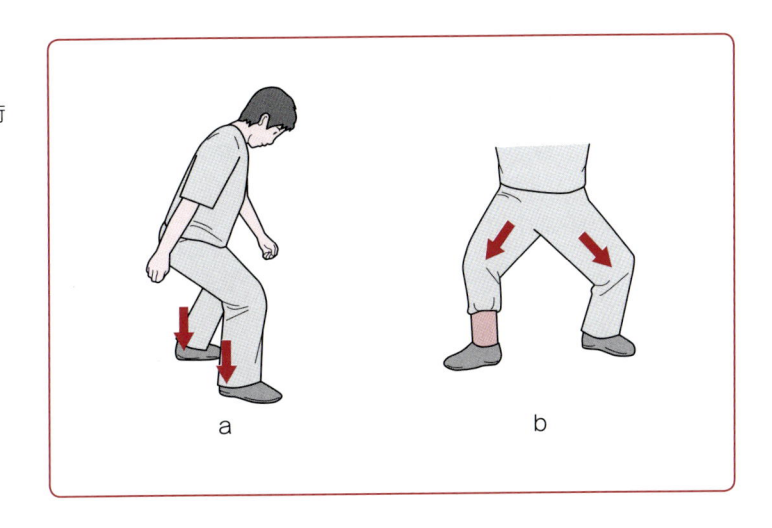

Clinical Hint

・立位時に麻痺側の足底部へ荷重できるかどうかは，病的伸展共同運動を抑制した状態で，随意的な踵接地のあとに足底面全体での荷重を促していくことが鍵となる．

1・片麻痺

歩行時に平行棒を引っ張って歩くケース

大畑光司

解　説

- 平行棒を引っ張る動作が最も著明となるのは，非麻痺側遊脚期に入った瞬間であることが多い．
- 平行棒を引っ張ってしまう原因の一つには重心が麻痺側下肢に移動する前に非麻痺側遊脚期が始まってしまうため，後方モーメントが生じてしまうためである（図1）．
- 同様に，麻痺側に体重がかかったときには，伸展共同運動に伴う足関節底屈運動のために，後方モーメントが生じてしまう（図2）．

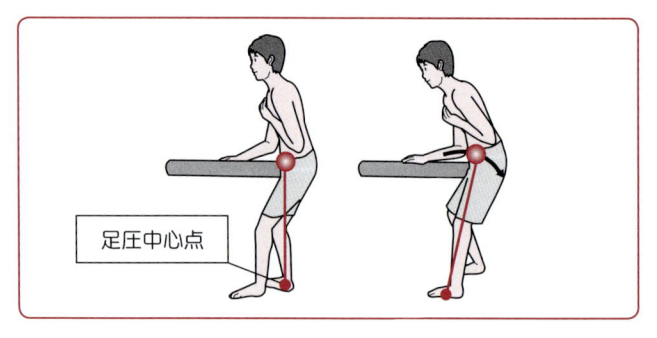

図1　平行棒を引っ張る理由（1）
非麻痺側上にあった体重心が麻痺側方向に移動できないと，非麻痺側遊脚期に入った瞬間に後方モーメントが生じ，平行棒を引っ張らないと立位が維持できなくなる．

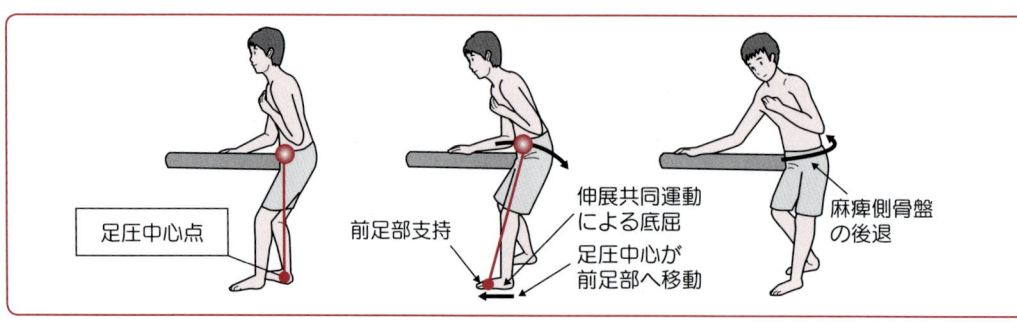

図2　平行棒を引っ張る理由（2）
麻痺側荷重に伴って伸展共同運動が生じる場合，足関節が底屈するために足圧中心点はさらに前方に移動する．無理に平行棒を引っ張ると，麻痺側の骨盤が後退する現象が生じる．

■ 理学療法のポイント

- 非麻痺側遊脚期までに重心を麻痺側下肢に移動させることができないことが問題であれば，骨盤を麻痺側上まで誘導した位置で麻痺側荷重の練習を行う．
- 麻痺側立脚期に伸展共同運動による底屈が生じ，骨盤の前方移動が困難な場合には短下肢装具を用いて踵接地を経験させる．

■ 理学療法の実際

1) 麻痺側荷重トレーニング（図3）

- 体幹の前屈が起こらないように注意しながら骨盤を前方に移動させる．
- 最初は歩幅を小さくし，前方移動が可能になれば徐々に歩幅を大きくする．
- 可能であれば，徐々に速度を増していく．

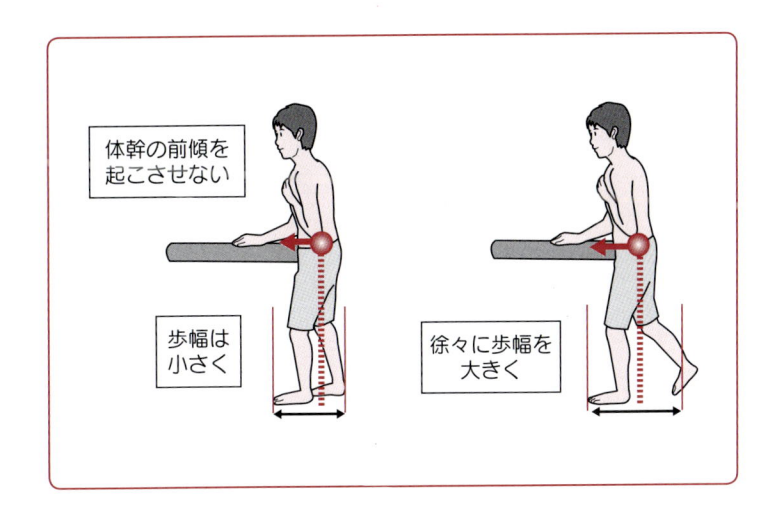

図3　麻痺側荷重トレーニング

2) 短下肢装具を用いた荷重トレーニング

- 下肢の伸展共同運動が顕著で，足関節の底屈が生じる場合には，まず1) の麻痺側荷重トレーニングを麻痺側下肢の荷重量が大きくならない範囲で反復させる．
- どうしても，底屈が生じる場合には短下肢装具により底屈を矯正した状態で繰り返す．
- このような場合には，反張膝が生じやすい可能性があるため膝角度に留意して短下肢装具の背屈角度や踵補高により，調整する必要がある（図4）．

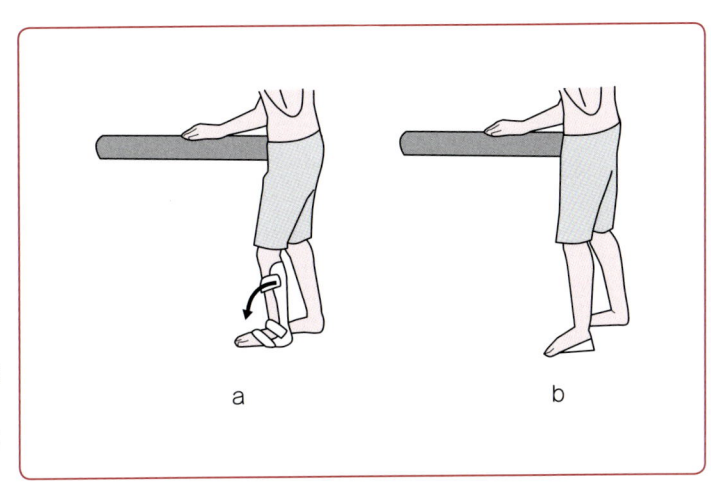

図4　短下肢装具を用いた荷重トレーニング
a　背屈角度による調整，b　踵補高による調整

1・片麻痺

感覚障害が著明で歩行が不安定なケース

市橋則明

解説

- 下肢の運動麻痺が軽度であっても感覚障害が著明な場合は，協調性運動障害が出現し，歩行が不安定になる．
- 弾性包帯での圧迫により，感覚情報が増加し，歩行が安定することがある．
- 膝や足関節を圧迫するように弾性包帯を巻いて効果がある場合と，下腿部，大腿部を圧迫するように巻くことで効果がある場合がある．

■ 理学療法のポイント

- 感覚情報を増やすことが重要である．
- 歩行を安定させるには，歩隔を少し広げたワイドベースでの歩行とし，歩容よりも安定性を重視する必要がある．

■ 理学療法の実際

1）膝と足関節に対する圧迫

- 膝関節や足関節に対し，関節の動きを制限するように圧迫しながら弾性包帯を巻く（図1）．

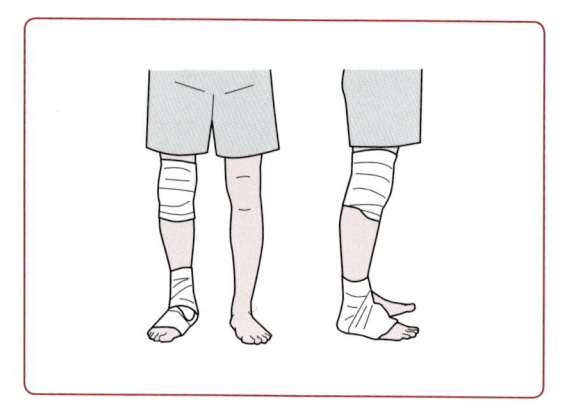

図1　膝と足関節を弾性包帯で圧迫
足部と膝関節に対して，強めに固定するように弾性包帯を巻く．
関節の動きの抵抗が増加することにより，求心性の情報が増え，歩行が安定することがある．

2) 大腿部と下腿部の圧迫

- 大腿部や下腿部を圧迫するように強く弾性包帯を巻く（図2）．

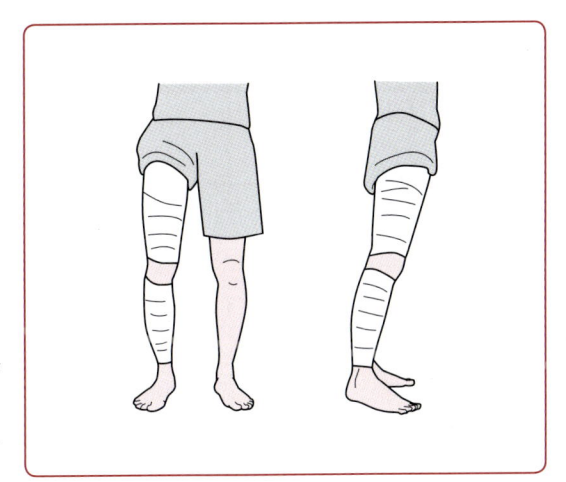

図2　大腿部と下腿部を弾性包帯で圧迫
大腿部と下腿部に対して，強めに圧迫するように弾性包帯を巻く．
筋の圧迫により，求心性の情報が増え，歩行が安定することがある．

3) 上記でも効果がない場合は弾性包帯を下肢全体に巻く

Clinical Hint

- 変形性膝関節症に処方されるような支柱つきの膝装具（図3）をつけ歩行すると，膝の動きに抵抗が加わることと膝装具による筋の圧迫により歩行が安定することがある．

図3　膝装具
弾性包帯を巻くと歩行が安定する患者にはジョイントつきの膝装具を処方する．
膝装具の圧迫と膝屈伸の抵抗により求心性の情報が増え，歩行が安定する．

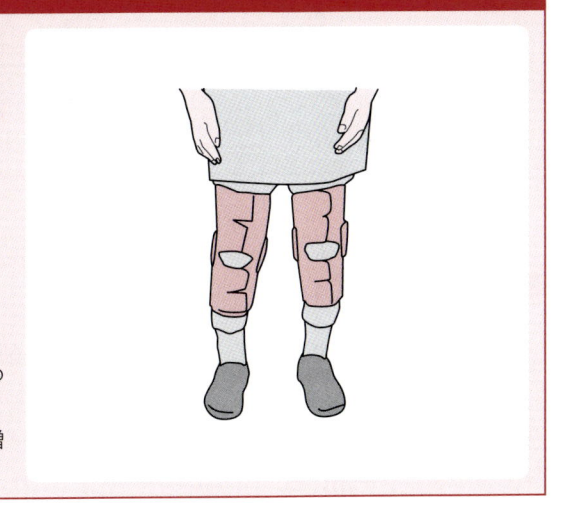

1・片麻痺

歩行時の立脚初期に内反が生じるケース

大畑光司

■ 解 説

- 立脚初期の内反は，遊脚期における前脛骨筋，後脛骨筋の過緊張に続いて生じることが多い．
- 足底外側面で接地し，踵への荷重に伴い内反が大きくなる場合は歩行に支障が生じやすい．
- 立脚初期の内反が荷重に伴って大きくなるかどうかは，足圧中心と距骨下関節軸の位置関係によって決まる（図1）．
- したがって，立脚初期の足圧中心点を調整することで，内反を避けることができる可能性がある．

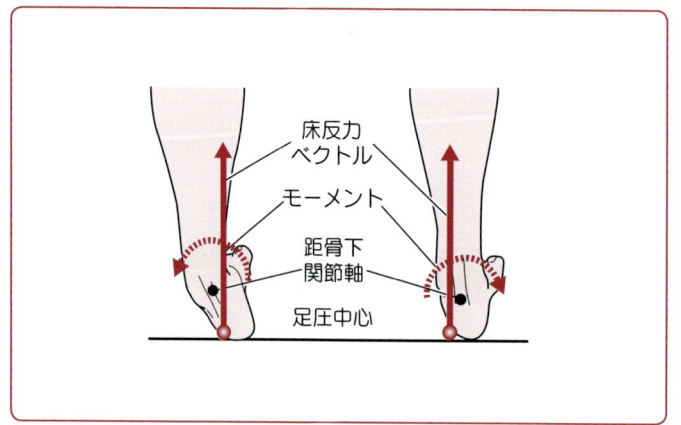

図1 距骨下関節軸と足圧中心点による内外反モーメント
足圧中心から立ち上がる床反力ベクトルが距骨下関節軸の内側を通ると，内反モーメントが生じ（左図），外側を通ると外反モーメントを生じる（右図）．

■ 理学療法のポイント

- 遊脚期の足部に生じる内反（多くは屈曲共同運動により生じる）をコントロールするトレーニングを行う．
- 特に力を入れて振り出す場合には遊脚期の内反が生じやすい．
- 外側ウェッジを用いる．
- トレーニングによる改善が得られなければ短下肢装具を用いて固定する．

■ 理学療法の実際

1）足関節トレーニング

- 麻痺側下肢の協調運動を高めるために，下肢の内反，外反を意識した運動を行わせる．
- 内反が足関節伸展に伴って生じる場合には，膝屈曲位での運動から始める．
- ボールなどを用いると，運動を理解させやすくなる場合がある（図2）．

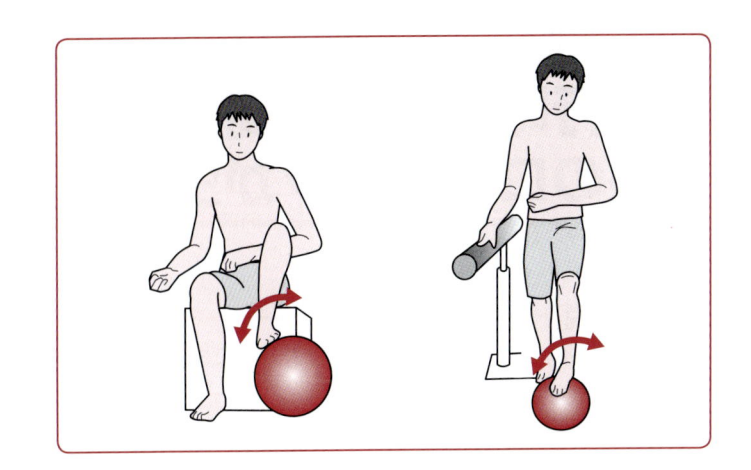

図2 足関節トレーニングの例
ボールを足底面で左右に転がす．

2) 遊脚期の振り出しの再学習

- 振り出し時の股関節屈曲を強調すると，足関節に共同運動としての内反が生じやすい（図3a）．
- この場合，麻痺側の屈曲ではなく，非麻痺側の骨盤の回旋運動により振り出すと内反が生じにくくなる（図3b）．

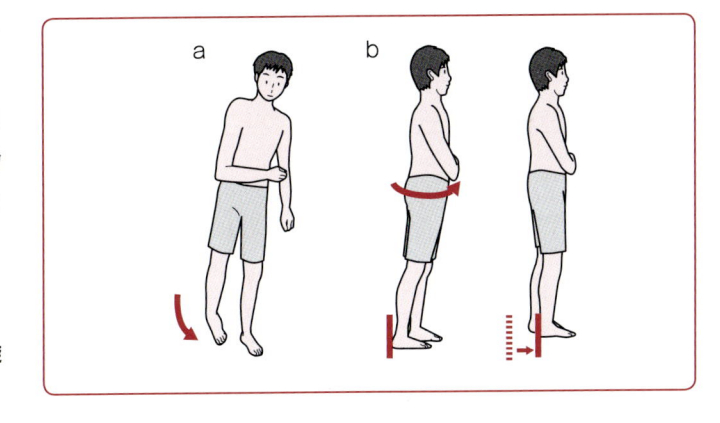

図3 遊脚期の非麻痺側による骨盤回旋での振り出し

3) 外側ウェッジを用いる

- 外側ウェッジは，接床時の足圧中心点を移動させることができ，立脚初期に生じるモーメントの方向を変化させることができる可能性がある（図4）．
- 外側ウェッジは，足先接地が生じている場合には足底全体に入れ，踵接地する場合には中足部までのウェッジを用いる．

図4 外側ウェッジによるモーメント方向の逆転
通常の接地では内反モーメントを生じる位置であっても，外側ウェッジを用いて足圧中心を外側移動させることにより，外反モーメントを生じさせることができる．

4) 短下肢装具により固定する

- トレーニングによる改善が得られない場合には，短下肢装具により内反が生じないように固定する．この場合，Yストラップによる内反制動が必要になる．

1・片麻痺
歩行時の立脚初期に膝のロッキングが生じるケース

大畑光司

解説

- 立脚初期に急激に生じる膝のロッキングは踵を中心とした回転運動（ヒールロッカー機能）に問題がある場合が多い．
- ヒールロッカー機能の制限が生じる主な原因は下腿三頭筋の緊張（図1），足関節背屈筋の活動低下，および背屈可動域制限などである．
- 特に遊脚後期の膝伸展と同時に伸展共同運動として底屈が生じる場合，ロッキングとなる場合がある．
- 体幹前傾が過剰で，歩幅が小さい場合，床反力ベクトルの方向が変化し，踵接地でもロッキングが生じる可能性がある（図2）．

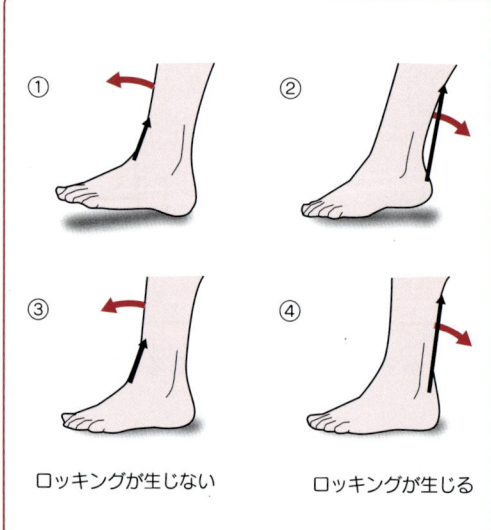

図1 接地面，足関節筋からみた立脚初期のロッキングの原因
① 前脛骨筋収縮を伴う踵接地
下腿は前方に引き出されるため，膝関節は屈曲する．
② 下腿三頭筋収縮を伴う足尖接地
下腿は後方に傾斜するため，膝関節はロッキングを起こす．
③ 前脛骨筋収縮を伴う足底接地
下腿は前方に引き出されるため，膝関節は屈曲する．
④ 下腿三頭筋収縮を伴う足底接地
下腿は後方に傾斜するため，膝関節はロッキングを起こす．

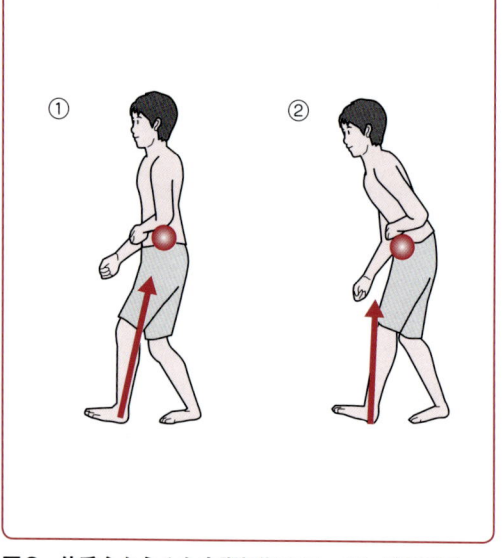

図2 体重心からみた立脚初期のロッキングの原因
① 通常の踵接地
② ロッキングを引き起こす踵接地
体幹前傾し歩幅が小さい場合には床反力ベクトルが膝の前方を通るため，踵接地していてもロッキングを引き起こす可能性がある．

■ 理学療法のポイント

- 背屈可動域制限を改善する．
- 踵接地を行わせるためには，遊脚後期に足関節背屈を保つことが重要である．
- 体幹前傾位を防ぐ．
- 底屈制動装具などの積極的な使用により，ヒールロッカー機能を改善する．

■ 理学療法の実際

1）底屈筋のストレッチング

- 足関節可動域制限が生じないよう，ストレッチングを行う．
- ストレッチボードなどを用いて，長時間のストレッチングを行う方がよい．

2）麻痺側の背屈位での膝伸展運動

- 座位や立位で麻痺側の足関節を背屈し，膝を伸展する（図3）．

図3 麻痺側の背屈位での膝伸展運動
① 座位で背屈位を保ちながらの膝伸展運動
＊背屈が生じにくい場合には股関節屈曲を意識させる．
② 立位で背屈位を保ちながらの膝伸展運動
＊非麻痺側の片脚起立が安定しない場合には平行棒内で行ってもよい．

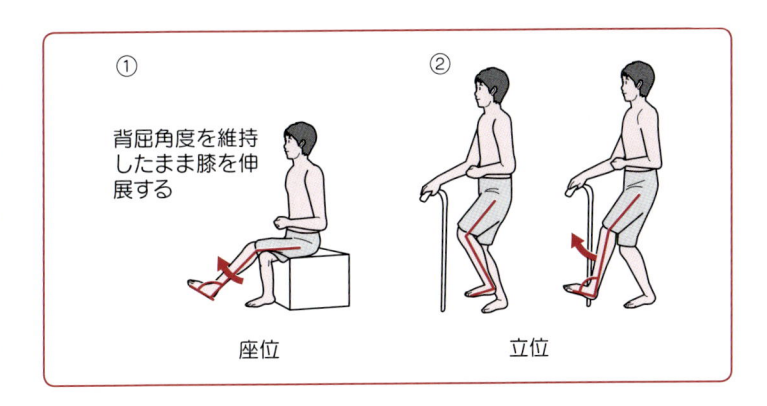

3）底屈制動装具による踵接地のトレーニング

- 麻痺側に底屈制動装具を装着して，踵接地した姿勢を開始肢位とし，体重移動して踏み込みながら，麻痺側足関節を底屈する．このとき，重心位置をできるだけ高くする（図4）．

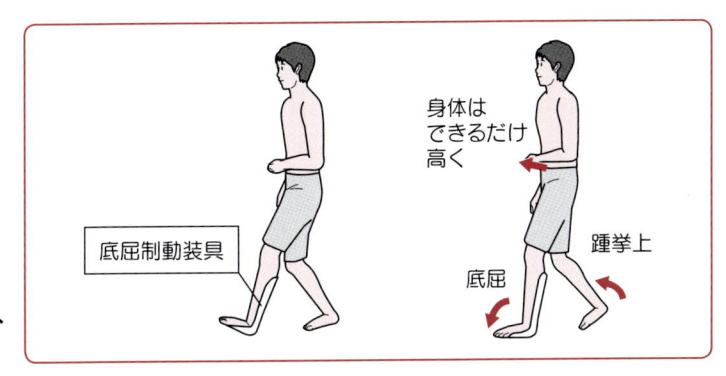

図4 底屈制動装具を利用した踵接地トレーニング

Clinical Hint

- 膝伸展位での足背屈運動は，病的共同運動を示す片麻痺患者にはかなり困難な課題である．この課題がむずかしい場合には積極的に短下肢装具を利用する方が良い．

1・片麻痺
歩行時の立脚中期〜後期に膝のロッキングが生じるケース

大畑光司

解説

- 立脚初期には問題はないが、立脚中期から後期にロッキングが生じる場合、足関節を中心とした回転運動（アンクルロッカー機能）に問題がある場合が多い.
- この場合の原因は、足関節底屈筋の痙性もしくは背屈角度の制限に起因する（図1）.
- 底屈筋の痙性に対しては、歩行速度の低下やステップ距離の短縮などにより対応し、背屈角度制限の場合には、踵に補高して、歩行に必要な可動域を確保する必要がある.

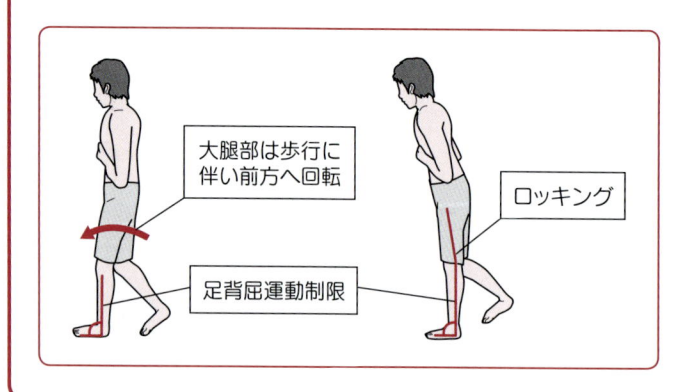

図1　立脚中期〜後期のロッキング
足関節の背屈制限がある場合、足関節の背屈運動は止まるが、体は前方へ移動するため、膝のロッキングが生じる.

■ 理学療法のポイント

- 背屈可動域の測定や筋緊張の程度を知るために、タルデュスケールのR1角度（素早いストレッチで止まる角度）の測定を行う（図2）.
- 背屈可動域はあるが痙性麻痺が強く、R1角度が低下している場合には、伸張反射が起きにくい条件（背屈速度の遅い運動）や足関節運動が少なくてすむ条件（ステップを小さくする）で練習を行うことから始める.
- 背屈可動域が制限されている場合には踵を補高するとよい.

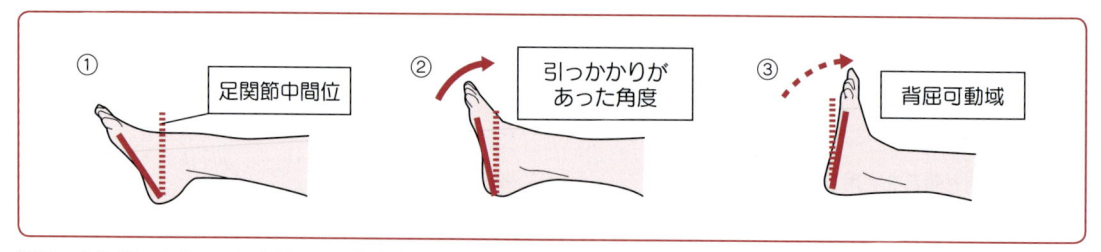

図2　タルデュスケールにおけるR1角度②と背屈可動域③
① 足関節開始肢位と中間位
② 早いストレッチを行い、引っかかりがあった角度
③ ゆっくりとしたストレッチを行い、測定した背屈可動域

■ 理学療法の実際

1) 低速度歩行

- 痙性の原因である伸張反射は速度依存性であるため，ゆっくりした歩行であれば底屈筋による背屈運動に対する抵抗は少なくなる．
- 非常にゆっくりした速度から歩行を始め，麻痺側下肢の立脚中期から後期にかけての背屈が生じていることが確認できれば，少しずつ速度を上げていく．

2) 小股歩行（図3）

- 伸張反射を生じにくくするために，足関節の運動を少なくすることが目的．
- 非麻痺側の歩幅を少なくすることで，歩行に必要な足関節の運動を少なくする（図3）．
- ロッキングが生じなくなれば，徐々に歩幅を増していく．

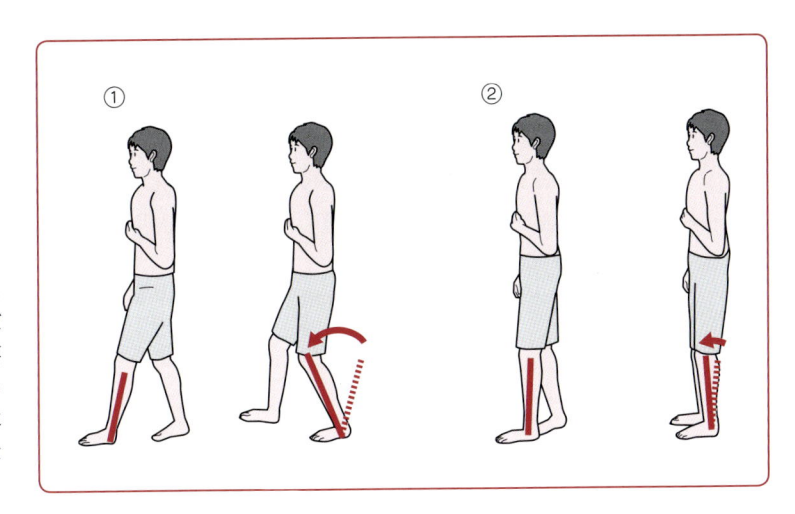

図3　小股歩行と足関節角度変化
非麻痺側のステップが大きければ立脚中期から後期にかけて必要な足関節背屈可動域が大きくなる（①）．小股であれば，角度変化は少ないためロッキングは少なくなる（②）．

3) 装具による補高（図4）

- 背屈可動域制限が生じた状態でも，靴底もしくは短下肢装具に踵補高を加えることにより，立脚期において下腿の前傾が生じやすくなる．

図4　踵補高によるロッキングの改善
踵を補高すると背屈可動域が制限されていても，下腿を前傾させることができる．したがってアンクルロッカー機能は維持され，ロッキングが生じなくなる．

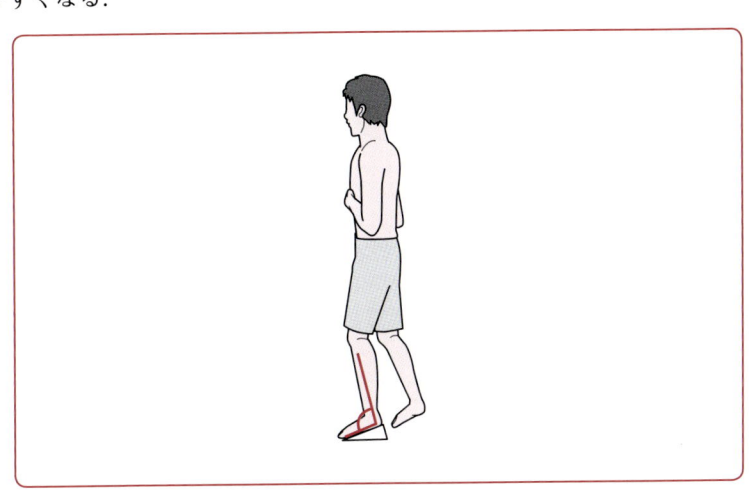

1・片麻痺

歩行時に膝折れが起こるケース

市橋則明

> **解 説**
> - 下肢の支持性がなく，膝折れが起こる場合，長下肢装具（LLB）や膝装具を装着し，膝関節を固定して歩行させることが多い．しかし，膝関節を固定してしまうと，歩行時にロッキングを起こしているのか膝折れを起こしているのかをセラピスト，患者ともに把握することが不可能となり，結果として学習効果のないトレーニングとなってしまう．
> - 膝関節を固定して歩行すると膝関節周囲筋の麻痺が回復するというエビデンスはない．
> - 下肢の麻痺が重度であっても（たとえブルンストロームステージが2以下であっても）膝関節を固定するためにLLBや膝装具を使わないことが重要である．
> - 歩行時の膝折れは，膝関節の問題ではなく，股関節，足関節の問題により起こることが多い．
> - 足関節が原因の膝折れは，脛骨の前傾を制御できないことにより起こる（図1）．
> - 股関節が原因の膝折れは，足関節を装具などで固定している場合に，立脚期に股関節を屈曲させることで骨盤が後方に移動し，重心線が膝関節より後方を通る場合に起こる（図2）．

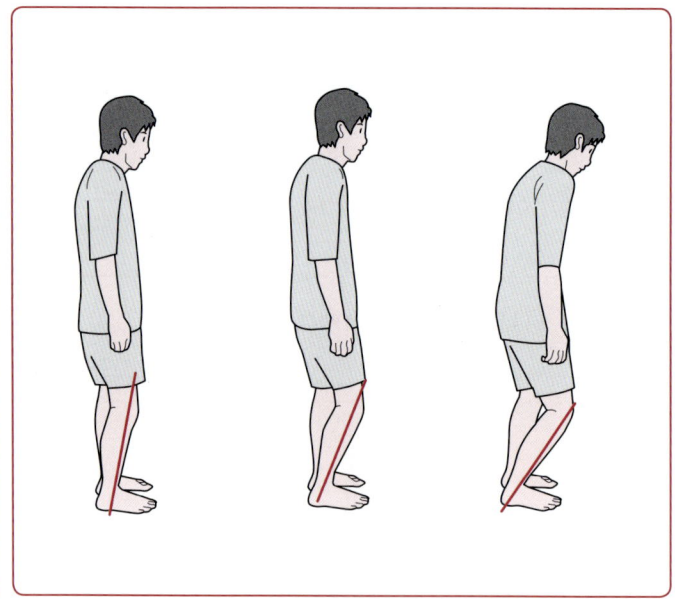

図1 足関節が原因で起こる（脛骨の前傾による）膝折れ
脛骨の前傾を制御できないと膝折れが起こる．
このような場合には，脛骨の前傾が起こらないようにするため足関節の固定が必要となる．

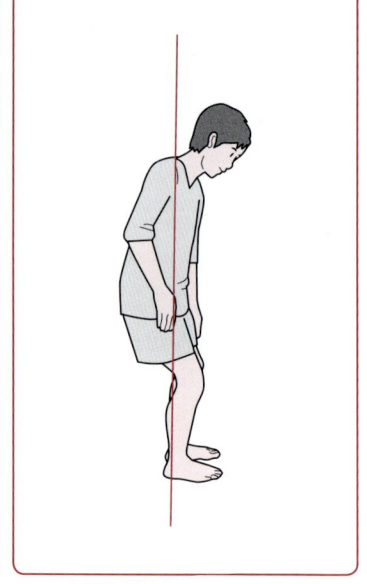

図2 股関節が原因で起こる膝折れ
足関節を固定したとしても股関節の伸展が不十分で重心が後方にある場合は，膝折れが起こる．

■ 理学療法のポイント

- 膝折れが起こるため膝関節を装具で固定したくなるが，膝関節を固定してしまうと麻痺が回復しない限り，固定をはずすことはできなくなる．
- 膝関節ではなく，足関節に着目する．
- 足関節を固定することで膝関節は安定する場合が多いので，膝折れする場合はまず足関節の固定性を評価する．
- 足関節を固定したとしても，骨盤を後方に引くことで体重心の位置が膝関節の軸よりも後方を通る場合は膝折れを起こすため，骨盤の位置も重要である．
- シューホーン装具で足関節の背屈を制限することで脛骨の前傾を制御し膝折れを防止する．
- シューホーン装具で足関節を固定した状態で麻痺側の肩と非麻痺側の骨盤（殿部）をセラピストがうまく介助して歩行すれば，膝折れは起こらない．このとき，どのタイミングでどのように介助すれば膝折れが起こらないかをセラピストが理解することが最も重要である．

■ 理学療法の実際

1）臥位でのトレーニング

- 随意運動がほとんどない場合でもキッキングだけはできるようになることが多いので，麻痺が強い場合はキッキングを中心にトレーニングを行う．
- 両下肢を同時にキッキングすると麻痺側の動きを誘発できる場合がある（図3）．
- 麻痺側でのキッキングが可能となったとしても膝関節屈曲位での動作の最初だけに力を発揮している場合が多いので，膝関節伸展の最終域まで力を発揮できるようにトレーニングする（図4）．
- キッキングが可能となれば，キッキング中の股関節伸展のみを制限することで，膝関節の分離運動（伸展）をトレーニングすることができる（図5）．

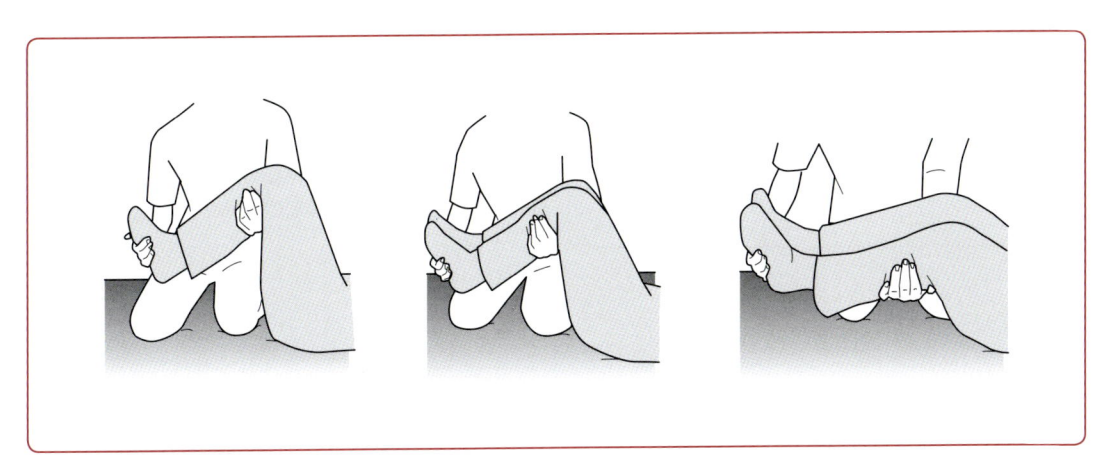

図3　両脚でのキッキング
非麻痺側と麻痺側を同時にキッキングすることで麻痺側のキッキングが誘発されやすい．
セラピストは両側を抱えるように持ち，両側でキッキングするように指示する．
麻痺側のキッキング力が感じられるようになったら，麻痺側のみのキッキングを行う．

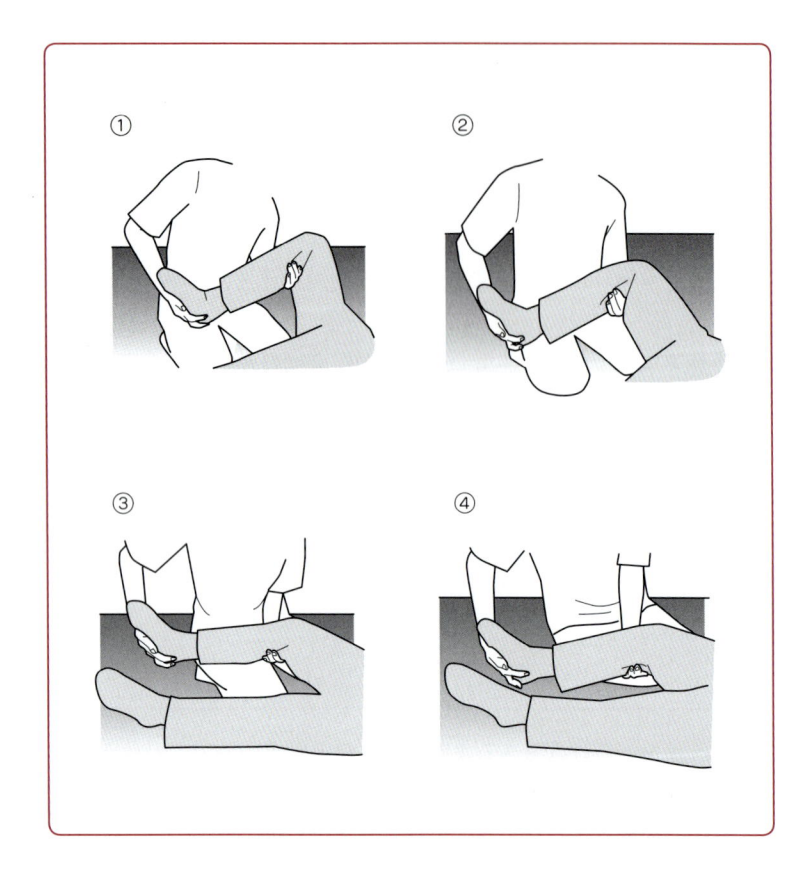

図4 麻痺側のキッキング
一方の手で足底を持ち，もう一方の手で膝窩部を支えるように持つ．
①②の範囲のみだけに力を発揮する場合が多いので，力を抜かず膝関節伸展域（③④）までキッキングさせるようにする．

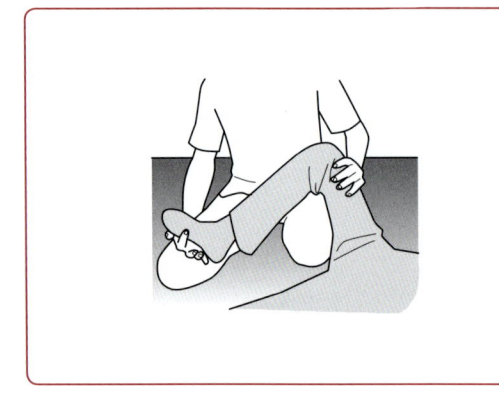

図5 キッキングから膝関節伸展への誘導法
キッキング中の股関節伸展をセラピストの大腿部で制限することで，膝関節伸展のみを誘発することが可能である．
患者には最初はキッキングと同じように力を発揮するように指示し，膝関節伸展が可能となれば，キッキングをするのではなく膝関節伸展のみだけに意識を集中させるようにする．
膝関節の伸展が可能となれば膝関節伸展位からゆっくり膝関節を屈曲する（膝関節伸筋の伸張性収縮）ことを意識させてトレーニングを行う．

2）立位でのトレーニング

- 平行棒内で非麻痺側下肢の振り出しのトレーニングを行う．
- 麻痺側を前に出して振り出すと膝折れしやすいので，足を揃えた位置から非麻痺側を前に振り出す（健側前型）ことから始める（図6）．
- 健側前型が可能となれば，麻痺側を一歩前に出した振り出しのトレーニングを行う（図7）．
- 重心を前方に持っていくためのトレーニングとして，平行棒の中で非麻痺側骨盤を前方にシフトさせる（図8）．平行棒に目標の目印をつけるとわかりやすい．

歩行時に膝折れが起こるケース　81

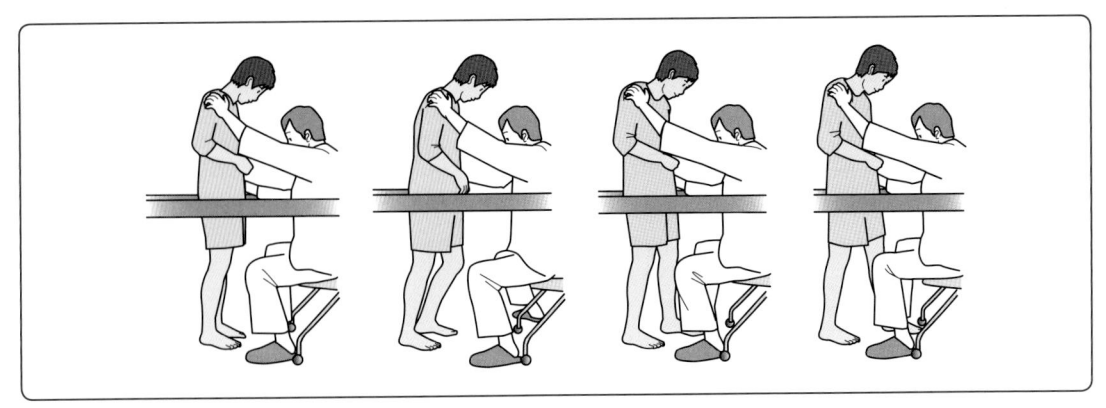

図6　健側前型での非麻痺側振り出しトレーニング
セラピストは患者の麻痺側の肩と非麻痺側の骨盤を保持し，重心を前に移動させながら患者に非麻痺側を振り出させる．
膝折れさせないためには，肩と骨盤をセラピスト側に引くように誘導し，膝よりも重心が前に移動するようにする．
膝の支持性がない患者には膝がロッキングするくらい前に重心を誘導する．足関節が不安定なため膝折れする場合は
シューホーン装具で固定する．

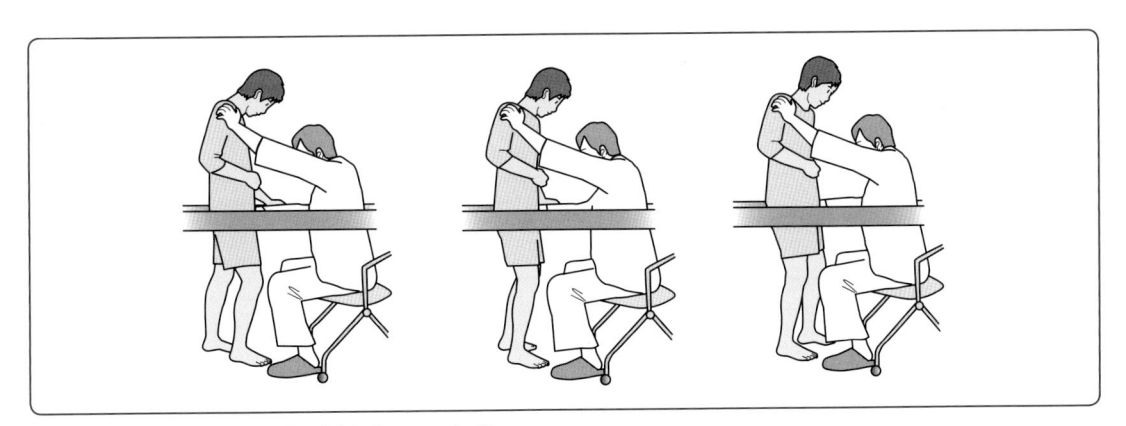

図7　患側前型での非麻痺側振り出しトレーニング
健側前型よりも膝折れが生じやすいので，重心の位置を前に持ってくるように非麻痺側骨盤と麻痺側の肩をセラピスト
が誘導する．
膝折れが起きたときのために，理学療法士の膝で膝折れを防止する．
非麻痺側を後方にステップする場合に膝折れが起こりやすいので，はじめは前方ステップのみとし，後方にステップす
るときは介助する．

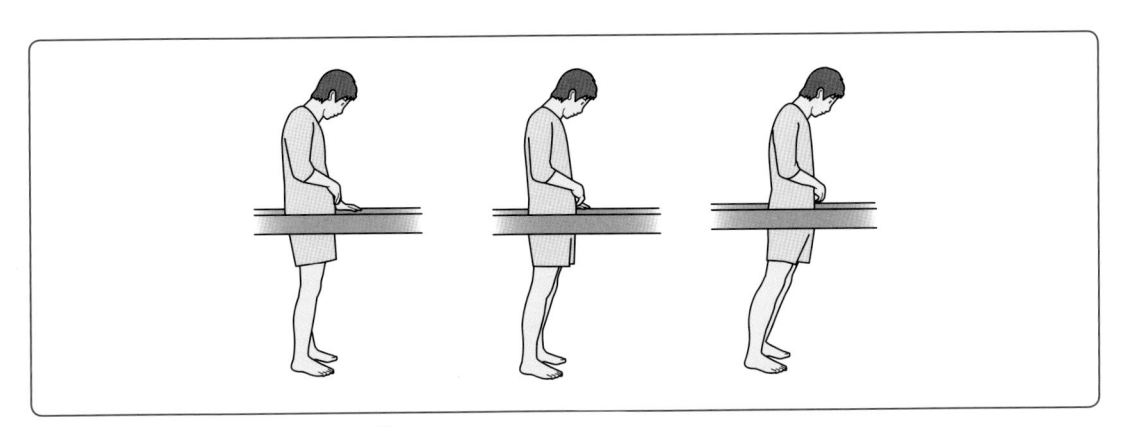

図8　骨盤の前方への移動トレーニング
平行棒に目印をつけ，その位置まで骨盤を前に移動する．
非麻痺側のみが前に移動すると麻痺側の骨盤の後方回旋が起こるため，回旋が起こらないように前方移動させる．

3) 骨盤と体幹の位置の学習

- 初期は麻痺側の骨盤が後方に引けないように膝関節がロッキングするくらい重心の位置を前に持ってくることを学習させる(図9).
- 骨盤が後方に引け,足関節が底屈し,前方に重心が移動しにくい場合は,脛骨前面をセラピストの手で支え脛骨で手を押しながら骨盤を前に移動するように指示する(図10).
- アライメントを膝関節が安定する良い(正常ではない)位置に持っていき,学習させることが最も重要である.

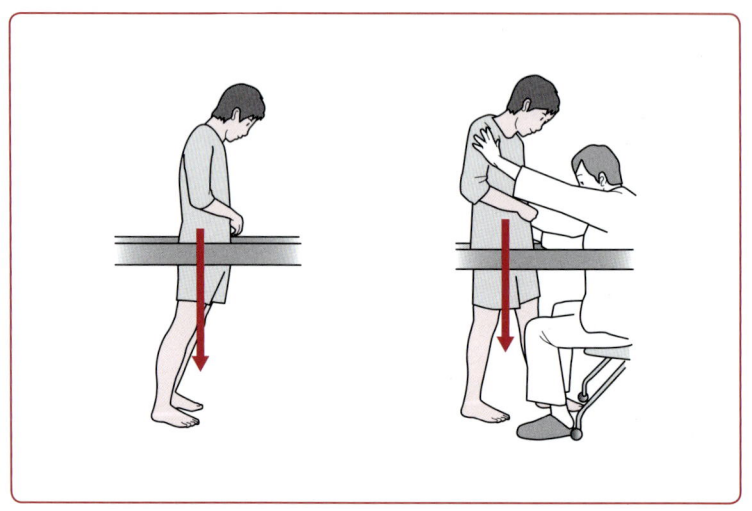

図9 骨盤の位置の学習
麻痺側の骨盤が後方に引けないように前方に位置させることを学習させる.

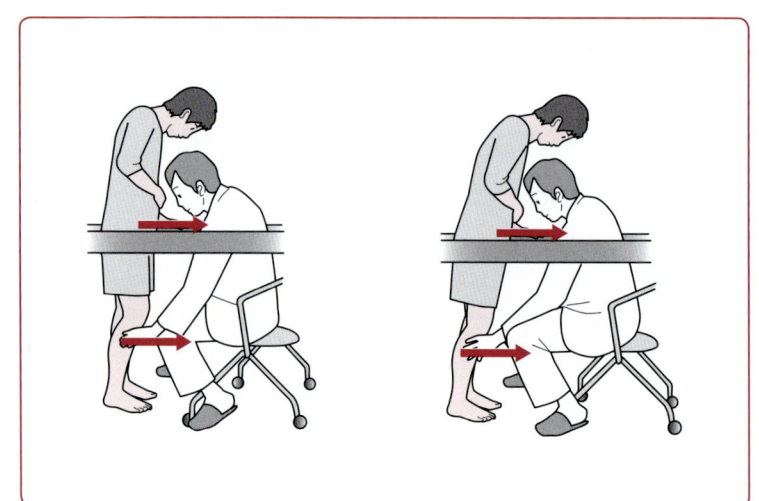

図10 脛骨を支えた骨盤の前方移動トレーニング
脛骨前面を手で支え脛骨を前に押すようにさせながら骨盤を前に移動させる.
骨盤がうまく前方に移動できない場合には,この方法を使うと誘導しやすい.

4) 歩行介助しながらの歩行練習

- 歩行時のセラピストの介助が重要である.
- 膝関節の軸上に骨盤,体幹を位置させるように介助する.
- 非麻痺側の骨盤(殿部)と麻痺側の肩をセラピストが持ち誘導する(図11).
- 立脚期に骨盤が引けると膝折れが起こるので非麻痺側の骨盤をしっかり介助する.

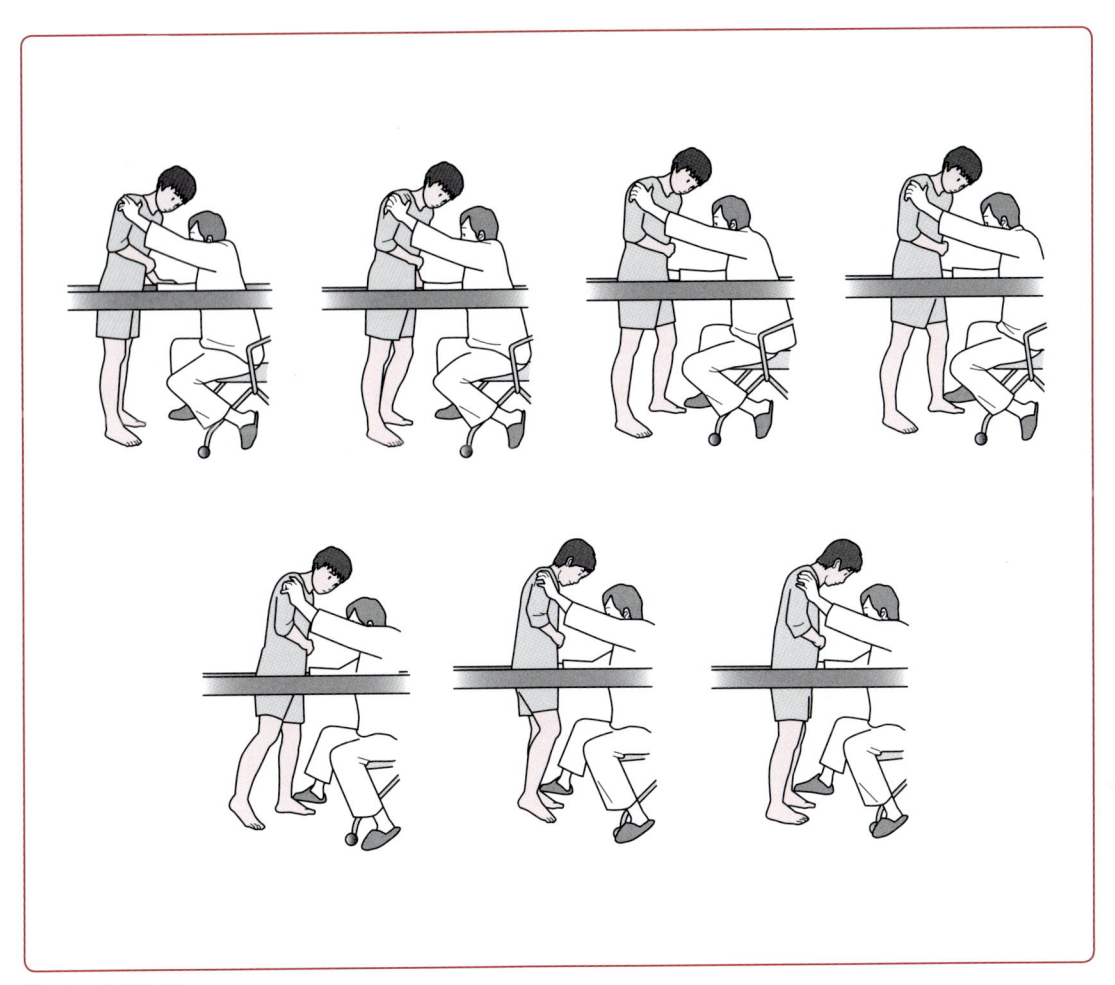

図11 介助歩行
麻痺側の肩と非麻痺側の骨盤を持ち，立脚期に麻痺側骨盤が後方に引けないことと前方に重心を誘導することに注意しながら介助歩行を行う．膝関節が不安定な場合は，シューホーン装具を装着して行う．

5) 短下肢装具の利用

- 膝折れが起こる場合でも膝固定装具（ニーブレース）や長下肢装具を使用しない．
- プラスチック型短下肢装具（シューホーン装具）にて足関節を固定することで膝関節は安定する．
- 装具で足関節を固定するだけでは効果なく，同時に重心が膝関節中心よりも前にいくように学習させる必要がある．重心を前に持っていくことによりロッキングが起こる場合は短下肢装具の足関節の背屈角度を増加させる．
- 背屈角度の調節は，足関節背屈角度が0°のシューホーン装具の足部に足底板をつけ補高することで背屈角度を変えることが可能である．また，装具と下腿の間にタオルなどを挟むことで角度を調節できる（52頁参照）．

Clinical Hint

- 膝折れが起こる場合は，できるだけ歩行速度を上げて介助歩行した方が，重心が前に移動し，膝の支持性は向上する．

1・片麻痺
歩行時の立脚後期にけり出しができないケース

大畑光司

解説

- 片麻痺患者の立脚後期のけり出しは，麻痺側，非麻痺側ともに問題が生じる場合がある．
- ステージがⅢ以上であるが麻痺側の立脚後期のけり出しができない場合は，屈曲共同運動により振り上げているため，足部MP関節を支点とした回転運動（フォアフットロッカー機能）に問題が生じている場合がある（図1）．
- 非麻痺側の立脚後期のけり出しを大きくすると麻痺側に対する踵接地時の負荷が大きくなるため，これを避けるために，麻痺側のステップが小さい場合がある（図2）．
- 麻痺側の場合は前足部での支持性，非麻痺側の場合は麻痺側の立脚初期の接床の仕方を再学習させる必要がある．

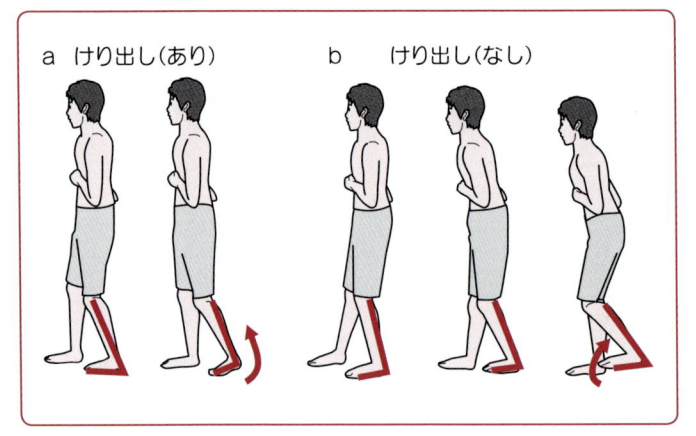

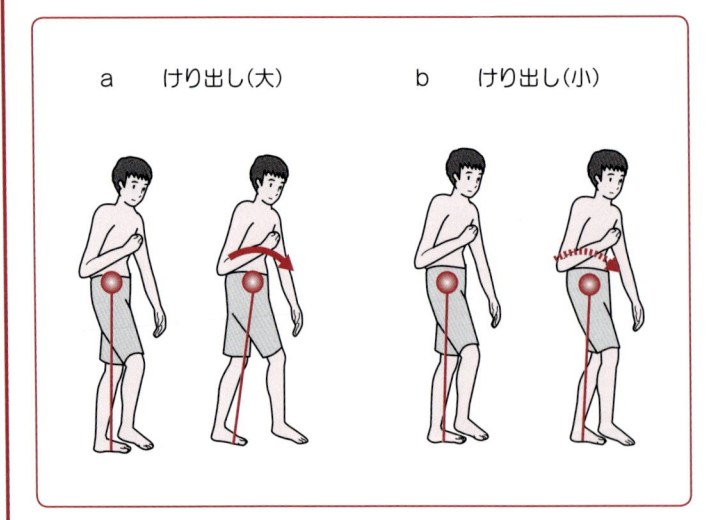

図1 麻痺側の立脚後期のけり出しの消失
a 通常の立脚後期では，フォアフットロッカー機能により踵離地が生じる．
b 麻痺側を屈曲共同運動により挙上するため，けり出しが生じない．

図2 非麻痺側の立脚後期のけり出しの消失
a 非麻痺側のけり出しが大きいと麻痺側の踵接地に大きな負荷がかかる．
b 非麻痺側立脚期に重心の移動がないと，踵接地に加わる負荷は小さい．

■ 理学療法のポイント

- 麻痺側の立脚後期に問題がある場合，前足部に荷重したときの安定性を練習する．
- 非麻痺側の立脚後期のけり出しの困難性には，麻痺側が接地の負担に耐えられず，大きく振り出すと膝折れなどを起こしてしまうことが影響している可能性がある．麻痺側がこのような負荷に耐えられるように練習する必要がある．

■ 理学療法の実際

1) 麻痺側での前足部支持トレーニング

- 非麻痺側を1歩前に出した立位で麻痺側の踵を上げ，徐々に後方に体重を移動し，麻痺側の前足部に体重を支えさせる（図3①）．
- 体重計などで目標体重を決めて反復練習させるとよい．
- 立位が不安定な場合は平行棒内で，杖歩行が可能な場合は杖を持って行う．
- 麻痺側前足部に体重が載るようになれば，麻痺側の力で前方へ体重を移動させる練習を行う（図3②）．

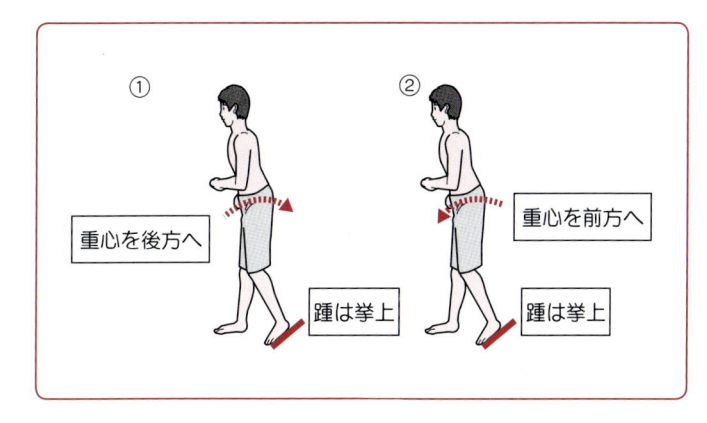

図3 麻痺側の前足部支持トレーニング
① 麻痺側の踵を上げた状態で体重を麻痺側にできるだけかけていく．
② 麻痺側前足部で体重心を前に押し出す．

2) 非麻痺側のけり出しの練習（麻痺側の振り出しの練習）

- 麻痺側の前方に目標を置き，目標に踵が届くようにステップさせる（図4①）．
- 可能であれば少しずつステップの位置を遠くし，非麻痺側の踵を挙上するようにする（図4②）．
- このトレーニングは麻痺側のステップが小さく，ステップ長を増加させたいときにも用いることができる．

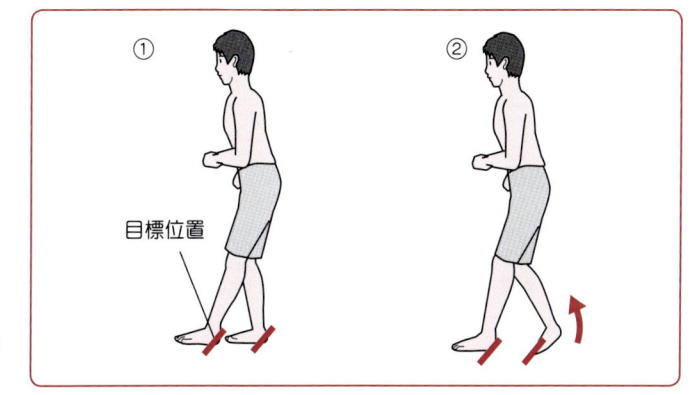

図4 非麻痺側のけり出しの練習
① 麻痺側を目標位置までステップする．
② 可能であればできるだけ遠く，非麻痺側の踵を上げながら行う．

1・片麻痺
歩行時に非麻痺側のステップが小さいケース

大畑光司

解説

- 非麻痺側を前方に振り出すには非麻痺側の遊脚期に対応する，麻痺側の単脚立脚期の姿勢を維持できる必要がある．
- 歩行時に非麻痺側のステップが小さくなる場合は，麻痺側単脚立脚期の短縮（88頁参照），麻痺側のけり出しができない（84頁参照）などの場合がある．
- いずれにしても，麻痺側で支持しているときに重心位置を前後方向へ移動することが困難である場合が多い（図1）．
- 麻痺側の支持性を低下させる内反や尖足などがみられる場合は，それらに対する対処が優先される（72，92頁参照）．

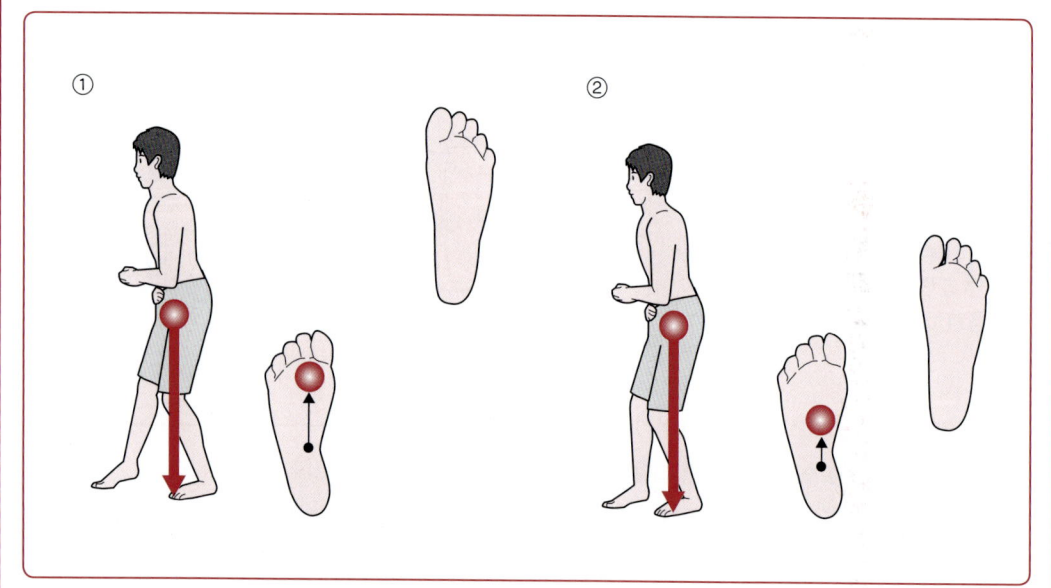

図1 非麻痺側のステップ距離と麻痺側での重心移動
ステップ距離が長い場合，麻痺側での前方への重心移動は長くなるが（①），ステップ距離が短い場合，重心の前方移動は短くなる．

■ 理学療法のポイント

- 麻痺側での単脚立脚期の支持性を高める必要がある．
- 膝折れなどが生じ，支持性が得られない場合はアライメントを調節することで，支持性を確保できる可能性がある．
- 非麻痺側の振り出しに伴う，重心の移動に対応できる必要がある．

■ 理学療法の実際

1) 片足立ちトレーニング（図2）

- 麻痺側の支持性を高める目的で，片足立ちを練習する．
- 初めは平行棒支持で始め，可能であれば四点杖，杖というように徐々に難易度を上げていく．
- 非麻痺側上肢に依存した立位になると体幹が非麻痺側方向へ傾斜するため，体幹は正中位を保つように注意する．

【図中の注釈】
- 平行棒→杖→支持なしのように，徐々に難易度を上げる
- 体幹が傾かないように注意する
- 非麻痺側の挙上の大きさは段階的に変える

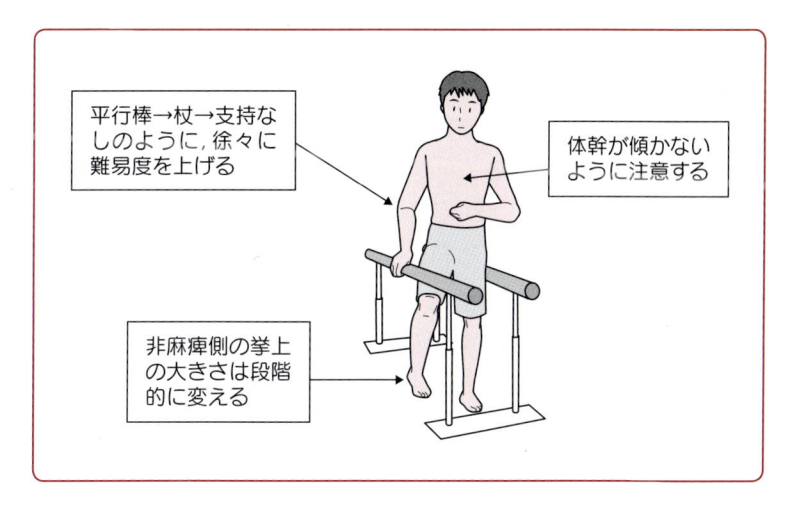

図2 片足立ちトレーニング

2) 重心前方移動トレーニング（図3）

- 平行棒内で非麻痺側を前方に振り出す．
- このとき，可能な限り体幹-大腿-下腿のアライメントを整える．
- 可能であればできるだけゆっくり振り出し，麻痺側の単脚での支持性をトレーニングする．

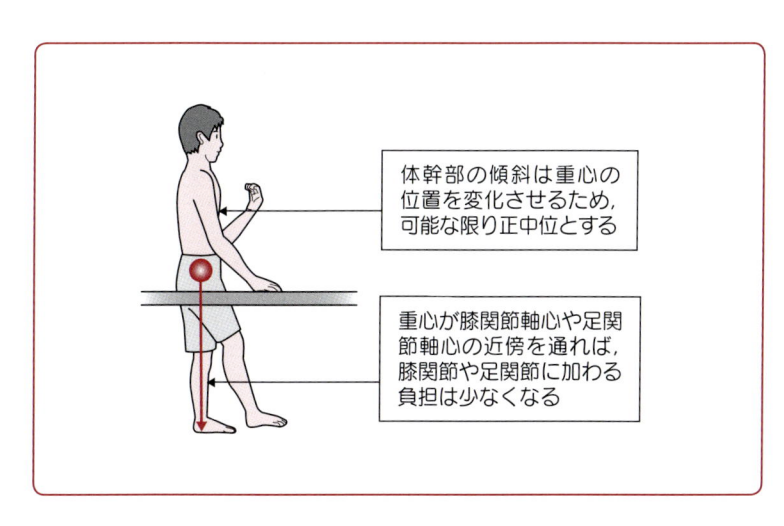

【図中の注釈】
- 体幹部の傾斜は重心の位置を変化させるため，可能な限り正中位とする
- 重心が膝関節軸心や足関節軸心の近傍を通れば，膝関節や足関節に加わる負担は少なくなる

図3 重心前方移動トレーニング
非麻痺側下肢を前方に振り出すことにより生じる重心の移動に対応して安定した状態を保つ．

Clinical Hint

- 麻痺側の重心移動の程度を明確にするためには，前足部の下に体重計を置き，ステップし始めると同時に体重計にどれだけ体重が載ってきたかを確認するとよい．

1・片麻痺

麻痺側の単脚立脚期が短いケース

大畑光司

解 説

- 麻痺側単脚立脚期とは，麻痺側のみで身体を支えている時間，つまり，非麻痺側の遊脚期に相当する．
- 通常の歩行における単脚立脚期の特徴は，重心位置が上外側（両脚支持期より2cm上方，2cm外側）に移動することである．単脚立脚時間は，この重心移動の大きさによって決まる．
- 片麻痺患者の場合，麻痺側の中殿筋や大腿四頭筋の筋力低下や低緊張，また，下腿のアライメント異常の原因となる下腿三頭筋の筋緊張異常が生じる．
- このような麻痺側の問題は，麻痺側への重心移動（左右方向）の減少，麻痺側立脚期の重心の押し上げ（上方移動）の減少につながる．麻痺側立脚期での重心移動の制限は，単脚立脚期の短縮につながる（図1）．
- 麻痺側への重心移動（左右方向）の減少がある場合，体幹が側屈のような異常歩行により重心移動を補うこともある．

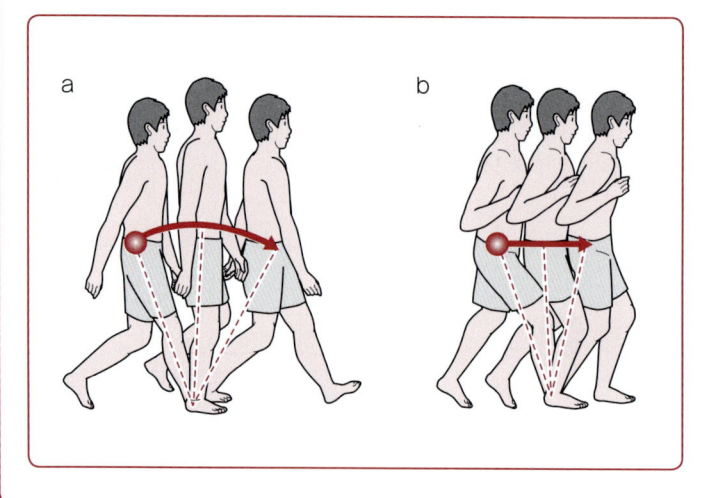

図1 単脚立脚期における重心の上下動と片麻痺患者の特徴
単脚立脚期の重心は最も高い位置にあるが（a），片麻痺患者の麻痺側立脚期で，重心を持ち上げられないと単脚立脚期が短くなる（b）．

■ 理学療法のポイント

- 単脚立脚期の短縮に対するトレーニングのポイントは「麻痺側への重心移動（左右方向への重心移動）」だけでなく，「（重力に抗して）重心を押し上げる機能（上方への重心移動）」を改善することにある．
- 通常の体重移動だけでは，体幹の側屈，骨盤の傾斜などにより，重心位置の変化が起きていない可能性があるため注意が必要．体重を麻痺側に移動させたときに，重心位置が下がっていないか（体幹側屈，過剰な骨盤傾斜，下肢の屈曲など）を，体幹−下肢のアライメントを確認しながら評価する．

- 麻痺肢に荷重感覚の低下がある場合，体重移動の学習効果が上がりにくいことが多い．

■ 理学療法の実際

1) 麻痺側へのウェイトシフトトレーニング

- 重心をできるだけ高い位置に維持させて（体幹正中位，骨盤水平位），麻痺側に加わる荷重を段階的に増加させる．体重計などで何kgかかっているかを必ずフィードバックして行う．
- 麻痺側への荷重時に，骨盤が非麻痺側方向に偏り，体幹が麻痺側に傾斜することがある．このような場合は姿勢が崩れない範囲から始めて，徐々に移動距離を増すようにする（図2）．
- 体重の大部分を麻痺側で支えても姿勢が崩れなくなったら，ステップ肢位で行ったり，非麻痺側下肢で障害物を跨がせたりして，徐々に歩行課題に近づけていく（図3）．

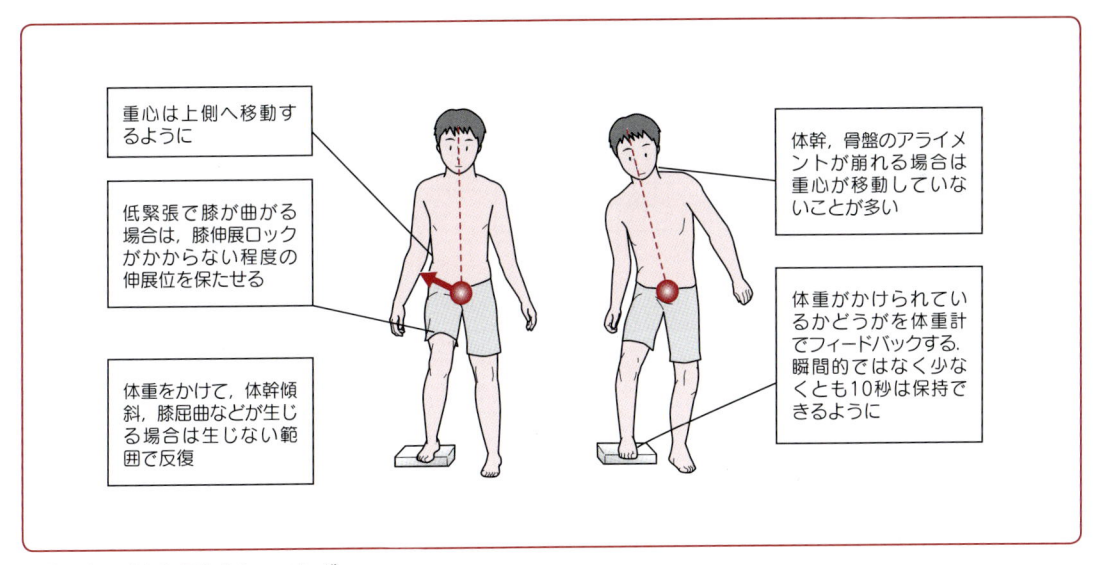

図2 ウェイトシフトトレーニング
ウェイトシフトは単に体重がかかっているかどうかではなく，重心を上方に押し上げられているかに注意して行う．

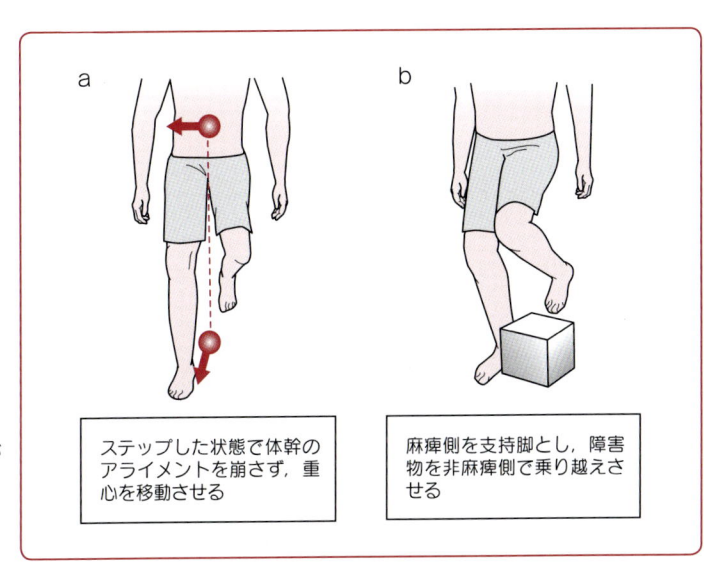

図3 ウェイトシフトの応用例
図2のような重心の上方移動をさせながら行う．
a ステップ肢位でのウェイトシフト
b 障害物の跨ぎ越え

2）麻痺側の荷重感覚の再教育（荷重感覚不良の場合）

- 荷重感覚の低下がある場合に追加して行う．
- 椅座位で，体重計を確認させながら麻痺側下肢に指示した量だけ荷重させる．指示する荷重量は徐々に増加させる（図4）．
- 可能であれば椅子の座面の高さを上げて，徐々に立位に近づける．

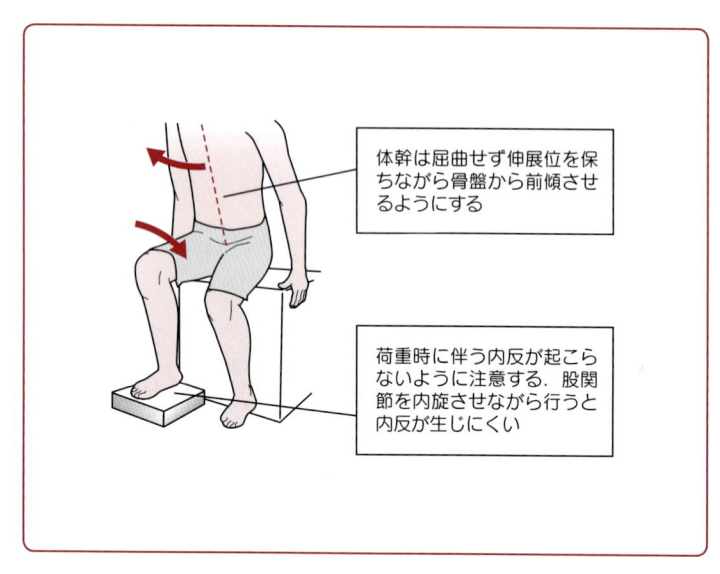

体幹は屈曲せず伸展位を保ちながら骨盤から前傾させるようにする

荷重時に伴う内反が起こらないように注意する．股関節を内旋させながら行うと内反が生じにくい

図4　麻痺側の荷重感覚の再教育
椅座位で，体重計を確認させながら，麻痺側に荷重させる．可能であれば体重計を見ないでも適切な荷重ができるかどうかも確認する．

MEMO

MEMO

1・片麻痺

歩行時の立脚期に尖足が起こるケース

大畑光司

解　説

- 立脚期に生じる尖足は，下腿三頭筋の筋緊張亢進や，伸展共同運動により生じる．
- 尖足は踵接地時の床反力ベクトルの方向を変化させるため，注意が必要である．
- 下腿三頭筋の筋緊張亢進が原因の場合，小股歩行のような歩行時の下腿三頭筋の伸張反射が生じにくい歩行から練習を始める（74，76頁参照）．
- 伸展共同運動が原因の場合には，装具などを用いて踵接地の感覚を経験させることから始める．

■ 理学療法のポイント

- 下腿三頭筋の筋緊張亢進が原因の場合，下腿三頭筋のストレッチングを行った後，低速度歩行や小股歩行から徐々に速度とストライドを増していくように学習を行う．
- 伸展共同運動が問題の場合，膝関節伸展しながらの背屈運動や装具を用いての踵接地歩行を行う．
- 足関節の可動域制限が顕著な場合には，短下肢装具の踵補高が必要になる．
- 尖足が強い場合，内反筋群の過緊張を伴い，内反尖足となる場合や体重を負荷するために外反拇指を生じたりすることがあるため，装具による矯正が必要なことがある．

■ 理学療法の実際

1）下腿三頭筋のストレッチング（図1）

- ストレッチボードなどを用いて自重による下腿三頭筋のストレッチングを行う．
- 20分程度のストレッチを行う．
- 踵が完全に浮いてしまう場合には，ストレッチボードを底屈位として，踵をつけた状態でストレッチする．

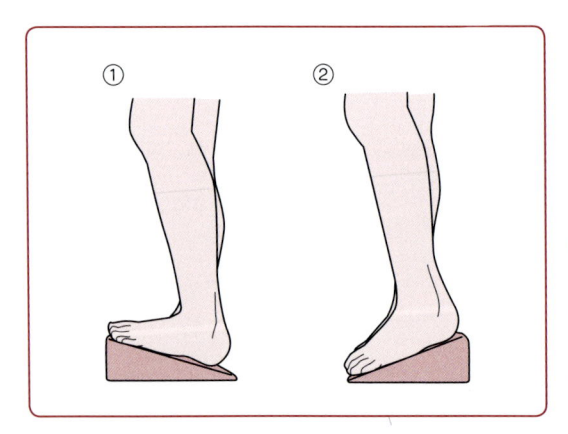

図1　下肢三頭筋（底屈筋）ストレッチ
① 底屈筋のストレッチには，ストレッチボードなどを用いて自重による長時間の伸張が良い．
② 背屈可動域制限のため，ストレッチボードでは踵が浮いてしまう場合，中間位まで戻らなくても，踵をつけた状態での最大背屈位をとらせて伸張する．

2) 低速度歩行，小股歩行からの踵接地歩行の再学習（76頁参照）

- 低速度歩行では，速度依存性の下腿三頭筋の伸張反射を生じにくくすることができる．
- 小股歩行では足関節角度変化が少なく，可動域制限の影響を少なくできる．

3) 膝関節伸展-背屈トレーニング

- 座位や立位で背屈位での膝伸展運動を行う（62頁参照）．
- ストレッチボードを反対にして立ち（図2），前方に体重移動させる．
- 可能であれば片足立ち位で行う．

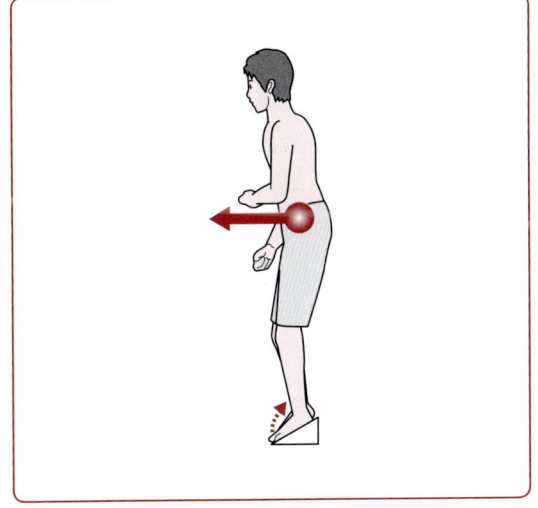

図2　膝関節伸展-足関節背屈運動

4) 装具による矯正

- 短下肢装具の踵に補高を加えることにより，足関節角度によらずに下腿の前傾が可能になる（76頁参照）．
- 後脛骨筋の緊張が高ければ内反尖足が生じやすい．この場合には短下肢装具のストラップや外側ウェッジによる矯正（72頁参照）が必要になる．
- 前脛骨筋の活動が認められなければ，足関節のアーチが崩れ，足部の外反が生じる可能性がある．この場合には短下肢装具にアーチサポートを入れる必要がある．

1・片麻痺
歩行や階段を降りる時に麻痺側の足が内反するケース

武富由雄

解説

- 椅子からの立ち座り動作時，床面に麻痺側足底面が十分接地せず，足底面の外縁のみで接地している患者がみられる．
- 不安定な歩行の場面では全身の筋緊張が高まり，その影響を受けて不随意的に麻痺側の足部内反が強調されて表れる．例えば滑りやすい床面・でこぼこ道路・人ごみの中を歩くときや，階段を降りるときなどにも，前足部が内反しながら足の外側縁から接地する傾向がみられる（図1）．
- 麻痺側上肢に Wernicke-Mann 肢位を示し，膝蓋腱反射やアキレス腱反射が亢進した例に多くみられる．遊脚相での骨盤の引き上げ，いわゆる「hip hiking」の現象を伴った例などにも著明にみられる．
- 麻痺側の足部内反は非麻痺側下肢の筋緊張の亢進によっても影響される．非麻痺側立脚相の股関節内転筋の筋活動によって，対側麻痺側の病的伸展共同運動（pathological extensor synergy）が誘発され，足部内反が誘発されると考えられる．麻痺側の足部内反は非麻痺側下肢の片足立ち能力が低下している場合にもみられる．

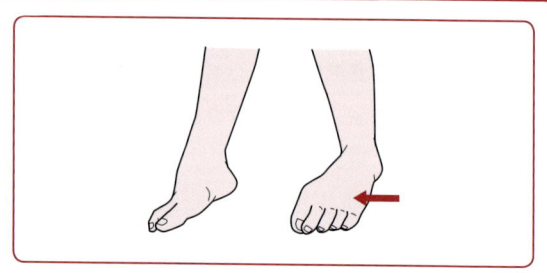

図1 麻痺側の内反足

■理学療法のポイント

- 歩行遊脚相での麻痺側の内反を改善するためには，麻痺側下肢の病的伸展共同運動を抑制するための運動と非麻痺側立脚相を安定させるための運動を行う必要がある．
- 両側の股関節外転筋である中殿筋の筋力が優レベル以上に均衡して維持され，歩行遊脚相で麻痺側の骨盤引き上げが腰方形筋の代償運動によって伴わないよう，骨盤が前額面上水平位に保持できるように筋力増強されていることが望ましい．
- 非麻痺側下肢で片足立ちを行っても麻痺側の足部内反が誘発されないように運動を行う．
- 麻痺側の膝関節伸展位での足関節と足指関節の背屈可動域が維持されていることも重要である．

■理学療法の実際

1）麻痺側の股関節外転筋の筋力増強運動

麻痺側下肢を下に，非麻痺側下肢を上にした側臥位をとり，非麻痺側の股関節外転に徒手抵抗を加え，麻痺側の股関節外転筋の筋力維持，増強を図る（図2）．麻痺側下肢の大腿遠位外側面にセラピストの手を当てていると麻痺側の股関節外転運動とその筋力が触知される．

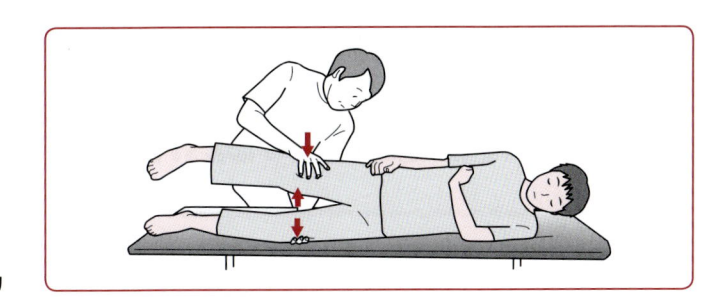

図2 麻痺側股関節外転筋の筋力増強運動

2) 麻痺側の足部外反を促通する運動

- 側臥位での足部外反促通運動：麻痺側が上の側臥位となり，麻痺側股関節屈曲約30°位で股関節外転運動をさせる．このとき，セラピストは足の外縁に徒手抵抗を加え，麻痺側の足の外反を促通する運動を行う（図3）．
- 背臥位での足部外反促通運動：背臥位，両側膝関節伸展位で，徒手抵抗を加えながら両側の股関節外転自動運動を行い，股関節外転筋の筋力増強運動を行う（図4a）両足部の外反を惹起させる．股関節外転筋力が増してきたらセラピストは両手で両側の足部外縁で足部の内反方向（矢印の方向）に徒手抵抗を加え，麻痺側の足部外反を促通する運動を行う（図4b）．

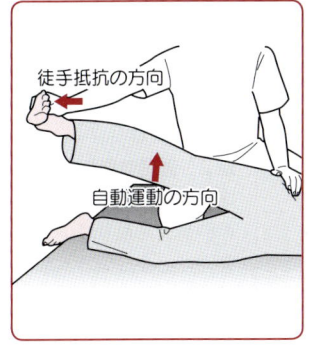

図3 側臥位での股関節外転運動時の麻痺側足の外反促通

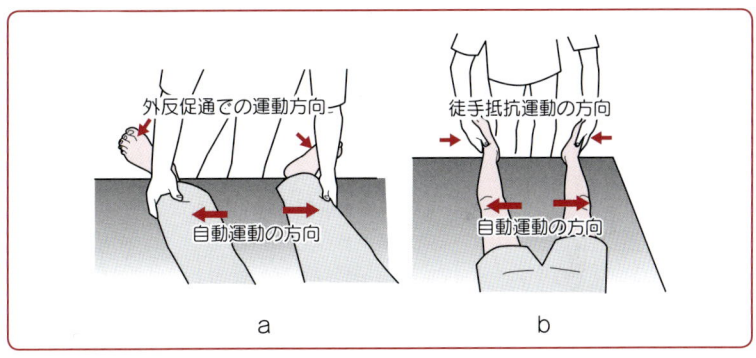

図4 背臥位での股関節外転運動時の股関節外転筋の筋力増強と足の外反促通運動
a　股関節外転に対する徒手抵抗運動→足の外反促通
b　足部外反に対する徒手抵抗運動→足の外反促通

3) 非麻痺側下肢での片足立ち運動

- 台上で非麻痺側下肢で片足立ちをさせる．麻痺側の下肢全体，特に足部は，弛緩させた状態で維持するよう指示する（図5）．

図5 非麻痺側での片足立ち運動
麻痺側足部は弛緩させておく．

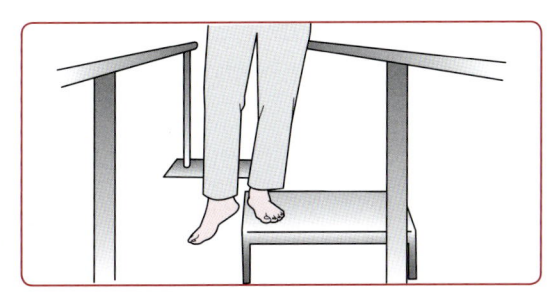

> **Clinical Hint**
> - 非麻痺側下肢での片足立ち運動時に，麻痺側下肢を全体的にだらりと垂れ下げられるようになることは，麻痺側下肢の病的伸展共同運動の抑制が図られたと考えられる．

1・片麻痺

患側前型歩行で膝折れが起こるケース

市橋則明

解説

- 膝関節の支持性が不十分な場合には，麻痺側を非麻痺側より前に出して歩行する（患側前型歩行）よりも健側前型歩行の方が膝関節が安定する．
- 患側前型では，立脚初期には床反力ベクトルが膝関節の後方を通り，膝関節を屈曲させる方向にモーメントが働くため膝伸展筋力が必要となる（図1）．
- 健側前型歩行では，床反力ベクトルは膝関節の前方を通り，膝伸展モーメントが発生し，膝伸展筋力を必要としない（図2）．
- 膝折れする場合には，健側前型歩行にした方が安定するが，逆に膝のロッキングが生じやすいという問題が生じる．
- 荷重量からみると患側前型で揃い型歩行をする方が，膝の負担は少ないが，患側前型の方が膝折れのリスクは高くなる．

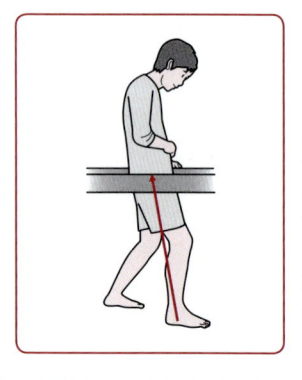

図1　患側前型歩行
患側前型歩行では，重心が膝関節の後方を通るため，膝関節の伸展筋力がないと非麻痺側の振り出し時に膝折れが起こる．

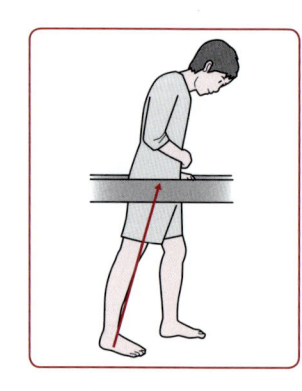

図2　健側前型歩行
床反力ベクトルは膝関節の前方を通り膝伸展筋力は必要ない．
あまり重心を前に持っていきすぎると麻痺側の膝関節が過伸展する．

■ 理学療法のポイント

- 支持性がなく，膝折れが起こるときほど健側前型歩行にし，過伸展となる場合は，シューホーン装具の背屈角度を増加し，対応する．

■ 理学療法の実際

- 健側前型歩行で開始し，膝折れしなくなったら，徐々に患側前型歩行にしていく．
- 実際のトレーニングは，78頁参照．

Clinical Hint

- 患側前型歩行でも，つま先接地で麻痺側の骨盤が引けていると膝折れではなく膝のロッキングが起こる．

1・片麻痺
歩行時に麻痺側の振り出しが困難なケース

市橋則明

■ 解　説

- ブルンストロームステージが2以下で麻痺側の随意的な動きがなくても，歩行時の麻痺側下肢の振り出しは可能である．
- 麻痺側振り出しができない原因は，麻痺側にあるのではなく，非麻痺側の機能的な問題である場合が多い．
- 麻痺側の振り出しが不十分な場合には，非麻痺側への体重移動が十分行えていないまま，麻痺側を振り出そうとしていることが多い．
- 非麻痺側への体重移動が不十分なままでは，ステージが低い場合は振り出すことができず，逆にステージが3以上ある場合は，麻痺側に力の入った股関節屈曲，足部内反を伴った異常なパターンの振り出しとなる．
- 杖歩行時の麻痺側振り出し時には，支持基底面は非常に小さいため非麻痺側のバランス機能が重要である（図1）．
- 非麻痺側振り出し時の方が支持面は広く安定している（図2）．

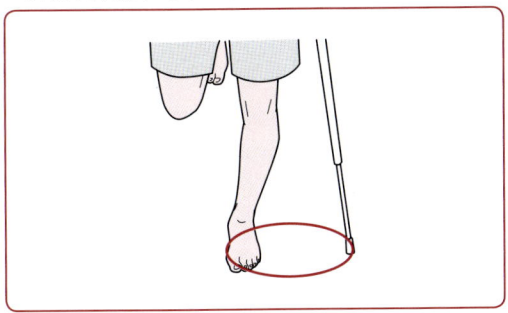

図1　杖歩行における麻痺側振り出し時の支持基底面
麻痺側振り出し時には，非麻痺側下肢と杖で支持基底面を作るため両脚支持よりも支持基底面は狭くなり，不安定となりやすい．
振り出しが可能となるためには非麻痺側のバランス機能が重要である．

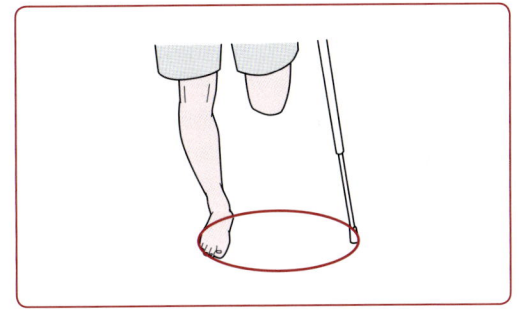

図2　杖歩行における非麻痺側振り出し時の支持基底面
両脚支持時と非麻痺側振り出し時では，支持基底面は変化せず，麻痺側振り出し時よりも安定している（麻痺側に支持性がある場合）．

■ 理学療法のポイント

- 歩行時に麻痺側下肢を介助した振り出しのトレーニングを行っても振り出せるようにはならない．
- 非麻痺側のバランストレーニングが重要である．
- 非麻痺側への体重移動を十分トレーニングする．
- 非麻痺側での片脚立位を可能にすることがベストであるが，困難な場合も多い．
- 非麻痺側荷重がうまくできない場合は，非麻痺側の平行棒にもたれて立位をとり，徐々に支持を減

少する．
- 非麻痺側に荷重し，非麻痺側の股関節伸展で麻痺側を振り出すことを学習させることが最も重要である．

■ 理学療法の実際

1) 非麻痺側への骨盤シフトトレーニング

- 平行棒内で立位保持し，非麻痺側（左）へ骨盤をシフトする．うまくできない場合は，非麻痺側の骨盤を平行棒にもたれさせることから始める．もたれることが可能となれば少しずつもたれる量を減少させる．平行棒から骨盤が離せるようになれば中間位から非麻痺側に骨盤をシフトして骨盤を平行棒に接触させた後また中間位に戻すトレーニングを行う（図3）．

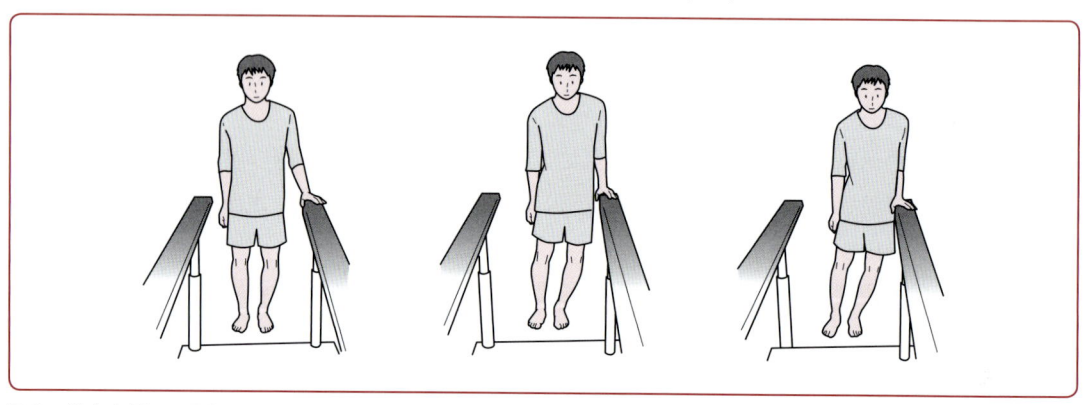

図3 非麻痺側への骨盤シフトトレーニング
立位トレーニングの開始時には，非麻痺側に力が入ってしまい麻痺側に骨盤がシフトすることが多い．
まずは非麻痺側下肢をリラックスさせ，他動的に平行棒に骨盤を接触させるようにする．
平行棒に非麻痺側の骨盤をつけて立位保持できるようになったら，図のように中間位から非麻痺側に骨盤をシフトして骨盤を平行棒に接触させた後また中間位に戻すことが介助なしでできるようにトレーニングを行う．

2) 非麻痺側下肢での片脚立位トレーニング

- 15cmくらいの台を用意し，非麻痺側下肢のみで台の上で立位保持する（図4）．麻痺側下肢には力を入れないようにする．非麻痺側の平行棒にもたれることから始める．

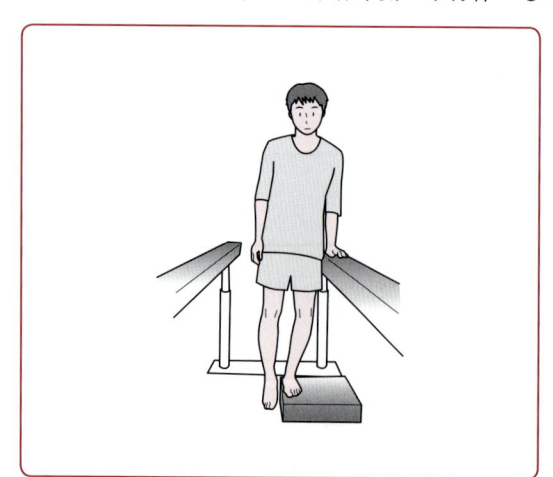

図4 非麻痺側の片脚立位トレーニング
非麻痺側の片脚立位トレーニングを行うために15cm程度の台の端に立たせる．麻痺側下肢は脱力しておく．
台を使わず行うと，麻痺側を浮かせる必要があり，無駄な力が両側に入ってしまう．
うまくなれば，手支持なしで行う．
平行棒にもたれることから始め，徐々に平行棒から離れるようにトレーニングしていく．

3) セラピストが介助しての歩行トレーニング (図5)

- ブルンストロームステージが1でも患側の振り出しは可能である.
- 麻痺側下肢での振り出しを意識させるのではなく，非麻痺側下肢で振り出す方法を学習させる.
- 麻痺側下肢を振り出すのではなく，非麻痺側股関節の伸展で麻痺側下肢を骨盤ごと前に出す.
- 麻痺側の肩と非麻痺側の骨盤をセラピストが保持して，麻痺側には触れずに振り出しを介助する.
- セラピストによる麻痺側の肩の介助により非麻痺側に体重をシフトし，非麻痺側骨盤と殿部の介助により股関節を伸展させることで麻痺側下肢の振り出しを学習させる.
- セラピストがうまく介助できるかが，最も重要である.
- 骨盤の介助量を徐々に減少し，股関節の伸展がうまくなれば，肩のみの誘導へと進めていく.

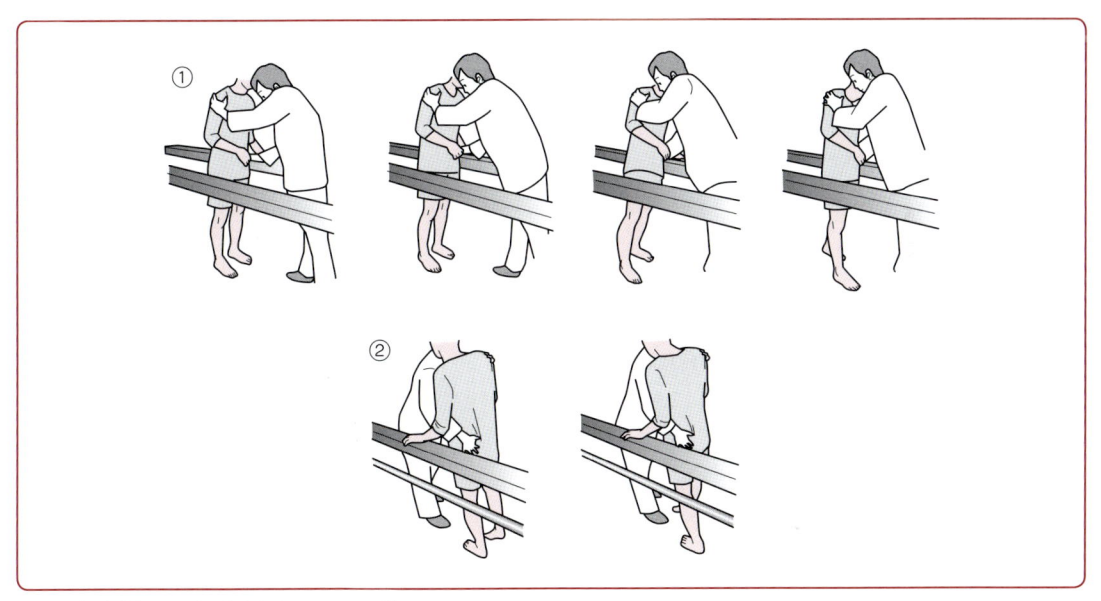

図5 介助歩行での振り出しトレーニング
完全麻痺であっても，麻痺側下肢を介助するのではなく (麻痺側下肢には触れない)，麻痺側の肩と非麻痺側の骨盤を誘導して振り出しを介助する.
まず，非麻痺側に骨盤をシフトし，十分非麻痺側下肢に荷重ができたら非麻痺側の股関節を伸展 (骨盤を前に移動) させることで，麻痺側下肢は自然に振り出すことが可能となる.
麻痺側の肩に置いたセラピストの手で非麻痺側への重心移動を保ちながら，非麻痺側の骨盤と殿部に置いた手で骨盤を前の方に移動させる (②). 何度も反復し歩行することで，この動きを患者の非麻痺側に覚えさせる.
非麻痺側の股関節伸展がうまくなれば，骨盤の介助は中止し，肩のみの誘導で振り出しを行わせる.

Clinical Hint

- 1) 側臥位や立位で麻痺側の振り出しを介助，2) 股関節屈筋のトレーニング，3) 歩行時に麻痺側骨盤前方回旋の介助などをしても，麻痺側の麻痺が改善しない限り麻痺側の振り出しを獲得できるようにはならない. これは，麻痺側が完全麻痺している場合には，麻痺しているところを介助しても運動学習にはならないためである. 運動学習のためには動きを出せるところを介助することで，振り出させることが重要である.
- 麻痺側振り出し時にバランスを崩すことが多い. これは，非麻痺側のバランス能力が不十分なために起こる.
- 立位から1歩目の振り出しは麻痺側からは振り出しにくいので非麻痺側から行う.
- 立位から1歩目の振り出し時に重心を前に移動しすぎると，足は出ない.

1・片麻痺
歩行遊脚期に股関節外転（分回し）で振り出すケース

大畑光司

解説

- 分回し歩行（歩行遊脚期に股関節外転が大きくなる）となる場合は，麻痺側遊脚期のクリアランスの問題や屈曲共同運動が影響していることが多い．
- 遊脚期のクリアランスの問題の場合，股関節外転のほかに体幹側方傾斜や骨盤の挙上，非麻痺側下肢による伸び上がりなどのように代償運動を伴うことが多い（図1）．
- 遊脚期クリアランスの低下の直接の原因は，歩行中の膝屈曲角度低下，足関節の背屈角度低下などがある．
- 屈曲共同運動の影響により分回し歩行が生じる場合には，足関節背屈，膝関節屈曲が同時に生じていることが多い（図2）．また麻痺側立脚後期のけり出しがみられない．

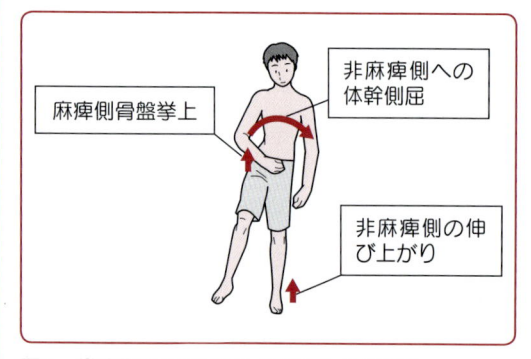

図1　遊脚期のクリアランス低下とその代償

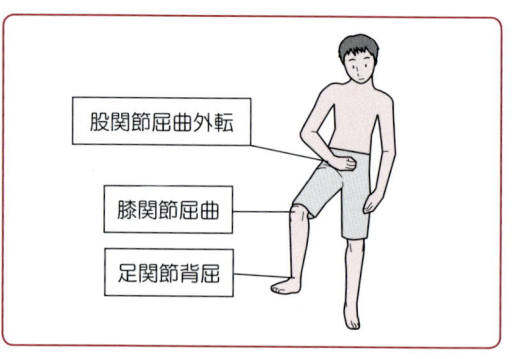

図2　遊脚期における屈曲共同運動

■ 理学療法のポイント

- 体幹の傾斜が大きくなるように見えるが，体幹部の問題ではない．
- 遊脚期のクリアランスが低下する場合，遊脚時の膝関節屈曲，足関節背屈運動を矯正するトレーニングを行う．
- クリアランスの改善が得られれば，他の代償運動も改善することが多い．
- 屈曲共同運動が著明な場合，麻痺側の運動の随意性に対して練習する必要がある．

■ 理学療法の実際

1) 遊脚期のクリアランスに対するトレーニング（図3）

- 壁に沿っての障害物の跨ぎ越えを行う．
- 麻痺側を壁に近づけ，壁に触れないようにしながら障害物を跨ぐ．
- 立脚後期から立脚初期までを反復する．

図3 遊脚期のクリアランストレーニング（障害物の跨ぎ越え）
遊脚期のクリアランスをトレーニングするために，その代償運動（非麻痺側への体幹側屈と麻痺側骨盤挙上）を減少させる．
このため壁を目標にして体幹部を矯正させ，非麻痺側への傾斜を防ぐ．

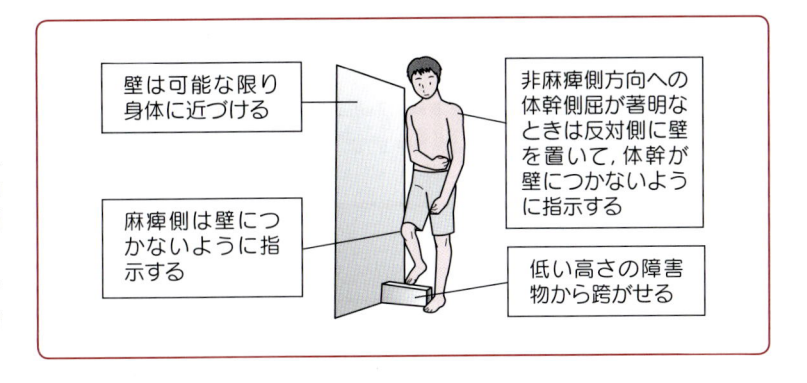

- 壁は可能な限り身体に近づける
- 麻痺側は壁につかないように指示する
- 非麻痺側方向への体幹側屈が著明なときは反対側に壁を置いて，体幹が壁につかないように指示する
- 低い高さの障害物から跨がせる

- 体幹傾斜が著明な場合には，非麻痺側を壁に近づけて練習する．

2）遊脚期における屈曲共同運動の矯正（図4）

①壁に沿っての歩行トレーニングを行う．
- 壁の近くにラインを引き，非麻痺側がそれを越えない範囲で歩行を行う．
- 麻痺側が壁に当たらないようにトレーニングする．

②揃え型歩行による屈曲共同運動に対するトレーニング（図5）
- 遊脚期における麻痺側の屈曲運動が屈曲共同運動を生じさせる場合，揃え型歩行により股関節の屈曲が生じないようにして歩行トレーニングを行う．
- 非麻痺側の骨盤を回旋させながら，麻痺側を振り出すようにする．
- 分回し歩行が生じなければ徐々にステップ長を増加させて前方に振り出すようにする．

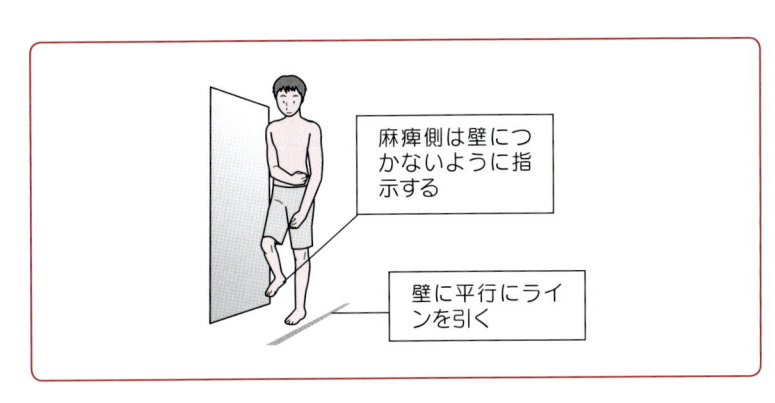

図4 屈曲共同運動の矯正（歩行）
股関節屈曲時に外転方向の運動が生じないように壁に膝が当たらないことを目標にして下肢を振り出す．

- 麻痺側は壁につかないように指示する
- 壁に平行にラインを引く

図5 麻痺側を後ろにした揃え型歩行
麻痺側を後ろにして，股関節の屈曲筋を用いずに歩行させる．
分回し歩行が生じなければ徐々に，麻痺側のステップの距離を増加させる．

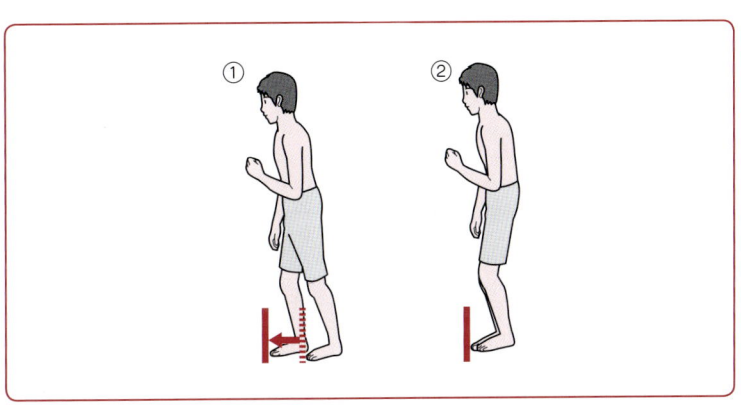

1・片麻痺

歩行遊脚期に体幹後傾で振り出すケース

大畑光司

解 説

- 麻痺側遊脚期に体幹後傾する歩行は，麻痺側股関節屈曲運動を補助している場合が多い（図1）．
- 屈曲共同運動を用いて麻痺側の振り出しを行うことが多く，立脚後期が欠如して麻痺側前揃え型の歩行を呈しやすい（図2）．
- 杖歩行でこのような姿勢がみられる場合，杖を離すと体幹部では後傾だけでなく側屈などが生じる場合もある．

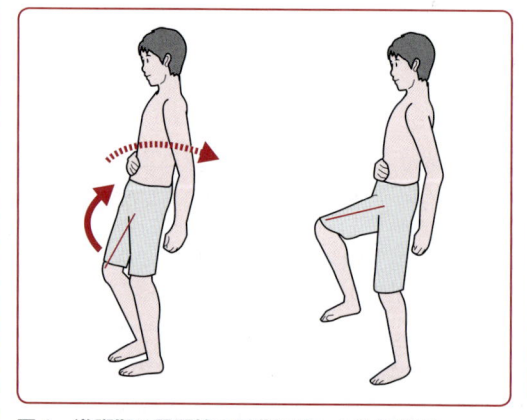

図1 遊脚期の股関節の屈曲に伴った体幹後傾

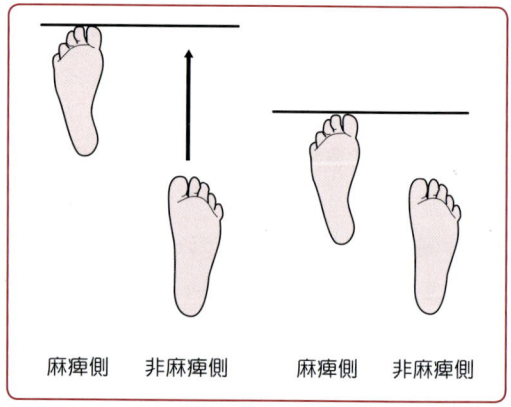

図2 麻痺側前揃え型歩行

■ 理学療法のポイント

- 重力に抗して股関節屈曲運動が可能であれば，円滑な振り出しのための遊脚期の股関節屈曲の筋力増強を行う．
- さまざまな股関節角度での屈曲を行わせるトレーニングが必要である．
- 麻痺側立脚後期の姿勢から股関節屈曲運動を行わせる．
- 重力に抗して股関節屈曲運動ができない場合には，非麻痺側前揃え型から骨盤の前方移動による振り出しを練習する．

■ 理学療法の実際

1）股関節屈曲筋力増強トレーニング

①座位における股関節屈曲トレーニング
- 初めに体幹後傾位から始め，徐々に体幹前傾位で行う（図3）．

②立位での股関節屈曲トレーニング
- 台や壁などを押しながら体幹前傾位で股関節屈曲を行う（図4）．

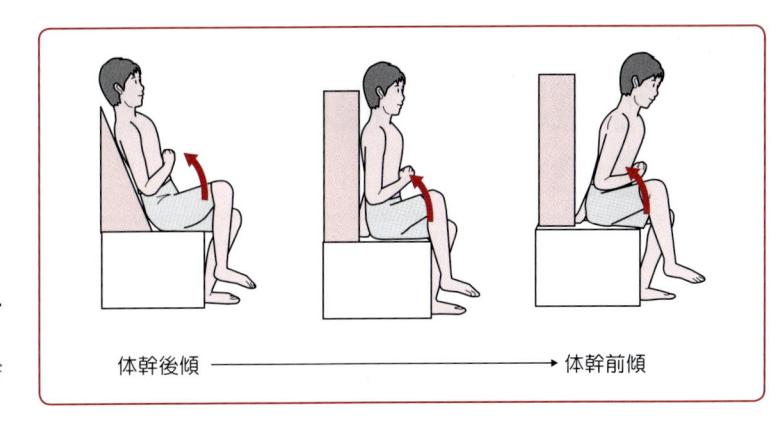

図3　座位での股関節屈曲トレーニング
体幹後傾位から始め，徐々に体幹前傾させる．

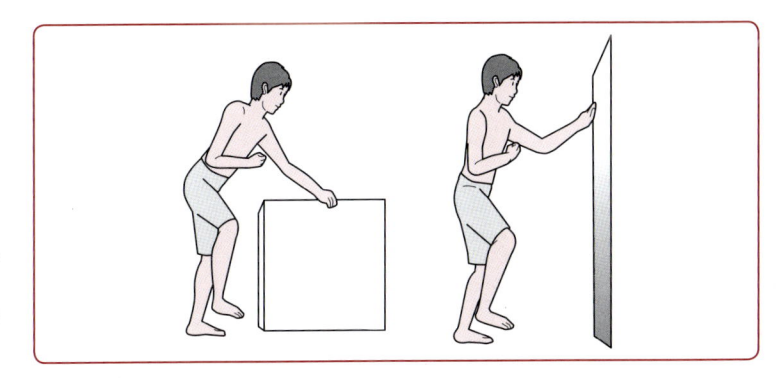

体幹後傾 ──────────→ 体幹前傾

図4　立位での股関節屈曲トレーニング
台や壁を押し，体幹前傾させながら，同時に股関節を屈曲させる．

2) 立脚後期のトレーニング

- 麻痺側下肢を後ろに引いて非麻痺側を1歩前に出した姿勢から，麻痺側下肢を振り出す(84，86頁参照)．

3) 非麻痺側前揃え型歩行トレーニング

- 股関節屈曲運動を重力に抗して行えないときには，非麻痺側を1歩前，麻痺側を後ろにして，骨盤を前方に移動させ，慣性で麻痺側下肢を振り出させる(図5)．このとき，麻痺側の力をできるだけ抜くようにする．

図5　非麻痺側前揃え型歩行
非麻痺側を1歩前，麻痺側を後ろにして，骨盤を前方に移動させ，麻痺側下肢を振り出させる．

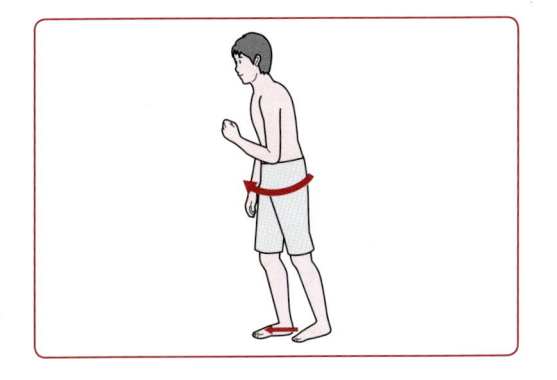

Clinical Hint

- 片麻痺患者の体幹に生じているアライメント異常の多くは，下肢の荷重不良や運動制限に依存している．体幹部で問題があるからといって，「中枢部が大事だ」といい，座らせての練習を重視していると，立位機能の改善がなかなか得られない場合が多い．

1・片麻痺
歩行遊脚期に股関節屈曲や内転が大きいケース

市橋則明

解 説

- ブルンストロームステージが4以上であっても麻痺側の股屈筋（内転筋）が過剰に働き，遊脚期に股関節屈曲や内転が大きくなってしまうことがある（図1）．
- 麻痺側の随意運動ができるために麻痺側で振り出そうとしすぎることにより，股関節屈曲や内転が大きくなる場合が多い（図2）．
- 麻痺側の振り出しのトレーニングを行いすぎると，このような現象が起こりやすい．

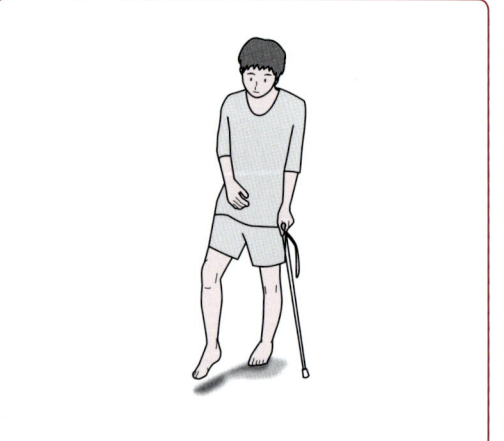

図1 遊脚期に股関節の屈曲が大きい患者
麻痺側の機能が良いにもかかわらず，麻痺側の股関節屈曲に力が入りすぎ，足を大きく持ち上げて歩行する患者がいる．これは，非麻痺側に十分体重移動できていないために麻痺側の筋力で振り出している場合が多い．

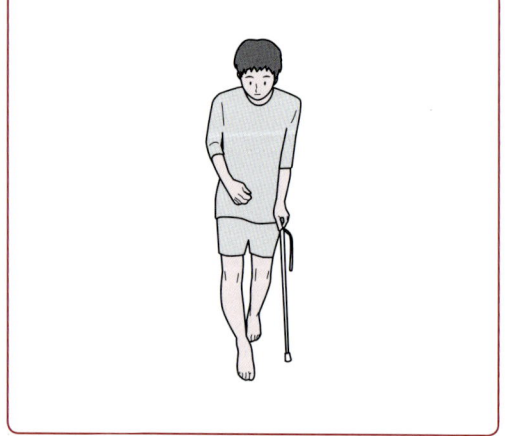

図2 麻痺側の股関節内転が大きくなる患者
麻痺側で振り出そうとしすぎると股関節内転筋が緊張し，股関節内転（シザース）歩行となる．このような患者には麻痺側で振り出すのではなく非麻痺側の股関節伸展で振り出すことを学習させる必要がある．

■ 理学療法のポイント

- 麻痺側を振り出すときの非麻痺側への体重移動が不十分な場合に麻痺側に必要以上の力が入り，股関節の内転や屈曲が大きくなってしまうことが多い．
- 非麻痺側方向への体重移動を練習すると改善される．
- 麻痺側の力を抜いて振り子のように振り出すことが重要である．

■ 理学療法の実際

1) 非麻痺側への骨盤シフトトレーニング

- 体重が麻痺側に残ったまま麻痺側を振り出そうとするため，麻痺側に力を入れてしまう．
- 振り出しができない場合に行う非麻痺側への骨盤シフトトレーニング (98頁図3参照) をすることで，麻痺側の過剰な内転や屈曲が減少することが多い．

2) 非麻痺側での片脚立位トレーニング

- 振り出し時に麻痺側の緊張が高くなることは，非麻痺側のバランス能力が低下している場合に起こりやすい．ブルンストロームステージが良い場合は，非麻痺側で片脚立位保持ができるようにトレーニングすると振り出し時にリラックスして振り出すことができる (98頁図4参照)．

> **Clinical Hint**
> - 歩行遊脚期に股関節屈曲や内転が大きい場合には，麻痺側の下肢に注目しがちであるが，非麻痺側の機能を評価し，バランストレーニングを行う必要がある．

MEMO

1・片麻痺
歩行遊脚期に足尖の引きずりが生じるケース

大畑光司

解 説

- 足尖の引きずりは，遊脚期のクリアランスに問題がある場合に起こる．
- 遊脚期のクリアランスの低下の原因の一つとして，拮抗筋の筋緊張亢進や主動筋の筋力低下による場合がある．具体的には，下腿三頭筋の筋緊張亢進，背屈筋の筋力低下による足関節背屈運動の制限（図1①）や大腿四頭筋の筋緊張亢進による膝屈曲運動の制限（図1②）などがあげられる．
- この場合，踵離地から足先離地までの時間が延長している場合が多く，麻痺側のステップが小さくなることが多い．
- 引きずりながら足先が床に引っかかった場合には股関節外旋位の歩行となる（図2）．
- また，クリアランスの低下は伸展共同運動のため股関節伸展位での膝関節屈曲，足関節背屈運動が制限されている場合にもみられる（図3）．

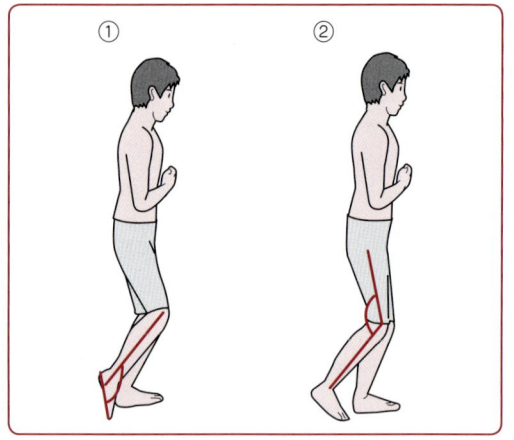

図1 足尖の引きずりの原因（1）
① 足関節背屈角度低下，② 膝関節屈曲角度低下

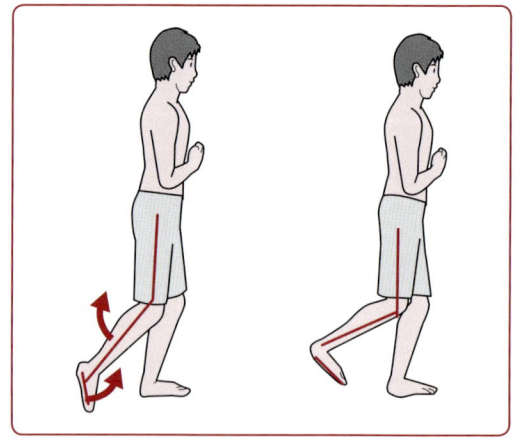

図3 足尖の引きずりの原因（2）
股関節伸展位での膝関節屈曲，足関節背屈がむずかしい．

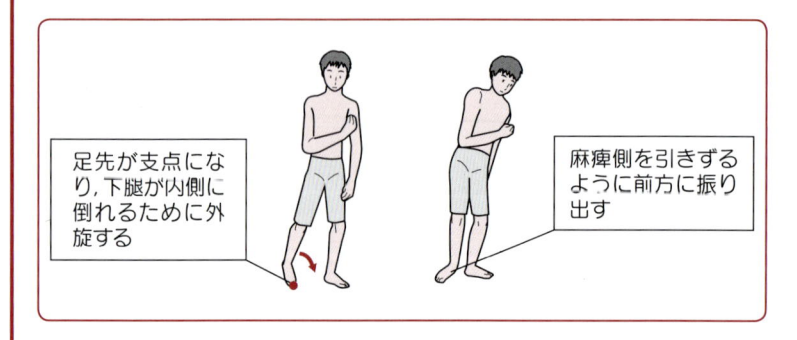

足先が支点になり，下腿が内側に倒れるために外旋する

麻痺側を引きずるように前方に振り出す

図2 遊脚期の外旋

■ 理学療法のポイント

- 足関節背屈運動に問題がある場合には，随意的な背屈筋の収縮が可能かどうかを確かめ，背屈運動が生じない場合には装具を用いる必要がある．
- 足関節背屈や膝関節屈曲の随意的な動きが可能であるにもかかわらず，引きずりがみられる場合には，股関節の角度によらずこれらの運動ができるように練習する必要がある．

■ 理学療法の実際

1) 短下肢装具の使用

- 随意的な背屈が生じない場合には，短下肢装具を用いる．
- しかし，遊脚期のクリアランスの問題が足関節以外の筋力低下（股関節など）によって生じている場合，短下肢装具を用いると，装具の重さのために，かえって引きずりを強める可能性があるので注意する．

2) 股関節角度を変えての背屈筋トレーニング，膝屈筋トレーニング

- さまざまな股関節角度における背屈筋，膝屈筋の活動を促す（図4〜6）．
- 立位下で徐々に股関節伸展角度を増加させる．
- 背屈不可能な場合には，短下肢装具を用いる．

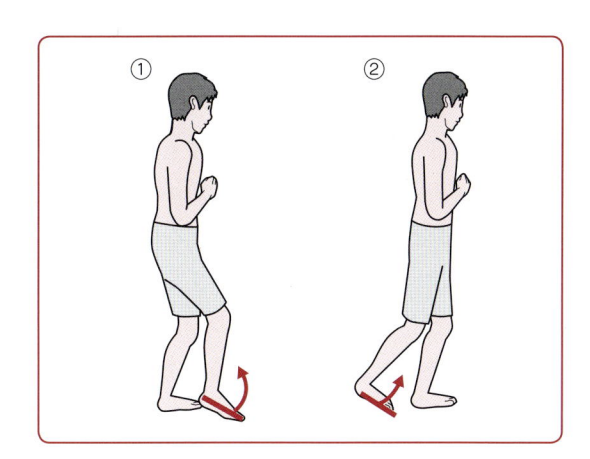

図4　股関節角度を変えての足背屈運動
① 股関節屈曲位，② 股関節伸展位

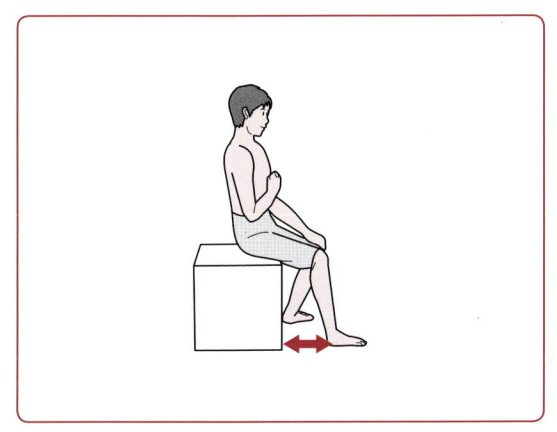

図5　座位での膝関節屈伸運動

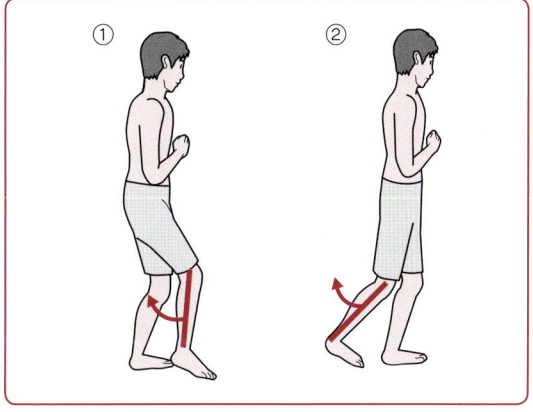

図6　股関節角度を変えての膝屈曲運動
① 股関節屈曲位，② 股関節伸展位

1・片麻痺
非麻痺側での車椅子駆動ができないケース

島 浩人

解説

- 車椅子を片手片足で駆動するには，一側のハンドリムを回転させることと足底で地面を押しつける（前進なら後下方へ旋回なら側方へ）ことが必要である．車椅子で前進する場合，片手でハンドリムを回転させると車椅子が旋回してしまうため，その方向を下肢で修正することで直進性が得られる．
- 非麻痺側での車椅子駆動が困難な場合は，上下肢の協調性が悪く，上肢でハンドリムを回すことに集中してしまい，下肢での駆動が不十分なことが多い．結果的に車椅子が回転し，直進性が得られなくなる．これは，下肢の操作の方が上肢の操作と比べ，車椅子を前進させる働きと方向を修正・転換させる働きの二つの要素があり，むずかしいことが起因していると考えられる．

■ 理学療法のポイント

- 一度に上下肢での操作を指導しても上肢によるハンドリムを駆動することに集中してしまい，下肢での駆動が不十分となる場合が多いので，まず下肢だけでの操作を指導し習得し，直進操作を訓練する．その後，下肢駆動とともにハンドリムを回すために上肢を参加させていく．
- 車椅子シートの傾斜は少なく：下肢駆動の効率を高めるため，シート高は低く，シートの傾斜はフラットから前後差2cm程度が良い．
- 体幹を前傾した駆動：足底に荷重がかかり，駆動時，床を蹴ることによる推進力が高まるようにバックサポートから背中を離し，前傾した座位姿勢（図1a）．バックサポートにもたれての駆動はハムストリングや大殿筋の活動により骨盤が後傾するため，殿部の前方へのズレが起きやすい（図1b）．
- 踵から足尖で駆動：下肢駆動は踵から接地して足尖で後方に蹴る方が足関節背屈による膝屈曲力の増加や，下肢駆動1回のストローク（距離）が大きくなる（図1a）．体幹を前傾させずに足尖のみで駆動すると体幹がバックサポートに押しつけられる傾向は強くなる．その結果，全身の伸展パターンが促通され，骨盤後傾や殿部の前方へのズレが起きやすい（図1b）．

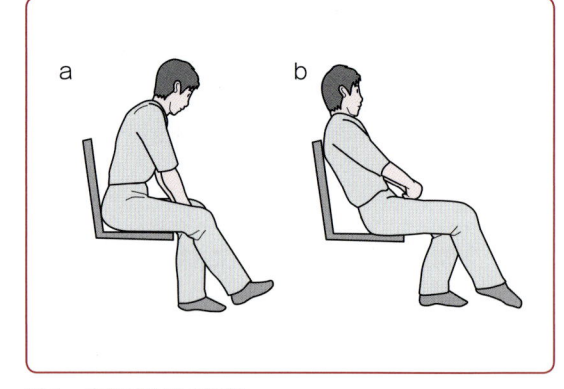

図1　車椅子駆動の姿勢
a　体幹を前傾することで，足底に荷重がかかる．
b　バックサポートにもたれての駆動は骨盤が後傾し，前方へのズレが起きやすい．

■ 理学療法の実際

1) まずは，上肢を使わず，下肢操作のみで駆動方法を指導する（図2）

- 直進：足底で床を前方から後方へ（踵から足尖へ）蹴る．足底が床面で滑ってしまう場合は，本人あるいはセラピストの手で膝の上から下方へ押しつけ，足底を床に着けたまま，膝屈伸動作により少しの距離での前進後進することを経験させる．可能になれば距離を少しずつ伸ばしていく．また，車椅子のブレーキを解除した状態で立ち上がり（体幹前傾から足底に荷重が少しかかる程度まで）を誘導することで車椅子が前方へ移動するため，その動作の誘導により駆動する感覚をつけることも有効である．
- 進路変更と方向転換：進みたい方向に体幹と足尖を向け，その方向の後方に蹴ることで進路が変更しやすい．また，非麻痺側方向へ方向転換したい場合は外側から内側後方へ蹴る．麻痺側の方向転換はこの逆で指導する．

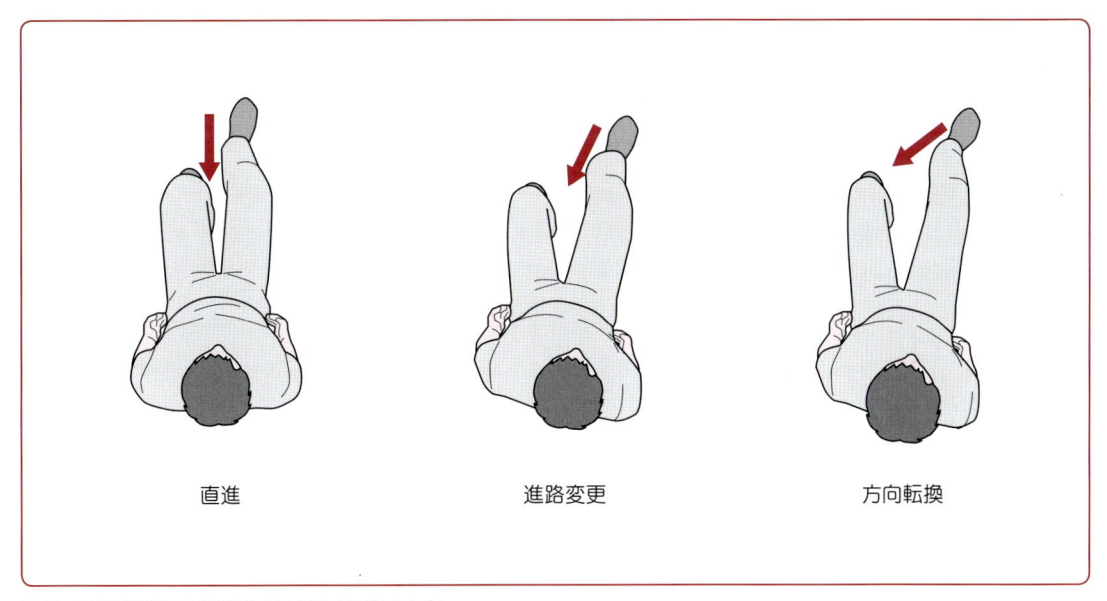

図2　下肢駆動における足底で床面を蹴る方向
直進：足底で床を前方から後方（踵から足尖）へ蹴る．
進路変更：進みたい方向に体幹と足尖を向け，その方向に蹴る．
方向転換：非麻痺側方向へ方向転換したい場合は，外側から内側後方へ蹴る．麻痺側方向へは逆で行う．

2) 下肢だけで直進操作が可能になれば，上肢でハンドリムの操作をつけ加えていく

- 直進：ハンドリムを前方に回すことで，車椅子はハンドリムと逆方向へ旋回してしまうため，下肢での操作は足底で内側後方へ蹴るように指導する．
- 方向転換：非麻痺側方向へ回転したい場合は外側から内側後方へ蹴り，上肢はハンドリムが回転しないように止めるか，後方に回転させる．これも上肢との協調が得られない場合は，下肢だけで操作させる．麻痺側方向への方向転換は内側から外側方向へ蹴り，上肢はハンドリムを前方に回転させるように指導する．

3) 前傾が不十分でバックサポートから体幹が離れない場合

- バックサポートにタオルやクッションを挿入して体幹前傾をさせる工夫もあるが、反対に体幹をバックレストに押しつける傾向を強めてしまう場合も多い．そのため大腿部にクッションを乗せ、そこにもたれるようにするか、またはアームサポート部にテーブルを取りつけ、そこに上肢を置き前傾姿勢を維持させる方が良い．テーブルはできれば、足部が確認できるように透明が良い（図3）．

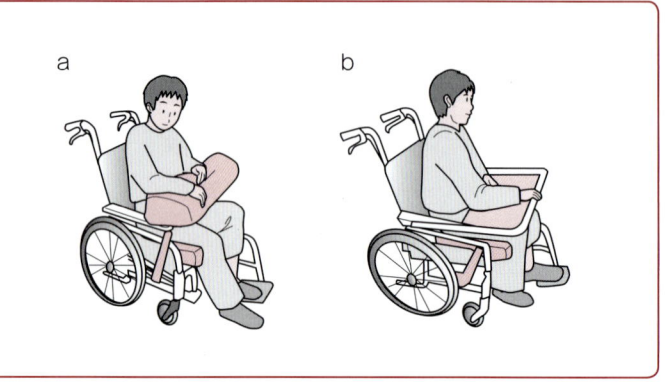

図3 体幹を前傾させる工夫
a 大腿部にクッションを乗せ，もたれるようにする．
b テーブルを取りつけ，上肢で支持させる．

4) 非麻痺側下肢の筋力が弱くて駆動できない場合

- 下肢駆動で最も必要な筋力は足部を床に押しつける役割をする大殿筋と車椅子を前進させ方向転換させる役割をするハムストリングスである．これらの筋力をターゲットとして筋力増強をしていく．例としては，① 座位で足底にクッションなどを置き，それを潰すように押しつけ（大殿筋の筋力増強），② セラバンドを利用した膝屈曲運動（ハムストリングスの筋力増強）をさせる．

Clinical Hint

- 駆動時の床からの摩擦を高める工夫：靴の補高や靴の裏に滑り止めを貼ることや，幅20cm程度の木材とロープで梯子状に作り，その一端を平行棒等にくくりつけ，車椅子のタイヤの間に入れ，足底で木を捉え後方へ蹴らせ，駆動させる．これは摩擦を高めるだけでなく，木を後方に蹴るといったことで比較的目的が捉えやすいため，駆動動作のパターンが入りやすい場合がある（図4）．

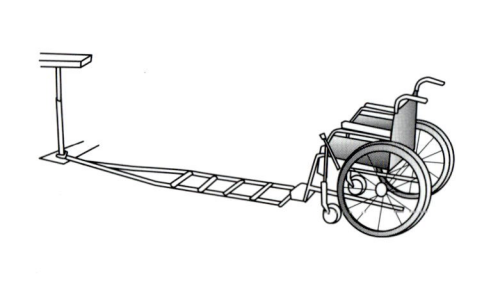

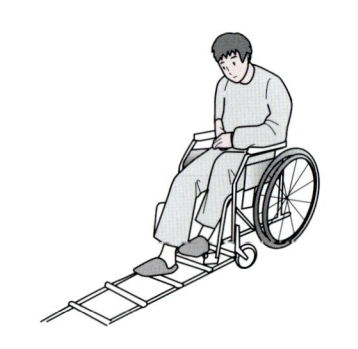

図4 床からの摩擦を高める工夫

第2章　パーキンソン病

2・パーキンソン病

すくみ足があるケース

石井光昭

解説

- すくみ足とは，足底が床面にはりついたようになって歩けなくなる状態と表現されることが多いが，"total akinesia"（完全に動きが停止してしまう状態），"trembling in place"（その場で足踏みをするような状態），"small step and shuffling"（小刻みで，すり足になる状態）の三つのサブタイプに分類される．
- 罹病期間やL-DOPAの使用期間との関連が深い．
- すくみ足の出現は，状況依存性である．
- 歩行開始時（start hesitation），方向転換時（turn hesitation），狭所の通過（tight quarters hesitation），目標物の手前（destination hesitation）などで出現しやすい．
- 二重課題（dual task）や，精神的緊張・不安・ストレス・抑うつ状態などの精神的な要因によってもすくみ足は助長される．
- エレベーターの出入りや横断歩道を渡るときなど，時間的な制約がある状況や，対向者が来たときに，すくみ足が出現することがある．

■理学療法のポイント

- すくみ足は，状況依存性であり，診察室や理学療法室内での動作観察だけではわからないことが多い．
- 訪問による確認や，問診によって，一日の生活のなかで，どの時間帯（onとoff）に，どのような状況で，どのように動作が困難になるのかを把握することが重要である．
- 在宅での指導が困難な場合，歩行開始時，方向転換時，狭所の通過，目標物の手前などの要素を含んだ，家庭環境と類似した模擬環境を設定して指導する．

■理学療法の実際

1）歩行開始時のすくみ足に対する指導

- 外的手がかりを利用する．例えば，視覚刺激として床上に描いた線やL字型の杖の先端，杖の先端から点灯された光をまたぐ（図1, 2），聴覚刺激として号令などを利用する．視覚的手がかりの方が，聴覚的手がかりよりも効果的な場合がある．
- 動作前に，歩行開始動作のイメージトレーニングを行う．
- 一側下肢を後方に引いてから振り出すように指導する．
- 重心をいったん，踵に（後方に）移動させてから振り出す．
- 介助者が手を軽く前方から引くようにして，歩き始めを誘導する．

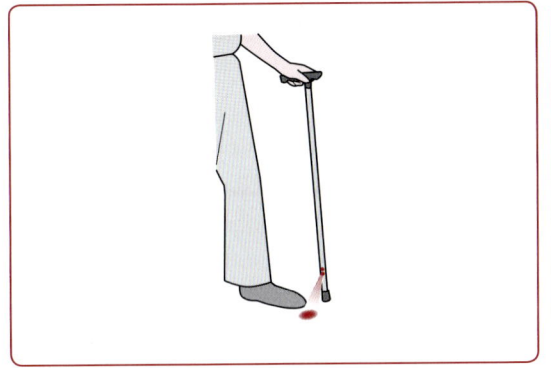

図1 歩行開始困難に対する視覚的手がかりの利用(1)
杖の先端から点灯された光を外的手がかりとして歩行開始困難に対処する．

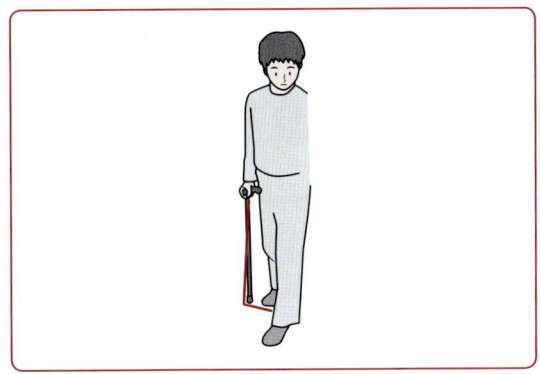

図2 歩行開始困難に対する視覚的手がかりの利用(2)
L字型杖の先端をまたぐ．

2) 目標物の手前でのすくみ足に対する指導

- 円弧を描くように目標物に向かう（図3）．
- 目標物より遠方に視線を移し，行き過ぎるようなつもりで接近する．

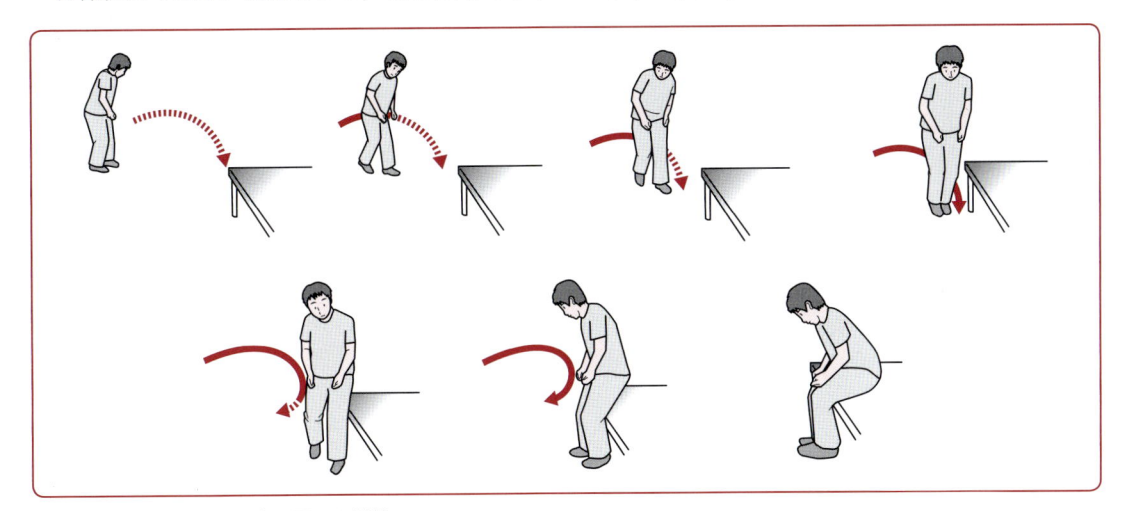

図3 目標物手前でのすくみ足への対策
直線的に目標物に近づくとすくみ足が出現する場合には，円弧を描くように接近するように指導する．

3) 狭所の通過でのすくみ足に対する指導

- 居室からトイレまでの動線を広くする（動線を狭くするような家具や物を置かない，動線にあるふすまは広く開けておく）．
- 狭い通路には，色テープの横ラインなどの視覚的手がかりを加えるか，横歩きで通過させる．

4) その他の指導

- 対向者が来たときにすくみ足が出現する場合は，いったん，立ち止まるか，視線を対向者からそらす．
- 来客や電話のために移動する場合にも，焦ったり急いだりせずに，自己のペースで歩くように指導する．

2・パーキンソン病

突進現象があるケース

石井光昭

> **解 説**
> - 突進現象は，前方，後方，側方でみられ，それぞれpropulsion, retropulsion, lateropulsionと呼ばれる．
> - 加速歩行festinationは，前方突進の一側面として捉えることができる．
> - 加速歩行は，前方に偏位した重心を捉えるために，歩行しているうちに次第に歩行速度が増加し，容易に立ち止まれなくなってしまう現象をいう．
> - 加速歩行の病態生理は明らかではない．姿勢反射障害と寡動の両者が関連していると考えられている．
> - 病期が進行するにつれて，姿勢制御の三つの戦略である足関節戦略，股関節戦略，ステッピング戦略が欠落または動きの大きさが低下してくる．

■ 理学療法のポイント

- 実際の生活環境のなかで，加速歩行を助長しやすい坂道や，長い直線通路があるかどうか，平地歩行では，どの程度の距離を歩行すれば，歩幅の減少，歩行速度の増加がみられるかを確認する．
- 開き戸，高所へのリーチ動作などの後方への不安定感を助長しやすい生活環境や生活様式に対する指導を行う．

■ 理学療法の実際

1) 前方突進 (加速歩行) に対する指導

- 歩幅が小さくなりかけた時点でいったん立ち止まる．
- 坂道の下りでは直進せず斜め方向に下る (図1)．
- 号令などで歩行速度を一定に保つ．
- 加速歩行を生じやすい長い直線の通路には手すりを設置する．
- 坂道の下りでは歩行車のブレーキをかけながら前方への突進を回避する．

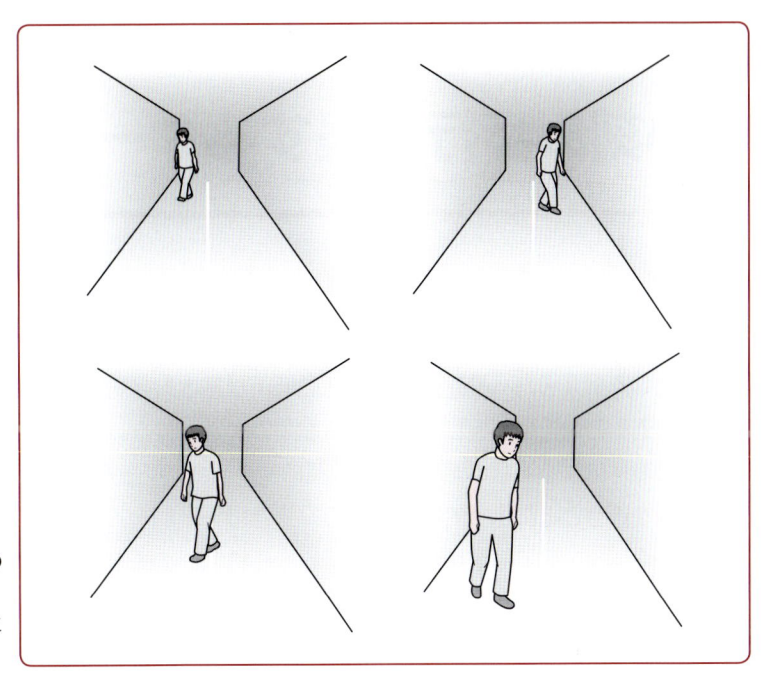

図1　前方突進現象を回避するための坂道の下り方
斜め方向にスラロームを描くように下る.

2) 後方突進現象に対する指導

- 肩の高さより上の物を取ろうとすると後ろへ転倒しそうになるので，普段よく使うものは肩より下に置いておく.
- 開き戸を開けるときには，一側下肢を後方に引いておく (図2).
- 代償的ステップ練習：足関節制御，股関節制御が困難なケースには，後方への外力を加えて，一側下肢を後方へ踏み出す練習を反復させる (図3).
- 踵部補高によって後方への不安定性を代償する.
- 方向転換，開き戸，高所へのリーチ動作では，介助者はあらかじめ患者の後方に位置して転倒を防ぐ.

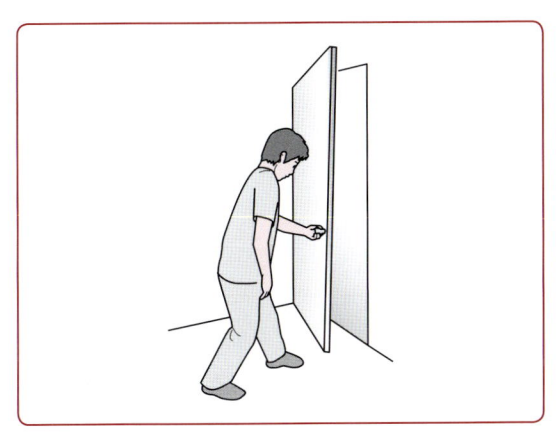

図2　開き戸の開け方
後方突進現象を回避するために，一側下肢を後方へ引いておく.

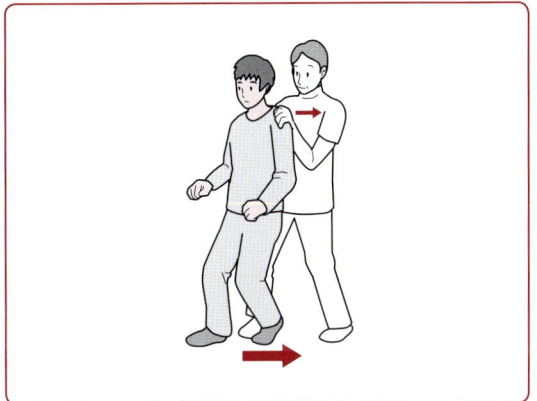

図3　代償的ステップ練習
後方からの外力に対して，意識的に一側下肢を後方へ踏み出す練習を反復させる.

2・パーキンソン病

小刻み歩行を呈するケース

石井光昭

解説

- 歩幅は基底核から補足運動野への投射によって調節されており，小刻み歩行は，寡動の一側面として捉えられ，補足運動野の活動低下が基本的な病態と考えられている．
- 補足運動野は，内部トリガーによる運動の準備，あるいは運動のプログラムに関与しており，その障害による歩幅の減少（運動範囲の減少）は，反復運動（歩行距離の延長），同時に二つの運動を行うことによって顕著になる．
- パーキンソン病では高い歩行率を示し，これは，歩幅の減少の代償と考えられている．
- 内発性随意運動（外界の手がかりに依存しない自発的運動）には，基底核-補足運動野系が関与し，外発性随意運動（外界の手がかり情報を使っての運動）には，小脳-運動前野系が関与している．
- パーキンソン病では，歩行の自動性が低下しており，注意機能に大きく依存している．注意が他の課題にいくと，歩行への注意が低下し歩幅を維持できない．

■ 理学療法のポイント

- 障害された基底核-補足運動野系ではなく，残存する小脳-運動前野系が活性化するために，外的な手がかりの利用による代償的な運動方法を指導する．
- 注意の配分などの注意機能を考慮した指導を行う（歩行への意識の集中，dual taskの回避など）．

■ 理学療法の実際

1) 外的手がかりの利用

- 等間隔に白線を引いた床面や，色調を交互に変えた床面を視覚的手がかりとして，これを跨ぐようにして，歩幅の増加を図る（図1, 2）．
- メトロノームなどの一定のリズム音や号令を聴覚的手がかりとして，1ストライドの持続時間の延長，歩幅の増加を図る．
- 前方を歩く他者を模倣する．

2) dual taskの回避

- dual task（例えば，トレイにのせたグラスを運ぶ，会話・考え事・手作業をしながら歩く，など）では，歩行速度と歩幅の低下がみられる．dual taskを回避することは，小刻み歩行に対する戦略の一つである．

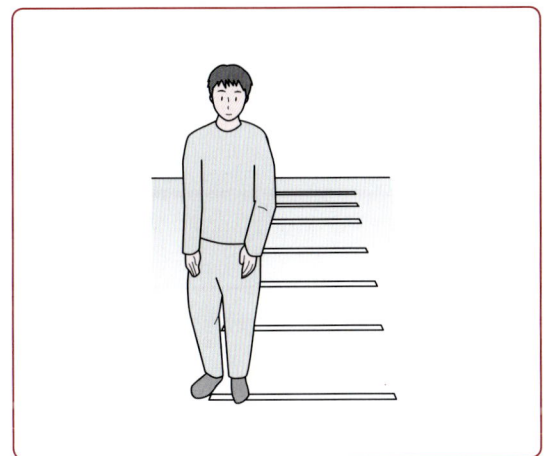

図1 視覚的手がかりの利用
床面に等間隔の白線を引く．

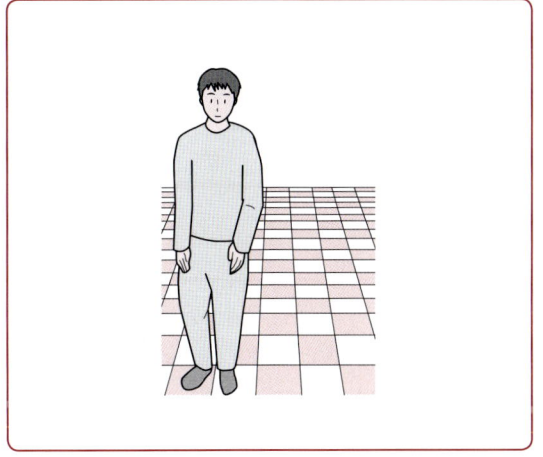

図2 動線上の視覚的手がかりの工夫
屋内の動線を色調を交互に変えた床面とし，歩幅の増加を図る．

3）一つの動きに注意を集中させる

- パーキンソン病では，小刻み歩行のほか，前屈姿勢，すり足歩行，上肢の腕振りの減少などの特徴的な症候を呈するが，それらすべてを是正して歩行するように指示すると逆効果のことがあり，歩幅のみを強調するなど一つのことだけに集中するように指示することが重要である．
- 口頭指示は，「大きく」，「大股で」など，一つの動きに集中させるように行う．

4）歩幅が減少し始めた時点でのいったん停止，休息後の再開

- 歩行距離が延びるにつれて，徐々に歩幅が減少していく傾向があり，これは寡動の特徴である反復運動による運動範囲の減少と考えられる．
- この場合，歩幅が減少し始めたら，いったん停止して休息後に再び歩行を開始するように指示する．

5）踵部補高

- 後方への不安定性が顕著な場合，踵部補高によって足圧中心を前方に変位させ足関節底屈モーメントを増加させて歩幅の改善を図る（図3）．
- 加速歩行が顕著な場合には補高は用いない．

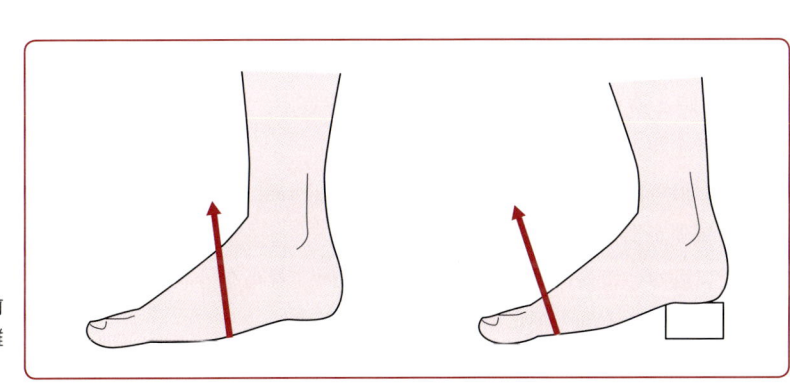

図3 踵部補高
床反力作用点が補高によって前方に移動し，足関節からの距離が増加する．

2・パーキンソン病

方向転換ができないケース

石井光昭

解説

- パーキンソン病患者では，方向転換はすくみ足や不安定感を経験する最も困難な動作であり，つまずきや転倒と関連している．
- 急速に方向転換すると転倒しやすい．
- 通常，高齢者は360°の方向転換において，6ステップ以下でこれを実行するが，パーキンソン病患者では，20ステップ以上を要する場合もあり，ステップの幅は徐々に減少していく．加えて，方向転換時の体幹の軸回旋は減少している．
- 居室から廊下に出て急に方向を変えて歩き出す際に転倒しているケースや，狭い場所での方向転換を余儀なくされるトイレ内や脱衣場，あるいは椅子に近づいた後に座るために方向を変える際などで困難を感じているケースが多い．

■ 理学療法のポイント

- 方向転換時の異常（すり足，歩数の増加，すくみ足，バランス低下）は，理学療法室内での評価よりも自宅の日常的な動作において検出されやすく，患者が最も困難を感じている環境で評価が行われることが重要である．
- 現場で評価が実施できない場合には，類似した模擬環境を設定して評価指導する必要がある．
- 方向転換中の動作パターンやバランスの崩れを評価する．

■ 理学療法の実際

1) 動作方法の指導

- 屋外や公共施設などでは，空間にゆとりがあれば，その場で急速に回旋するのではなく，計画的に大きな円弧を描くように足を交差させず方向転換することを指導する．
- 部屋間や部屋-廊下間の移動時にも，急に方向転換せず大回りするように指導する．
- 狭所では大きな円弧を描くように方向転換することはできないため，時計の針が12時から3時，6時，9時と動くように意識して左右の足を運ぶ．回旋することよりも慎重に足部を持ち上げることに注意を向けさせる．
- 方向転換時に，物を運ぶ，会話などのdual taskが加われば，運動開始困難あるいは運動速度・範囲の減少が生じるため，これを回避する．
- 椅子に近づいた後に座る場合は，方向転換，着座を分割した動作として行う．または，側方から椅子に近づき，方向転換に要する角度を減らす．

2) 環境調整

- 曲がり角などの方向転換を要する空間には、家具などを設置せず動線を広くする.
- 急な曲がり角では、床上の色テープなど、方向を変えることを助ける外的手がかりを利用するか手すりを設置する(図1, 2).
- 狭い場所での方向転換を要するトイレ内では、床面の模様などの視覚的手がかりを利用する(図3).
- トイレの手すりは、通常、前面、側面に取り付けられることが多いが、パーキンソン病患者では、手すりに手が届かず方向転換の困難さを解消することにつながらないことがある. 方向転換に際して、どの角度でも手すりに手が届くように設定することが必要である(図4).

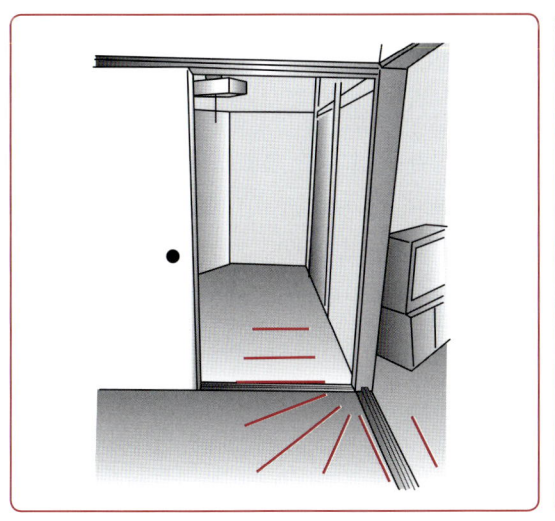

図1 方向転換でのすくみ足に対する環境調整(1)
急な曲がり角では、床面に色テープを貼り、すくみ足を防ぐ.

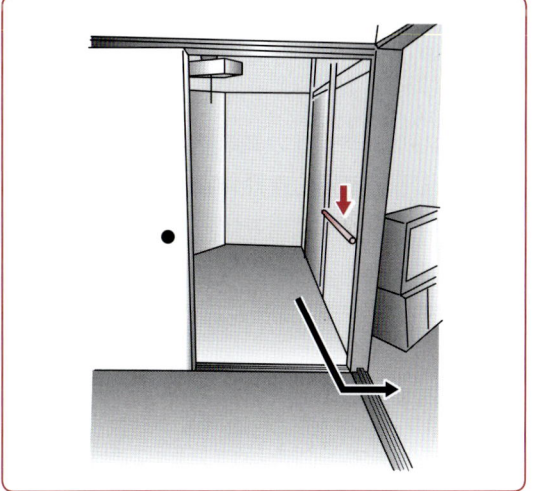

図2 方向転換でのすくみ足に対する環境調整(2)
急な方向転換を要する箇所への手すりの設置.

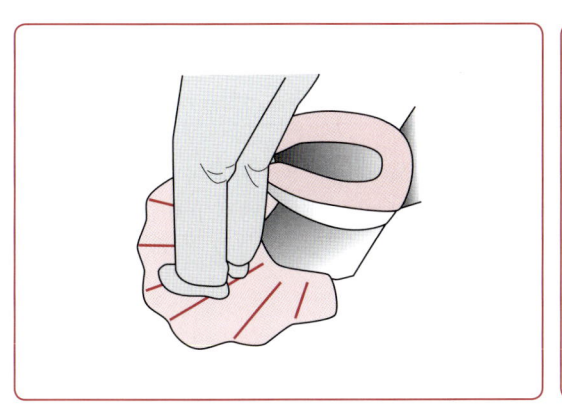

図3 トイレ内での方向転換時のすくみ足への対策(1)
マットの放射状の模様を視覚刺激として利用.

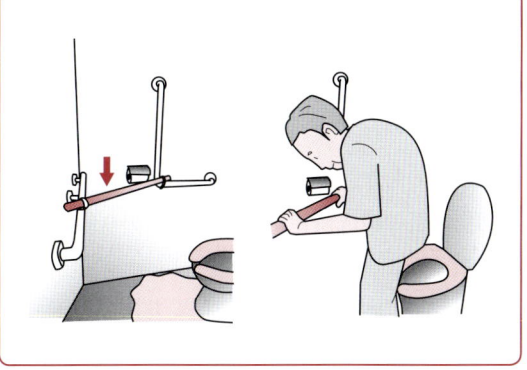

図4 トイレ内での方向転換時のすくみ足への対策(2) 手すりの位置
通常の手すりでは、方向転換に際して、手すりが届かない角度があるため、棒を追加してトイレ内での方向転換が容易になるようにする.

2・パーキンソン病

寝返りや起き上がりができないケース

石井光昭

解説

- 病期の進行につれて，寝返り・起き上がり動作の開始の遅れあるいは動作が緩慢になる．これは，寡動，無動の徴候として理解される．たとえ歩行が可能であっても，これらの動作に問題がみられることも多い．
- 動作時の体軸回旋は減少している．
- 寝返り・起き上がり動作は，複数の構成要素を持つ複合した連続動作である．
- 複合した連続動作の調節には基底核と前頭葉の連結が関与しているために，寝返り・起き上がり動作の開始の遅れや動作速度の低下が生じると考えられている．
- パーキンソン病患者では，自律神経障害によって頻尿であることも多く，夜間に頻回にトイレまで移動するために，寝返り・起き上がり動作を必要としている．

■ 理学療法のポイント

- 連続した動作を開始する前に，その動作のイメージトレーニングを行う．
- 動作の構成要素を分割して，ひとつひとつの動作に集中する．
- 動作の開始や運動方向の誘導に外的手掛かりを利用する．
- ドーパミンレベルが低く無動，寡動が生じやすい夜間の時間帯での活動を考慮した指導を行う．

■ 理学療法の実際

1) 動作の分割

- 頸部回旋動作，寝返る方向に体幹を越えて上肢を運ぶ動作，ベッド端から下肢を下ろす動作，片肘位までの動作，片肘位からプッシュアップして肘を伸展させる動作，座位姿勢を正中位までにする動作などの構成要素がある起き上がり動作のうち，一時期に一つだけを実行することに意識を集中させる．
- 構成要素ごとに動作を分割して実行する．

2) 外的手がかりの利用

- 視覚的手がかりの追跡による動作方向（例えば，頸部屈曲と肩甲帯のプロトラクション）の誘導や各動作のトリガーに視覚・聴覚刺激を加える（図1）．

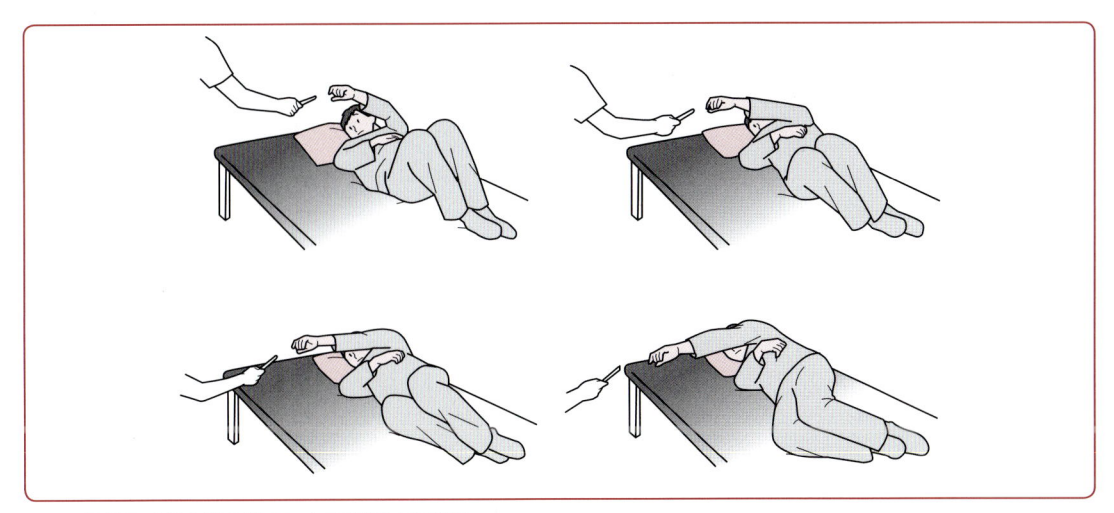

図1 視覚的手がかりの追跡による寝返りの誘導
セラピストの提示する目標物を追跡させて肩甲帯のプロトラクションを導く．

3) 外的手がかり以外の方法

- 立て膝位から下肢を側方に倒して回転モーメントを利用する．あるいは，寝返り側と反対の足底で床を蹴って運動を開始する（図2）．これによって，運動開始困難や体幹の可動域制限を代償する．

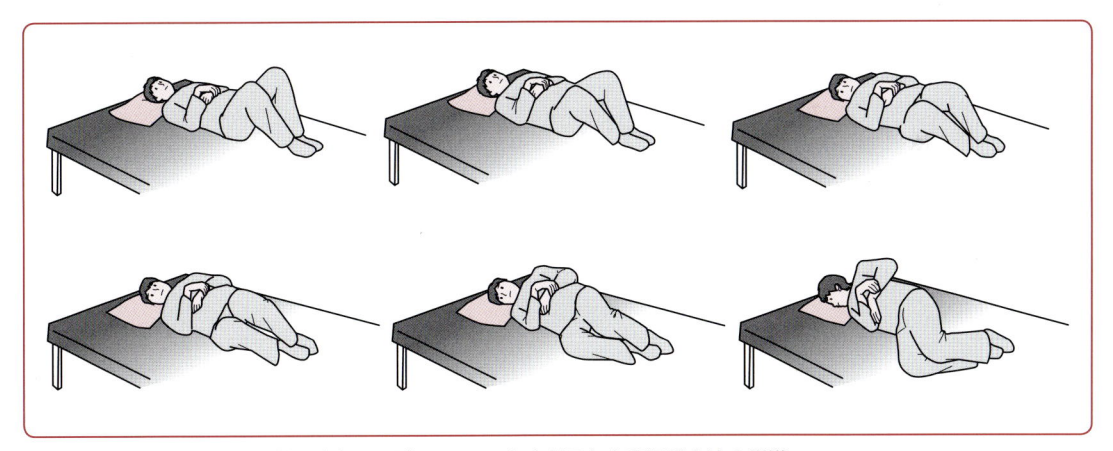

図2 立て膝位から下肢を側方に倒して回転モーメントを利用した寝返り方法の指導

4) 体幹の可動域運動

- 体幹回旋の可動域運動は，他動，自動の両方で行う．自動運動で行う場合には，視覚的手がかりを追従させることで，運動範囲の増加を図る．

5) 生活上の指導

- 夜間に動作を行うことを考慮して，抗パーキンソン病薬の調整，運動のガイドとなる視覚刺激が有効に働くように部屋の照度を維持しておくこと，軽量な寝具（掛け布団）とすることも推奨される．

第3章　体　幹

3・体幹

体幹屈曲時に腰痛が増強するケース

池添冬芽

解　説

- 椎骨に直接付着する，あるいは筋膜を介して椎骨に付着する体幹深部のローカルマッスル（腹横筋，多裂筋など）は脊椎の安定性に重要である．一方，体幹の表層に位置する腹直筋や脊柱起立筋などのグローバルマッスルは脊椎の関節運動に重要である．
- ローカルマッスルの機能が低下すると，腰部・骨盤の不安定性が生じて脊椎周辺の関節包や靱帯などの線維性結合組織が傷害を受けたり，椎間関節や仙腸関節などの関節運動障害を招き，腰痛を引き起こす可能性がある．
- 体幹屈曲時に腰痛が増強する場合には，背筋群や股関節伸展筋群，特にハムストリングスの伸張性低下や筋スパズムがみられる症例が多い．ハムストリングスの伸張性低下や短縮があると，体幹前屈時に骨盤の前傾がスムーズに行えず，背筋群や椎間関節包の伸張痛が出現することがある．

■ 理学療法のポイント

- 腹横筋，多裂筋など体幹深部のローカルマッスルの機能低下により，腰部・骨盤の不安定性がみられる場合は，ローカルマッスルのトレーニングにより，腰部・骨盤の安定化を図ることが重要である．
- 体幹屈曲時に腰椎屈曲や骨盤前傾がうまく行えないと，他の部位（胸椎や股関節）での代償運動が起こり，過剰な負荷がかかってしまう．屈筋群と伸筋群を協調して働かせて，腰椎と骨盤の運動を適正化することが大切である．
- ハムストリングスのストレッチや背筋群のリラクゼーションも重要である．

■ 理学療法の実際

1）腰部・骨盤の安定化のためのトレーニング

- 腰部・骨盤の安定化を図るために，図1のような多裂筋や腹横筋などの深層筋のトレーニングを行う．

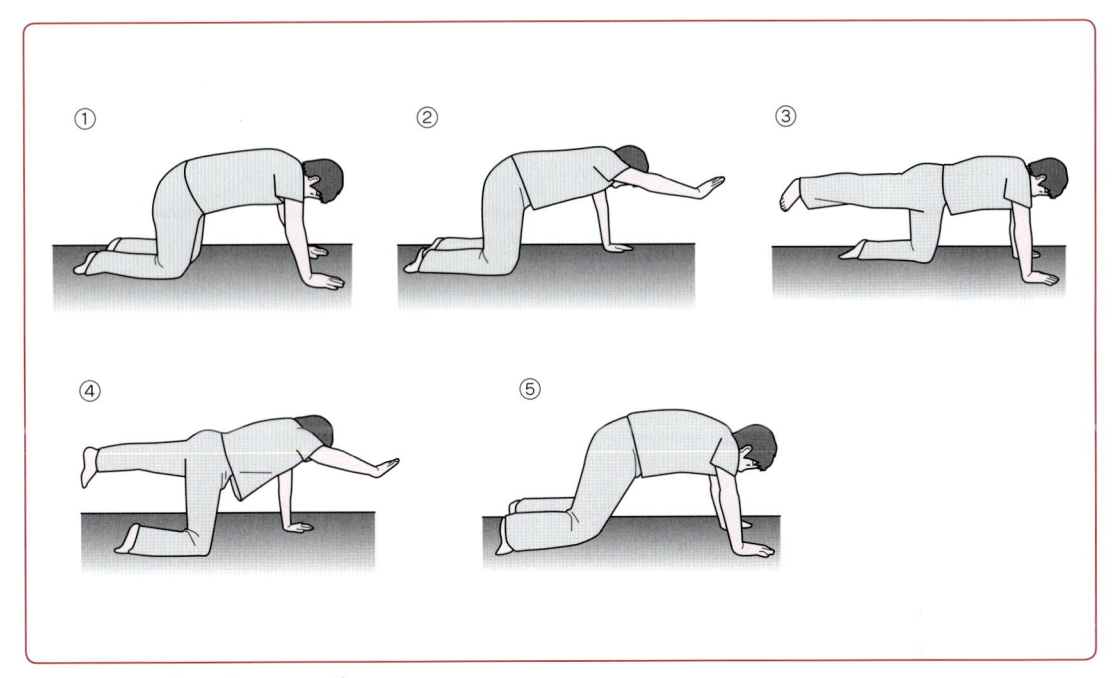

図1　四つ這い位でのトレーニング
① 四つ這い位になり，骨盤を中間位で保持する．
② ①が可能であれば，片手を挙上して保持する．このとき，上肢を挙上した側と反対側の多裂筋がよく働く．
③ ②が可能であれば，片足を挙上して保持する．このとき，下肢を挙上した側と同側の多裂筋や反対側の内腹斜筋・腹横筋がよく働く．
④ ③が可能であれば，片手および反対側の片足を挙上して保持する．
⑤ 四つ這い位から両膝をベッドから少し浮かして保持する．

2) 腰椎と骨盤の協調運動（図2）

- 屈筋群と伸筋群を協調して働かせて，腰椎と骨盤の運動を適正化する．

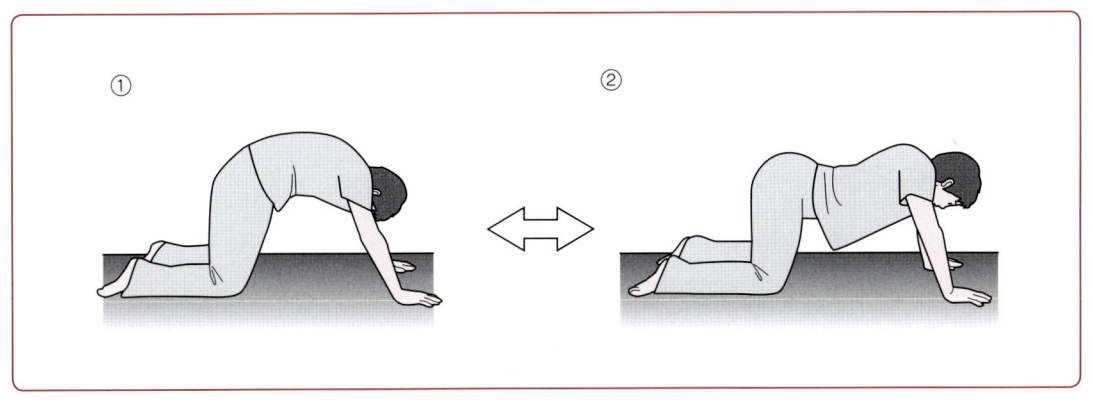

図2　腰椎と骨盤の協調運動
① 四つ這い位で，「お腹を引き上げるように力を入れて」腰椎を屈曲・骨盤後傾させて保持する．
② 次に力を抜いて，腰椎を伸展・骨盤前傾させる．

3・体幹

体幹伸展時に腰痛が増強するケース

池添冬芽

解説

- 腹横筋，多裂筋など体幹の深部に位置する筋による腰部・骨盤安定性が確保されて初めて，表在の筋（脊柱起立筋，腹直筋など）による動的な体幹の運動が可能となる．
- 腸腰筋・大腿直筋・大腿筋膜張筋など股関節屈筋群の伸張性低下や筋スパズムがみられる場合が多い．
- 股関節屈筋群の伸張性低下により骨盤が前傾すると，体幹伸展時に骨盤後傾および股関節伸展が制限され，椎間関節や仙腸関節へのストレスが強まり，腰痛を引き起こす．
- 骨盤後傾運動を学習させて腰椎骨盤リズムの向上を図ることが大切である．

■ 理学療法のポイント

- 体幹伸展時に腹横筋や多裂筋などの体幹深部筋がうまく働かず，腰部・骨盤の不安定性がみられる場合は，まず骨盤と腰椎を中間位に保つスタビライゼーションエクササイズが重要である．セラピストが徒手的に腰部・骨盤帯を支持して，安定化を促しながら行うとよい．
- 腰部・骨盤安定化が静的姿勢にて獲得されたら，続いて体幹の動的な運動や四肢の運動を加えた運動，さらにボールなどを用いた不安定な状況下での運動へと進め，腰部・骨盤の協調した動きを促す．
- 腹筋群や殿筋の筋力は強くても，動作の中で活かされていない場合が多い．そのような症例で立位での体幹伸展動作時に股関節伸展・骨盤後傾がスムーズに行えずに腰椎の前彎が増強する場合は，立位での股関節の使い方を学習させる．
- 腸腰筋・大腿直筋・大腿筋膜張筋などの股関節屈筋群の伸張性に問題のある症例ではストレッチングやリラクゼーションも並行して行う．

■ 理学療法の実際

1) 背臥位での骨盤後傾運動（図1）

- 体幹の深部筋を働かせて骨盤後傾運動を学習する．
- 腹横筋の筋収縮を上前腸骨棘内側で確認しながら，下腹部をへこませるようにして骨盤後傾運動を行う．
- セラピストあるいは患者自身の手を骨盤の下（上後腸骨棘付近）に置き，その手に押しつけるように骨盤後傾運動を行わせると学習しやすい．

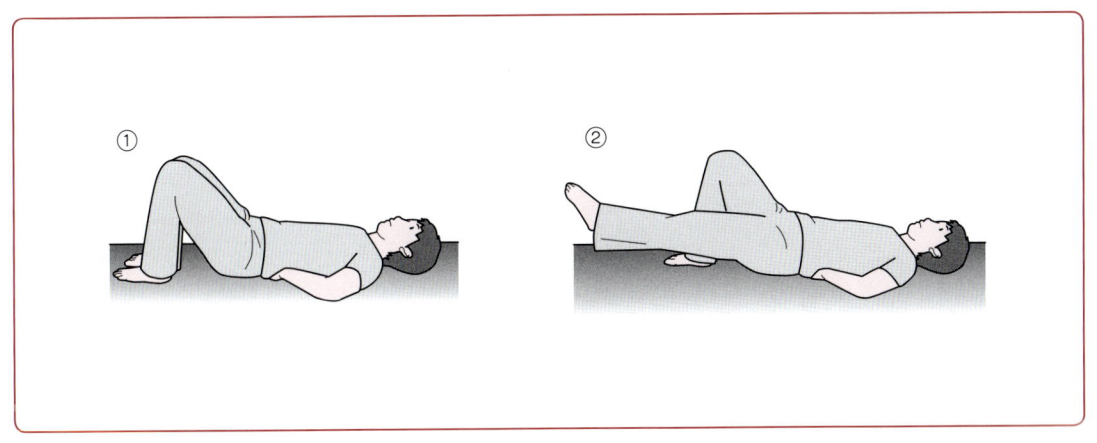

図1 骨盤後傾運動
① 背臥位で両膝を立て，骨盤後傾運動を行う．「下腹部のコルセットを締めるような感じでお腹に力を入れるように」指示すると，腹横筋の収縮が得られやすい．
② 骨盤後傾を意識させながら，一側の下肢を挙上保持する．

2) 腰部・骨盤のスタビライゼーションエクササイズ

- 図2に示すようなボール上座位でのトレーニングを行う．
- 不安定なボール上で腰部・骨盤を中間位に保持する．
- 中間位での静止保持が可能となれば，骨盤前後傾の動的な運動を行わせたり，四肢の運動を加えた運動へと進める．

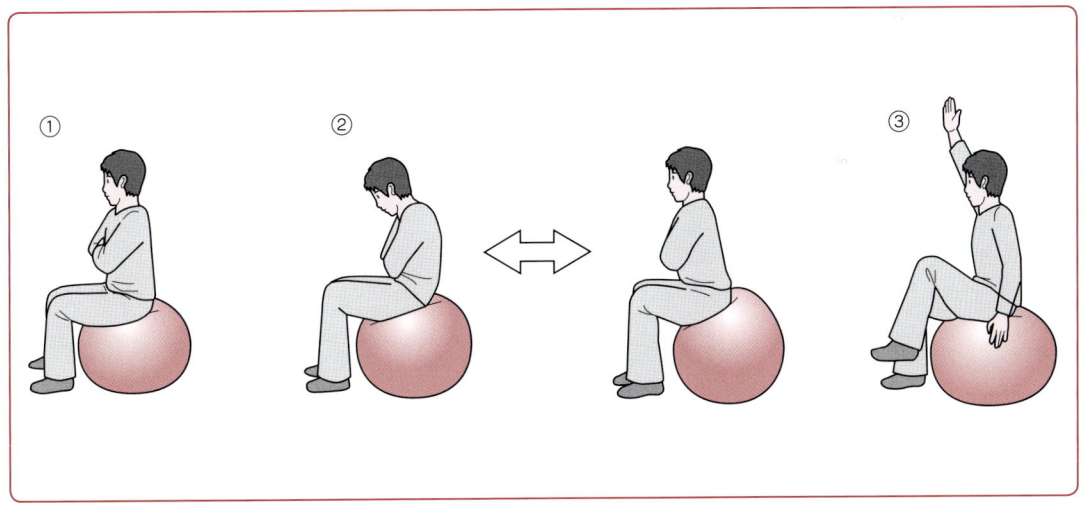

図2 ボール上座位でのトレーニング
① 骨盤を中間位で保持する．
② ①が可能であれば，骨盤後傾や前傾を繰り返す．
③ 骨盤を中間位のまま，股関節屈曲して保持する．

3) 立位でのトレーニング（図3）

- 立位で腰部骨盤帯の安定化トレーニングを行う．
- 最初はセラピストが徒手的に腰部・骨盤帯を支持して安定性を保証しながら行うとよい．

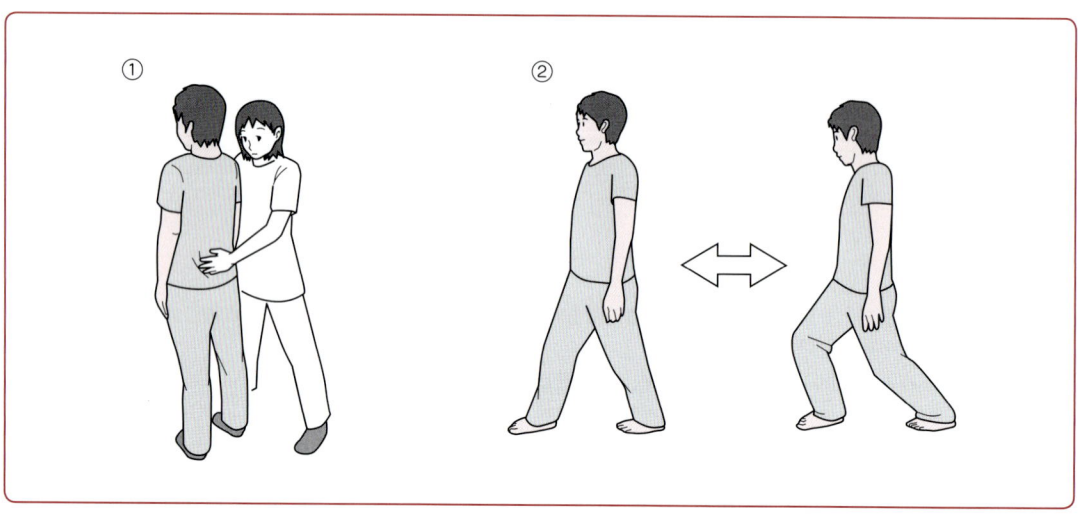

図3　立位でのトレーニング
① 立位で大殿筋や腹筋群を収縮させ，腰椎の前彎を増強させないようにして骨盤を中間位に保持する．特に「お尻をすぼめるように」指示して，殿筋や腹横筋の収縮を意識させる．
② ステップ肢位で後方下肢側の殿筋に力を入れて骨盤を前傾させずに前に押し出すよう意識させながら，重心を前方へ動かす．

MEMO

3・体幹
体幹屈曲，伸展時ともに腰痛が増強するケース

羽﨑 完

解 説
- 腰椎の不安定性によることが多い．
- 痛みは腰部に限局しているが，まれに一側または両側の下肢近位部に放散することもある．
- 痛みは肢位変化時に起こるが，長時間同じ肢位を保つことが困難な場合も多い．
- 20歳代ないし30歳代の比較的若年層に多く，女性に多くみられる．
- 腰椎や骨盤周囲の筋のアンバランスがみられる．

■ 理学療法のポイント

- 股関節屈曲筋群（腸腰筋）や股関節外転筋群（大腿筋膜張筋），背筋群（広背筋を含む）の緊張が高く，短縮していることが多い．
- 側腹筋群を含む腹筋群は緊張が低いことが多い．
- 体幹の固定筋を賦活し，脊椎の安定を図ることが重要となる．

■ 理学療法の実際

1）筋のストレッチ
①腸腰筋（202頁参照）

②大腿筋膜張筋
- 非短縮側股関節膝関節を屈曲した背臥位になり，短縮側股関節を強く内転させる（図1）．
- 骨盤が傾かないようにセラピストは立てた膝に寄りかかることによって，骨盤を固定する．

③背筋群
- 背臥位で，両膝関節を両上肢で抱えるようにして，可能な限り体幹を丸めさせる．
- 同時に頭部と骨盤を床から離すように腹筋を強く収縮させる（図2）．

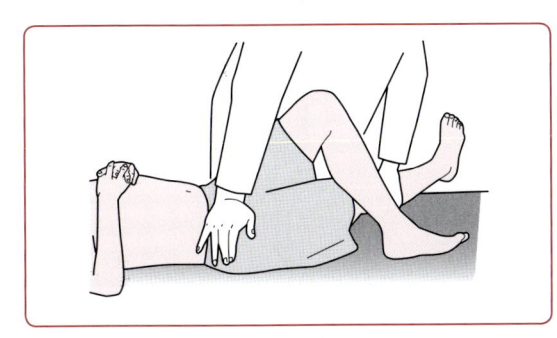

図1 大腿筋膜張筋のストレッチ
骨盤は絶対に傾けさせてはならない．腰痛が強まるようであれば，すぐに止める．

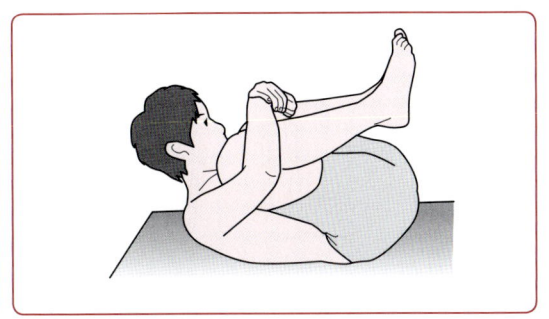

図2 背筋群のストレッチ
できるだけ骨盤を後傾させる．腰痛が強まるようであれば，すぐに止める．

- この状態を数回繰り返す.
- 硬い床で行うと背中が痛くなるのでリラックスできない.
- 勢いよく行うと腰痛を増強させることがあるので,ゆっくりと行わせる.

2) 腹筋群の緊張を高める運動

- 両手,両膝を肩幅程度に開いた四つ這い位をとる.
- 頸椎,胸椎,腰椎を可能な限り水平に近づけた肢位に保持し,対角線上の手と膝(例えば左手と右膝)を,それぞれ2〜5mmずつ真っ直ぐに床から浮かせる(図3).
- 脊椎を水平に近づけるため,顎を十分に引かせ,腹筋を収縮させ頸椎と腰椎の前彎を減少させる.
- この状態でバランスをとらせながら保持させることを数回繰り返す.

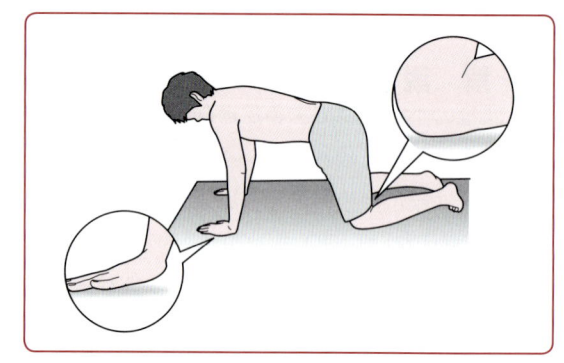

図3 腹筋群の促通
臍を引っ込めるように腹筋群を収縮させながら行う.顎を十分に引かせ,頸椎の前彎を減少させるとともに腹筋を強く収縮させ,腰椎の前彎を減少させる.

3) 座位,立位での重心位置の再学習

- 可能な限り理想的な座位姿勢(図4)をとらせ,殿部の前方にある重心を後方に誘導し,腹筋群の収縮が入ることを確認する.
- 患者にそのときの重心位置を意識させ,普段から重心を後方にするよう指導する.
- 可能な限り理想的な立位姿勢をとらせ,前足部にある重心を踵部に落とすように誘導し,腹筋群が収縮してくることを確認する(図5).
- 患者にそのときの重心位置を意識させ,普段から重心を後方にするよう指導する.

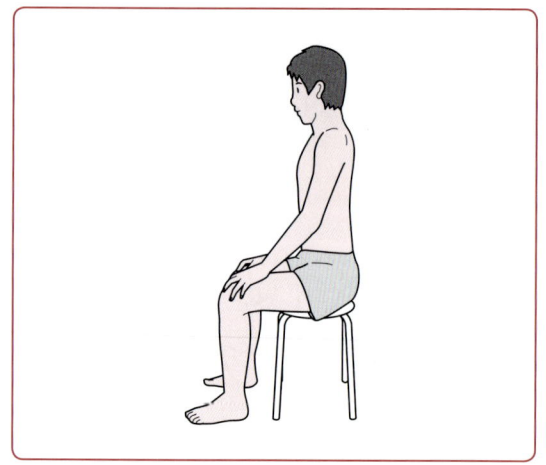

図4 理想的な座位姿勢
骨盤は前後傾中間位で,左右の坐骨結節に均等に体重がかかっている状態.膝関節はおおよそ90°屈曲位で肩の上方に頭部が位置している.

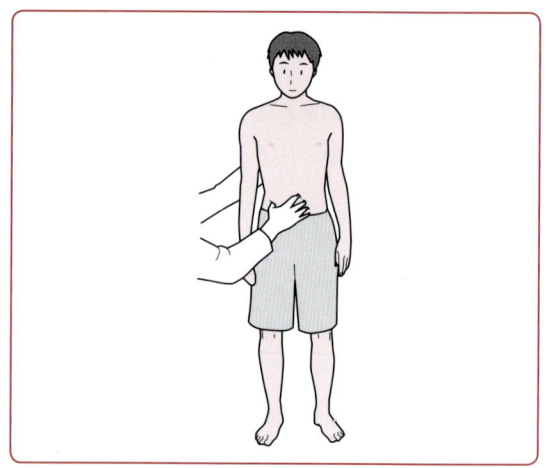

図5 立位での重心位置再学習
腰椎の前彎を強めないよう注意する.腹筋群を把持し,収縮を促してもよい.

3・体幹

体幹回旋時に腰痛が出現するケース

建内宏重

> **解 説**
> - 運動に伴う腰痛の出現は，習慣的な姿勢や特定の運動の繰り返しが関節あるいは関節周囲組織に異常なストレスを与えている場合が多い．
> - 回旋可動性は頸椎，胸椎および股関節が大きいため，それらの関節の回旋可動性および回旋筋の機能の評価・治療が重要である．
> - 頸椎・胸椎・股関節の可動域や筋力があっても運動に参加していない場合もあるため，個別の可動域や筋力の評価のみならず，動作中の可動性を評価することが重要である．

■ 理学療法のポイント

- 回旋がどの部位で生じているか，痛みを訴えている部位に過剰な運動が生じていないかを確認する（図1）．
- 運動分析は特に痛みが生じる動作を中心に観察する．
- 上肢や下肢の動きに伴って，腰椎に過剰な回旋ストレスが生じていないか観察する（図2）．
- 過剰な運動が確認されれば，動きを修正して痛みが変化するか否かを確認する．
- 股関節での回旋と体幹の安定性を獲得することが重要である．

図1 身体回旋運動の観察
① 座位での回旋運動，② 立位での回旋運動
座位（①）では，各脊椎レベルでの相対的な回旋可動性を，立位（②）では，股・膝・足関節・足部での動きと脊柱での動きを評価する．
頸椎・胸椎・股関節で回旋運動が生じていることを確認する．
回旋運動に過剰な伸展や屈曲が付随することにより痛みを生じていることもあるため注意する．

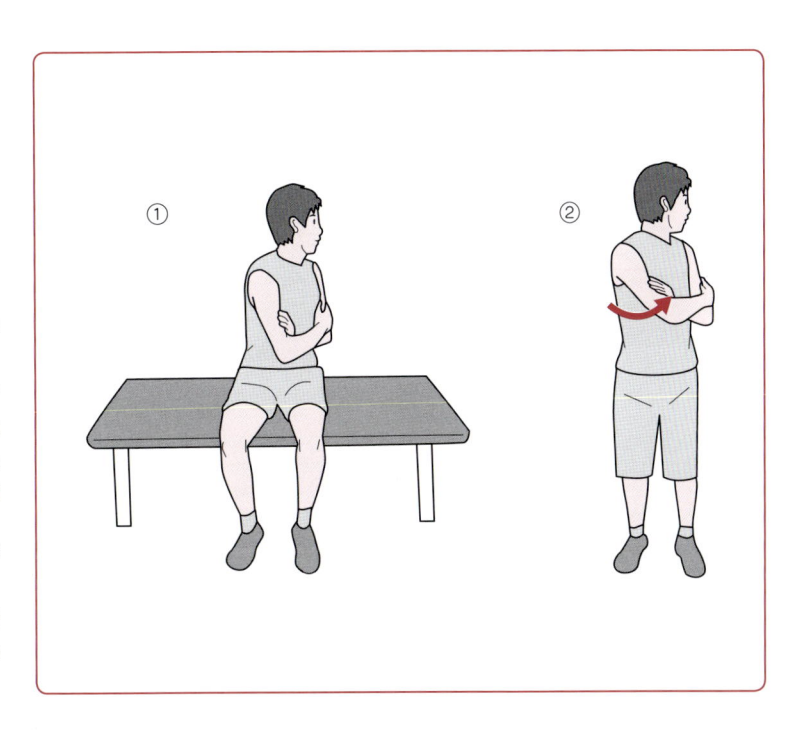

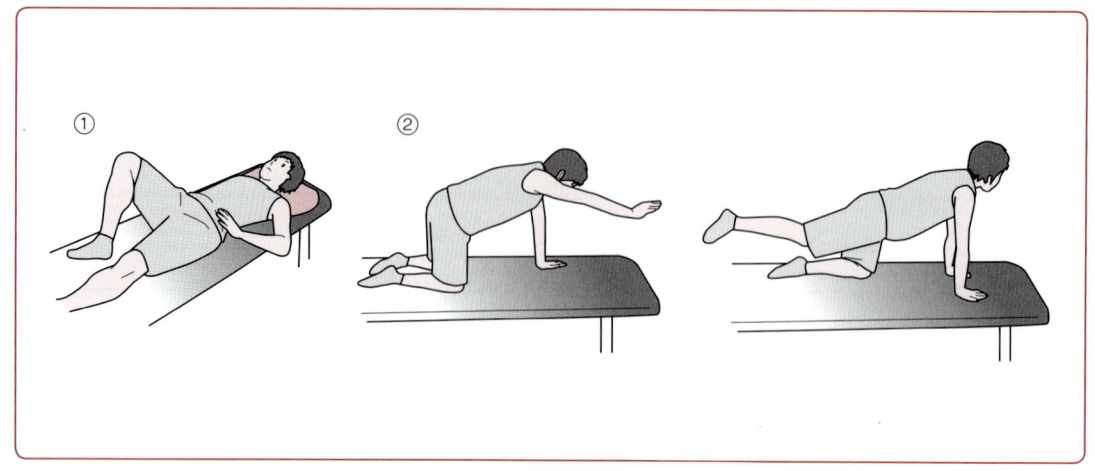

図2 上肢・下肢の運動に伴う腰椎不安定性の評価
① 背臥位での股関節外転・外旋運動，② 四つ這い位での上下肢挙上運動
腰椎を中間位に保持しながら上下肢の運動が実施できているか観察する．
過剰な回旋運動が腰椎部に確認されれば，動きを徒手的に修正して痛みが変化するか否か確認する．

■ 理学療法の実際

1）体幹筋群のエクササイズ（図3）

- 徒手的に体幹筋を個別に圧迫して運動および症状の変化を観察し，それらが改善する場合は，当該筋に対して選択的エクササイズを実施する．

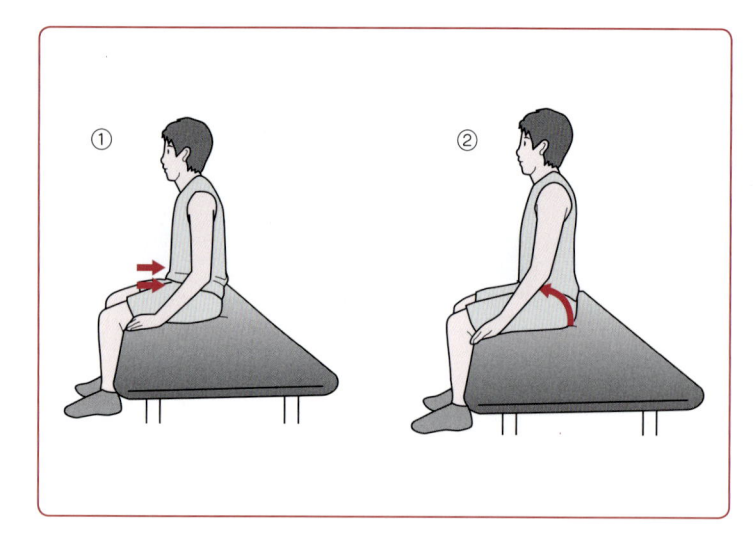

図3 体幹筋群のエクササイズ
① 腹横筋のエクササイズ．上半身の力を抜いてゆっくりと息を吐きながら下腹部をへこませる．
② 多裂筋のエクササイズ．脊柱全体を伸展しないように注意しながら骨盤をやや前傾方向に動かす．
運動がうまく行えるようになったら，腹横筋と多裂筋のエクササイズを同時に行う．

2）上肢・下肢の運動に対して腰椎部の安定化を図るエクササイズ（図4）

- 腰椎部（骨盤）に過剰な回旋運動が生じないようにコントロールしながら，上肢・下肢の随意的運動を行う．
- 下肢の運動に変化をつけて負荷を段階的に増やすように課題を設定する．

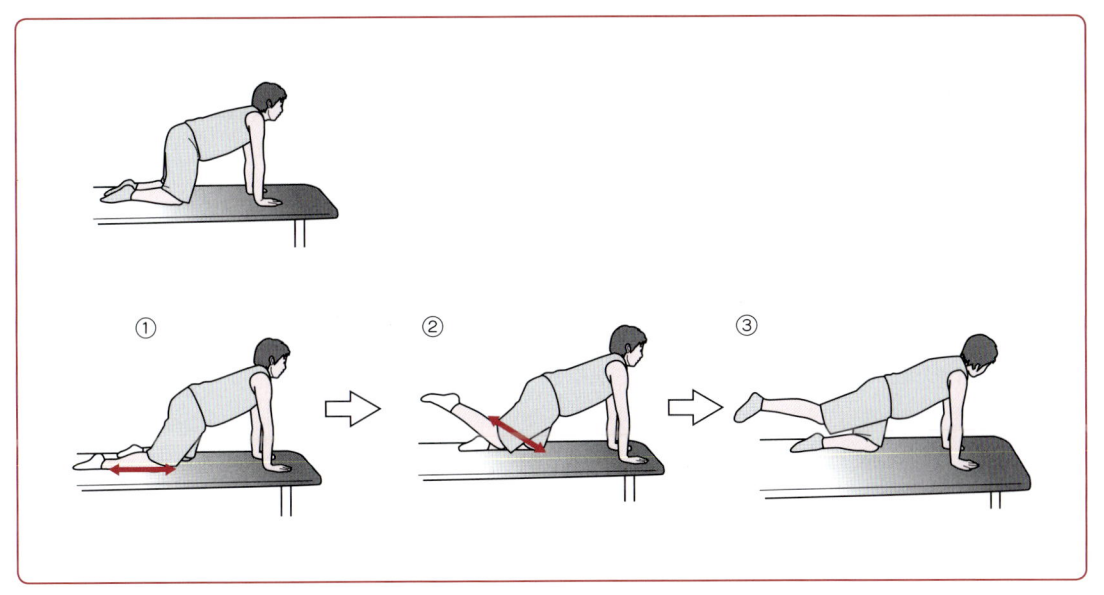

図4 腰椎安定化エクササイズ
① 下肢を接地したまま後方へ動かす．② 下肢を屈曲位のまま挙上させる．③ 下肢を伸展位で挙上する．
段階的に負荷を増やして行うとよい．

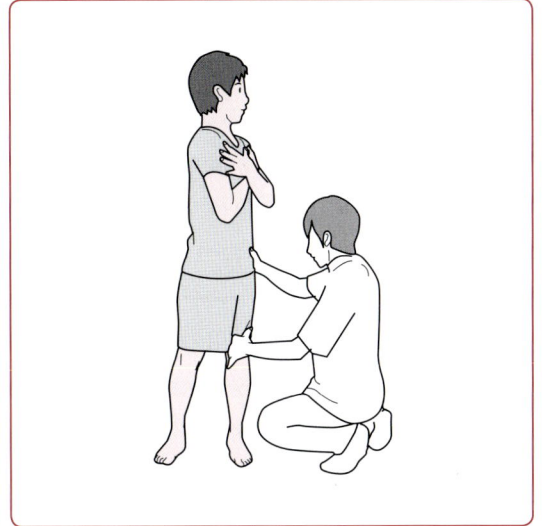

3) 立位での回旋運動

- 立位での回旋運動では，両側の股関節の運動性を重視する（図5）．
- 骨盤と大転子もしくは膝蓋骨の位置関係と運動方向を指標にして，股関節での回旋が生じていることを確認する（図6）．

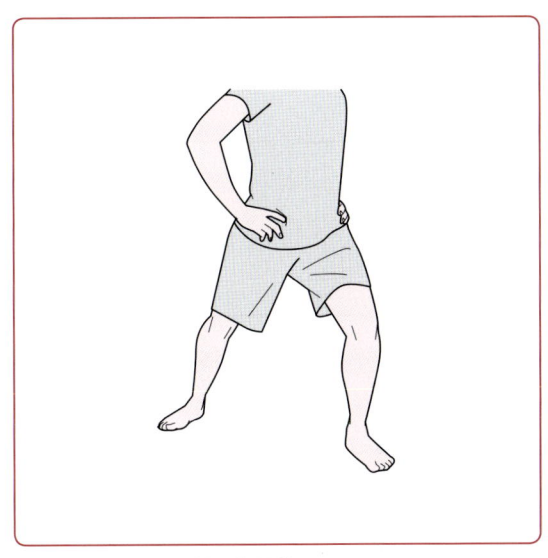

図5 立位での股関節回旋運動
股関節の適合性が良好になる肢位（屈曲・外転位）で大腿骨に対して骨盤を回旋させる．

図6 立位での回旋運動
大腿骨に対して骨盤が回旋していることを確認する．
過剰な足部の回外運動や膝関節の内旋運動が生じないように注意する．

3・体幹
長時間立位を保持することで腰痛が出現するケース

市橋則明

> **解説**
> - 長時間立位を保持することで腰痛を訴える患者の痛みの部位を評価すると、腰部ではなくもう少し下の殿部に痛みを訴えている場合が多い.
> - 特に殿部の後外側に痛みを訴える場合は中殿筋後部線維の痛みである可能性がある.
> - 長時間の立位により、筋が短縮し血流が制限されることにより痛みが生じていることが考えられる.
> - このような場合は、中殿筋の短縮、筋力低下、持久力低下を改善することにより痛みが減少する.

■ 理学療法のポイント

- 中殿筋のスパズム、短縮、筋力低下がないかを評価する.
- 痛みが強く、スパズムがある場合には中殿筋のリラクゼーションを行う. また、スパズムは立位のアライメントの異常により起こる場合がある.
- 痛みが強くなく、中殿筋の短縮やストレッチ痛、圧痛がある場合には、中殿筋のストレッチングが適応となる.
- 安静時にスパズムや短縮がなく、中殿筋の筋力低下がある場合には中殿筋の選択的トレーニングを行う.

■ 理学療法の実際

1) 中殿筋のリラクゼーション
- 痛みが強く、筋スパズムがある場合に行う.
- ストレッチポール上で背臥位となり股関節外転・外旋位で脱力する (図1).

2) 中殿筋のストレッチング
- 股関節外転・伸展・外旋作用のある中殿筋後部線維のストレッチングを行う (図2).
- 梨状筋もほぼ同じストレッチングで伸張される.
- ホールドリラックスを使うと効果的である. 中殿筋のホールドリラックスは図2の肢位を保持し股関節外転・伸展方向へ等尺性収縮を5秒程度行わせ、その後にさらにストレッチングを行う.
- 上記のストレッチングではうまく伸張できない場合は徒手的に中殿筋を圧迫するダイレクトストレッチを行う (図3).

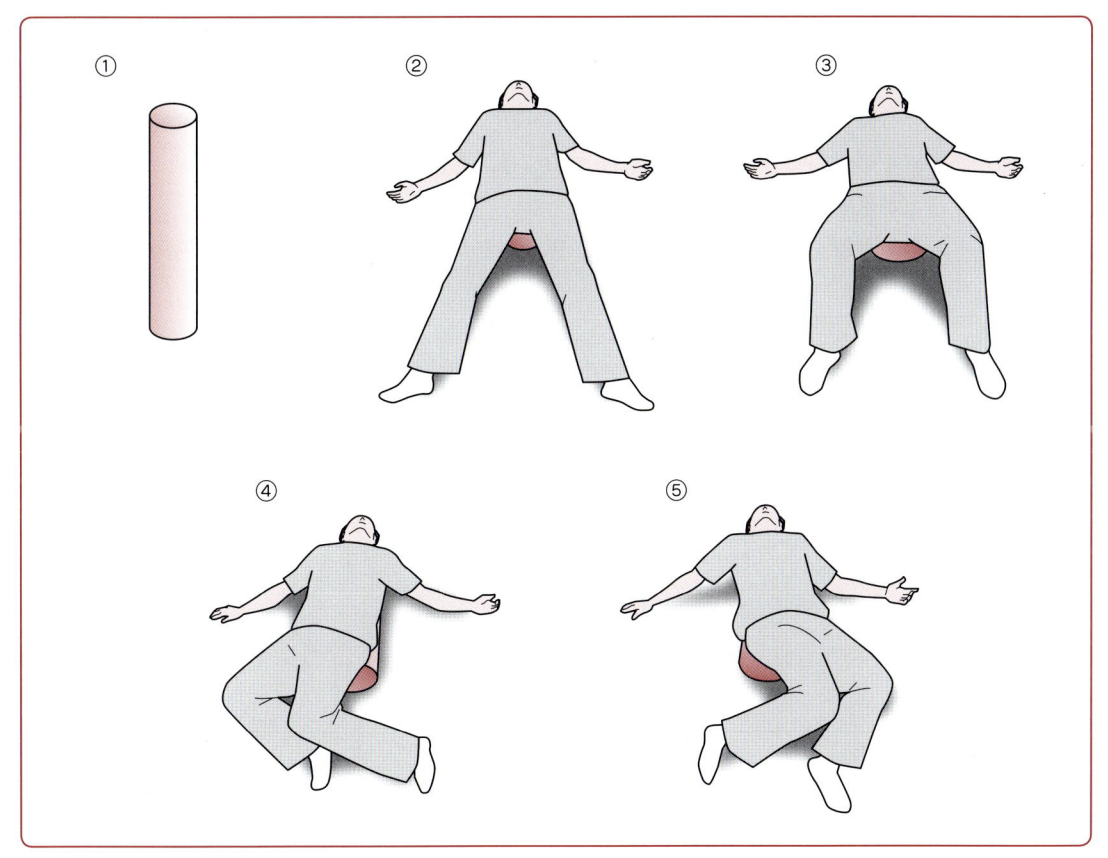

図1　ストレッチポール上でのリラクゼーション
ストレッチポール（①）上に背臥位となり股関節外転・外旋で脱力する（②）．
股関節屈曲位で左右に両下肢をひねる（③〜⑤）．

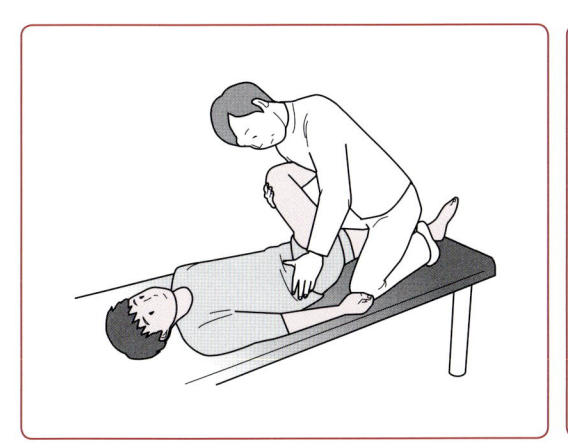

図2　右中殿筋後部線維のストレッチング
伸張側の骨盤が前方回旋しないように上前腸骨棘を上からしっかり固定する．股関節を屈曲・外旋位にしてから，膝を反対の胸につける方向に股関節を内転・屈曲する．

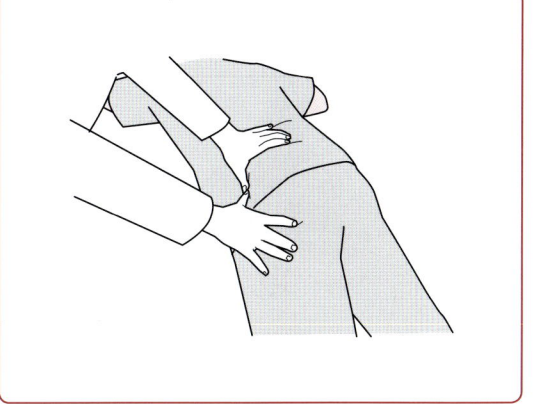

図3　中殿筋のダイレクトストレッチ
中殿筋を触診し，指で圧迫する．
触診時に圧痛を訴える場合が多い．

3）中殿筋の筋力トレーニング

- 股関節外転時に骨盤での代償動作（骨盤挙上）が強く出現する場合は，腹臥位にて両側同時に伸展・外転することで骨盤の代償と大腿筋膜張筋の代償を防ぐことができる（図4）．
- 中殿筋後部線維を選択的にトレーニングするためには，股関節伸展・外転方向に挙上させることを意識させることが重要である（図5）．
- セラピストの手で骨盤を固定するのではなく，患者自身に骨盤の固定を意識させて行うことが重要である．

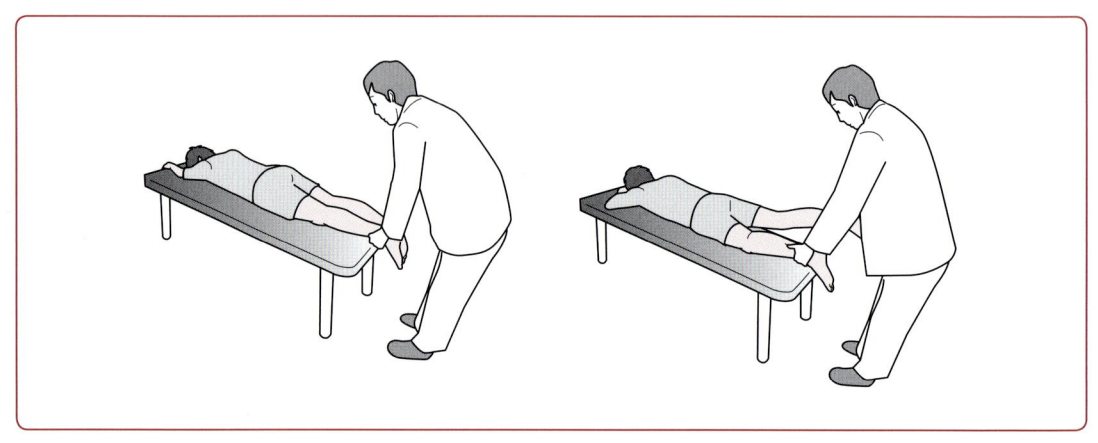

図4　腹臥位での両側股関節外転
背臥位で両側股関節を外転すると屈曲・外転方向に力が入りやすく，目的とする中殿筋後部線維の作用である伸展・外転方向の運動になりにくい．
腹臥位で行うことにより伸展・外転方向への運動に誘導しやすい．
外転しながら足を持ち上げるように指示することがポイントである．

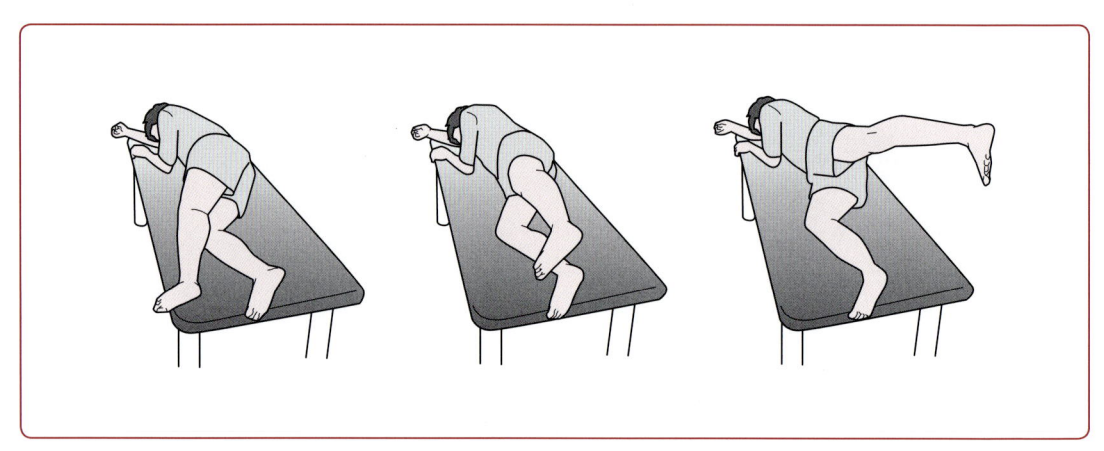

図5　中殿筋後部線維の筋力トレーニング
股関節軽度屈曲位から股関節伸展・外転方向に挙上させる．
骨盤が後方に倒れないように患者自身に固定を意識させる．

Clinical Hint

- スポーツ選手など負荷の強いトレーニングを必要とする患者では，体幹と同時に股関節外転筋を鍛えるサイドブリッジ（コアトレーニング）を行う（図6, 7）.

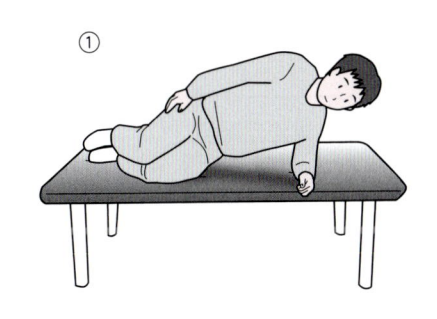

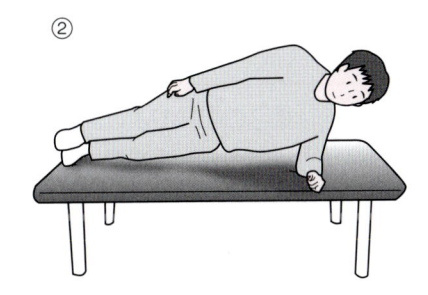

図6　サイドブリッジ1
① 両膝を屈曲し膝と前腕でサイドブリッジを行う．
② 両膝を伸展し足部と前腕でサイドブリッジを行う．
初期は膝でのサイドブリッジから開始し足部へと移行する．
体幹が前屈しないように指示する．

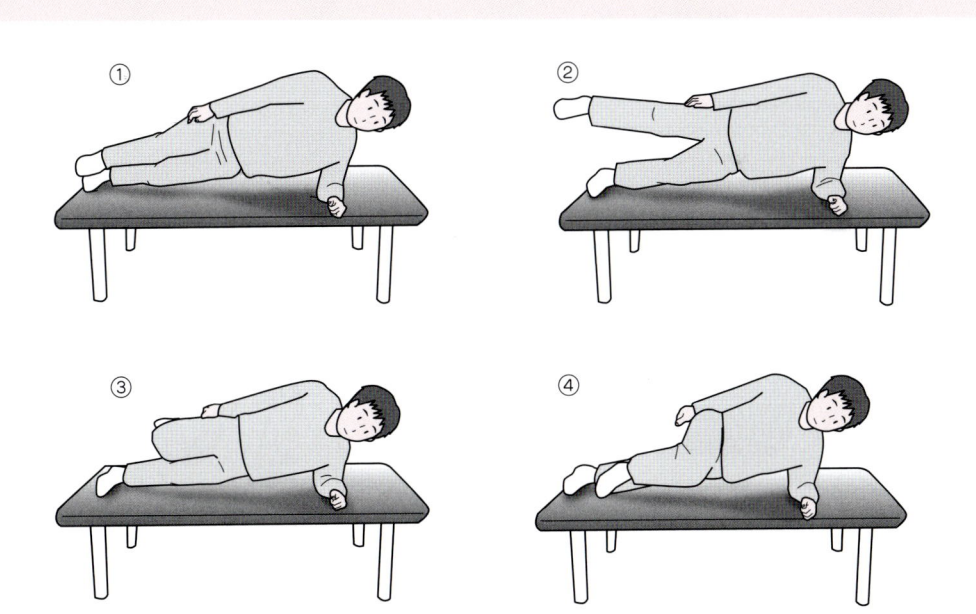

図7　サイドブリッジ2
① 足部支持でのサイドブリッジが安定すれば，② 健側の股関節を外転し保持する．外転保持が安定すれば③④のように膝関節屈曲位で股関節の屈伸を行う．

3・体幹
立ち上がり動作時に腰痛が出現するケース

建内宏重

> **解説**
> - 立ち上がり動作は重心の前方および上方への移動が必要な動きである．
> - 立ち上がり動作の中でも，どの局面で痛みが出ているかを評価する．
> - 多くの場合は，殿部離床直後からの下肢・体幹の伸展が必要な局面で痛みを生じる．
> - 股関節の機能を高めることや体幹の過剰な運動性を抑制することが重要である．

■ 理学療法のポイント

- 殿部離床前に痛みを生じる場合は，前方への重心移動をどのような方法で行っているかを観察する（図1）．
- 殿部離床直後から痛みを生じる場合は，重心の前方移動に対する制動と全身の伸展動作をどのような方法で行っているかを観察する（図2）．
- 特に動作時の腰椎のアライメント変化に注目し，過剰な運動を抑制するためのエクササイズが重要である．

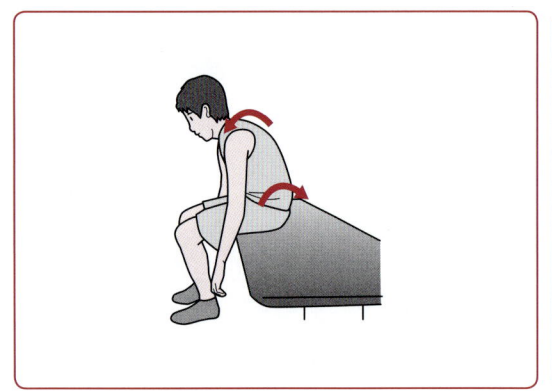

図1 殿部離床前の重心移動
殿部離床前の重心前方移動が骨盤後傾位のまま脊柱屈曲，頭部前方変位により行われている．
腰椎部には過剰な屈曲ストレスが生じている．

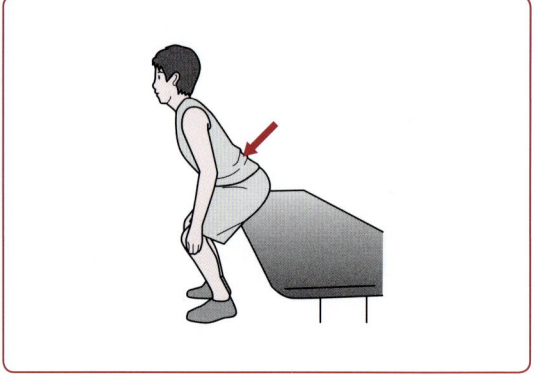

図2 殿部離床後の身体伸展
殿部離床後の身体の伸展が腰椎の過剰な伸展により行われている．腰椎部には過剰な伸展ストレスが生じている．
股関節伸展可動域制限や伸筋群の機能低下がないか確認しておく．

■ 理学療法の実際

1）座位での骨盤前傾・後傾運動（図3）

- 骨盤の前傾・後傾運動を行う．
- 腰椎ではなく股関節で骨盤を動かすように意識する．

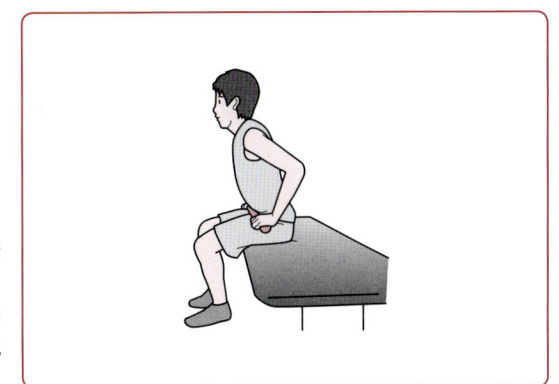

図3 座位での骨盤前傾・後傾運動
棒などを用いて運動部位をイメージするとよい.
腰背部筋が強く緊張する場合は,少し腹圧を高めながら行うとよい.
前方への体幹傾斜を殿筋群で制動する感覚を学習するために動きを繰り返し,前傾から後傾への切り返しを特に重視する.

2) 腹筋群の緊張を高めた状態での立ち上がり動作(図4)

- 体幹の不安定性や腰背部筋の過剰な緊張がある場合には,腹筋群を収縮させながら動作を行う.

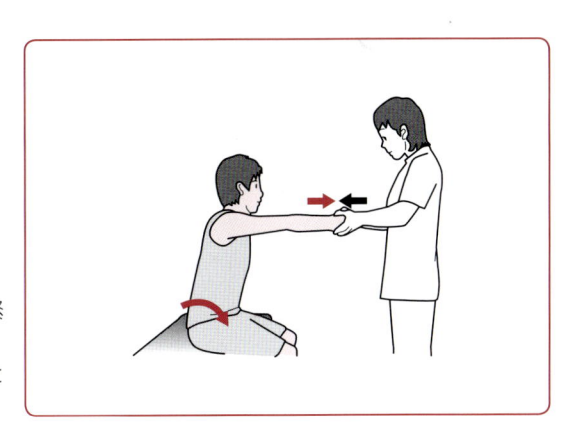

図4 腹筋群の緊張を高めた状態での立ち上がり動作
腹筋群の随意収縮もしくは上肢への抵抗などで腹筋群の緊張を高める.
体幹筋群の筋活動を高めたまま立ち上がり動作を行うことにより痛みが改善するか評価する.

3) 座位での荷重練習(図5)

- 体幹安定化と股関節伸筋群の機能改善を目的として,座位での荷重練習を行う.
- 下肢の筋力や支持性に左右差がある場合は左右別に行ってもよい.

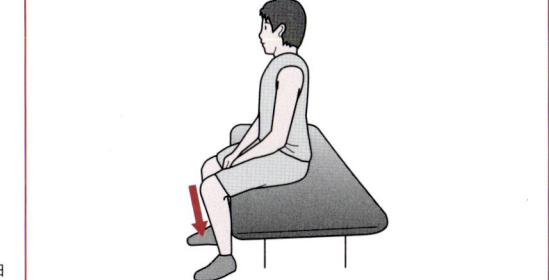

図5 座位での荷重練習
下腿の軸に平行に踏み込むように荷重する.
前足部で踏み込まず,足関節中心の真下で床面を強く押す.
荷重に伴い,骨盤の前傾が生じることを確認する.

4）身体の伸展動作の練習（図6）

- 下肢軽度屈曲位からの伸展運動を行う．
- 殿筋群による股関節伸展によって膝関節と体幹（骨盤）を伸展させるイメージで行う．

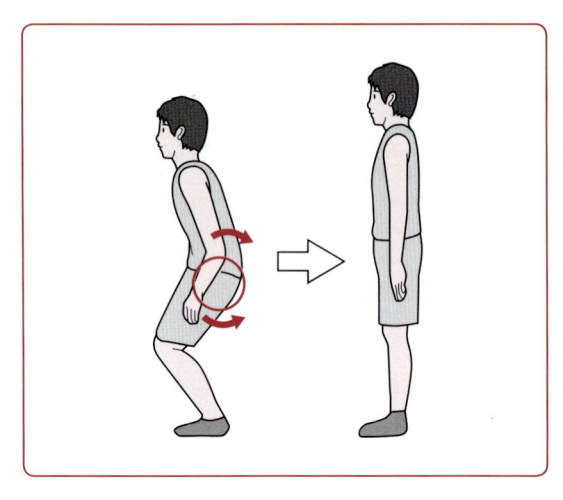

図6 身体の伸展動作の練習
股・膝関節軽度屈曲位からの伸展を行い，立ち上がり動作の最終肢位を作る．
脊柱を中間位に維持しながら伸展することが重要である．

MEMO

3・体幹

座位で荷重すると殿部が痛いケース

建内宏重

解説

- 座位姿勢で殿部に痛みが生じる場合，腰椎からの症状あるいは骨盤輪を形成する寛骨と仙骨の連結部位である仙腸関節に加わるストレスが痛みの原因になっている場合が多い．
- 立位での荷重でも同様の痛みが生じることがあるが，立位では荷重による仙骨の前屈運動によって構造的な仙腸関節の安定性が高まり，殿筋群や体幹筋群の活動も加わるため，痛みを生じないこともある．
- 全身的な関節弛緩性と関連している場合もある．

■ 理学療法のポイント

- 徒手的に仙腸関節を安定させる，あるいは仙骨の位置を変化させるなどの操作を行い，痛みが変化するか否か評価する（図1）．
- 腰椎からの痛みでは腰椎後弯の動きと関連していることが多く，仙腸関節からの痛みでは仙骨の後屈もしくは腸骨に対する仙骨の下方への動きと関連していることが多い．
- 痛みが軽減する方向がわかれば，その位置を患者自身が保持できるよう体幹筋のエクササイズを実施する．
- 関節弛緩性が関係している場合は，骨盤ベルトなどによる対応も必要である．

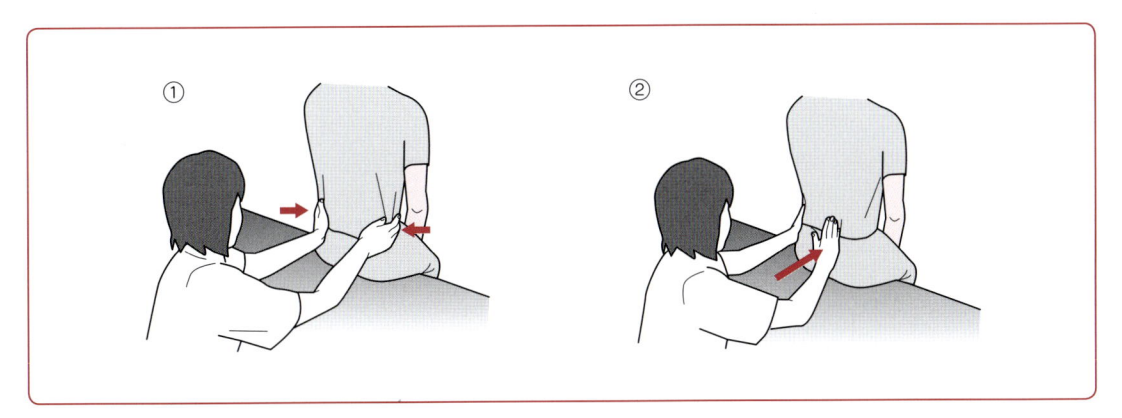

図1 仙腸関節を操作し痛みの変化を評価する
① 腸骨を外側から圧迫して仙腸関節の安定化を図る．
② 仙骨を前傾方向に動かして仙腸関節の安定化を図る．
これらの操作で痛みの変化を観察し，運動療法の方向性を探る．

■ 理学療法の実際

1) 仙腸関節安定化エクササイズ (図2)

- 痛みが生じない肢位を保持できるように，体幹筋群（腹横筋，内腹斜筋，多裂筋など）のエクササイズを実施する．
- 徐々に課題の難易度を上げて安定性を高めていく．

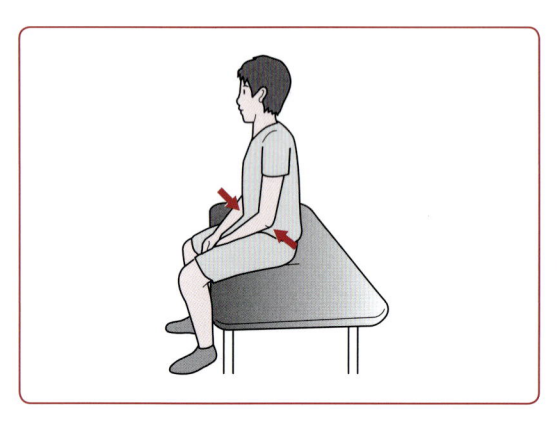

図2　仙腸関節の安定化エクササイズ
仙骨を臍に近づけるようなイメージで骨盤をやや前傾方向に動かしてその位置を保持する．
その際，脊柱起立筋の過緊張が生じないように上部体幹の力を抜くとよい．

MEMO

第4章　肩関節

4・肩関節

肩関節に夜間痛があるケース

建内宏重

> **解説**
> - 夜間痛は腱板断裂や肩関節周囲炎などの肩関節疾患において特徴的な所見である．
> - 夜間痛は患者の睡眠を阻害し精神的な緊張を強いることで，機能回復にも悪影響を及ぼすことが多い．
> - 夜間痛は睡眠時の体位や上腕骨頭の内圧，肩峰下滑液包圧と関連があることが報告されている．

■ 理学療法のポイント

- 夜間痛出現時の体位は患側下の側臥位や背臥位が多いため（図1），クッションなどを利用してポジショニングを行う．
- 肩甲上腕関節の内圧および肩峰下滑液包圧を低下させる目的で，クッションあるいはタオルを用いて上肢を安定した位置に置く．
- 安楽な肢位は患者によって異なるため，画一的な指導ではなく患者個人に合わせた指導が大切である．
- 肩甲上腕関節の内圧および肩峰下滑液包圧を低下させる目的で，肩甲上腕関節のモビライゼーションや肩甲上腕関節周囲組織のストレッチ，肩関節の軽負荷での自動運動を行う．
- 姿勢や肩甲骨の位置の異常により，日常的に肩関節運動に伴い肩甲上腕関節や肩峰下関節への負荷が増大していることがあるため，必要であれば修正を行う（図2）．

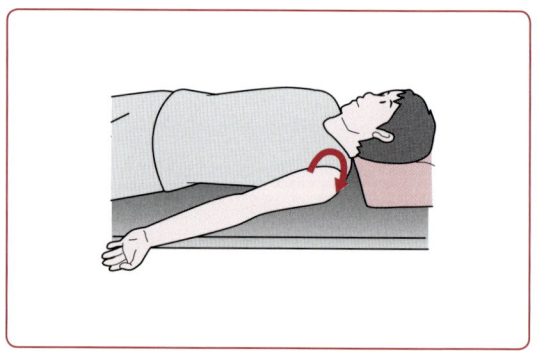

図1 夜間痛出現時の体位
背臥位では肩甲上腕関節に外旋・伸展方向の力が働く．

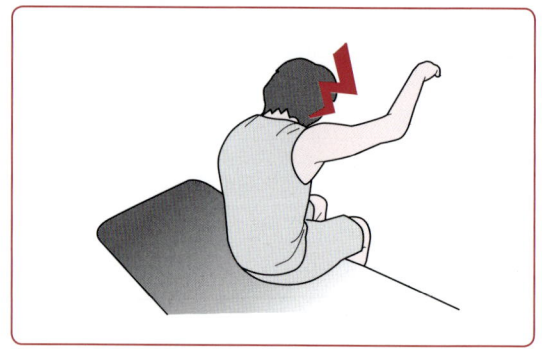

図2 姿勢・肩甲骨の位置の異常により肩関節への負担が増大する
姿勢・肩甲骨のアライメントを評価し，肩峰下関節への力学的ストレスが増大していないかどうかをみる．
図では，胸椎後彎増大，肩甲骨外転位で肩関節への負担が増大している．
日常的にストレスが増大していると痛みが持続しやすい．

■ 理学療法の実際

1) 就寝時のポジショニング (図3)

- クッションを用いても良いが，体動により就寝中のポジショニングが困難な場合は，上腕部にタオルを巻いて常に肩関節が軽度屈曲外転位を保つようにするとよい．

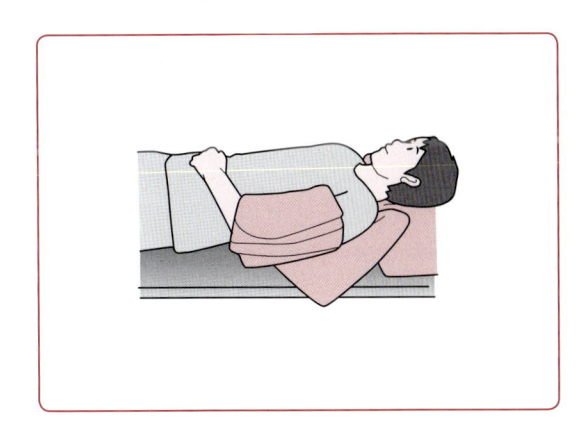

図3　就寝時のポジショニング
頭頸部・脊柱・肩甲骨・上腕骨のアライメントを評価し，安楽な肢位を作る．
肩甲骨から支えるようにポジショニングするとよい．

2) 関節周囲組織の柔軟性改善 (図4)

- 関節内圧および肩峰下滑液包圧を低下させる目的で，関節周囲組織のストレッチを行う．
- 関節運動を伴うと痛みが強い場合が多いので，上腕骨軸方向に牽引する方法から始めるとよい．

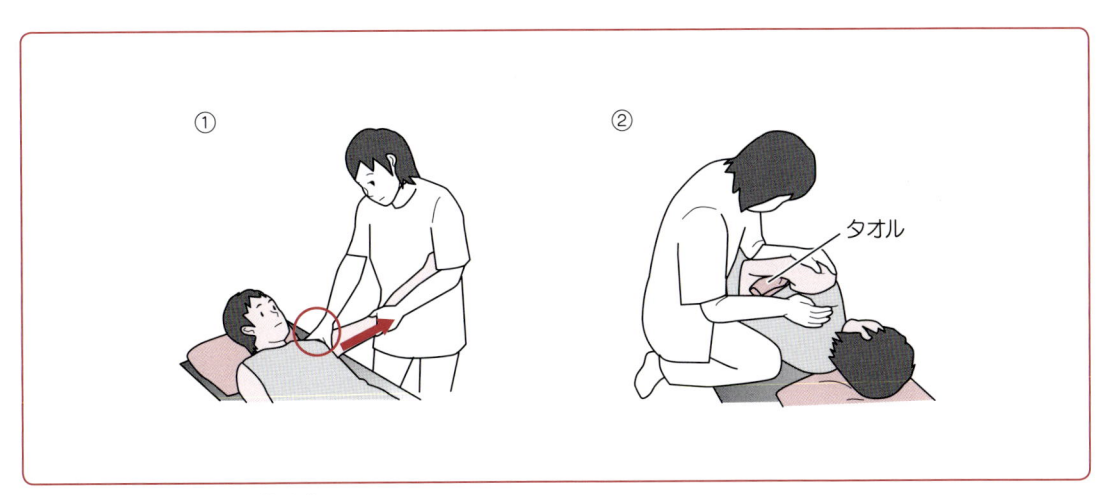

図4　関節周囲組織の柔軟性改善
① 肩甲上腕関節の牽引
肩関節の loose packed position (肩甲骨面上60°程度挙上位) での牽引から始める．固定とともに大胸筋などの防御収縮を評価する．防御収縮を認める場合は，無理に牽引を続けずに，リラクゼーションを促す．
② 烏口上腕靱帯のストレッチ
肩甲骨が前傾しないように固定しながら，肩甲上腕関節を伸展・内転方向へ動かし，ストレッチを行う．

3）胸椎伸展エクササイズ（図5）

- 立位および肩関節運動時の脊柱・肩甲骨のアライメントを評価・治療し，肩甲上腕関節への負荷を軽減する．
- 特に胸椎の後彎増大が問題となることが多く，胸椎伸展運動は重要である．
- 僧帽筋や菱形筋の機能低下と大・小胸筋の短縮が同時に生じていることが多い．
- 胸椎伸展可動性が向上したら，引き続いてそのポジションで胸椎伸展・肩甲骨内転方向への自動運動を行う．

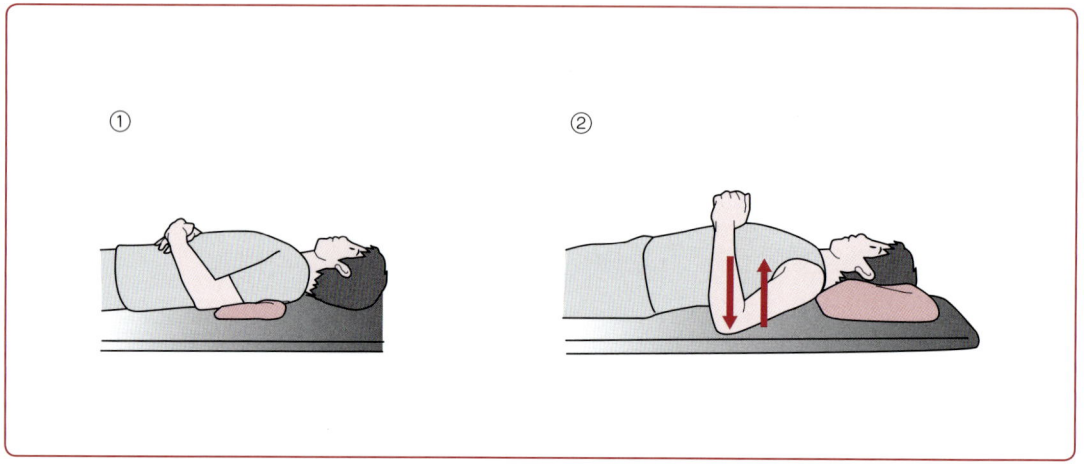

図5 胸椎伸展エクササイズ
① 胸椎伸展方向へのストレッチ
タオルを胸椎部に敷いて胸椎伸展方向への可動性を高める．
② 胸椎伸展自動運動
肘で床面を押しながら胸椎部を少し床面から浮かすようにして，僧帽筋や菱形筋の収縮を促す．頸部が過伸展しないように注意する．

Clinical Hint

- 理学療法を進めるうえで，力を抜くことを要求する場面は多いが，患者にとっては意外と困難であることが多い．緊張を緩めたい筋を一度強く収縮させてから弛緩し，筋が弛緩している感覚を実感してもらうとよい（図6）．

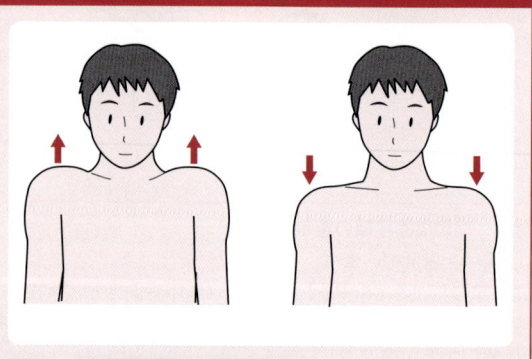

図6 肩甲骨周囲筋の収縮と弛緩

MEMO

4・肩関節
挙上した上肢を降ろすときに肩に痛みが出現するケース

伊藤浩充

解　説

- 挙上した上肢を降ろすときに肩に痛みが生じる場合，挙上運動の際は痛みを回避するような運動を呈し，下降時にはその疼痛を回避できないと考えられる．
- 姿勢観察において肩甲骨が挙上・外転・上方回旋している場合，小胸筋や烏口腕筋が緊張・短縮していることが多いので確認のうえ，治療対象部として捉えておく．
- 挙上時の肩甲上腕関節の運動と肩甲胸郭関節の運動との連動を診る必要がある．健側と比べて，挙上時の肩甲骨運動開始のタイミングが早く，最終域における肩甲骨は上方回旋と外転が大きくなっている．
- 挙上時や下降時の大結節の動く経路と肩峰下滑液包との位置関係を確認しつつ疼痛の出現部位を調べることにより疼痛の原因部位を絞り込むことができる．
- 下降時に上肢と肩甲骨が一体となって下降するときには，肩峰下滑液包下での大結節の下方移動がスムーズかどうかを確認する．同時に痛みの出現を確認する．この場合，棘上筋の遠心性収縮による上腕の下降運動制御が困難なこと，小胸筋や烏口腕筋・棘下筋・小円筋・肩甲下筋の緊張・短縮のため，肩甲骨の下方回旋・内転に伴う肩甲上腕関節の内転を早めていることが原因と考えられる．

■ 理学療法のポイント

- 肩甲上腕関節の遊びやアライメントおよび肩甲骨のアライメントに異常があれば，まず関節の遊びやアライメント異常の原因となる筋・腱，軟部組織の短縮や緊張バランス不良の改善を優先する．主に小胸筋・大胸筋・棘下筋・小円筋・大円筋・上腕二頭筋・烏口腕筋の緊張を軽減させる
- 下降時に特に痛みが出現するので棘上筋の等尺性収縮による肩甲上腕関節のコントロールを練習する．
- 挙上運動開始時に肩甲骨を安定させて行えるようにするため，僧帽筋中部・下部の等尺性収縮をさせながら棘上筋による肩甲上腕関節の安定化機能が協調的に作用するように筋再教育し，筋力トレーニングをする．

■ 理学療法の実際

1）肩甲上腕関節のモビライゼーション（図1，2）

- 肩甲上腕関節の関節の遊びを確認するとともにstiffであれば，前後方向や下方へモビライズする．

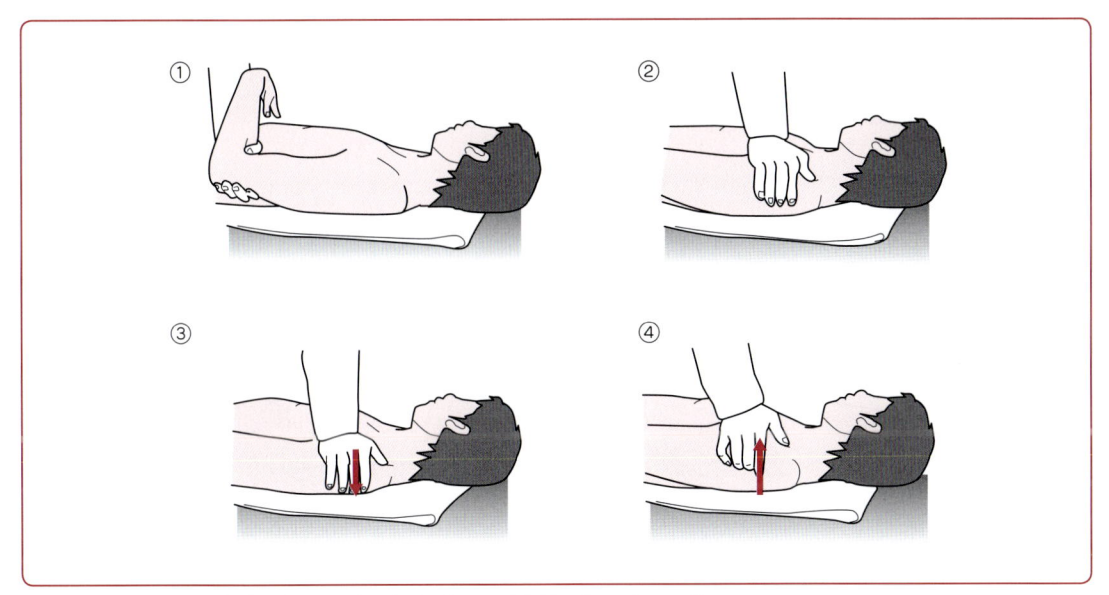

図1 肩甲上腕関節の前後方向のモビライゼーション（左肩へのアプローチ）

背臥位をとり，肩甲上腕関節内外旋中間位・肘関節約90°屈曲位とする．セラピストの左手で上腕の遠位部を把持し，また，セラピストの左手の前腕で患者の前腕を支持して上腕屈曲筋群や肩関節周囲筋群がリラックスできるようにする（①）．セラピストの右手の母指球部を上腕骨頭の前方に当て，セラピストの右手の第2・3指腹を上腕骨頭の後方に当てるように上腕骨頭を把持する（②）．肩甲骨の向きは胸郭の形状に左右されるが，前方から見ると臼蓋は外側・やや前方に向いているので，上腕骨頭を後方にすべらすときは後方やや外側へと臼蓋との適合性を判断しながら肩甲上腕関節をモビライズする（③）．前方方向へのモビライズにはその逆を行えばよい（④）．後方へのすべり運動が制限されている場合の方が多い．

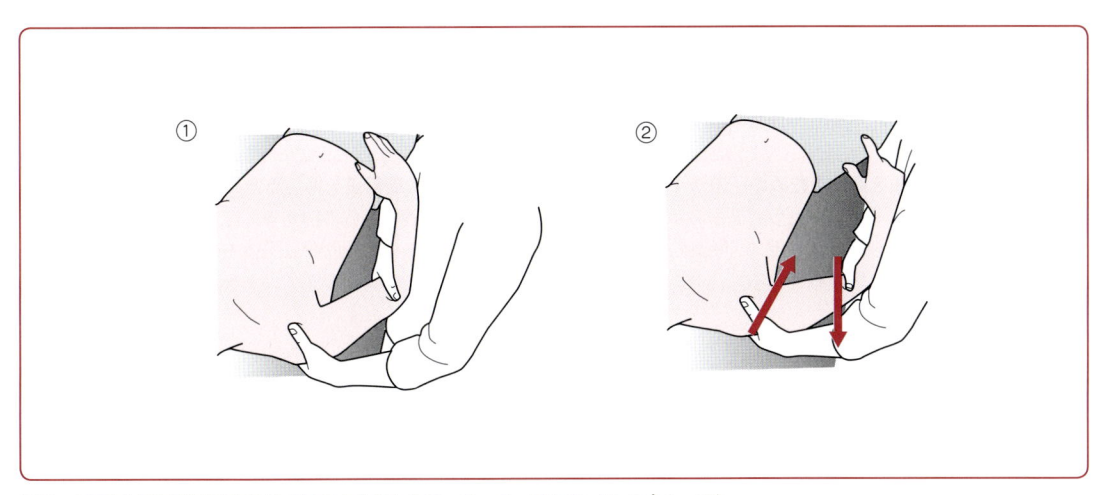

図2 肩甲上腕関節の下方すべりのモビライゼーション（右肩へのアプローチ）

背臥位をとり，肩甲上腕関節内外旋中間位・肘関節約90°屈曲位とする．セラピストの右手で上腕の遠位部を把持し，また，セラピストの右手の前腕で患者の前腕を支持して上腕屈曲筋群や肩関節周囲筋群がリラックスできるようにする（①）．セラピストの右手の母指と示指の中手部間で上腕骨頭上外側部を把持する．肩峰に当たらないように注意する．セラピストの右手で上腕を外転するように誘導するとともに，左手は肩甲上腕関節の下方へのすべり運動を誘導するように動かす（②）．

2) 筋の緊張・短縮に対するアプローチ

- 小胸筋（図3〜5），上腕二頭筋短頭や烏口腕筋（図6），棘下筋（図7, 8），小円筋（図9, 10），肩甲下筋（図11），棘上筋（図12, 13）の緊張や短縮があれば徒手によるマッサージやストレッチングを行う．

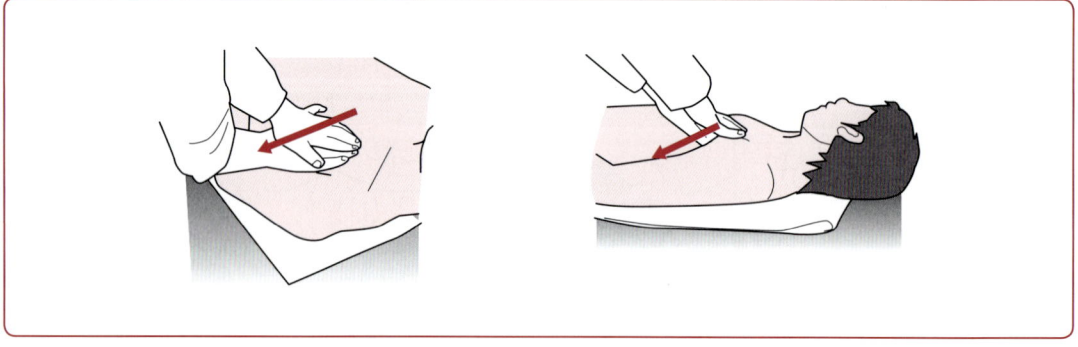

図3　小胸筋の筋緊張を抑えるための横断マッサージ
小胸筋の筋緊張を抑えるには，筋線維の走行に直角に手指を当てて横断マッサージする方法がある．横断マッサージの場合は，皮下と筋肉との間ですべらせるように柔らかく軽く圧迫しながらマッサージをする．筋緊張の低下が得られているように感じられれば徐々に手指の圧を強めていく．決して筋線維を引っ掛けるような圧をかけないように注意す

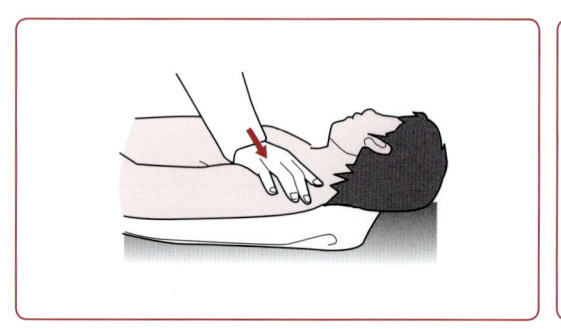

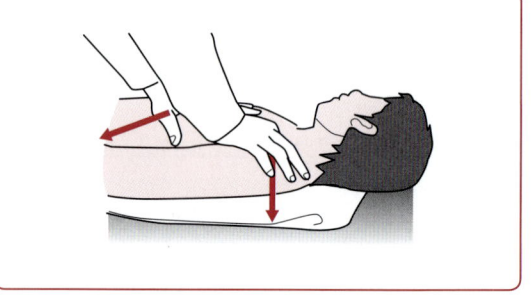

図4　小胸筋の筋緊張を抑えるための圧迫法1
小胸筋の筋緊張を抑えるには，セラピストの手掌面で烏口突起を押さえ，患者に深呼吸をさせる（呼気のときに，筋緊張の低下が感じられれば良好である）．

図5　小胸筋の筋緊張を抑えるための圧迫法2
小胸筋の筋緊張をさらに抑えるには，図4と同様の手技で呼気時に第2から第5肋骨を下後方へ押して上部胸郭の呼気を補助しつつ小胸筋をストレッチングする．

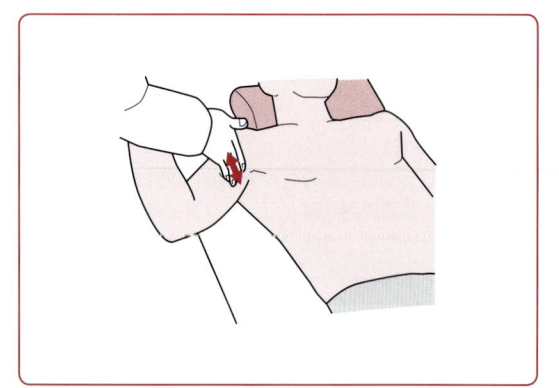

図6　上腕二頭筋短頭や烏口腕筋の筋緊張を抑えるための横断マッサージ
烏口突起に付着する上腕二頭筋短頭と烏口腕筋の筋緊張を抑えるには，筋の走行に直角に手指を当てて横断マッサージする．皮下と筋肉との間ですべらせるように柔らかく軽く圧迫しながらマッサージをする．筋緊張の低下が得られているように感じられれば徐々に手指の圧を強めていく．決して筋線維を引っ掛けるような圧をかけないように注意する．肩関節の肢位は少しずつ外転・外旋角度を増やしていき，それぞれの肢位で上記の手技を繰り返す．

図7　棘下筋の筋緊張を抑えるための横断マッサージ
棘下筋の筋緊張を抑えるには，筋の走行に直角に手指を当てて横断マッサージする．皮下と筋肉との間ですべらせるように柔らかく軽く圧迫しながらマッサージをする．筋緊張の低下が得られているように感じられれば徐々に手指の圧を強めていく．決して筋線維を引っ掛けるような圧をかけないように注意する．

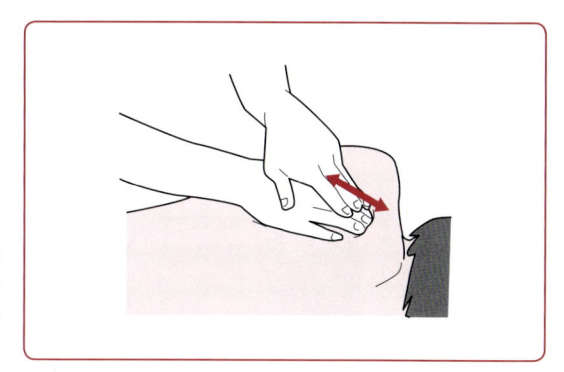

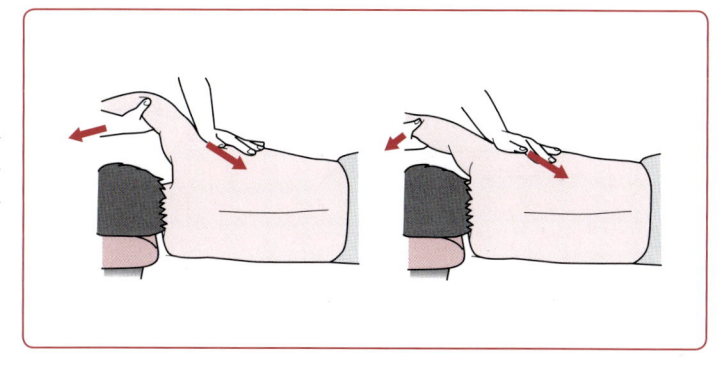

図8　棘下筋のストレッチング
筋緊張の低下が得られているように感じられればセラピストの片方の手で肩関節を，挙上・内旋方向に他動的に動かしながら，セラピストのもう一方の手で棘下筋を脊柱方向へ圧迫してストレッチングをしていく．この際，肩甲骨を固定するように意識する．少しずつ挙上・内旋角度を増やしながらストレッチングを行う．

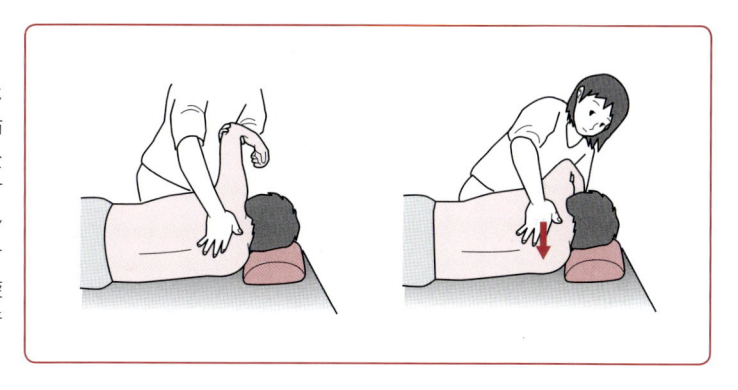

図9　小円筋の筋緊張を抑えるための横断マッサージ
背臥位もしくは患部を上にした側臥位をとり，セラピストの片手で患者の肩関節を屈曲90°・軽度内旋位で保持して肩関節周囲の筋肉をリラックスさせ，セラピストのもう一方の手を筋の走行に直角に手指を当てて横断マッサージする．皮下と筋肉との間ですべらせるように柔らかく軽く圧迫しながらマッサージをする．筋緊張の低下が得られているように感じられれば徐々に手指の圧を強めていく．

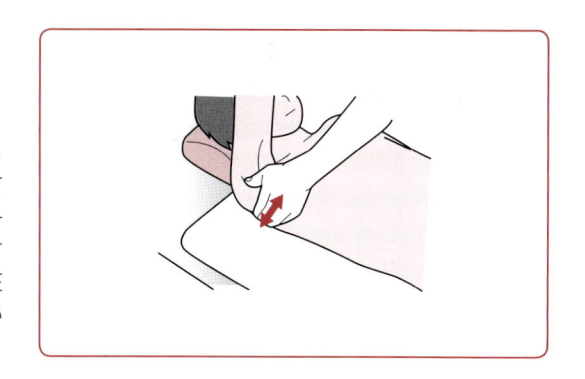

図10　小円筋のストレッチング
筋緊張の低下が得られているように感じられればセラピストの片方の手で肩関節を挙上・内旋方向に他動的に動かしながら，セラピストのもう一方の手で小円筋を尾側方向へ圧迫してストレッチングをしていく．この際，肩甲骨を固定するように意識する．少しずつ挙上・内旋角度を増やしながらストレッチングを行う．

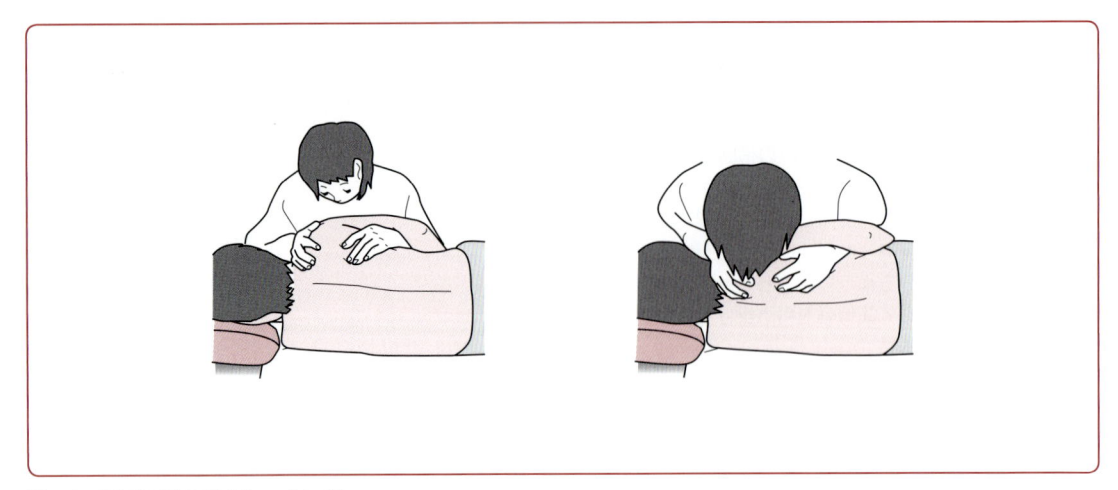

図11 肩甲下筋のストレッチング
患部を上にした側臥位をとり，セラピストの両手で患者の肩甲骨を上下から把持する．肩甲骨を胸郭の上ですべらせながら外転方向に他動的に動かす．セラピストの胸郭で患者の上腕骨を体側に固定したまま肩甲骨を内転方向に他動的に動かし，肩甲下筋をストレッチする．

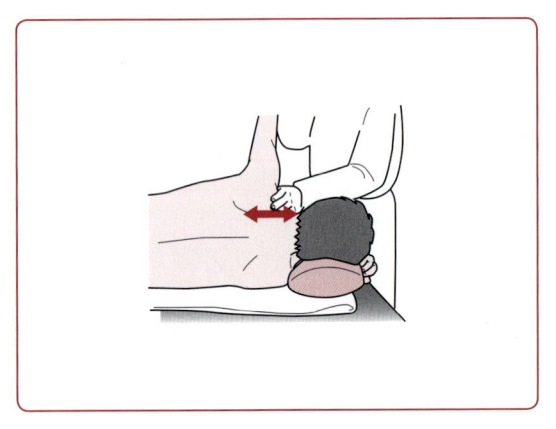

図12 棘上筋の筋緊張を抑えるための横断マッサージ
患部を上にした側臥位をとり，肩甲骨面での外転90°挙上位をセラピストの片方の手で他動的に保持する．セラピストのもう一方の手を棘上筋の走行に直角に手指を当てて横断マッサージする．皮下と筋肉との間ですべらせるように柔らかく軽く圧迫しながらマッサージをする．筋緊張の低下が得られているように感じられれば徐々に手指の圧を強めていく．

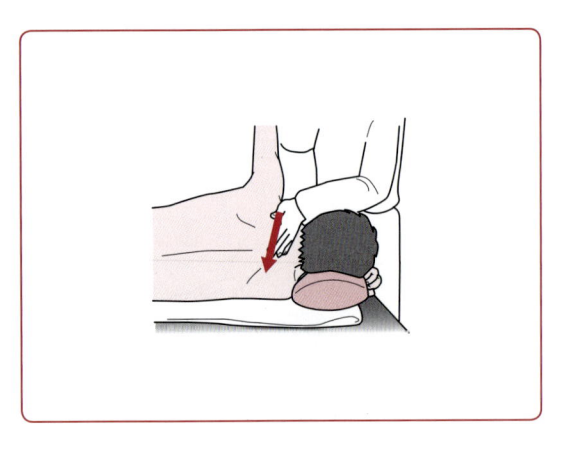

図13 棘上筋のストレッチング
筋緊張の低下が得られているように感じられればセラピストの片方の手で上腕を下降・内旋方向に他動的に動かしながら，セラピストのもう一方の手で棘上筋を脊柱方向へ圧迫してストレッチングをしていく．この際，肩甲骨を固定するように意識する．

3) 棘上筋の等尺性収縮による肩甲上腕関節のコントロール（図14, 15）

- 下降時に特に痛みが出現するので棘上筋の等尺性収縮による肩甲上腕関節のコントロールの練習をする．
- 肩甲骨が安定しない場合や外転位にある場合は，僧帽筋中部・下部の等尺性収縮により肩甲骨を内転させて安定化を図る．

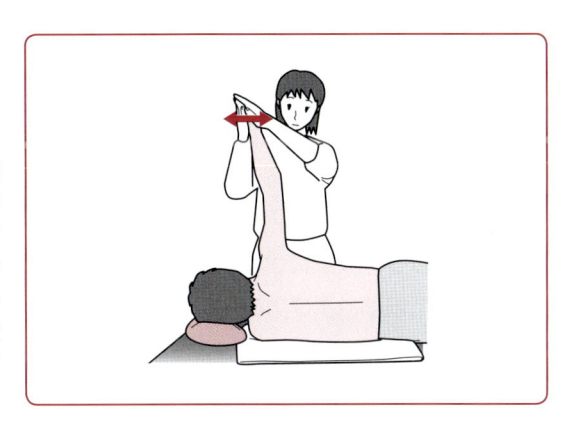

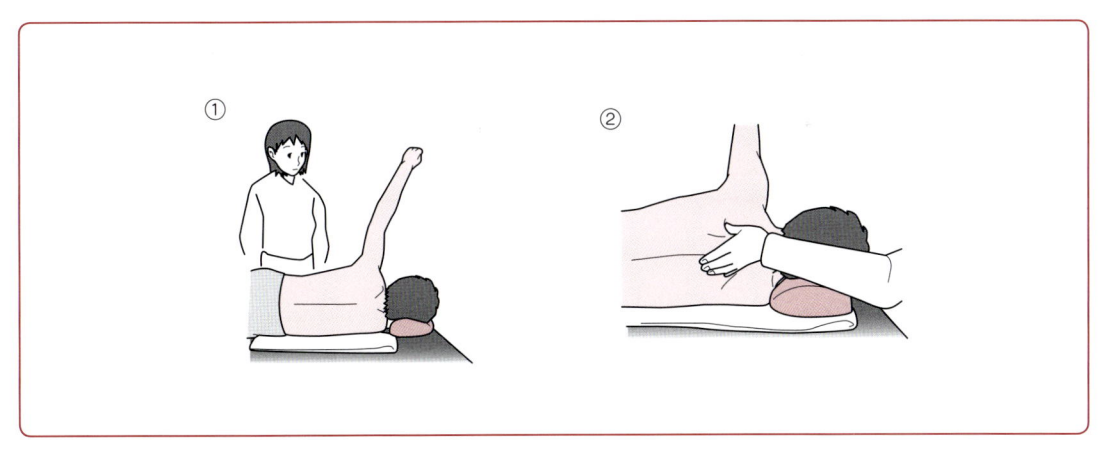

図14　棘上筋の等尺性収縮の練習1
マッサージとストレッチングの後に棘上筋の等尺性収縮を練習する．患部を上にした側臥位をとり，肩甲骨面での90°挙上位をセラピストの手で他動的に保持する．保持された肢位で患者の肩甲骨面での棘上筋の等尺性収縮を行わせる．この際，セラピストは棘上筋に伸張性刺激を与えるように下降方向へ細かな反復抵抗を加える．肩甲骨が安定していない場合には，あらかじめ肩甲骨内転運動によって肩甲骨の安定化を図る．

図15　棘上筋の等尺性収縮の練習2
図14の肢位で肩甲骨面上の外転運動を非常に小さな可動範囲内で振動させるように運動させる（①）．肩甲骨が安定しない場合には，セラピストは肩甲骨を安定させるように周囲の筋活動を促したり，補助したりする（②）．

Clinical Hint

- 挙上時には，肩峰下滑液包の下を大結節がスムーズに潜るように肩甲骨が外転・下方回旋の代償運動をしていないかどうかを確認しておく．
- この場合，肩甲骨を安定させるように特に肩甲骨の内転位保持の練習をあらかじめしておく．
- 大円筋の緊張・短縮を改善するための方法は，小円筋の場合とほぼ同じであるが，ストレッチングの際には挙上とともに外旋をさせるようにする．

4・肩関節
肩関節可動域運動時に上腕外側痛があるケース

建内宏重

解　説
- 肩関節疾患の患者では，可動域運動時に肩甲上腕関節部や肩峰下関節部ではなく上腕外側部に痛みを訴えることが多い．
- 上腕外側部の痛みは，関節包や関節周囲組織由来の関連痛または quadrilateral space での神経絞扼に由来する痛みであることが多い（図1）．
- 関連痛とは，痛みの原因がある場所から離れた場所に感じる痛みである．
- インピンジメントによる痛みが生じていないことを確認しながら，quadrilateral space を構成する筋群および関節周囲組織の柔軟性を改善することが重要である．

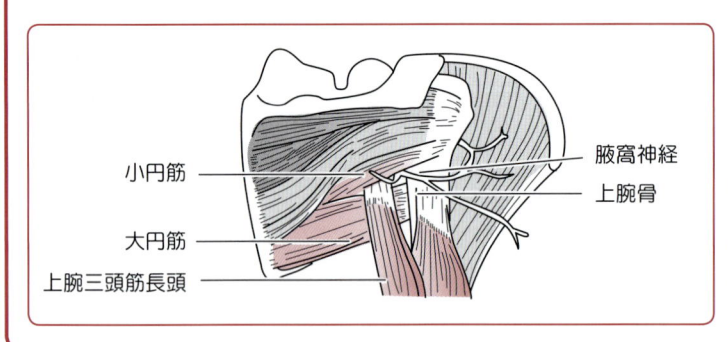

図1　quadrilateral space
quadrilateral space を構成する上腕三頭筋長頭や大円筋，小円筋の短縮や過緊張により腋窩神経が絞扼され，上腕外側部に痛みを生じる．

■ 理学療法のポイント
- 関連痛を臨床的に判断するためには，痛みを訴えている局所に圧痛がないことや当該部位の筋の収縮により痛みが再現されないことを評価する．
- 関連痛が疑われる場合，関節包や靱帯に伸張刺激を加えて痛みの再現をみる．
- 痛みが再現される場合は，関連痛の原因となっている関節包や靱帯の伸張性の低下をストレッチにより改善する．
- quadrilateral space を構成する筋群の圧痛や短縮があればストレッチを行う．

■ 理学療法の実際
1）関節包・靱帯のストレッチ（図2）
- インピンジメントを避けるために肩関節を軽度外転・屈曲位にて関節包・靱帯のストレッチを行う．
- 軟部組織の伸張感を end feel として感じながら可動域練習を行うことが重要である．

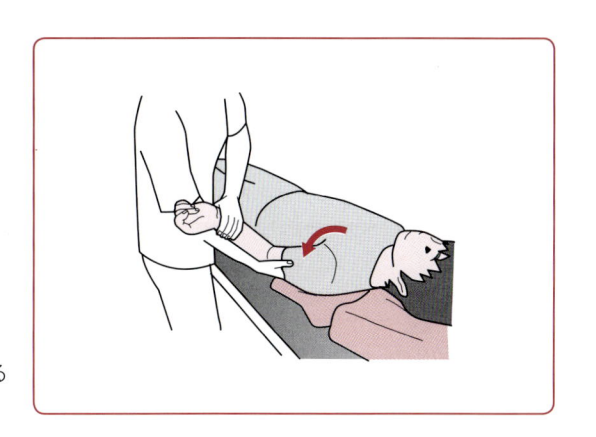

図2　肩関節前上方の関節包・靱帯のストレッチ
前腕部で操作すると肘関節にストレスを強いることがあるため，上腕骨を外旋する．

2）上腕三頭筋のストレッチ（図3）

図3　上腕三頭筋のストレッチ
肩峰下にインピンジメント様の痛みがない位置まで肩関節を挙上し，肘を壁につける．ゆっくりと力を抜きながら肘を屈曲し，上腕三頭筋のストレッチを行う．セルフストレッチとして指導する．

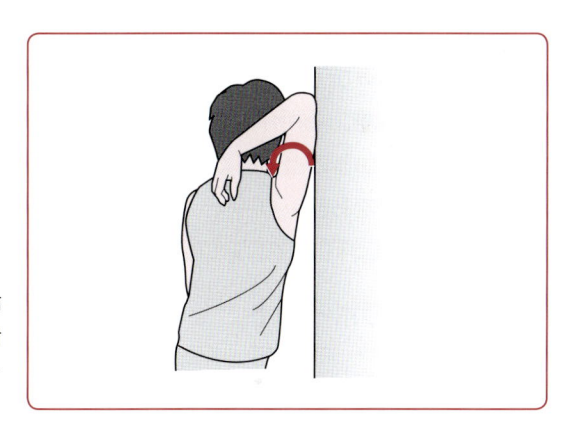

3）小円筋，大円筋のストレッチ（図4, 5）

- 肩関節に疼痛を有している場合，関節運動を利用した筋のストレッチはむずかしいことが多いため，筋の走行をイメージして触察し，筋を圧迫することによりストレッチする．

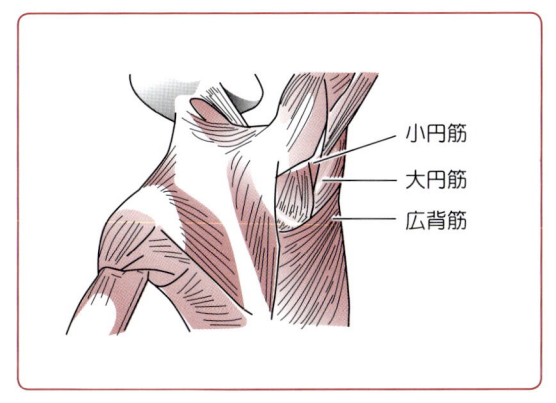

図4　小円筋・大円筋の走行
肩関節挙上位での各筋の走行をイメージする．

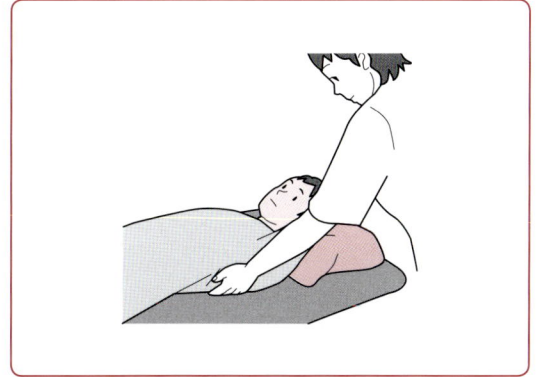

図5　圧迫による筋のストレッチ
筋を個別に触察し，圧迫することによりストレッチを行う．

4・肩関節
肩関節挙上時に頸部の痛みが生じるケース

建内宏重

解説

- 肩関節の挙上運動には脊柱と肩甲骨の適切な運動が重要である．
- 頸椎には問題がなくても，肩甲骨と頸椎とをつなぐ僧帽筋，小菱形筋，肩甲挙筋などの短縮や過緊張があると，痛みを生じることがある（図1）．
- 頸椎と肋骨とをつなぐ斜角筋群の緊張が高まり，斜角筋症候群様の痛みが生じている場合もある．
- 頭頸部と胸椎，肩甲骨のアライメント異常により筋の過緊張を生じていることもあるため，姿勢アライメントの評価・治療も重要である．

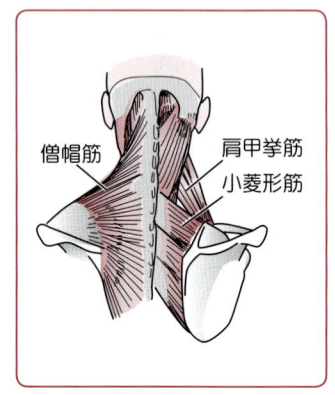

図1 肩甲骨と頸椎をつなぐ筋群
（僧帽筋／肩甲挙筋／小菱形筋）

■ 理学療法のポイント

- 立位姿勢を観察し，頭頸部の位置や胸椎の彎曲，肩甲骨の位置の異常がないか確認する．
- 肩関節挙上時の肩甲骨の動きを評価し，肩甲骨の過剰な上方回旋や外転が観察される場合は肩甲骨の動きを修正して痛みが変化するか否か確認する（図2）．
- 筋の短縮もしくは過緊張が存在すれば，ストレッチもしくは自動運動のリズミカルな繰り返しを行い対応する．
- 頸部および肩甲骨周囲筋の緊張が高くなっている場合は，姿勢制御においてそれらの部位でのコントロールが優位になっていることがある．座位での重心移動時の姿勢を観察し，肩甲骨や頸部での制御が優位になっている場合は，股関節・腰部での制御を促す（図3）．

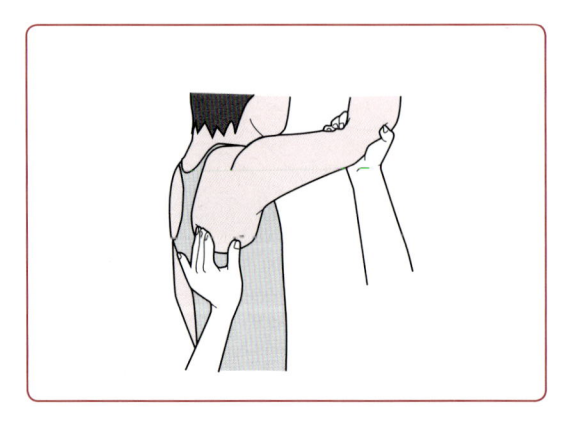

図2 肩甲骨の動きを評価する
肩関節挙上時の肩甲骨の動きを評価して過剰な動きが観察されれば，肩甲骨の動きを修正する．

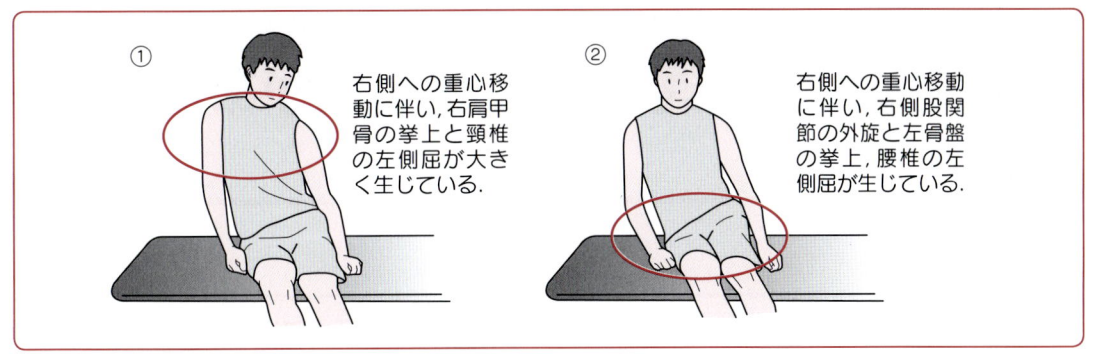

図3 座位での重心移動
肩甲骨・頸部でのコントロールが優位になっている場合（①）は，股関節・腰椎でのコントロール（②）を促す．
身体の中枢部で動きをコントロールし，末梢部は力が抜けていることが重要である．

■ 理学療法の実際

1) 肩甲骨の自動運動（図4）

- 肩甲骨周囲筋の過緊張や肩甲骨のアライメント異常がある場合は，肩甲骨の自動運動を行う．
- 頸椎および肩甲上腕関節や肘関節の動きが連動しないように注意する．

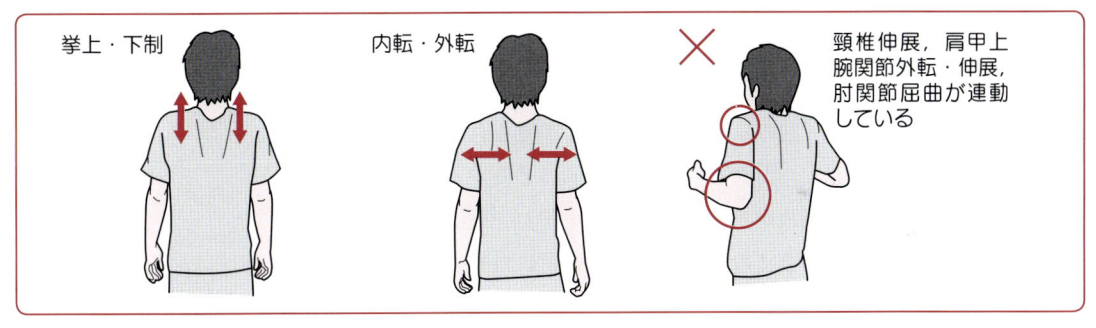

図4 肩甲骨の自動運動
頸椎の伸展や肩甲上腕関節の伸展，肘関節の伸展などが連動しやすいため，上肢の力は抜いて行う．

2) 座位での重心移動（図5）

- 姿勢制御において股関節や腰椎部が十分に機能していないと，頸部や肩甲骨・上肢を用いることが多くなり，過緊張につながる．
- 頸部や肩の力を抜くようにして，座位での重心移動をコントロールする．

図5 座位での重心移動
ボールに手を乗せるなどして頸部・肩周囲の力を抜く．
股関節・腰椎での制御を促し，頸部・肩周囲が楽なことを実感してもらうとよい．

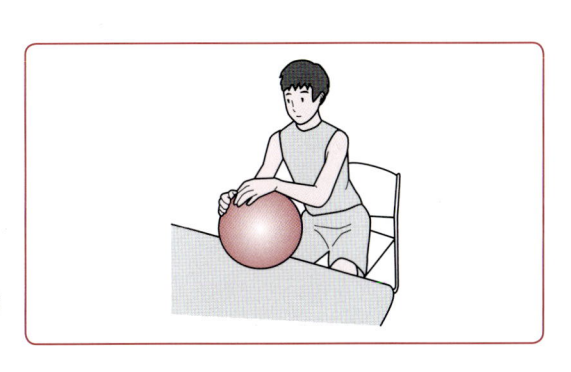

4・肩関節
肩関節可動域運動時に過緊張があるケース

建内宏重

> **解説**
> - 肩関節可動域制限の原因として痛みや関節周囲組織の伸張性低下が潜在的に存在する場合であっても，主に筋の持続的な収縮や運動時の防御収縮によって動きが制限されていることが多い．
> - 過剰な筋収縮が持続することにより循環障害を引き起こし，痛みを助長していることもある．
> - 過剰な筋収縮が存在する状況下では効果的な可動域運動は困難であり，自動運動についても協調的な運動が阻害されるため，可能な限り過剰な緊張を抑制する工夫が必要である．

■ 理学療法のポイント

- 患部の痛みを避けるために関節周囲筋を緊張させて固定させている場合もあるが，むしろそのような姿勢が習慣化し，必要以上に緊張が持続していることが多い．
- 背臥位で可動域運動を開始することが多いが，肩関節疾患の患者にとって背臥位は必ずしも楽な肢位ではないため（図1），他のリラクゼーションが得られやすい肢位を探したり，臥位でもクッションなどを用いてポジショニングを工夫したりする必要がある．
- 筋の緊張を軽減させて痛みがどのように変化するかを確認する．
- 緊張の軽減により痛みが強くならないことを患者に自覚させる．
- 他動運動に対して筋緊張が高まりやすい傾向がみられる場合は，自動運動から導入するとよい．

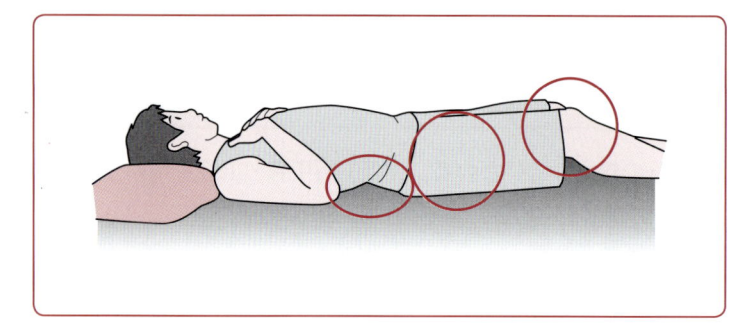

図1　背臥位での姿勢
背臥位でも腰部や股関節屈筋・内転筋，膝関節屈筋などに過剰な緊張がみられることがある．

■ 理学療法の実際

1）ポジショニング

- 適宜，クッションなどを用いてリラクゼーションが得られるように工夫する．
- 重錘バンドなどを用いて下肢もしくは中枢部を安定させると効果的である（図2）．
- セミファーラー位をとり，肩甲帯での荷重支持を軽減させる（図3）．

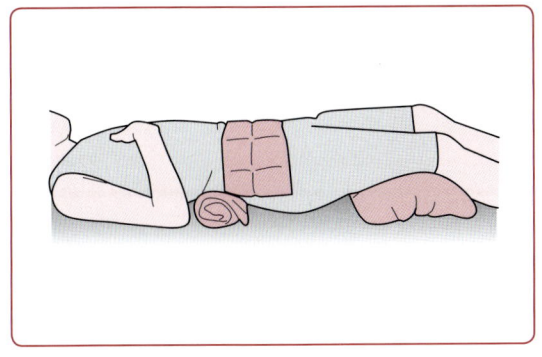

図2 ポジショニング
クッションにより支持面を増やしたり，重錘により骨盤や下肢の安定性を高めたりすると肩関節周囲の緊張を抑えやすい．

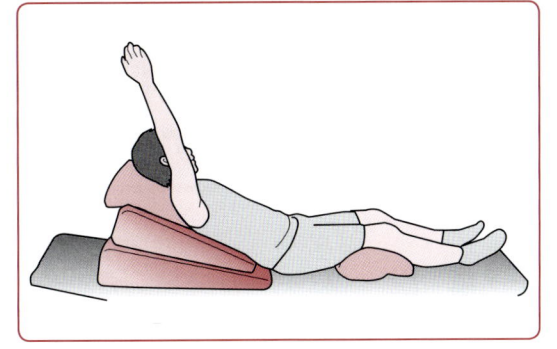

図3 セミファーラー位での肩関節運動
上体を少し起こした姿勢にして，肩関節運動を行う．腰背部の緊張が高い場合などに有効である．

2) 下肢・体幹のリラクゼーション（図4）

- 腰背部や頸部など肩関節と関連して緊張が高まりやすい部位から運動を開始する．
- 徐々に連動して肩関節の動きが生じるように誘導し，肩関節周囲の緊張の程度を観察する．

図4 下肢・体幹のリラクゼーション
① 大殿筋のストレッチ
股関節を屈曲内転し，大殿筋のストレッチを行い，股関節周囲から緊張を緩める．
② 体幹回旋ストレッチ
肩甲骨をベッド面につけたまま体幹回旋を行い，腰背部や腹斜筋群の緊張を緩める．

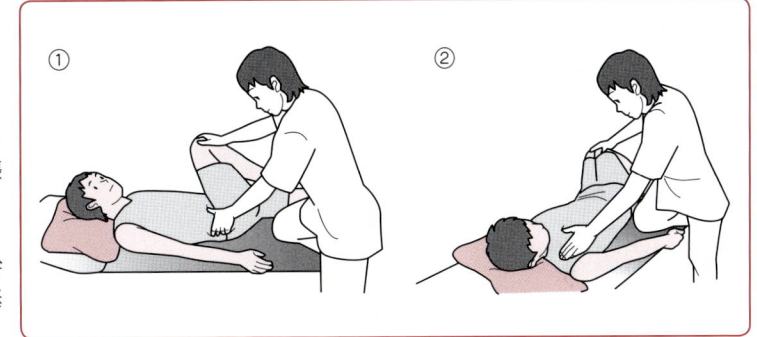

3) 自動運動によるリラクゼーション（図5）

- 他動運動により緊張が高まる症例では自動運動から導入した方がよい場合もある．
- スリングなどを用いて，重力の影響を除去した課題から行うとよい．

図5 自動運動によるリラクゼーション
① スリングを用いた方法
前腕の軸と平行な方向に動かすと肩関節の単関節筋が働く．
小さな振幅から運動を開始し，主動筋と拮抗筋を交互に収縮させるとよい．
② ボールを用いた方法
ボールにより上肢の重みを支えるようにして，軽くボールを転がす．

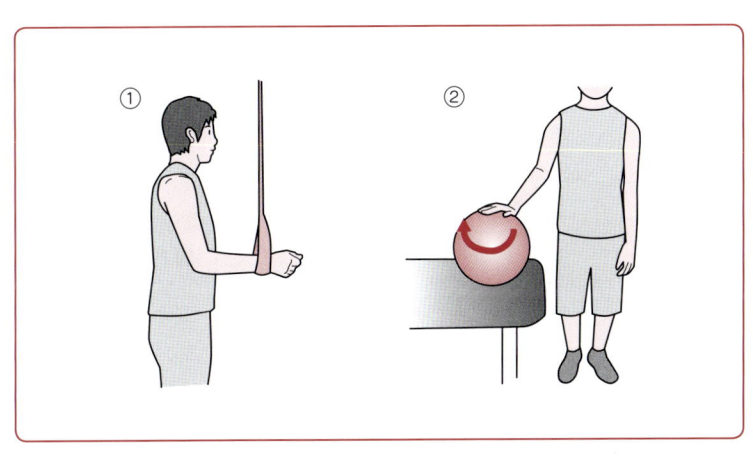

4・肩関節
関節包の伸張性低下によって可動域の制限があるケース

羽﨑　完

> **解　説**
> - 肩甲骨面上で30〜45°挙上位では，関節窩の接線と関節包の付着線がほぼ並行になり，全関節包の緊張が釣り合う．
> - 関節包の伸張性が低下しているとき，烏口上腕靱帯，烏口肩峰靱帯，関節上腕靱帯も伸張性が低下していることが多い．

■ 理学療法のポイント

- 前上方の関節包が短縮しているとき，烏口上腕靱帯や上関節上腕靱帯も固くなっていることが多く，下垂位での外旋に制限がみられる．
- 前下方の関節包が短縮しているとき，中関節上腕靱帯や前下関節上腕靱帯も固くなっていることが多く，90°外転位や90°屈曲位での外旋に制限がみられる．
- 後上方の関節包が短縮しているとき，下垂位での内旋に制限がみられる．
- 後下方の関節包が短縮しているとき，後下関節上腕靱帯も固くなっていることが多く，90°屈曲位での内旋に制限がみられる．

■ 理学療法の実際

1) 肩甲上腕関節の離開

- 背臥位で，肩関節30〜45°外転位，30°水平内転位の肢位から肩甲上腕関節の離開を行う（図1）．
- セラピストの近位の手で上腕骨頭を外側に押して，関節窩から引き離す．
- 引き離した状態で10秒程度保持し，ゆっくりと元に戻すことを繰り返す．

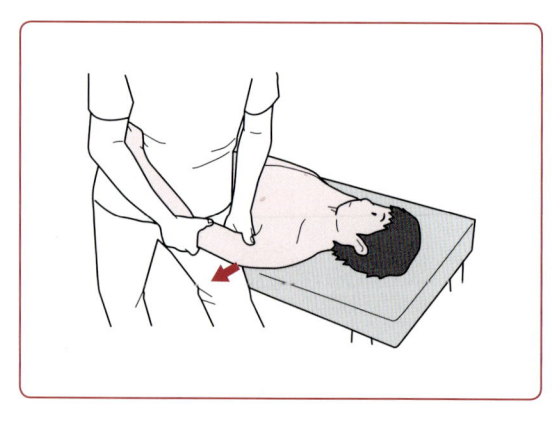

図1　肩甲上腕関節の離開
上腕骨頭を関節窩から直角にゆっくりと引き離す．
あまり強い力を加えない（防御作用として筋が収縮するため）．

2) 前方の関節包の伸張

- 背臥位で，肩関節30〜45°外転位，30°水平内転位の肢位から上腕骨頭を前方に滑らせる（図2）．
- セラピストの近位の手は烏口突起を介して肩甲骨を保持し，遠位の手の前腕と体幹で患者の上肢を挟むように固定する．
- 遠位の手で上腕骨頭を関節窩の面に平行に前方に押し出す．
- その状態で10秒程度保持し，ゆっくりと元に戻すことを繰り返す．

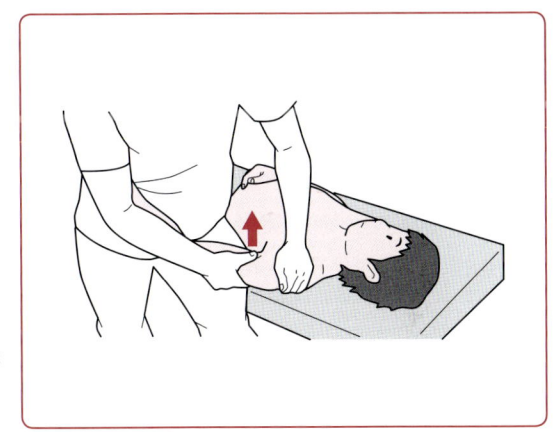

図2　前方の関節包の伸張
上腕骨頭を関節窩の面に平行に前方に滑らせる．
あまり強い力を加えない（防御作用として筋が収縮するため）．
軽く牽引を加えながら行う．

3) 後方の関節包の伸張

- 背臥位で，肩関節30〜45°外転位，30°水平内転位の肢位から上腕骨頭を後方に滑らせる（図3）．
- セラピストの近位の手は上腕骨頭の前方に置き，遠位の手の前腕と体幹で患者の上肢を挟むように固定する．
- 近位の手で上腕骨頭を関節窩の面に平行に後方に押す．
- その状態で10秒程度保持し，ゆっくりと元に戻すことを繰り返す．

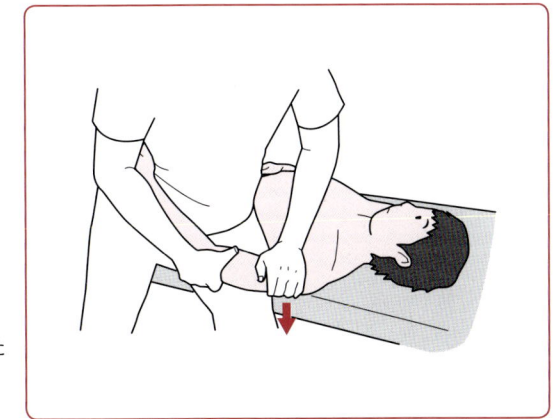

図3　後方の関節包の伸張
上腕骨頭を関節窩の面に平行に後方に滑らせる．
あまり強い力を加えない（防御作用として筋が収縮するため）．
軽く牽引を加えながら行う．

4・肩関節

肩関節周囲炎で肩甲上腕関節にアプローチしても可動域の改善がみられないケース

羽﨑 完

> **解　説**
> - 肩甲上腕関節にアプローチしても可動域が改善しない場合は，僧帽筋の筋緊張が強く肩甲骨が挙上していることや，小胸筋，大胸筋の筋緊張が強く，肩甲骨が前方突出していることが多い．
> - 肩甲骨および肩関節周囲筋の筋緊張のアンバランスがみられるため，筋収縮のタイミングが異常であり，肩甲骨や上腕骨を引き上げてから，肩甲上腕関節の運動を行おうとする．
> - 肩甲骨の挙上，前方突出とともに上腕骨頭が引き上がっていることが多い．
> - 胸椎の可動性が悪く，後彎が強くなっていることが多い．

■ 理学療法のポイント

- 肩甲骨および肩関節周囲筋の筋緊張のバランスを整えることが重要である．
- 特に回旋筋群は肩甲上腕関節の固定筋であり，弱化していることが多く，強化することが肝要である．
- 胸椎の可動性を改善し，後彎が減少すると肩甲骨が下制しやすくなり，胸郭上で安定しやすくなる．

■ 理学療法の実際

1) 筋緊張アンバランスの修整

- 可能な限り理想的な座位をとり，患側上肢を側方につき，肘伸展位で床面を押させ，肩甲骨下制を促す（図1）．
- 挙上していた肩甲骨が下制しアライメントが整えば，その位置を保持させる．
- 肩甲骨の運動のみを行わせ，セラピストは患者が頸椎や体幹を使って代償しないよう注意する．

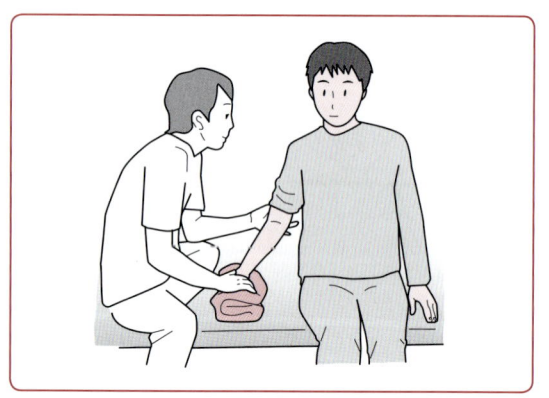

図1　筋緊張アンバランスの修整
姿勢が崩れないようタオルなどを入れ，左右の肩甲骨の高さを調節する．
上肢の長軸方向に押させること．
坐骨結節で体重を受けさせ，骨盤を直立させた状態で行うこと．

2）肩回旋筋群の強化

- 背臥位で肩甲骨の挙上が起こらない最大屈曲角度で，伸展した上肢を空間に保持させる（図2）．
- 手にペットボトルや少し重量のある持ちやすいものを持たせ，その位置を保持させる．
- また，その状態で手関節の屈伸や前腕の回内外を伴う肩関節の内外旋をゆっくりと行わせる．
- 肩甲骨の挙上が起こらない範囲で，徐々に屈曲角度を大きくしていく．
- 過剰に努力させないようにする．

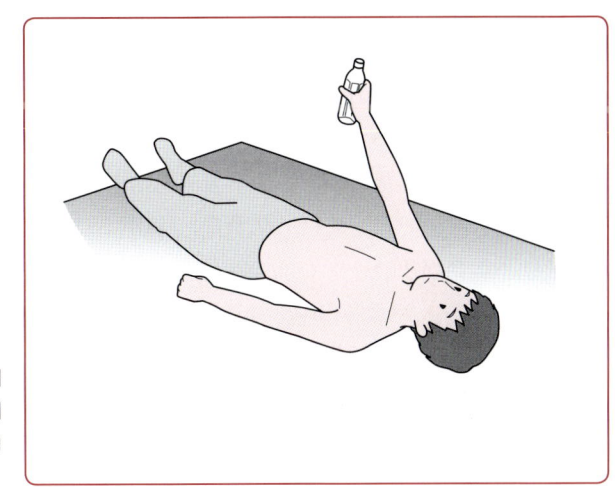

図2　肩回旋筋群の強化
水を入れた500mlのペットボトルを持たせ，手関節の屈伸や肩関節の内外旋を痛みの起こらない範囲で行う．肩甲骨の挙上がない範囲で，徐々に屈曲角度を大きくしていく．

3）胸椎の可動性改善

- 腹臥位で，胸椎椎骨を下方に押すことで，胸椎の伸展可動性を改善する（図3）．
- セラピストの豆状骨で棘突起を，胸椎の後彎に直角になる方向に押す．

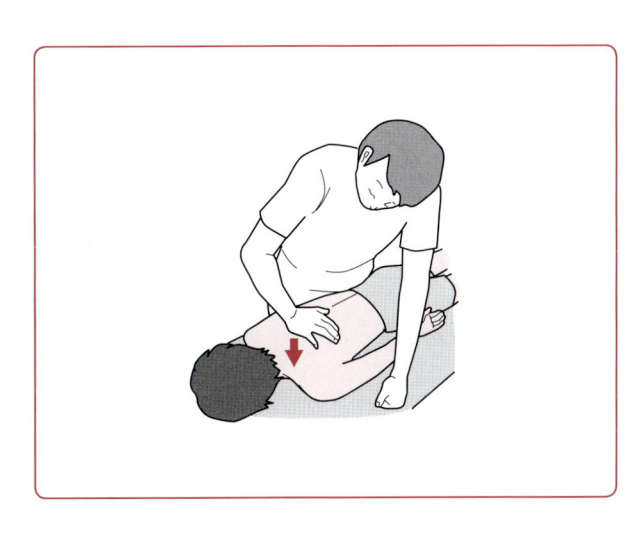

図3　胸椎可動性の改善
急激に強く押さず，ゆっくりと時間をかけて押す．

4・肩関節
肩関節周囲炎で痛みを伴い、腕を上げることができないケース

武富由雄

> **解説**
> - 肩関節周囲炎は50歳代，ついで60歳代に好発する．
> - 肩関節周囲炎は一般に ① 急性期（炎症期），② 慢性期（拘縮期），③ 寛解期と3つの病期に分けられる．急性から亜急性の炎症期に肩部の痛みが著しく，日常生活動作・活動に制限を受ける．
> - 肩の痛みを訴えた時期から理学療法開始までの経過期間の長いほど，肩甲上腕関節が内転・内旋位の肢位で固定され，広背筋，肩甲下筋の拘縮により外旋と外転の可動域制限を起こしている場合が多い．
> - 茶瓶を持つ，冷蔵庫の中の物を手で取ろうとする時などに肩部の痛みが上背部から上肢に及ぶ例では，肩甲帯周囲筋（僧帽筋上部線維と下部線維，菱形筋，棘下筋，前鋸筋など）に筋力低下がみられることが多い．

■ 理学療法のポイント

- 肩部に自発痛，運動痛を強く訴える例に対し肩甲上腕関節に直接アプローチするような運動を始めようとすると，肩甲上腕関節の周囲筋にスパズムを誘発し，患者に運動を拒否されることがある．この場合，肩甲胸郭関節上の肩甲骨の滑走運動を惹起させる体幹の屈伸，回旋運動から始めるのが望ましい．肩甲胸郭上での肩甲骨の可動性が増し，肩甲骨周囲筋の筋力回復が得られるに従い肩甲上腕関節の屈曲，外転，外旋の可動性を高める運動を開始する．
- 肩部に自発痛，運動痛を強く訴える場合，肩甲上腕関節の外転，外旋，屈曲の運動は避け，まず肩甲上腕関節運動に関与する過緊張下の内転筋，内旋筋，伸展筋の筋群を弛緩させる．「等尺性収縮─弛緩（hold-relax）」の手法を用い，肩甲上腕関節の内転，内旋，伸展の運動を反復する．
- 次の段階として，肩甲骨周囲筋，特に僧帽筋下部線維，前鋸筋，菱形筋の筋力維持・増強トレーニングを始める．そのためには肩甲帯と上背部に意識を集中した等尺性運動を行う．
- 肩甲上腕関節の自動運動として頭上滑車運動が行われることがある．頭上滑車運動の方法とその適用を誤ると，肩甲上腕関節の屈曲や外転運動時，上腕骨大結節が肩峰下で衝突を起こし，肩甲上腕関節痛を強く訴える例（impingement syndrome）があるので注意する必要がある．

■ 理学療法の実際

1）椅座位での体幹・肩甲骨の運動

- 体幹の屈曲運動：肩部を触れることを拒否するような患者にはこの方法から始める．床上のハンカチを拾うつもりで体幹を前屈させる．体幹の前屈と腕の重力により肩甲胸郭関節上で肩甲骨の外転と上方回旋を促し，肩甲上腕関節の屈曲方向の運動を誘発する（図1）．

- 体幹の屈伸抵抗運動：体幹屈曲時には，両側肩前部に当てたセラピストの手掌面で伸展方向に，伸展運動では上背部に当てたセラピストの手掌面で屈曲方向に徒手抵抗を加える（図2a, b）．肩甲胸郭関節上の肩甲骨の前方突出（protraction）と引き込み（retraction）運動から肩甲上腕関節の屈曲と伸展運動を惹起させる．
- 体幹の左右回旋の徒手抵抗運動：体幹の左回旋時には，右肩前部に当てたセラピストの手掌面で右回旋方向に徒手抵抗を加えると同時に左背部・肩甲骨部に当てたセラピストの手掌面で反対方向に徒手抵抗を加える（図3）．体幹右回旋時には，左肩前部に当てたセラピストの手掌面で左回旋方向に徒手抵抗を加えると同時に右背部・肩甲骨部に当てたセラピストの手掌面で反対方向に徒手抵抗を加える．体幹左右回旋運動時，患者には腕を振ろうとせずに，肩部の前後の動きを強調させ，肩甲胸郭関節上の肩甲骨の前方突出（protraction）と引き込み（retraction）の可動域を拡大させる．
- 肩甲骨挙上運動：両側の肩すくめ運動を指示し，両側肩最大挙上時に徒手抵抗を加える．肩甲胸郭上での肩甲骨の挙上に作用する僧帽筋上部線維の筋力増強を図る（図4）．

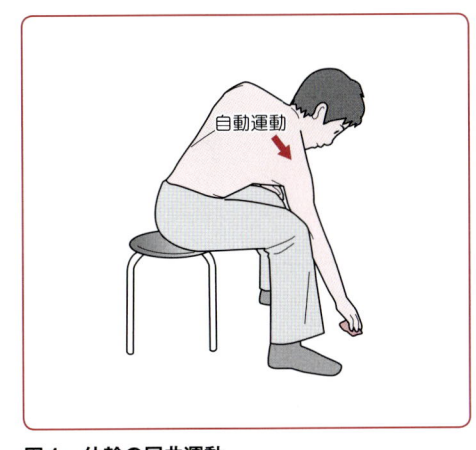

図1　体幹の屈曲運動
床のハンカチを拾うつもりで体幹を屈曲させる．肩甲骨の外転と上方回旋を促す．

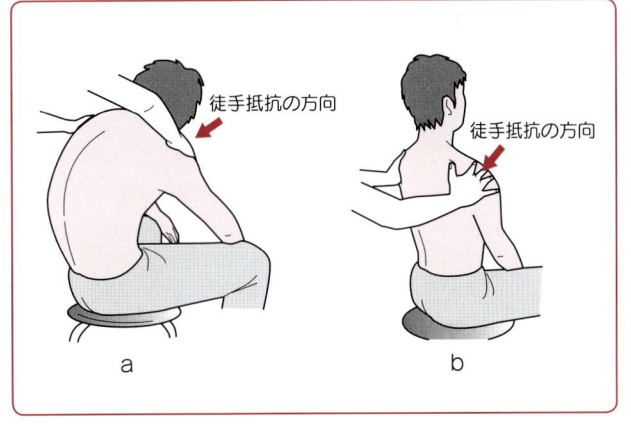

図2　体幹の屈伸徒手抵抗運動
a　体幹の屈曲に徒手抵抗
b　体幹の伸展に徒手抵抗

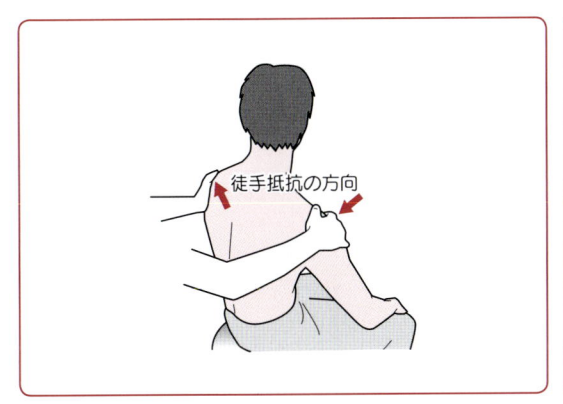

図3　体幹の左回旋に対する徒手抵抗運動

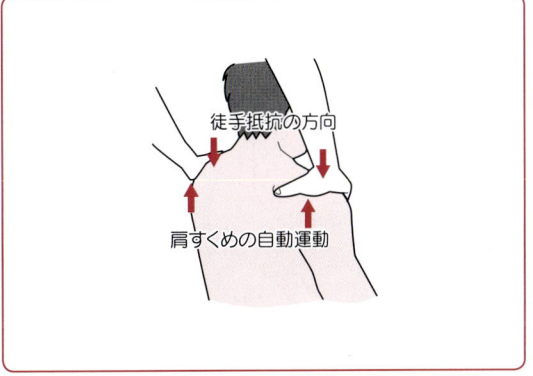

図4　肩甲骨挙上運動（肩すくめ運動）
肩峰上に徒手抵抗を加え，僧帽筋上部線維の筋力増強を図る．

2) 椅座位での肩甲上腕関節の等尺性収縮―弛緩運動（Hold-Relax手法）

- 内転運動：肘関節屈曲位で，患者に肩甲上腕関節の内転方向に3～5秒間の等尺性収縮をさせ，セラピストは外転方向に徒手抵抗を加える．その後数秒間筋を弛緩させる（図5a）．患者自身による運動では，肘関節90°屈曲位で二つ折りした座布団かクッションを脇に挟んで3～5秒間強く締め付け，その後に内転筋を弛緩させる（図5b）．
- 伸展運動：肘関節90°屈曲位で患者に肩甲上腕関節伸展の等尺性収縮をさせ，セラピストは反対の屈曲方向に徒手抵抗を加える（図6a）．その後数秒間筋を弛緩させる．患者自身による運動では肘の後ろにクッションを当て，肘でクッションを押しつけながら3～5秒間保持した後で伸展筋を弛緩させる（図6b）．
- 内旋運動：肘関節90°屈曲位で患者に肩甲上腕関節内旋の等尺性収縮をさせ，セラピストは外旋方向に徒手抵抗を加える（図7a）．その後数秒間筋を弛緩させる．患者自身による運動では，クッションを腹部の前に置き，前腕をクッションの方へ強く押し，3～5秒間保持した後で内旋筋を弛緩させる（図7b）．

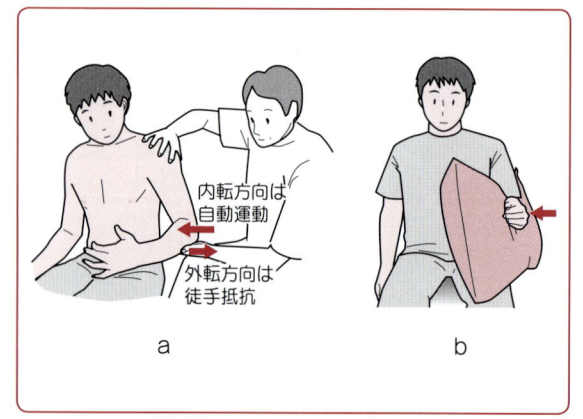

図5　肩甲上腕関節の内転運動
a　徒手抵抗運動
b　患者自身による運動

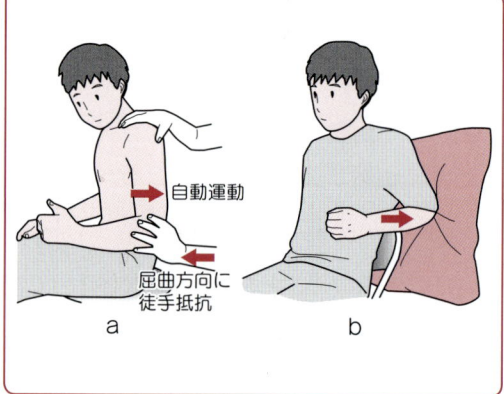

図6　肩甲上腕関節の伸展運動
a　徒手抵抗運動
b　患者自身による運動

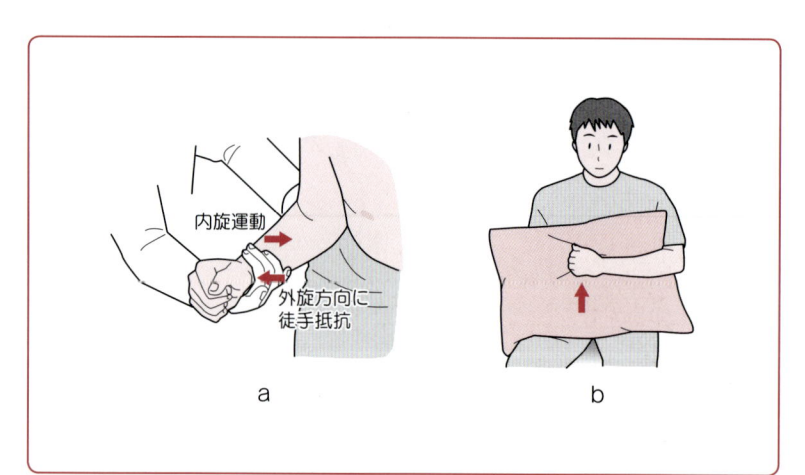

図7　肩甲上腕関節の内旋運動
a　徒手抵抗運動
b　患者自身による内旋運動

3) 肩甲上腕関節の分回し運動

- 肩甲上腕関節に痛みをできるだけ起こさないように他動的関節可動域運動を行う．肩甲上腕関節は軽度外転，肘関節屈曲位とする．セラピストは上腕骨軸に沿って上腕骨頭を肩甲骨関節窩に圧縮させながら，関節窩上の骨頭を中心に円錐を描くように，肘部を回しながら，肩甲上腕関節の回旋可動域を拡大していく（図8）．

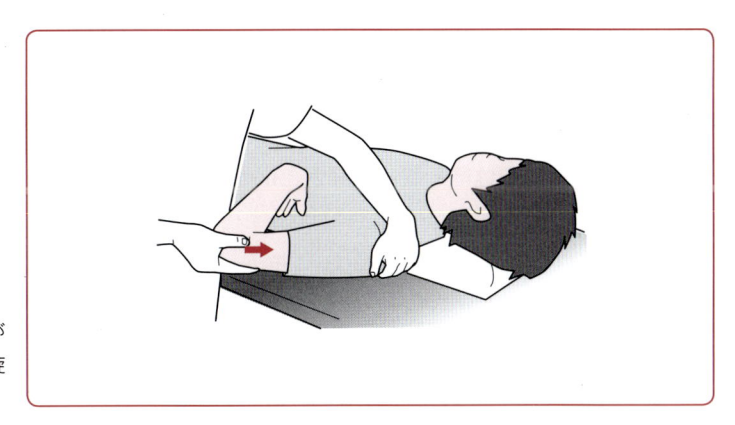

図8　肩甲上腕関節の分回し運動
肩甲骨関節窩に上腕骨頭を圧縮させながら円錐状に肘部を回しながら骨頭を回旋させる．

Clinical Hint

- いったん頭上に上げた腕を下ろすとき，肩部に痛みが走る場合，セラピストは当該側の手首を把持し，患者にはその腕を下ろす方向に力を入れさせ，セラピストは下ろす方向と反対方向，つまり上げる方向に適度の徒手抵抗を加えながらゆっくりとその腕を下ろしていく方法をとる（図9）．
- 徒手で患者の腕を把持して自動・他動運動を行う場合，必ず患側肢全体の重量をセラピストの腕や手で支え，腕の自重を軽減し，肩甲上腕関節に負荷がかからないような肢位で自動・他動運動を行う．
- 髪をブラッシングするときは，ブラシを持った側の肘を机の上や自分の大腿上に乗せてブラッシングを行うと肩部の負担が少ない．
- 上着の着脱は，体幹を腕の痛みのある方向に傾斜させて行うと痛みが少ない．

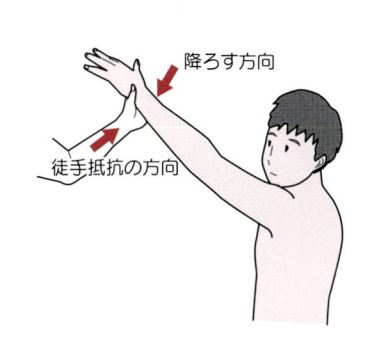

図9　腕を下ろすときの手法
腕を下ろすとき，反対方向に徒手抵抗を加える．

4・肩関節
ストレッチング時に肩甲骨の代償が大きいケース

市橋則明

解 説

- ストレッチングの最も重要な原則は，1）起始部の固定と 2）作用の逆方向に動かす（起始と付着を引き離す）ことである．
- ストレッチングは筋・腱・関節包という弾性組織を骨を介して伸張する．一方を固定しないでもう一方を動かしても効果的なストレッチにはならない．
- まず一方（起始部）の骨を固定し，もう一方（付着部）の骨を作用と反対方向に（起始と付着が離れる方向に）動かすことで効果的なストレッチングが可能となる．
- 固定が重要となる関節は，特に代償が起こりやすい股関節と肩関節である．
- 股関節は骨盤の固定，肩関節は肩甲骨の固定が特に重要である．

■ 理学療法のポイント

- 肩関節の関節可動域を測定する場合には，必ず肩甲骨を固定して行う．
- 起始である肩甲骨を固定しないと十分なストレッチにならない．
- 基本的には伸張したい筋の作用の反対方向に動かす（筋の起始と付着を引き離す）．
- 特に伸展，内転，水平屈曲方向は肩甲骨の代償により可動域制限を見逃しやすい．

■ 理学療法の実際

1）肩関節伸展方向へのストレッチング

- 前方関節包および肩関節屈曲筋をストレッチする（図1）．

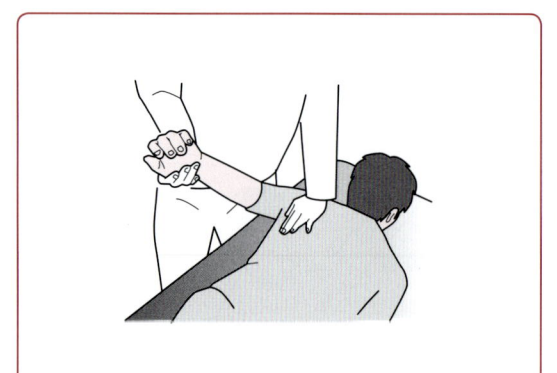

図1 肩関節伸展ストレッチング
座位では肩甲骨を固定しにくいので，肩関節伸展のストレッチングは腹臥位で行う．
肩甲骨下角をしっかり固定し，肩甲骨の前傾を防止しながら肩関節伸展を行う
下角が浮き上がらないように十分上から圧迫し，固定することが重要である．

2) 肩関節外転方向へのストレッチング

- 下方関節包および肩関節内転筋をストレッチする（図2）.

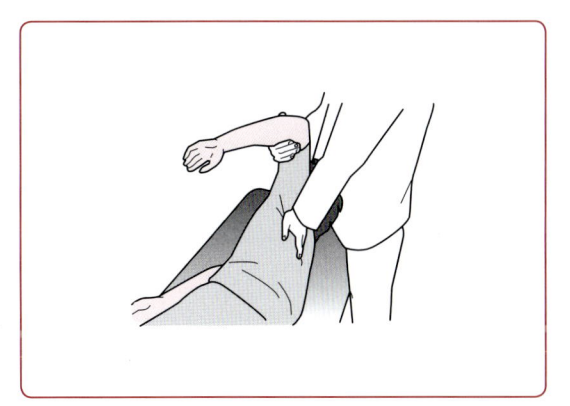

図2　肩関節外転ストレッチング
側臥位とする.
肩甲骨外側縁を上から下に押すように固定し，肩関節を外転する.
肩甲骨の外転，上方回旋を防止することが重要である.

3) 肩関節屈曲方向へのストレッチング

- 後下方関節包および肩関節伸展筋をストレッチする（図3）.

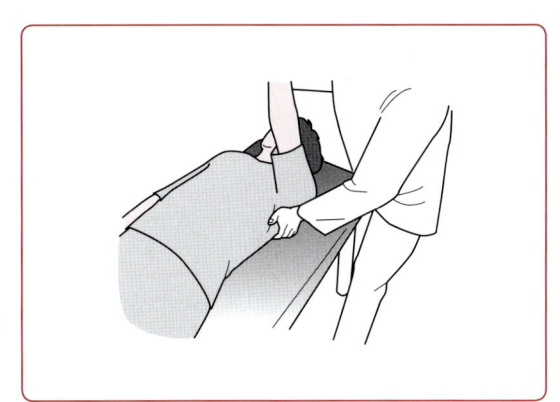

図3　肩関節屈曲ストレッチング
背臥位とする.
肩甲骨外側縁を外側から内側へ圧迫するように固定し，肩関節を屈曲する.
肩甲骨の外転，上方回旋を防止することが重要である.

4) 肩関節水平屈曲方向へのストレッチング

- 後方関節包および肩関節水平伸展筋をストレッチする（図4）.

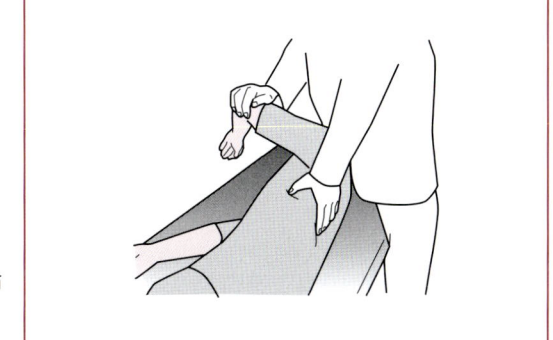

図4　肩関節水平屈曲ストレッチング
側臥位とする.
肩甲骨外側縁を上から圧迫するように固定し，90°肩関節屈曲位から水平屈曲する.
肩甲骨の外転を防止することが重要である.

5）肩関節水平伸展方向へのストレッチング

- 前方関節包および肩関節水平屈曲筋をストレッチする（図5）.

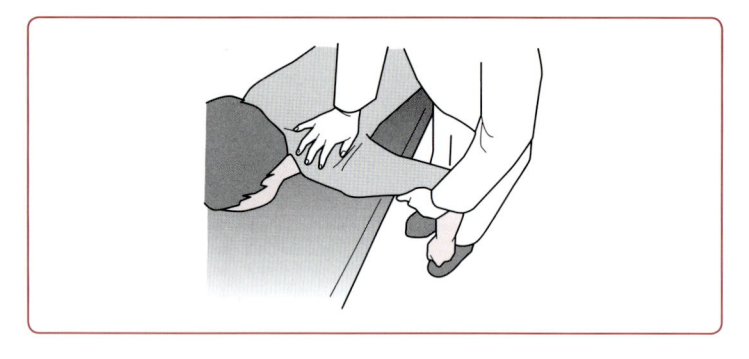

図5　肩関節水平伸展ストレッチング
腹臥位とする.
肩甲骨全体を上から圧迫し，90°肩関節外転位から水平伸展を行う.
肩甲骨の内転と外旋を防止することが重要である.

6）肩関節内旋方向へのストレッチング

- 後下方関節包および肩関節外旋筋をストレッチする（図6, 7）.

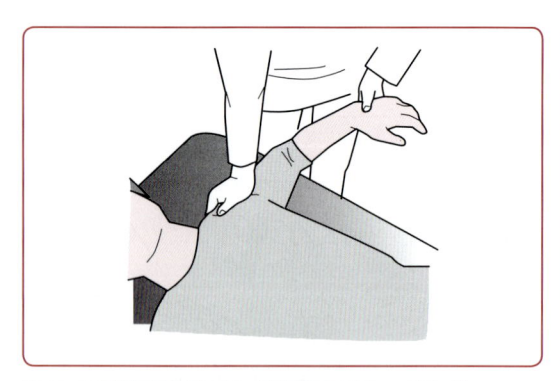

図6　肩関節内旋（セカンド内旋）ストレッチング
背臥位とする．肩関節90°外転位から内旋する.
肩甲骨を上方から後下方へ圧迫するように固定し，内旋する.
肩甲骨の前傾を防止することが重要である.

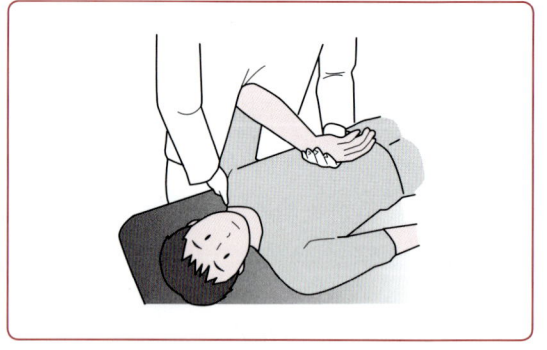

図7　肩関節内旋（サード内旋）ストレッチング
背臥位とする.
90°肩関節屈曲位から内旋する.
肩甲骨を上方から下方へ圧迫し固定する.
肩甲骨の挙上と前傾を防止することが重要である.

7）肩関節外旋方向へのストレッチング

- 前下方関節包および肩関節内旋筋をストレッチする（図8）.

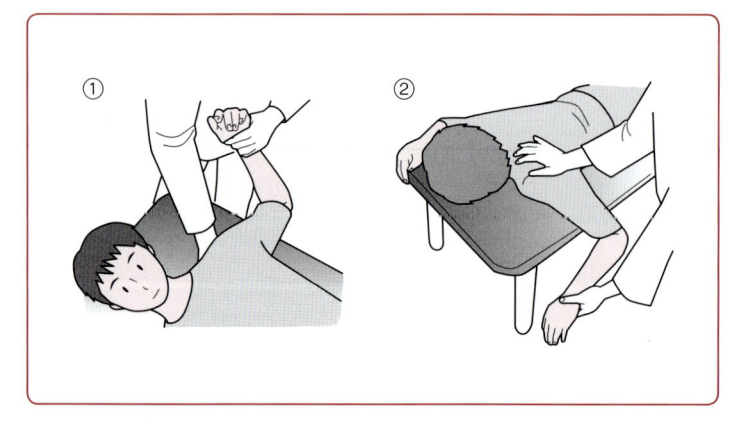

図8　肩関節外旋（セカンド外旋）ストレッチング
① 背臥位とする.
90°肩関節外転位から外旋する.
肩甲骨後面に手を入れ固定する.
肩甲骨の後傾を防止することが重要である.
② 上記で固定しにくい場合は腹臥位とする.
肩甲棘周辺を下方に圧迫し，外旋する．肩甲骨の後傾を防止することが重要である.

8) 肩関節内転方向へのストレッチング

- 上方関節包をストレッチする(図9).
- 前上方の関節包を伸張したい場合は外旋位で内転を行う(図9③).上方関節包を伸張したい場合は内旋位で行う(図9④).
- 肩甲骨を上から圧迫しても固定できないため,肩甲骨内側の肋骨をセラピストの手で圧迫し内側縁が動かないようにする.

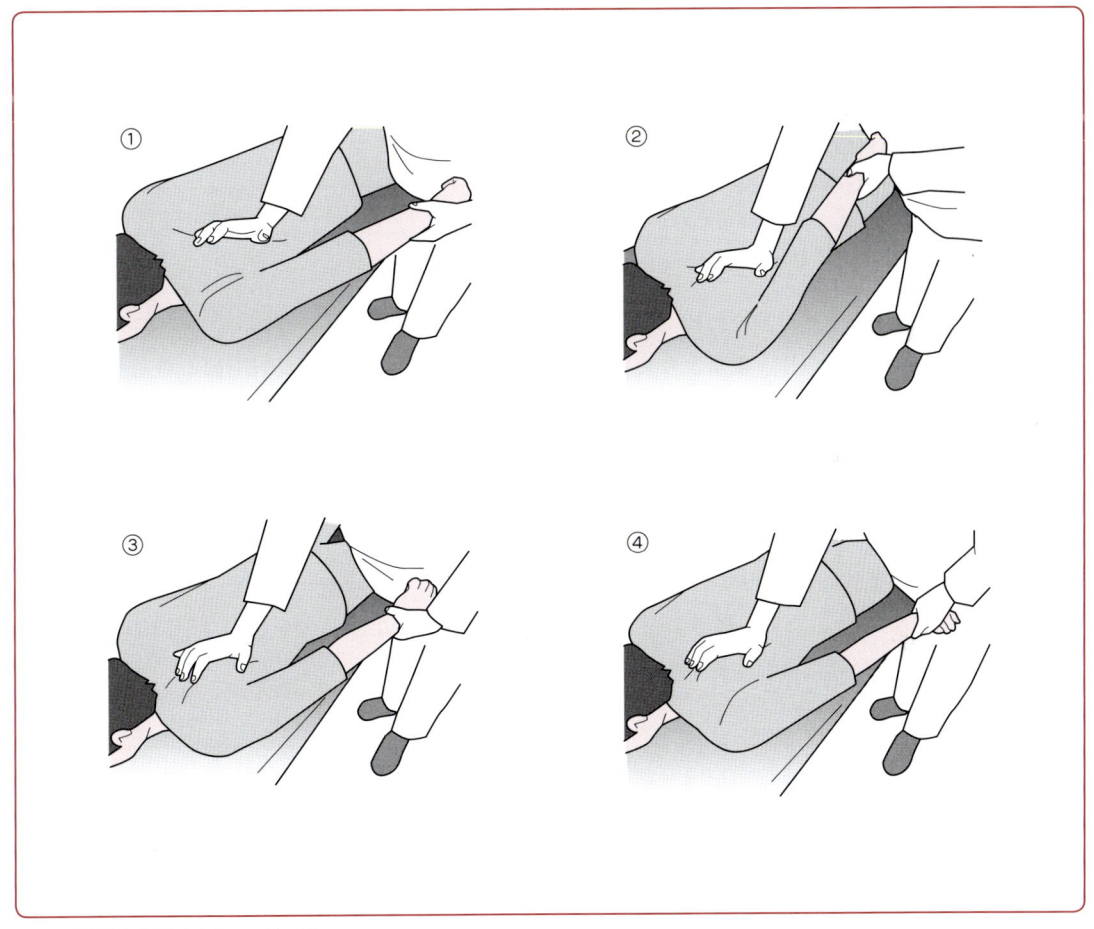

図9 肩関節内転ストレッチング
腹臥位とする.肩甲骨内側縁を固定し肩関節を内転する(①②).
肩関節外旋位で内転(③)すると前上方関節包が,内旋位で内転(④)すると上方関節包が伸張される.

Clinical Hint

- 肩甲骨を固定しない関節可動域の測定では,肩関節の伸展や内転可動域が制限されることはほとんどないが,肩甲骨を固定して評価すると伸展や内転可動域が制限されていることが多いので注意が必要である.

4・肩関節

腱板損傷で手が挙上できないケース

市橋則明

> **解　説**
> - インナーマッスルである腱板を損傷するとアウターマッスルだけでは肩関節を挙上できなくなることが多い．
> - 腱板損傷時には上腕二頭筋長頭が肩甲上腕関節の安定性に重要であるとされている．
> - 肩甲骨の動きの学習が重要である．

■ 理学療法のポイント

- 挙上時に痛みを伴うことが多いため，痛みのない挙上方法を探し，その方法でトレーニングする．
- 肩甲骨の動きが重要であり，正常よりも上方回旋の動きが早く起こる方が肩関節の挙上を行いやすい．
- 特に肩関節0～90°挙上までの肩甲骨の動き（上方回旋）が重要である．

■ 理学療法の実際

1）腹臥位で手を下垂位から挙上する

- 肩関節0～90°の挙上は痛みを伴うことが多いため，腹臥位となり，力を抜いて肩関節90°屈曲位からの挙上をまず最初に練習する（図1）．

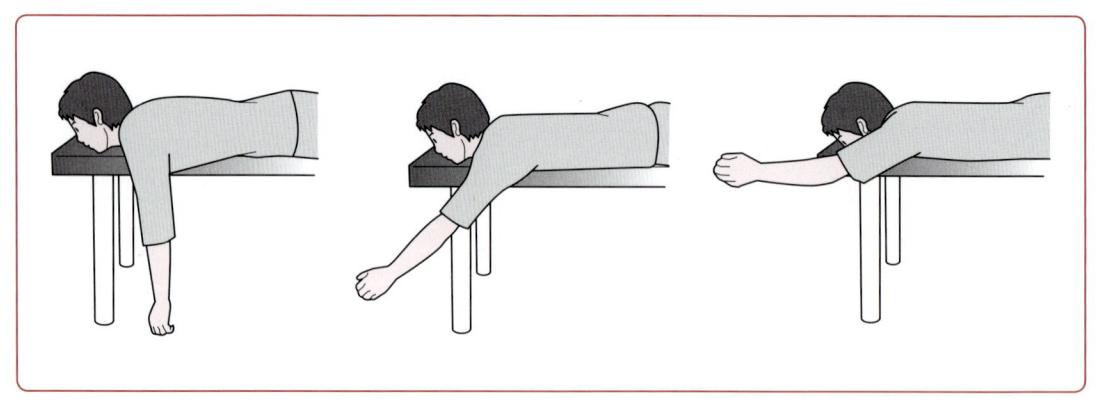

図1　腹臥位での肩関節挙上
ベッドの端に腹臥位となり，上肢を下垂する．
肩関節90°屈曲位から挙上させる．
自動運動で挙上できない場合は，自動介助運動とする．
座位で肩関節0～90°の範囲で挙上すると痛みが強く出る場合が多く，まず肩関節90°からの挙上をトレーニングする方がよい．

2）肩甲骨の動きのトレーニング

- 手を壁について肩甲骨の動きをトレーニングする（図2）.
- 肩甲骨の動きが不十分な場合は，壁に手をついた方が上肢の重量が減少し動かしやすい．

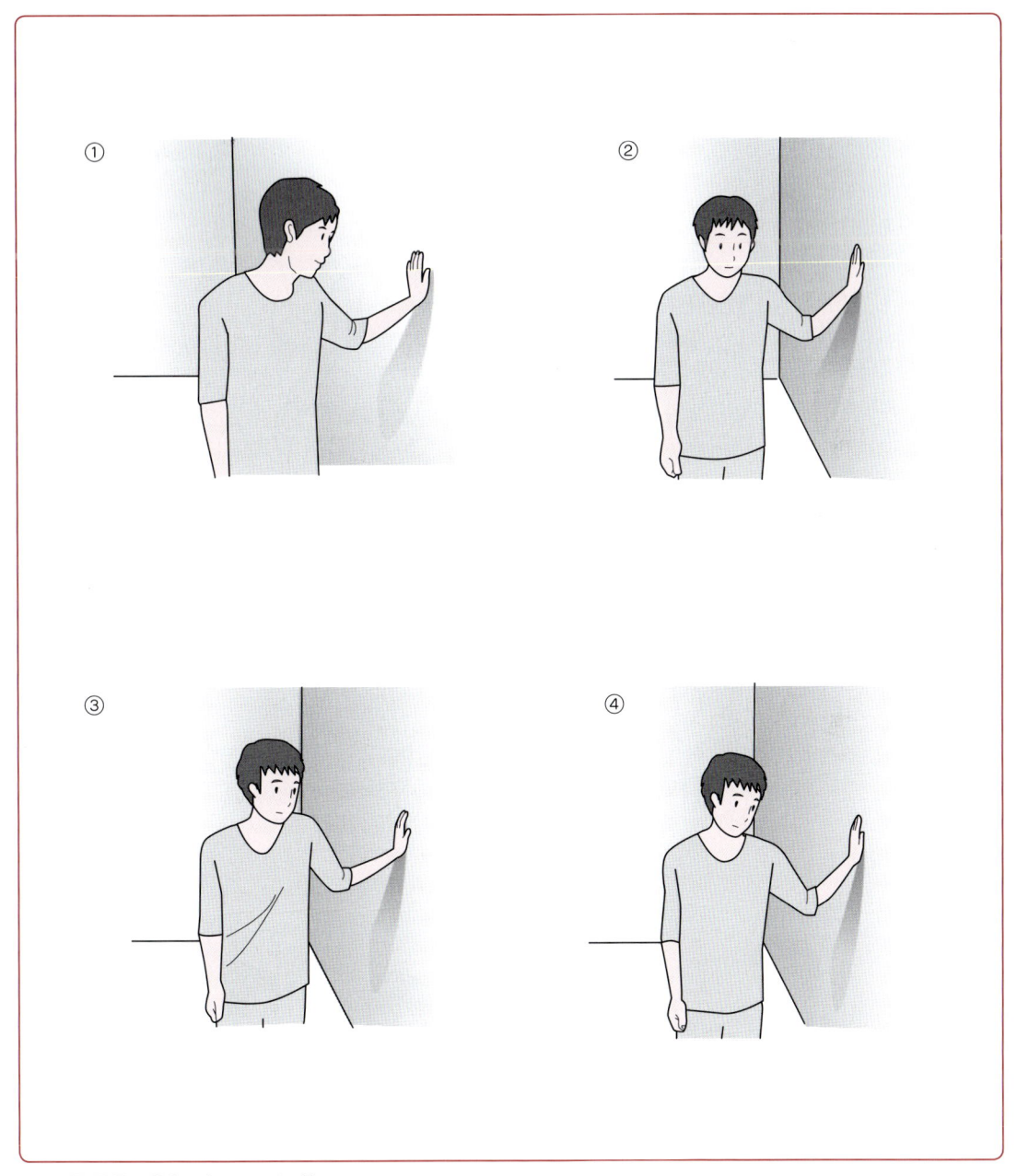

図2 肩甲骨の動きのトレーニング
肩関節は45°外転位，肘屈曲位で壁に手をつく．この状態で，① 肩甲骨後退（リトラクション），② 突出（プロトラクション），③ 挙上，④ 下制の動きをトレーニングする．

3) 前鋸筋を強調しての肩関節挙上トレーニング

- セラピストの手を押させることで前鋸筋の収縮を促通しながら挙上すると肩関節の挙上を行いやすい（図3）．
- セラピストは患者の手と上腕を保持し，患者にすぐに手を上げさせるのではなく下方に手を押させながら（①〜③）徐々に挙上するように指示・誘導する（④〜⑥）．

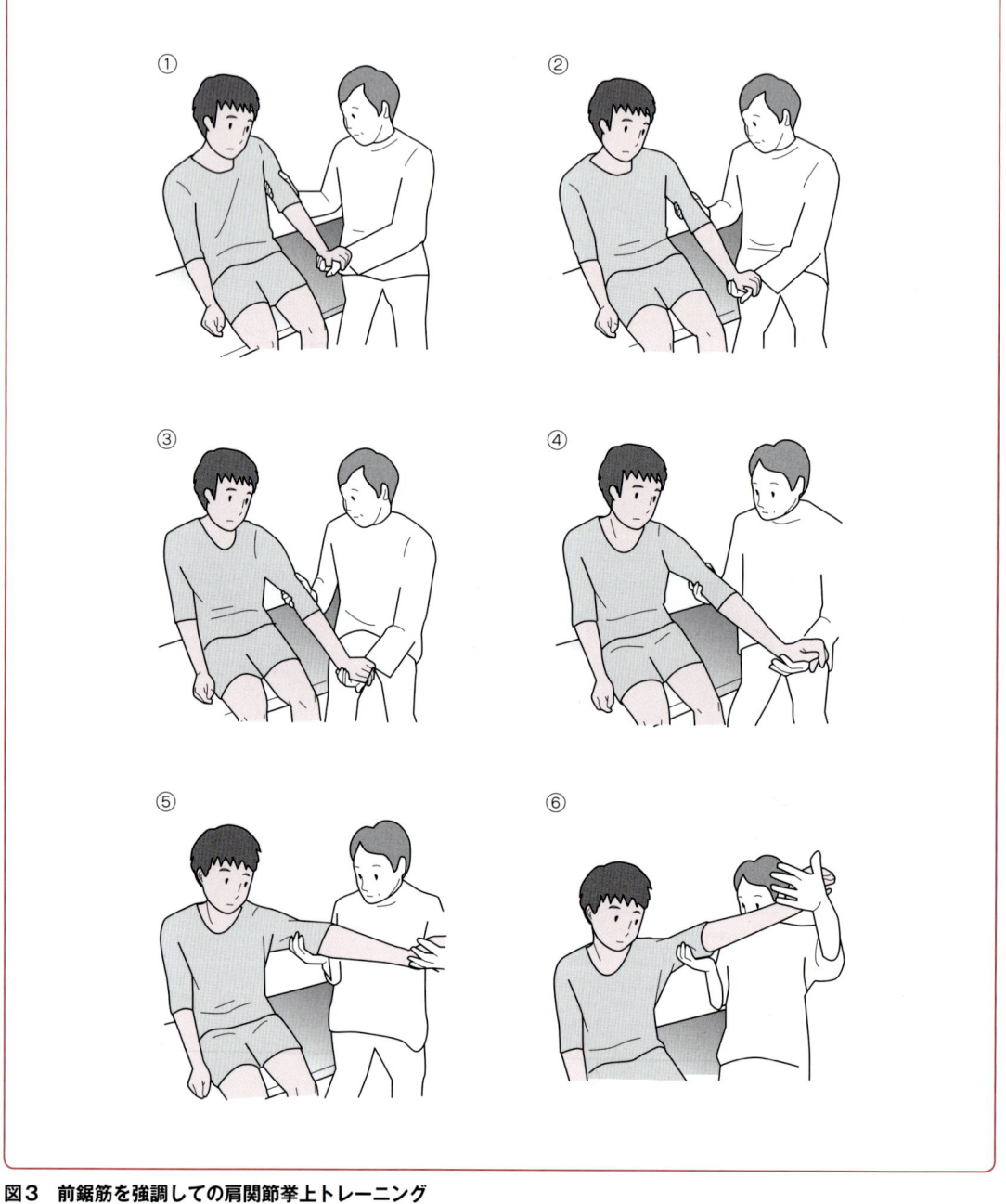

図3　前鋸筋を強調しての肩関節挙上トレーニング
肩をリトラクションさせて肩関節を挙上する場合が多いので，プロトラクションさせながら肩関節の挙上を行わせる．前鋸筋を意識させて下方にプロトラクションさせながら（①〜③）徐々に挙上させる方向に誘導する（④〜⑥）．患者には肩関節を挙上することよりもプロトラクションを意識させると挙上しやすい．

4) ミリタリープレス military press

- ミリタリープレスが肩関節挙上に有効である (図4).
- 独力で不可能な場合はセラピストが軽く抵抗を与えると挙上しやすくなる.
- ミリタリープレスを十分練習させることで肘伸展位での通常の肩関節の挙上もできるようになることが多い.

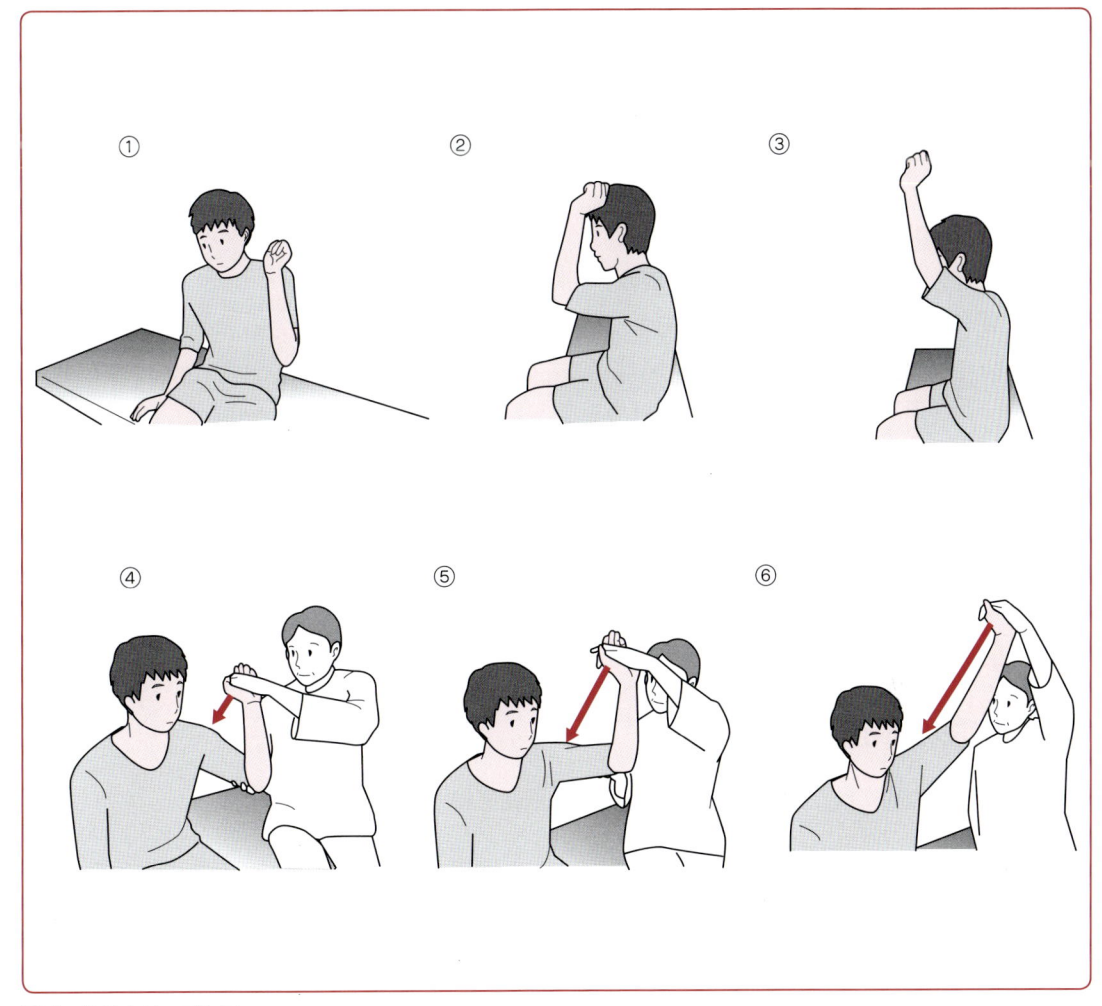

図4 ミリタリープレス
肩関節の挙上ができない患者でも肘を屈曲した位置から上に突き上げるように手を上げる (①～③) ミリタリープレスは可能となりやすい. できない場合は軽く手に抵抗を与え, 抵抗に対して押すようにして手を上げさせる (④～⑥) と抵抗がない場合よりも上げることが可能となる場合が多い. 抵抗の方向は肩関節に向かうようにするのが重要である.

Clinical Hint

- 肩関節の挙上時に肩甲骨が挙上するだけの患者が多いが, 肩甲骨の挙上だけでは肩関節の挙上は困難であり, 肩甲骨が上方回旋することが重要である.

4・肩関節

肩関節周囲炎で外旋ができないケース

市橋則明

解説

- 肩関節周囲炎では90°外転位（セカンドの肢位）での外旋の可動域が制限されることが多い．
- 肩関節外旋が制限されていてもエンドフィール（表1）が無抵抗性で可動域制限因子が痛みの場合は，無理をして外旋の他動運動（ストレッチング）は行わない．
- 外旋以外の可動域についてもエンドフィールが無抵抗性の場合は，まずはリラクゼーションを中心に行い，痛みのない範囲内で重力を利用し，動かすことが重要である．
- 外旋ができない場合は，水平伸展に制限がある場合が多い．

表1 エンドフィール（endfeel：最終域感）

1) 骨性（bone to bone）
   硬く，弾力のない最終域感．痛みはない
2) 軟部組織接触性（soft tissue approximation）
   弾力性のある軟部組織（特に筋）が圧迫されて運動が止まる最終域感（柔軟な（筋感触）衝突感）
3) 軟部組織伸張性（tissue stretch）
   少し弾力のある硬いバネ様の最終域感
4) 筋スパズム性（muscle spasm）
   他動運動中に突然運動が遮られるような急な硬い最終域感であり，痛みを伴うことが多い
5) 無抵抗性（empty）
   他動運動中に痛みや恐怖心のため突然患者の訴えにより他動運動ができなくなることにより起こり，構造的な抵抗感はなく，何も感じない最終域感
6) 弾性制止性（springy block）
   跳ね返るような最終域感．伸張するような感じはない

■ 理学療法のポイント

- 肩関節周囲炎の初期は，痛みが強いため，無理に他動運動を行わないでリラクゼーションから始める．
- セカンドの外旋が悪い場合でも，肩関節0°屈曲，肘関節90°屈曲（ファーストの肢位）での外旋や肩関節90°屈曲位（サードの肢位）外旋などから他動運動を始める方がセカンドの外旋可動域は改善しやすい．
- ファーストの外旋を改善してからセカンドでの運動を開始した方が良い．
- ファーストの外旋に制限があり，痛みが強い場合で前方の関節包に問題がある場合は肩関節伸展のストレッチを行う方が痛みが少ない．
- セカンド外旋の可動域が制限されエンドフィールが無抵抗性の場合はサードで外旋し，徐々に力を抜きセカンドに持っていく．
- セカンド外旋の制限がある場合は水平伸展の制限があることが多いので，水平伸展方向のストレッチングを行う．
- ファースト外旋に制限がある場合は伸展方向のストレッチング，セカンド外旋に制限がある場合はサード外旋からの水平伸展方向へのストレッチングから，トレーニングするのがよい．

肩関節周囲炎で外旋ができないケース

■ 理学療法の実際

1) 痛みが強い場合

- 外旋の制限が大きくても痛みが制限因子の場合は，外旋の可動域運動は行わない．
- まずは重力を利用し屈曲するトレーニングから始める（図1，2）．

図1　重力を利用した肩関節屈曲可動域運動（腹臥位）
上肢を支え，患者に力を抜かせ，重力を利用し90°屈曲位まで屈曲していく．セラピストは屈曲方向に力を入れるのではなく，重力により肩関節が屈曲するのを止めるようにすることが重要である．

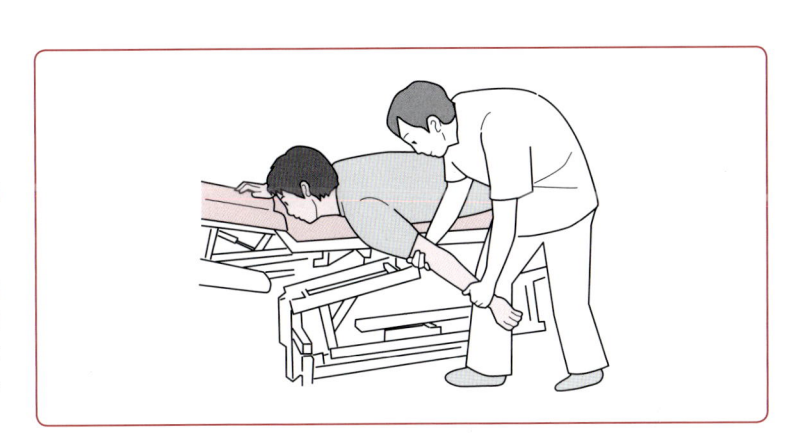

図2　重力を利用した肩関節屈曲可動域運動（立位）
上肢をリラックスした状態で体幹を屈曲することで，90°までは，屈曲可能である．
痛みが制限因子の場合は，痛みなく可動域運動を行うことが最も重要である．

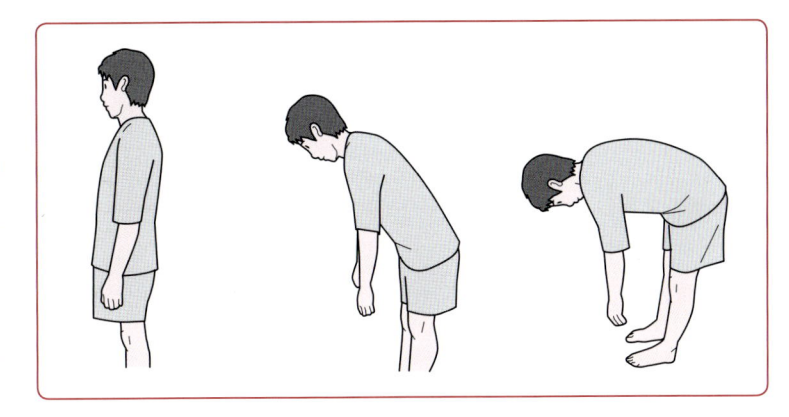

2) ファーストでの外旋

- セカンド外旋で痛みが強く，無抵抗性のエンドフィールであるが，ファースト外旋では軟部組織伸張性のエンドフィールの場合は，まずファースト外旋のストレッチングを行う（図3）．

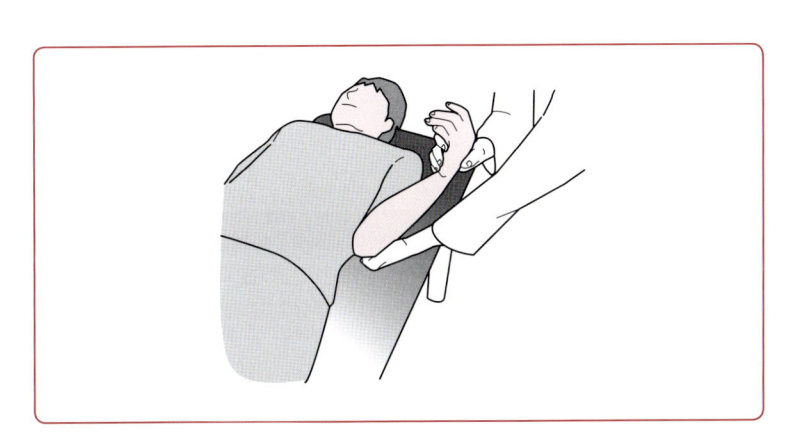

図3　ファーストの肢位での外旋可動域運動
セカンド外旋よりも痛みが少なく外旋できる場合が多い．

3）サード90°外旋からの水平伸展

- 肩関節90°屈曲位（サードの肢位）での外旋は制限されにくいので，まずこの可動域を改善し，この肢位から水平伸展を少しずつ行う（図4）．

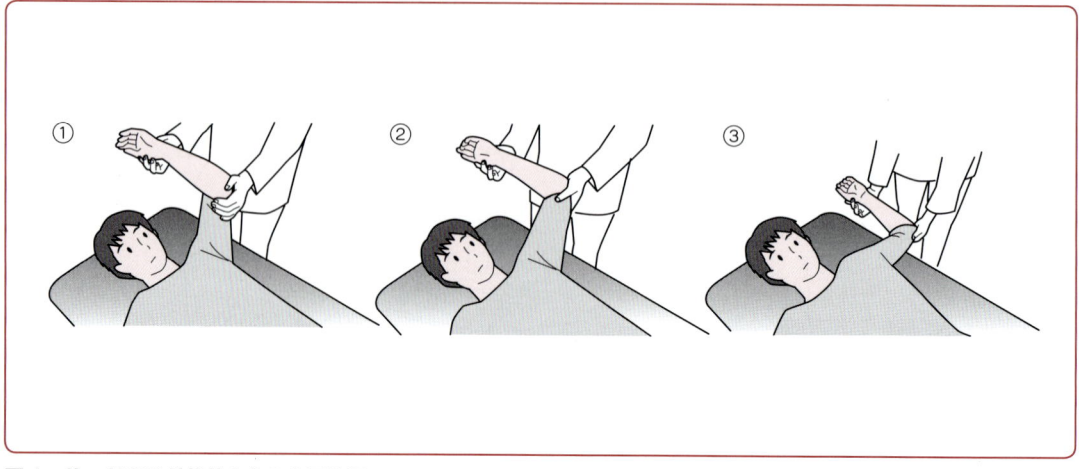

図4　サード90°外旋位からの水平伸展
サードでの外旋をまず獲得する（①）．90°外旋が可能となれば，その位置より徐々に水平伸展し（②），セカンドの外旋90°（③）まで持っていく．
セカンドで外旋するよりも痛みは少なく，軟部組織伸張性のエンドフィールとなることが多い．

4）伸展のストレッチング

- ファースト外旋が制限されている場合は，伸展方向にストレッチを行う（168頁図1参照）．
- 肩甲骨の固定が重要である．座位で伸展すると伸展可動域が制限されていても肩甲骨で代償してしまう．

Clinical Hint

- すべての可動域制限にアプローチするのではなく，エンドフィールが軟部組織伸張性で伸張している部位に伸張痛のある方向を中心に行う．

4・肩関節

肩関節運動時に不安定性が強いケース

建内宏重

> **解説**
> - 関節安定化機構には，静的安定化機構（関節形態・関節内圧・関節唇・関節包・靱帯など）と動的安定化機構（関節周囲筋）がある．
> - 関節不安定性があると，運動時の骨の動きが異常になり，インピンジメント様の痛みを生じたり，可動域が急に減少したりする．
> - 静的安定化機構には問題がなくても，関節周囲筋の機能低下により運動時に関節の不安定性が惹起されることがある．
> - 表層筋と深層筋あるいは動筋と拮抗筋間での筋活動・筋スティフネス不均衡が問題となる場合が多い．
> - 運動の観察とともに運動に参加している筋を評価し，筋バランスの改善を行うことが重要である．

■ 理学療法のポイント

- 運動に参加している筋を確認する（視診・触診）．特に肩関節回旋運動を観察すると，運動の協調性が観察しやすい（図1）．
- 深層筋の収縮を触診するとともに，三角筋や大胸筋，広背筋など表層の筋を触診し，表層筋が過剰に働いている場合は深層筋の作用が不十分であると判断する．
- 軽負荷にて深層筋のスティフネスを高めると効果的である．
- 外乱に対する肩関節の安定性を獲得する．

図1 肩関節回旋運動の観察
肩甲骨面上で肩関節回旋運動を自動で行う．
肩甲骨の過剰な運動や，大胸筋および広背筋などの過剰な収縮が生じていないか確認する．
肘関節および手関節・手指に緊張がみられる場合は，肩関節の運動が安定して実施できていないことが多い．

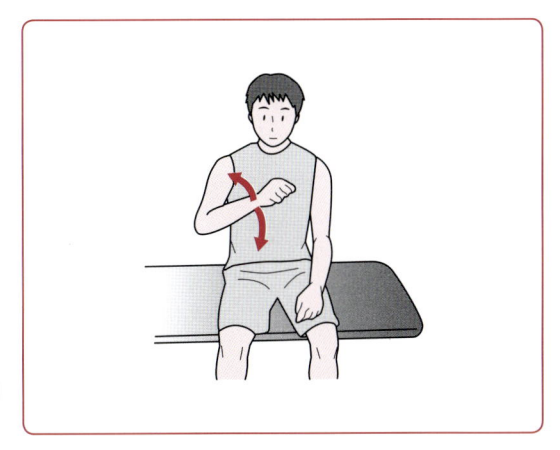

■ 理学療法の実際

1) 回旋筋腱板のスティフネスを高める（図2）

- 自動回旋可動域の最終域付近で軽負荷での等尺性収縮を行う．
- 軽負荷でも大胸筋や三角筋，広背筋などが運動に参加することがあるため注意する．

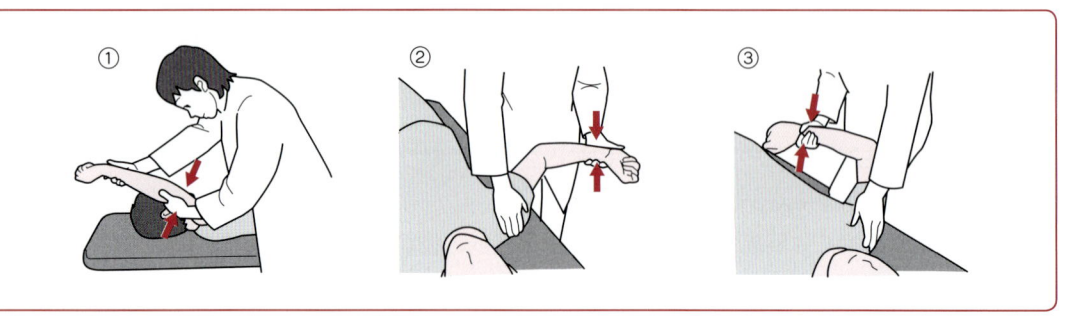

図2　回旋筋腱板のスティフネスを高める
痛みのない可動範囲の最終域付近で等尺性収縮を行う．
最大抵抗の10～20%程度の軽負荷で行うと効果的である．
運動後に再度，自動運動を行い運動の安定性の変化を評価する．
① 棘上筋に対するエクササイズ
挙上の最終域付近でセラピストは上腕骨に伸展方向の抵抗をかけ，患者はそれに抗する．
② 棘下筋および小円筋に対するエクササイズ
外旋の最終域付近でセラピストは内旋方向に抵抗をかけ，患者はそれに抗する．
③ 肩甲下筋に対するエクササイズ
内旋の最終域付近でセラピストは外旋方向に抵抗をかけ，患者はそれに抗する．

2) 軽負荷でのリズミカルな運動（図3）

- 図2のエクササイズにより筋バランスを整えた後に，関節運動を伴ったリズミカルな運動を行う．
- 内・外旋など拮抗する運動を繰り返し実施する．

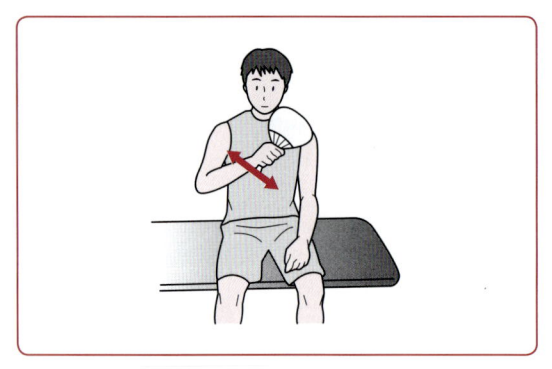

図3　軽負荷でのリズミカルな運動
うちわなどを用いた軽負荷で内・外旋運動を繰り返し行う．
可動域制限がある場合は，運動後に内・外旋や挙上など自動運動の可動域が拡大されることが多い．

3) 外乱に対する肩関節安定化エクササイズ（図4）

- 肩甲上腕関節の安定性が向上した後に実施する．
- 下肢・体幹と肩関節を連動させて外乱を制動できるようにする．
- 徐々に外乱の速度や大きさのレベルを上げて行う．

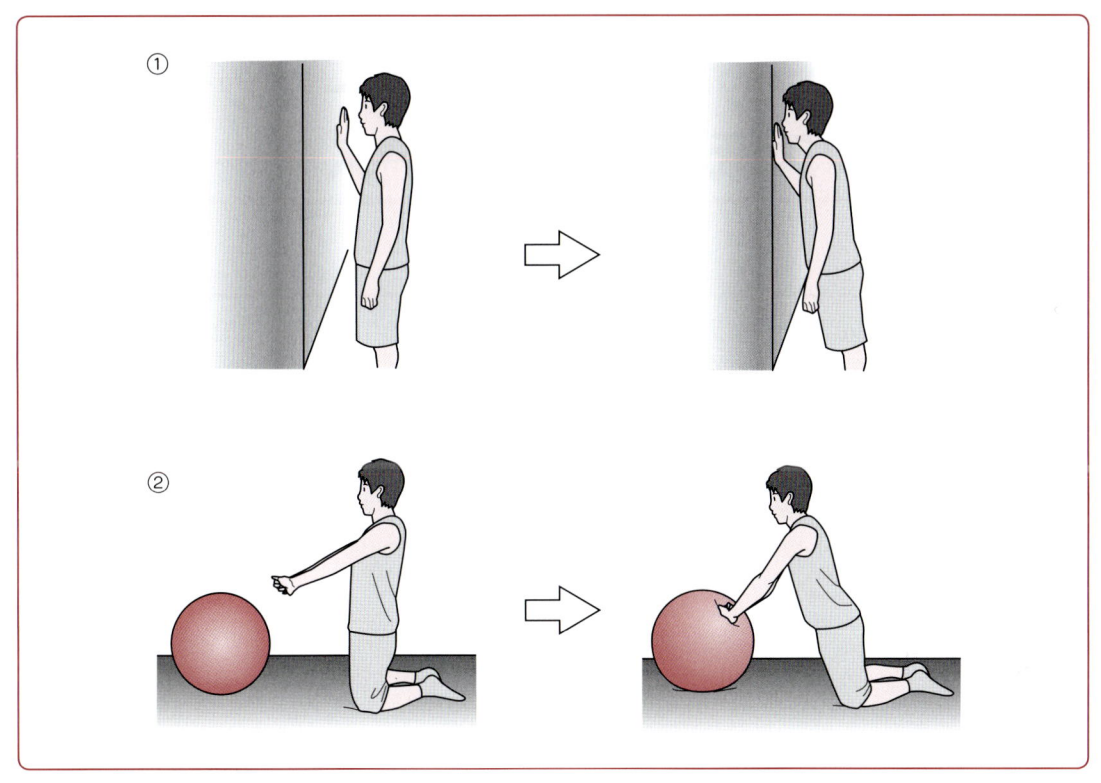

図4 外乱に対する肩関節安定化エクササイズ
① 壁を前にして立ち，肩関節外転・外旋位のまま壁の方向に倒れる．手が壁に接触した瞬間に全身の動きを制動する．
② ボールを前にして膝立ち位となり，前に倒れながら上肢で支持する．骨盤が前方に変位したり後方に引けたりしないように注意する．
肩甲上腕関節の安定性が向上してから行う．まず両側での運動から行い，両側で安定して行えるようになれば片側で行う．
外乱の大きさ・方向にバリエーションを持たせるため，壁（ボール）との距離や身体の向きを変化させるとよい．

Clinical Hint

- 肩関節の不安定性がある場合に，姿勢アライメントの異常や肩甲骨の安定性低下が存在していることがある．
- 姿勢や肩甲骨の安定性を変化させて，不安定性の程度を比較するとよい（図5）．
- 必要であれば，姿勢改善や肩甲骨周囲筋のエクササイズを行う．

図5 姿勢・肩甲骨安定性の変化と肩関節不安定性
姿勢を修正する，あるいはセラピストが徒手的に肩甲骨を安定させて肩関節の安定性が変化するか否かを評価する．

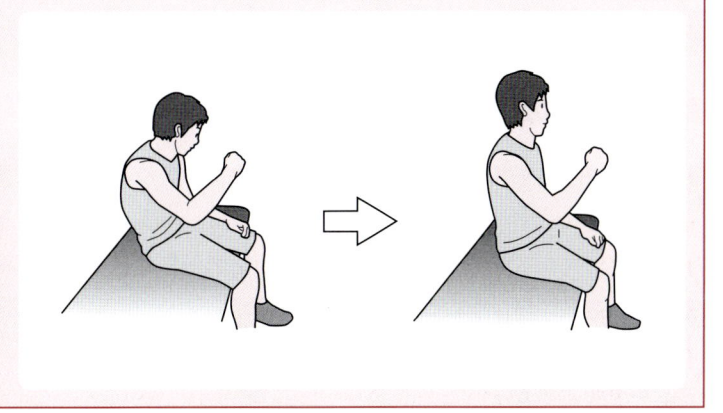

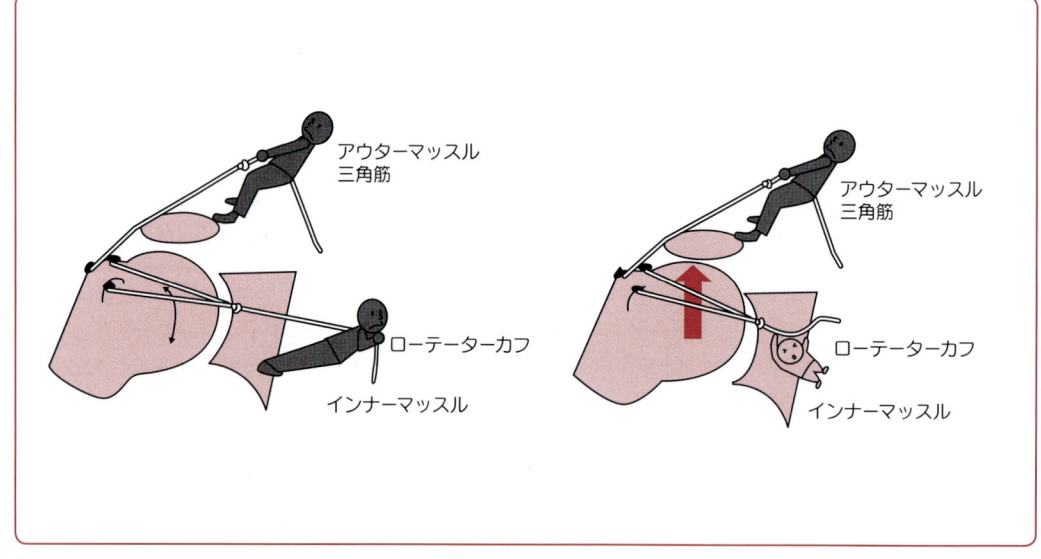

4・肩関節
インナーマッスルとアウターマッスルの筋バランス低下があるケース

市橋則明

解説

- インナーマッスルとは，ローテーターカフを構成する棘上筋，棘下筋，小円筋，肩甲下筋のことであり，肩甲骨関節窩に上腕骨頭を固定する働きがある．
- アウターマッスルとは，三角筋，大胸筋，広背筋など表面にある大きな筋のことであり，肩関節を動かす主動作筋である．
- インナーマッスルとアウターマッスルの筋バランスが崩れる（インナーマッスルに比べアウターマッスルが強い）と関節が不安定となり痛みの原因になる（図1）．

図1 インナーマッスルとアウターマッスルのバランス
インナーマッスルが弱いと骨頭が上方へ移動し，インピンジメントの原因となり，痛みが発生する．

■ 理学療法のポイント

- 肩関節周囲筋を強い負荷でトレーニングするとアウターマッスルのみが鍛えられ，インナーマッスルとアウターマッスルのバランスが悪くなる．
- アウターマッスルがあまり活動せず，インナーマッスルが強く活動するインナーマッスルの選択的トレーニングを行うことが重要である．
- アウターマッスルに比較しインナーマッスルがよく働く動作で，弱い負荷で運動頻度を多くすることが重要である．

■ 理学療法の実際

1) 棘上筋の選択的筋力トレーニング

- 棘上筋のトレーニングとしてはエンプティカン (empty can)(図2)とフルカン (full can)(図3)があるが，フルカンの方が，痛みが少なく，効果的である．
- 負荷の弱いセラバンドを使用する．
- 腹臥位でのトレーニングもある(図4)．

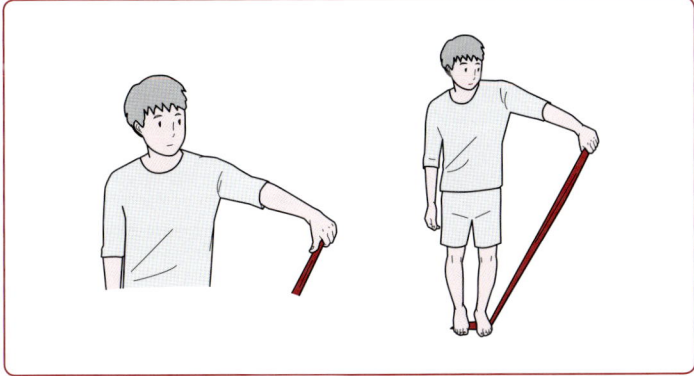

図2　エンプティカントレーニング
肩関節内旋位で肩甲骨面上を挙上する運動．
母指を下に向けて0〜90°の範囲で肩関節を挙上する．
内旋位で挙上するため，痛みが生じやすい．

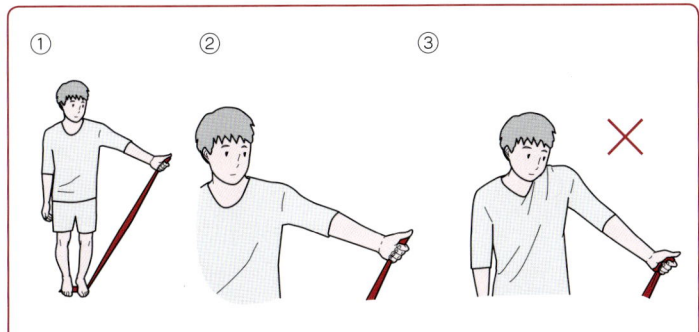

図3　フルカントレーニング
肩関節外旋位で肩甲骨面を挙上する運動(①)．
親指を上に向けて(②)0〜90°の範囲で挙上する．棘上筋の選択的トレーニングとしては最も良い．
肩甲骨を挙上してしまう患者が多い(③)ため，代償に注意する必要がある．

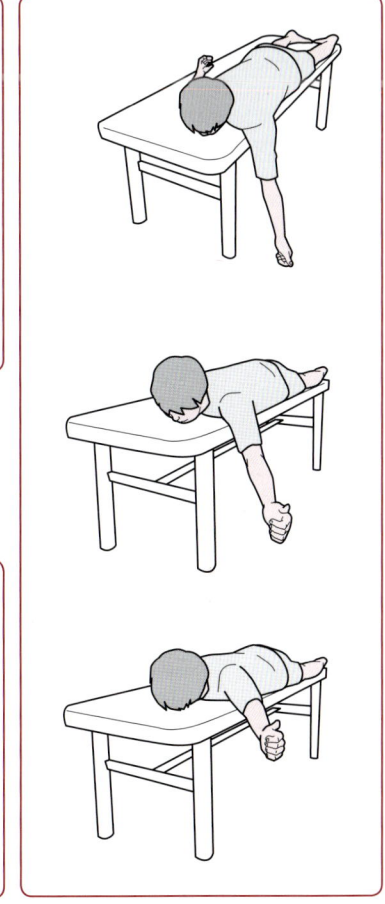

図4　腹臥位での棘上筋トレーニング
腹臥位で上肢を下垂した肢位から，肩関節外旋位(母指を上に向けて)で挙上する．
最終肢位が肩関節100°外転位になるように挙上する．

2) 棘下筋・小円筋の選択的筋力トレーニング

- 棘下筋・小円筋のトレーニングは，ファーストの肢位での外旋が最も良い(図5)．
- 三角筋の代償(図6)を防ぐために腋窩にタオルを挟んで外転しないようにしながら行う．
- 負荷の弱いセラバンドを使用する．

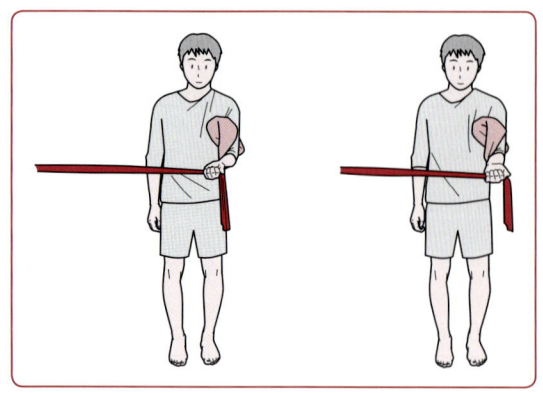

図5 棘下筋・小円筋の選択的トレーニング
ファーストの肢位で45°内旋位から0°まで外旋する．
図6のような代償動作が起こりやすいので，腋にタオルを挟んで外旋するとよい．0°以上外旋しないようにする．

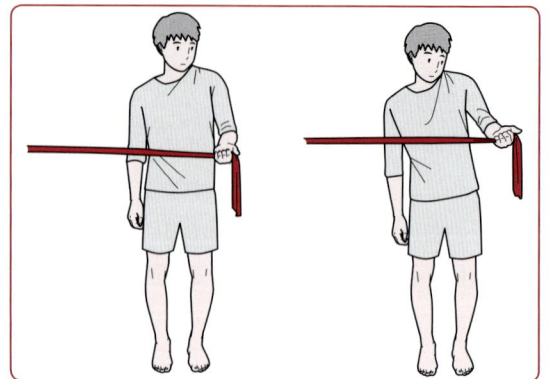

図6 肩外旋筋トレーニング時の代償動作
肩関節の外転で代償することが多いため注意する．

3) 肩甲下筋の選択的筋力トレーニング（リフトオフ）

- ファーストの肢位での内旋では，大胸筋の代償が入りやすい．
- リフトオフのトレーニングは，大胸筋の代償を防ぐことが可能であり，最も良い肩甲下筋の選択的トレーニングである．
- まずは座位で行い（図7），うまくできるようになれば，腹臥位で行う（図8）．

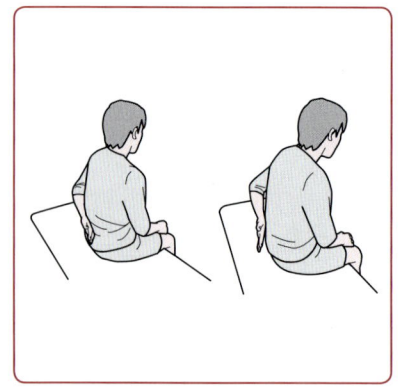

図7 肩甲下筋の選択的トレーニング（リフトオフ：lift off）
腰背部に手を持って行い（結帯動作のように）さらに内旋する．
肘の伸展や肩の伸展で代償しようとするため，内旋のみで行うように指導する．
肘の位置を変えず，肘の伸展もせずに腰から手を遠ざけるようにする．

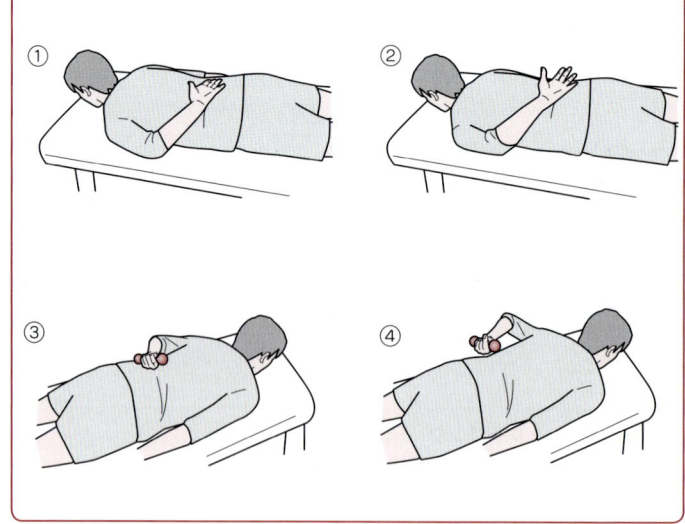

図8 腹臥位でのリフトオフトレーニング
まずは，負荷なしで行い（①②），可能となれば1.0kg程度の負荷で行う（③④）．

Clinical Hint

弱い負荷で行うローテーターカフの選択的トレーニングは，アウターマッスルとインナーマッスルのバランスが悪い場合にのみ行うものであり，全体的に筋力低下している場合には，強い負荷での筋力トレーニングが必要である．

4・肩関節

肩甲骨周囲筋の機能低下があるケース

市橋則明

解説

- 肩甲骨が固定されないと肩甲骨から起始している筋の力が上腕骨にうまく伝わらない．
- 例えば三角筋中部線維は肩関節外転の作用とともに肩甲骨を下方回旋させる働きがあるため肩関節を外転するためには，肩甲骨を上方回旋する僧帽筋下部線維と前鋸筋が働き，肩甲骨を固定する必要がある．
- 肩甲骨を他動的に固定した方が力が発揮しやすい場合は，肩甲骨固定筋を鍛える必要がある．

■ 理学療法のポイント

- 肩甲骨の固定には肩甲骨内転筋である僧帽筋中部，大・小菱形筋と肩甲骨上方回旋筋である僧帽筋下部線維と前鋸筋が重要である．
- 肩関節周囲筋のトレーニングに先だち肩甲骨周囲筋を十分トレーニングする必要がある．
- 肩甲骨の挙上筋が働きすぎている場合も多い．

■ 理学療法の実際

1）僧帽筋下部線維

- 可動域制限や筋力低下のため最終域まで屈曲できない場合の僧帽筋下部線維の筋力トレーニングは腹臥位で120°外転位から上肢を挙上（水平伸展）する（図1）．
- 最終域まで挙上が可能であれば壁に向かって立位をとり挙上した手を壁から離す（図2）．
- 挙上位からさらに挙上させるように力を入れると僧帽筋下部線維が働く．
- 立位で可能となれば腹臥位で行う．

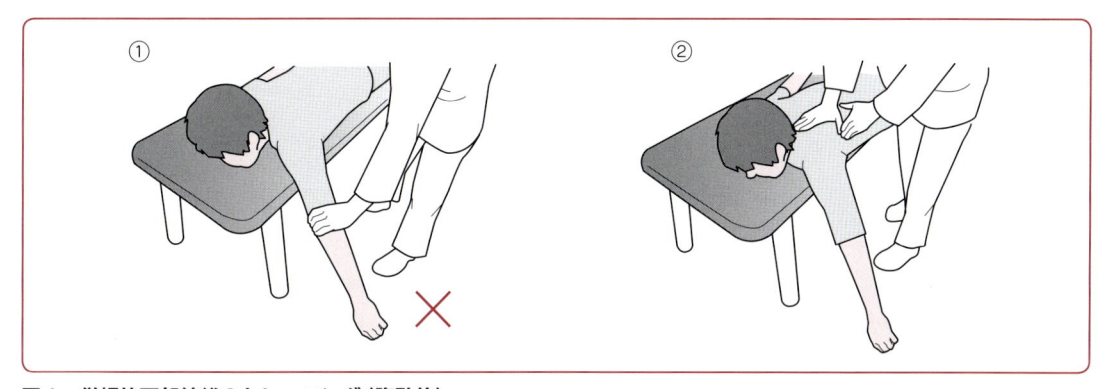

図1　僧帽筋下部線維のトレーニング（腹臥位）
120°外転位から上肢を挙上（水平伸展）する．
①のように上腕に抵抗をかけるのではなく，②のように肩甲骨に抵抗をかける．肩甲棘を引き下げるように力を入れさせる．

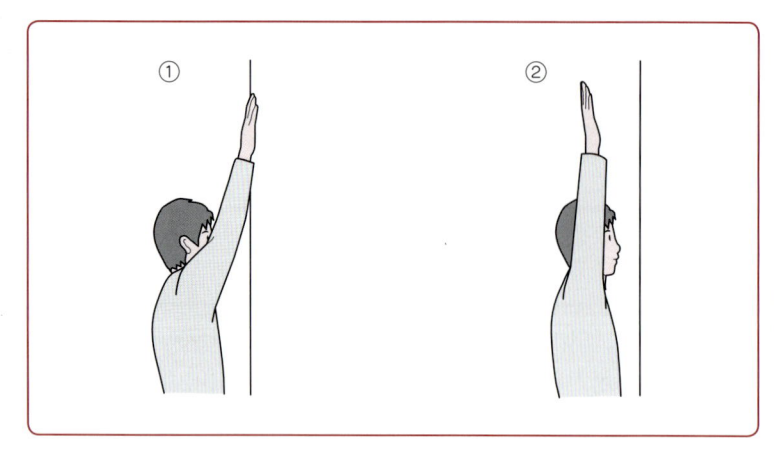

図2 僧帽筋下部のトレーニング（立位）
壁を前にして立位をとり壁に手をつく（①）．手を壁から離すように肩関節を最大屈曲する（②）．

2）前鋸筋

- 前鋸筋の筋力トレーニングは，背臥位でプロトラクションさせる（図3）．直上に押し上げるのではなく，外側方向（水平屈曲70°程度）に押し上げる方が他の筋の代償を防ぐことができる．
- 痛みや可動域制限で90°屈曲位の開始肢位をとることができない場合は，45°程度の屈曲位から水平屈曲することでも前鋸筋は収縮する（図4）．

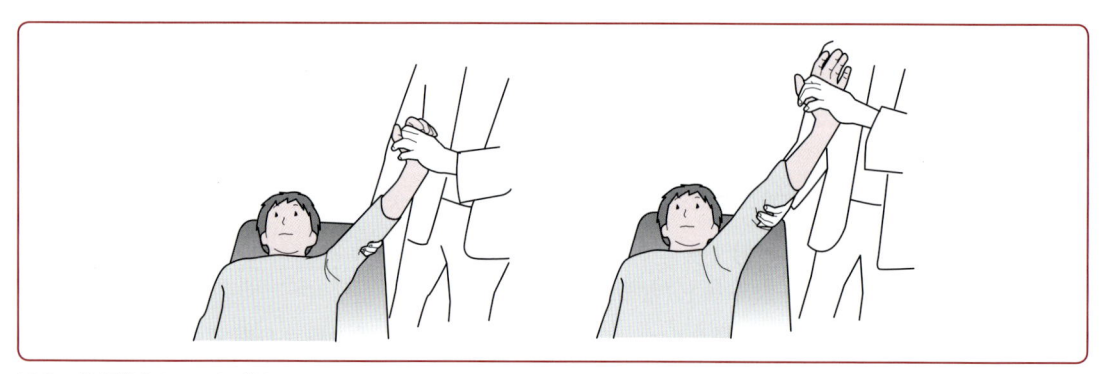

図3 前鋸筋トレーニング1
水平屈曲70°からプロトラクションを行う．
肩甲骨が十分外転していることを確かめながら行う．

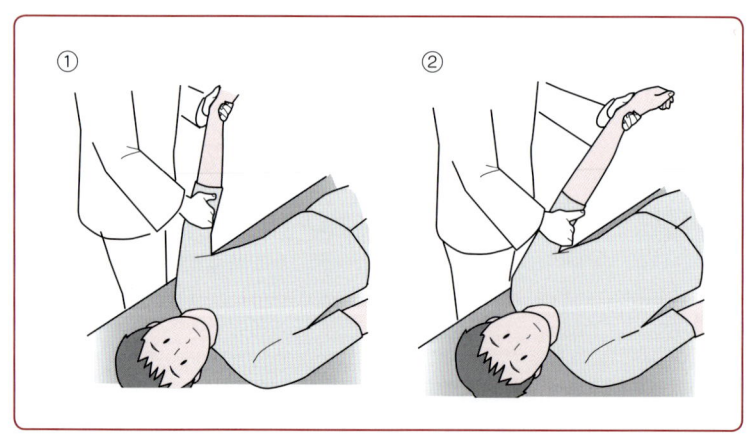

図4 前鋸筋のトレーニング2
90°屈曲位をとれないような患者には，45°程度挙上した肢位（①）から水平屈曲を行わせる（②）．

3) 肩甲骨内転筋

- 肩甲骨内転筋の筋力トレーニングは，腹臥位で 90°外転位から肩関節を水平伸展する（図5）．
- セラピストが肩甲骨を内転位に固定した方が水平伸展しやすい場合は，肩甲骨内転筋の筋力トレーニングを行う必要がある．

図5　肩甲骨内転筋群のトレーニング
90°外転位から上肢を挙上する．①のように上腕に抵抗をかけるのではなく，②のように肩甲骨に抵抗をかける．肩甲骨を内側に引き寄せるように力を入れさせる．

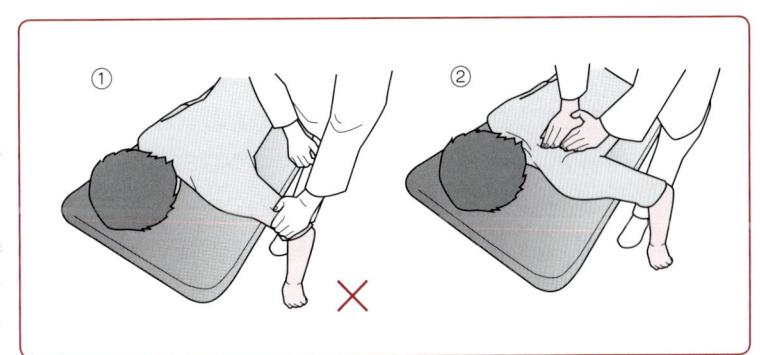

4) 固定筋を意識した肩関節挙上トレーニング

- 肩関節挙上時に肩甲骨が挙上する場合，肩甲骨を内転させたまま肩関節を挙上し，徐々に内転の力を抜く（図6）．
- 下方にプロトラクションし，肩甲骨を挙上しないようにしながら肩関節を屈曲する（174頁図3参照）．

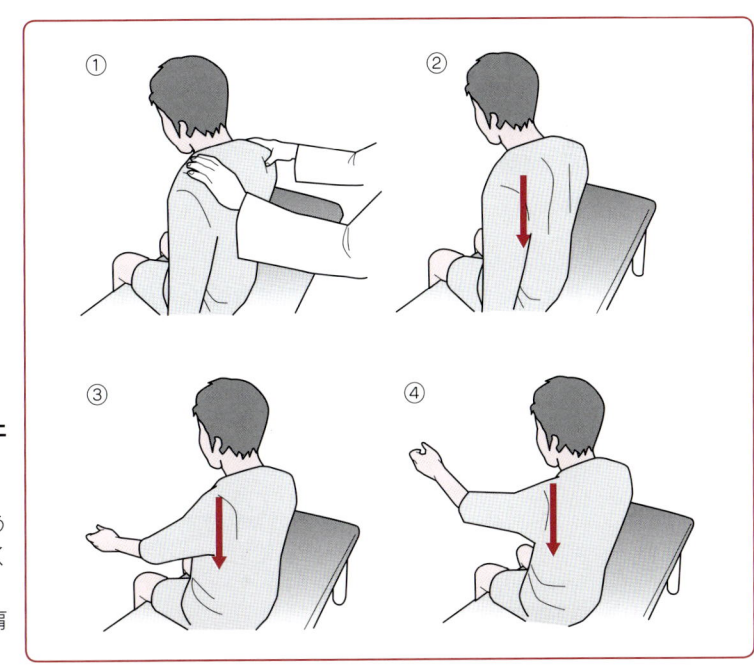

図6　固定筋を意識した肩関節挙上トレーニング
肩甲骨を内転位に保持する（①）．その状態で肩甲骨が挙上しないようにしながら，肩関節を挙上していく（②～④）．肩関節を挙上するに従って徐々に肩甲骨内転の力を抜く．

Clinical Hint

- 肩甲骨固定筋のみの筋力トレーニングだけでなく，肩関節を挙上するときに固定筋がうまく活動するようにトレーニングする必要がある．

4・肩関節

体幹筋の機能低下があるケース

市橋則明

> **解　説**
> - 体幹筋の機能低下がある場合も肩関節の運動障害が起こることがある．
> - 肩関節や肩甲骨周囲筋の評価だけでなく，脊柱の可動性と固定性を評価する必要がある．
> - 骨盤後傾では円背傾向となり十分な肩関節の挙上は困難である．
> - 体幹の固定筋である多裂筋と腹横筋が重要である．

■ 理学療法のポイント

- 骨盤の動き（前傾・後傾）が臥位，座位，立位でうまくできることが重要である．
- 臥位，四つ這い位，座位，立位での骨盤の前後傾の動きを評価する．
- 脊柱の回旋も評価し，可動性が悪ければストレッチングを行う．

■ 理学療法の実際

1）腹横筋トレーニング

- 腹横筋トレーニングとしては，背臥位でへそを引き込めるようにしながら骨盤を後傾するトレーニングがよい（図1）．
- うまくできない場合は，スタビライザー（図1②）を用い，圧をフィードバックしながら後傾するトレーニングを行う（図1③）．
- 背臥位で骨盤後傾がうまくできるようになったら，骨盤後傾を保持しながら下肢や上肢を屈伸する動作を加える（図2）．
- 下肢の動きを加えると骨盤の後傾が保持できなくなる患者が多い．
- 下肢や上肢の動作中にも腹横筋が収縮できるように骨盤後傾を保持してトレーニングを行う．

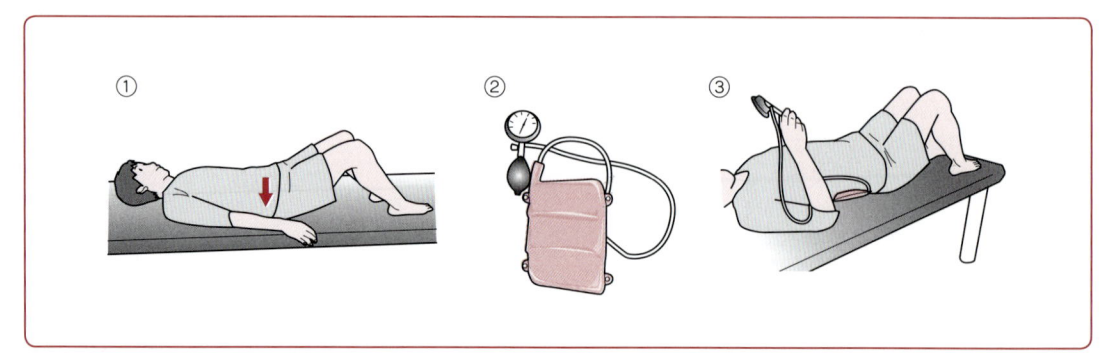

図1　骨盤後傾トレーニング
腹横筋トレーニングとしてへそを引き込めるように骨盤を後傾することを学習する（①）．
うまくできない場合は，スタビライザー（②）を用い，圧をフィードバックしながら後傾するトレーニングを行う（③）．

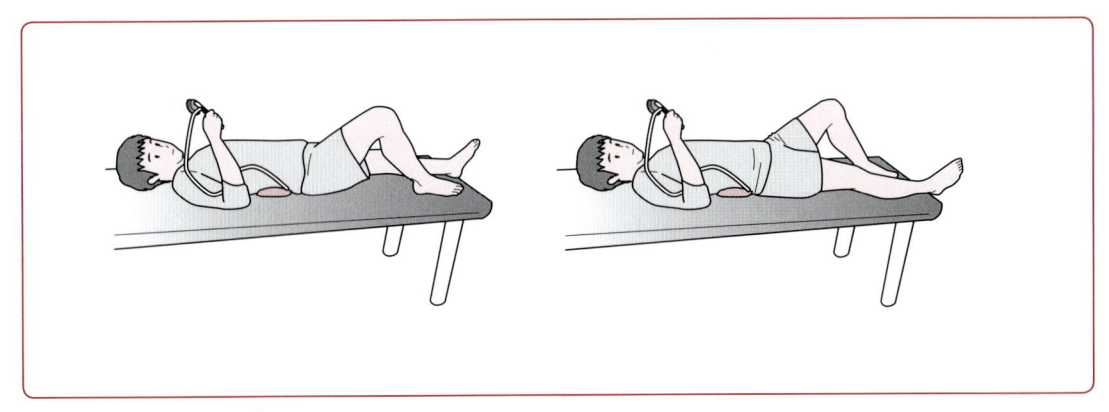

図2 腹横筋トレーニング
骨盤の後傾をスタビライザーで確認しながら，左右の下肢を交互に屈伸する．
下肢や上肢の動作中に骨盤後傾を保持できるようにトレーニングを行う．

2) 多裂筋トレーニング

- 四つ這いで片手片足を挙上する（図3）．
- 下肢を挙上した側の多裂筋が働く．
- 上肢を挙上した反対側の多裂筋が働く．

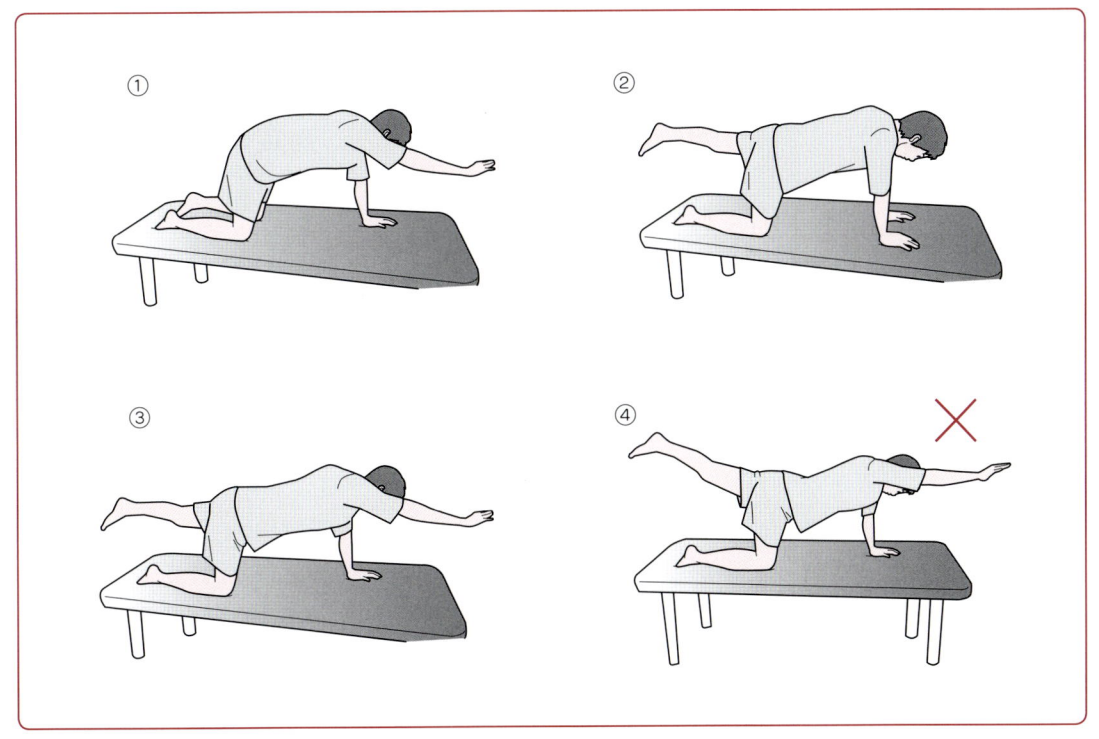

図3 多裂筋トレーニング
四つ這いで片手（①），片足（②），片手片足同時（③）に上げる．
骨盤は前後傾中間位を保持するようにする．
④のように足を上げすぎると骨盤の前傾が起こるので注意する．

3) DOG-CAT

- 四つ這いで骨盤後傾・前傾を繰り返す（図4）．この動きがうまくできない患者は多い．

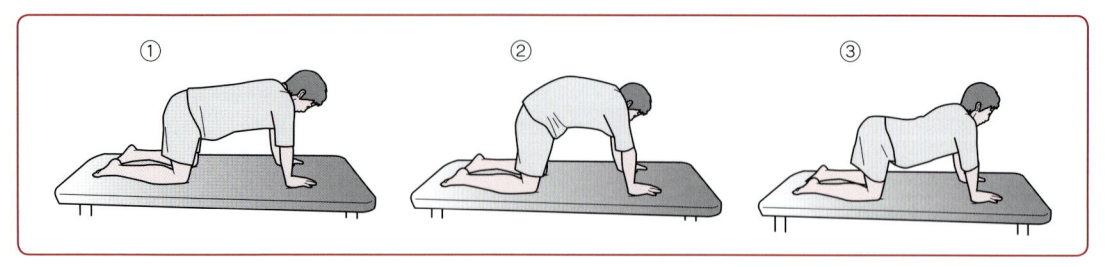

図4　DOG-CAT
四つ這いの姿勢で（①）骨盤を最大に後傾して（CAT）保持し（②），次に最大に前傾し（DOG）保持する（③）．

4) 座位，立位での骨盤のエクササイズ

- DOG-CATがうまくできるようになれば，座位（図5），立位（図6）で骨盤前傾・後傾を繰り返す．
- 上半身はできるだけ垂直位に保って行う．

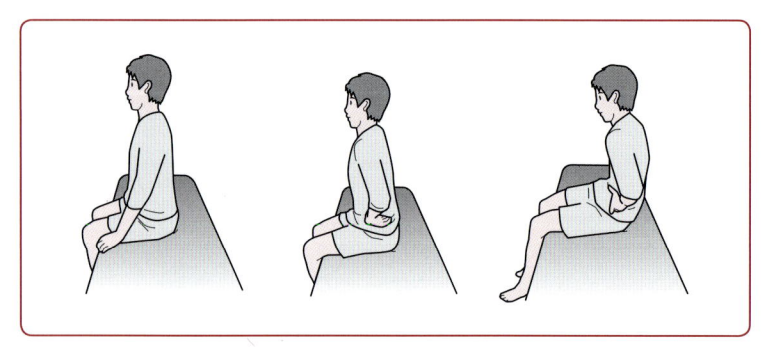

図5　座位での骨盤前後傾
上半身はできるだけ垂直位を保ちながら骨盤を前後傾する．
両手を骨盤に当てて行うと，動きがわかりやすい．

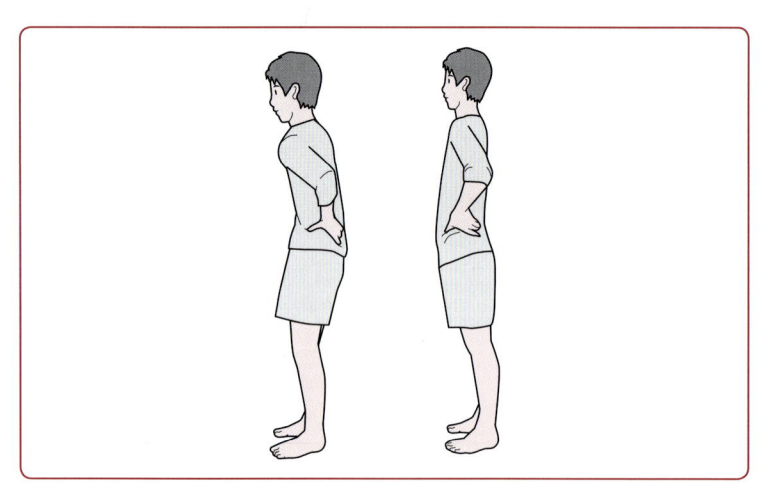

図6　立位での骨盤前後傾
上半身は垂直位に保ちながら骨盤を前後傾する．

Clinical Hint

- 四つ這い位で骨盤の前後傾が可能であっても，座位や立位でできない場合がある．
- 四つ這い位，座位，立位の順に動きを獲得する．

第5章 股関節

5・股関節
股関節屈曲時に鼠径部の痛みがあるケース

建内宏重

> **解説**
> - 股関節の屈曲運動に伴う鼠径部痛は，変形性股関節症や臼蓋形成不全，前捻角の異常を有している場合だけでなく，明らかな骨形態の異常がなくても生じることがある．
> - 病態としては，臼蓋に対する大腿骨頭のアライメント異常あるいは臼蓋—骨頭の不安定性の存在，動員される筋群の筋バランス不均衡などが考えられる．

■ 理学療法のポイント

- 臼蓋—骨頭の不安定性を確認するためには，大転子を介して骨頭を誘導し，痛みが軽減する方向を探る．
- 自動運動をよく観察し，股関節屈曲に伴い回旋変位が生じていないか評価する（筋バランスの不均衡により内旋変位が生じると臼蓋前方部との接触を生じやすい）．
- 屈筋群のバランスを評価するためには，屈曲運動開始時に鼠径部を触察して屈筋群のうち過剰に緊張している筋・腱がないか評価する．特に縫工筋や大腿筋膜張筋などの二関節筋の過剰な収縮に注意する（図1）．

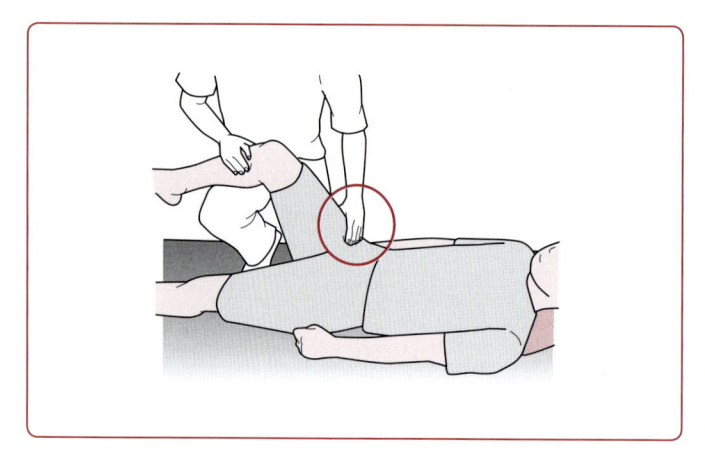

図1　屈曲運動時の鼠径部の触診
縫工筋や大腿直筋，大腿筋膜張筋などの過緊張がないか確認する．

■ 理学療法の実際

1) 臼蓋—骨頭の安定化エクササイズ（図2）

- 大転子を介して大腿骨頭を臼蓋に軽く圧迫しながら運動をする．
  → 改善がみられる場合，小殿筋や腸腰筋など深層筋のエクササイズを行う．

- 大転子を介して大腿骨頭の位置を腹側あるいは背側に変位させて運動をする．
    - → 背側への変位で改善がみられる場合，腸腰筋のエクササイズや骨頭を背側へ変位させた状態での屈曲運動および四つ這い位での荷重および体重移動運動を行う．腰椎安定化作用のある腹横筋や内腹斜筋の活動性を高めることも効果的である．
    - → 腹側への変位で改善がみられる場合，外旋筋群や小殿筋のエクササイズを行う．

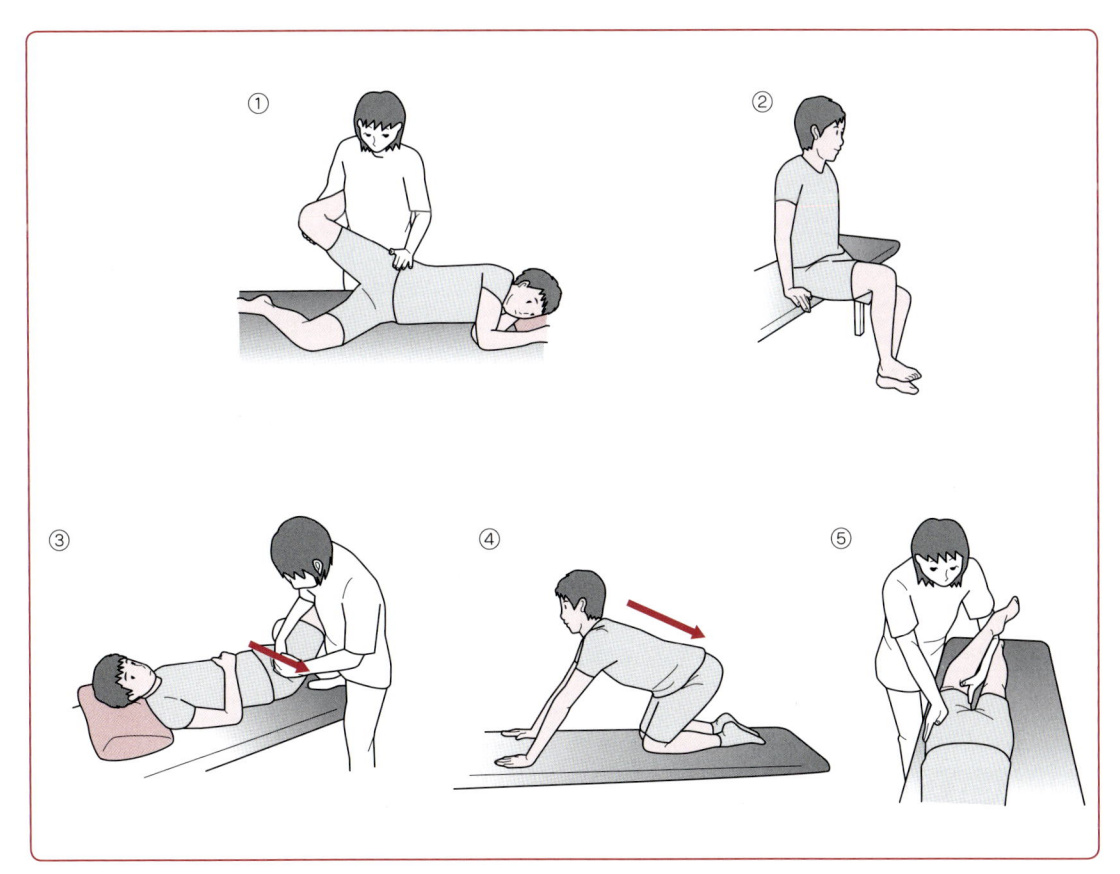

図2 臼蓋—骨頭の安定化エクササイズ

① 小殿筋エクササイズ
セラピストが他動的に患者の股関節を外転最終域付近まで動かした後，患者はその位置を3〜5秒間保持する．
小殿筋の各線維を効率よく収縮させるため，股関節屈曲・伸展の角度を変えて行うと良い．

② 腸腰筋エクササイズ
股関節屈曲の最終域付近で，下肢を3〜5秒間保持する．
骨盤後傾などの代償がみられる時は，セラピストもしくは患者自身が他動的に股関節屈曲位としてから，その位置を保持するようにすると良い．

③ 骨頭の位置を修正した屈曲運動
セラピストが骨頭の位置を他動的に後方へと変位させたまま，患者は屈曲運動を行う．

④ 四つ這いでの股関節屈曲運動
四つ這い位から骨盤を後下方へと下ろしていく動きを繰り返すことで，骨頭を後方へ誘導した状態での股関節屈曲運動が可能となる．

⑤ 外旋筋エクササイズ
セラピストが他動的に患者の股関節を外旋最終域付近まで動かした後，軽い抵抗（最大出力の10〜20%程度）を内旋方向にかける．患者はその位置を3〜5秒間保持する．
膝の運動や骨盤の回旋が生じないように注意する．

2) 股関節屈筋群の筋バランス修正エクササイズ（図3）

- 過剰な収縮に伴い筋の起始部や腱などに疼痛がある場合，当該筋のストレッチを行う．
- 引き続いて，屈曲自動可動域の最終域付近で軽負荷での等尺性収縮を行う（腸腰筋エクササイズ）．
- 座位での骨盤前傾運動を疼痛がない範囲で行う．

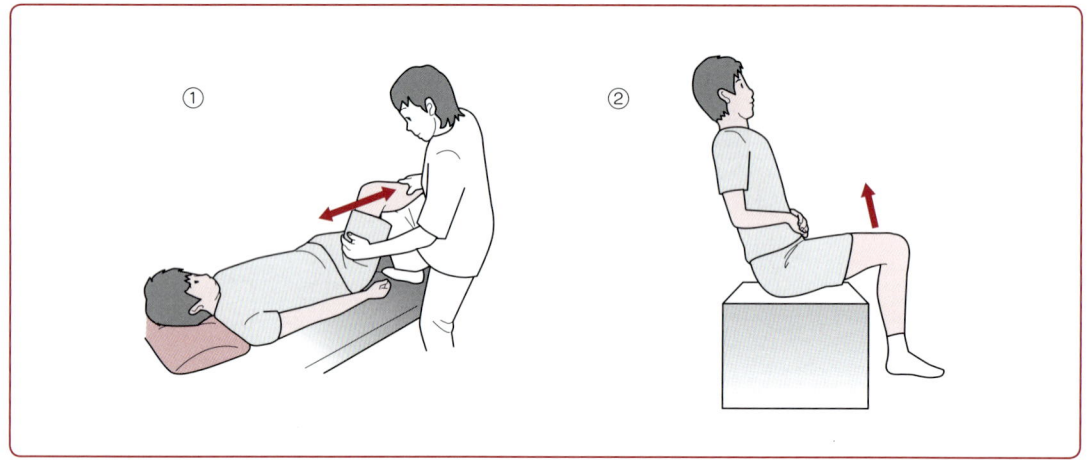

図3　股関節屈筋群の筋バランス修正エクササイズ
① 腸腰筋エクササイズ1
セラピストが他動的に患者の股関節を屈曲最終域付近まで動かした後，軽い抵抗（最大出力の10～20％程度）を伸展方向にかける．患者はその位置を3～5秒間保持する．
② 腸腰筋エクササイズ2
座位で頭部と脊柱・骨盤のアライメントを変化させないように後方へ傾斜する．
膝関節の伸展や脊柱の屈曲，骨盤の後傾，脊柱起立筋の収縮などに注意する．

Clinical Hint

- 背臥位で他動的に股関節を屈曲させようとしたときに，膝関節が屈曲してこず，屈曲・伸展ともに強い抵抗を感じる場合は股関節周囲筋のバランスが不良で，大腿直筋やハムストリングスなどの二関節筋での制御が優位になっている場合が多い（図4）．
- 股関節伸展位での膝関節屈曲・伸展でも強い抵抗を感じる．

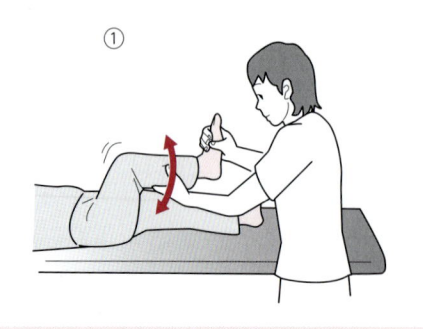

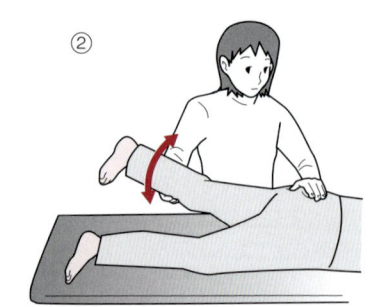

図4　二関節筋が優位になっている場合に観察される現象
① 股関節他動的屈曲時の膝関節運動における抵抗
② 股関節他動的伸展時の膝関節運動における抵抗

MEMO

5・股関節
股関節外転時に股関節外側部の痛みがあるケース

建内宏重

解説
- 通常，軟部組織由来の疼痛は組織が伸張されることにより痛みを生じることが多いが，運動方向と同方向に痛みを訴えることがある．
- 股関節周囲では屈曲時の鼠径部痛と外転時の股関節外側部痛が多い．
- 臼蓋に対する骨頭の安定性および外側に位置する筋群の柔軟性および圧痛を評価して治療を行う．

■ 理学療法のポイント
- 大腿骨頭の位置を変化させて痛みが変化するか否かを評価する．
- 筋の圧痛および収縮痛がある場合は，筋のストレッチを行う．
- 深層の筋に痛みが存在する場合は，軽い自動運動を繰り返すと効果的な場合が多い．
- 体幹部の安定性が低下していると，起始部である骨盤が不安定となり股関節周囲筋の効率が低下するため，体幹部まで視野を広げて評価・治療を行う．

■ 理学療法の実際

1) 大腿骨頭の位置を修正した外転運動
- 大腿骨頭を下内側に誘導しながら股関節外転運動を行い，症状が変化するか否かを評価する．
- 痛みが軽減する場合は，そのまま大腿近位部に抵抗をかけやや外転位で外転運動を行う（図1）．

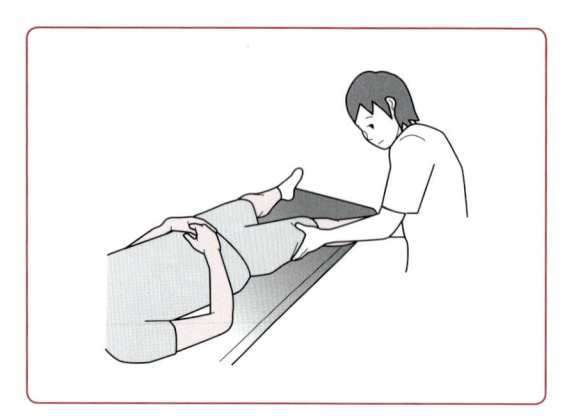

図1　骨頭の位置を修正した外転運動
骨頭の位置を修正し痛みの軽減する位置で筋収縮を行う．やや関節を牽引しながら，骨頭を下内側に誘導しながら外転運動を行うとよい場合が多い．

2) 外転筋群のストレッチ
- 中殿筋・小殿筋・梨状筋の圧痛を確認し，ストレッチを行う．

- 股関節術後などでは関節運動を伴ったストレッチは困難であるため，筋を圧迫することによりストレッチを行う（図2）.

図2　外転筋群の走行と圧迫によるストレッチ
① 外転筋群の走行
② 梨状筋の圧迫ストレッチ
筋線維に対して平行に指を当て，大殿筋を介してその深層で筋線維を圧迫する．梨状筋が緊張していると大殿筋を介して深部で硬い筋線維を触れることができる．

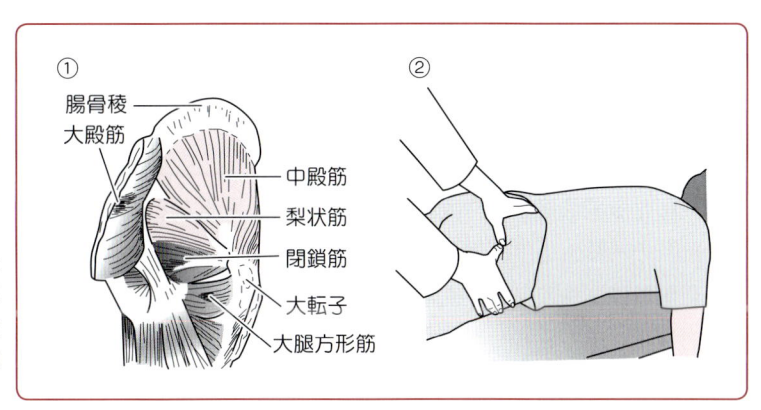

（図中ラベル：腸骨稜，大殿筋，中殿筋，梨状筋，閉鎖筋，大転子，大腿方形筋）

3）自動運動によるエクササイズ（図3）

- 深層筋に疼痛がある場合は，スリングやボールを用いて外転運動や回旋運動を繰り返すと効果的である．

図3　股関節自動運動によるエクササイズ
① スリングによる外転運動
② ボールによる内旋・外旋運動

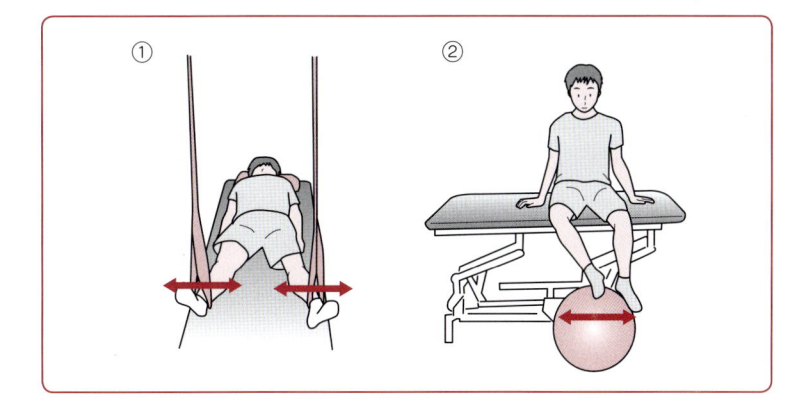

4）体幹安定化＋股関節エクササイズ（図4）

- 下部体幹の安定化を図りながら股関節の運動を行う．
- ゆっくりとした呼気に合わせて行うと効果的である．

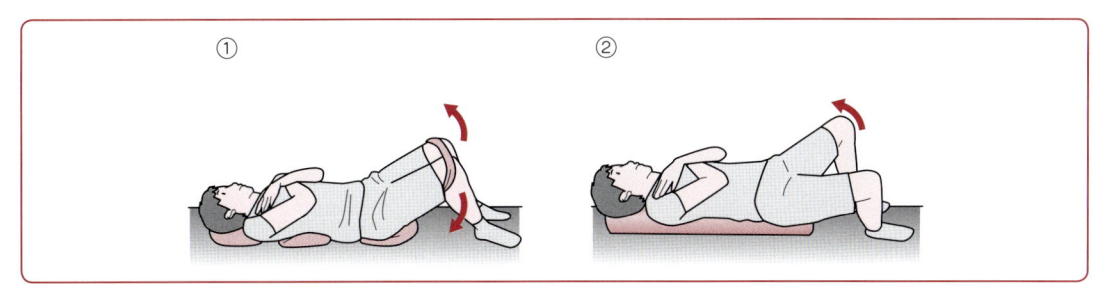

図4　体幹安定化＋股関節エクササイズ
① 不安定な床面（エアクッション）での股関節外転・外旋運動
頭部・体幹・骨盤を安定させながら，股関節の運動を行う．
② 不安定な床面（ボール）での股関節外転・外旋運動
①と同様に頭部・体幹・骨盤を安定させながら，股関節の運動を行う．運動の開始当初はゴムバンドなどの負荷はなくてもよい．

5・股関節
安静時に股関節屈筋や内転筋の過緊張があるケース

建内宏重

> **解説**
> - 変形性股関節症患者や大腿骨頸部骨折術後患者などでは，安静時から股関節の屈筋群や内転筋群の過緊張が存在することが多い．
> - 可動域練習やエクササイズを行っていく準備として，筋バランスを整えておく必要がある．
> - 過緊張が長く継続している場合には，股関節の外転・伸展方向への運動に伴う痛みを防御している場合が多い．

■ 理学療法のポイント

- 過緊張が抑制されても姿勢保持や運動が可能なことを自覚してもらうことが重要である．
- ストレッチなどの徒手的な操作を加える前に，可能な限り患肢のリラクゼーションを図る．
- 股関節の屈筋群と内転筋群の過緊張がある場合は，同時に背部の過緊張も存在することがある（図1）．
- 体幹筋群と股関節筋群とが関連して筋バランスが不均衡になっている場合は，体幹筋群に対しても同時にアプローチする必要がある．

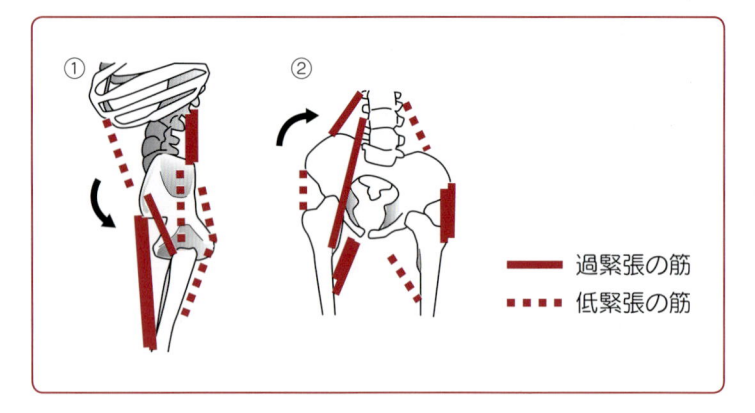

図1 骨盤の周囲での筋バランス不均衡の例
① 矢状面における筋バランス
股関節の屈筋群の過緊張が腰背部の過緊張と関連していることがある．
② 前額面における筋バランス
股関節の内転筋群の過緊張が腰背部の過緊張と関連していることがある．

―― 過緊張の筋
‥‥ 低緊張の筋

■ 理学療法の実際

1) リラクゼーションの工夫（図2）

- 下肢とベッド面との間にクッションなどを入れ，接触面積を増やしてリラクゼーションを図る．
- 自動運動あるいは他動運動にて患肢を軽く揺すると効果的である．

安静時に股関節屈筋や内転筋の過緊張があるケース　199

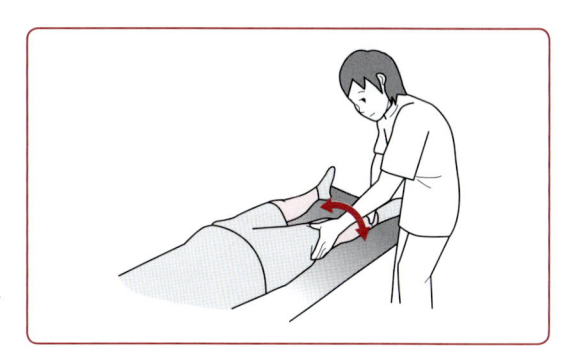

図2　リラクゼーションの工夫
下肢を軽く揺すり緊張の程度を評価するとともにリラクゼーションを図る．

2) 外転・伸展筋のエクササイズ (図3)

- リラクゼーションが得られてきたら，徐々に外転筋群・伸展筋群に収縮を入れる．
- 屈筋・内転筋の緊張が低下してきたら，さらにそれらの筋のストレッチを加えてもよい．
- 外転・伸展方向への運動で痛みを伴う場合は，外転・伸展筋に痛みが存在している場合がある．運動方向は，それらの筋が弛緩する方向ではあるが，筋を圧迫する，あるいは軽い自動運動を繰り返すことで痛みが軽減することが多い．

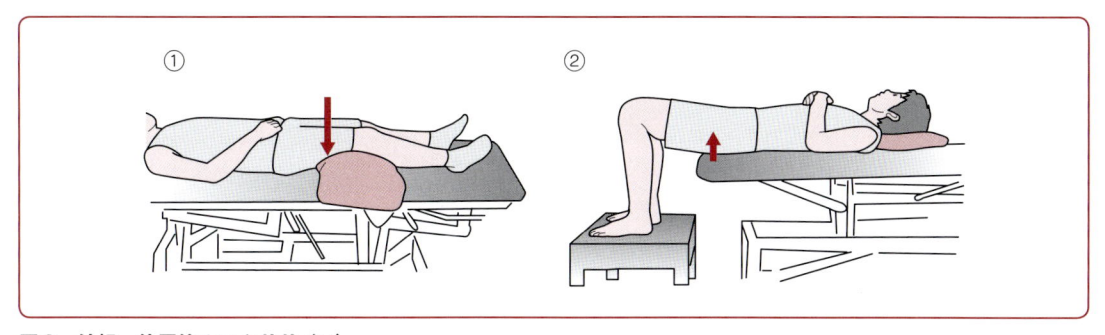

図3　外転・伸展筋のエクササイズ
① 股関節伸展運動：大腿部の下にタオルあるいは枕を敷き，それを押しつぶすように股関節を伸展する．最大努力では行わない．股関節屈筋・内転筋群や大腿四頭筋に収縮が入らないように注意する．
② 大殿筋エクササイズ：足部の位置をベッド面よりも下げて股関節の屈曲角度を減じ，ブリッジ運動を行う．腰椎の過剰な伸展に注意する．

3) 体幹筋群と股関節筋群の同時エクササイズ (図4)

- 背臥位にて骨盤後傾運動を行い，背部筋・股関節屈筋の抑制と腹部筋・股関節伸筋の収縮を促す．
- 呼吸をやや深く行いながら，呼気に合わせて行うとよい．

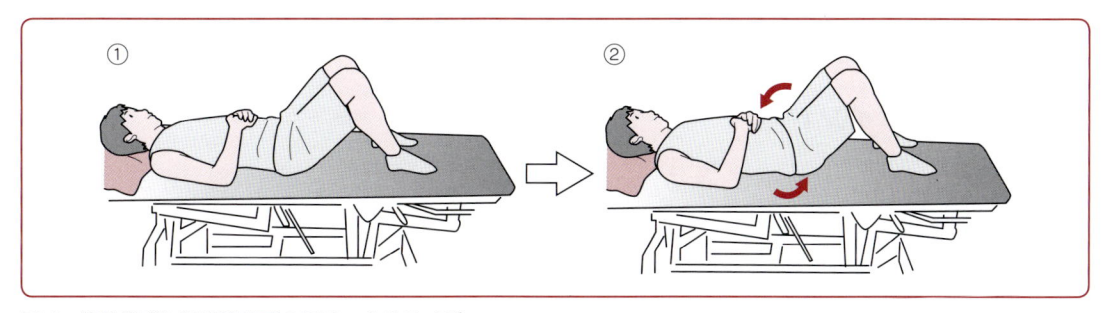

図4　体幹筋群と股関節筋群の同時エクササイズ
骨盤周囲での筋バランスを修正する目的で体幹筋群と股関節筋群を同時に収縮させる (骨盤後傾運動)．

5・股関節
獲得した可動域がすぐ元に戻ってしまうケース

建内宏重

解 説

- 可動域制限が存在する場合には，自動可動域が他動可動域に至らないことは多いが，獲得した可動域がすぐ元に戻ってしまう患者ではその差が著しい場合が多い．
- 可動域の戻りが大きい場合には，主動筋と拮抗筋との過剰な同時収縮や二関節筋優位での運動など，運動パターンの異常が存在することも多い（図1）．

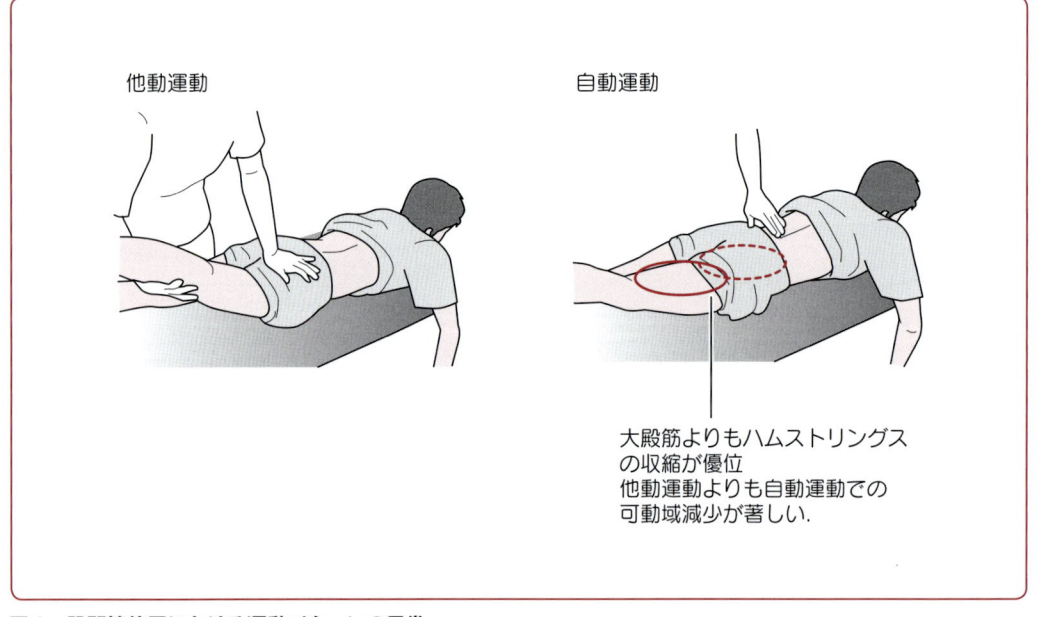

他動運動　　　　　自動運動

大殿筋よりもハムストリングスの収縮が優位
他動運動よりも自動運動での可動域減少が著しい．

図1　股関節伸展における運動パターンの異常
股関節伸展において，殿筋群よりもハムストリングスが優位になると伸展域での出力が低下しやすい．

■ 理学療法のポイント

- 可動域の戻りをできるだけ少なくするためには，自動運動を利用した可動域練習，あるいは他動的可動域練習を行った後には必ず自動運動を組み合わせて行う．
- 特に可動域最終域付近での筋収縮を重視して，自動運動を行うとよい．
- 患肢の運動に際して，運動パターンの異常が存在する場合は，他動可動域の拡大よりも可動範囲内での運動パターンの改善を優先する方がよい．

■ 理学療法の実際

1) 自動運動を伴う可動域練習（股関節伸展）（図2）

- 自動運動による可動域練習を行う．
- 他動運動による可動域練習を行った場合は，特に運動最終域での収縮練習を併せて行う．
- 荷重関節の場合には，荷重位での可動域練習も効果的である．

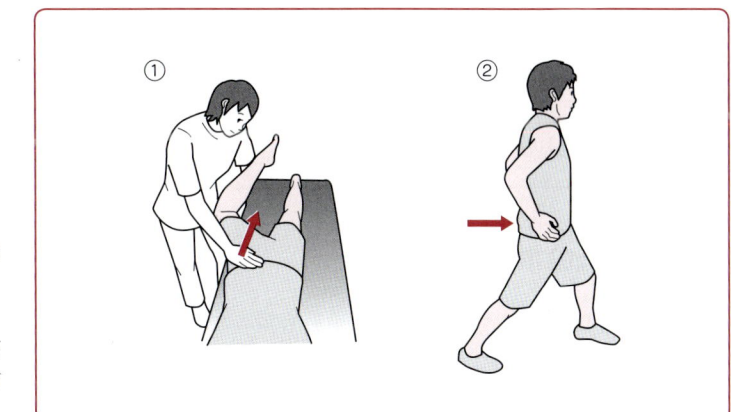

図2　自動運動を伴う可動域練習
① 大殿筋上部線維エクササイズ
筋の走行に応じて短縮位での収縮練習を行う．
② 荷重位での伸展可動域練習
股関節伸展位をとり，腹筋群と大殿筋を収縮させることで骨盤後傾（股関節伸展）を行う．

2) 運動パターンの修正（股関節伸展）（図3）

- 二関節筋が優位に活動すると可動域が狭小化しやすい．
- 隣接関節に緊張が波及しないように注意しながら単関節運動を繰り返し行う．

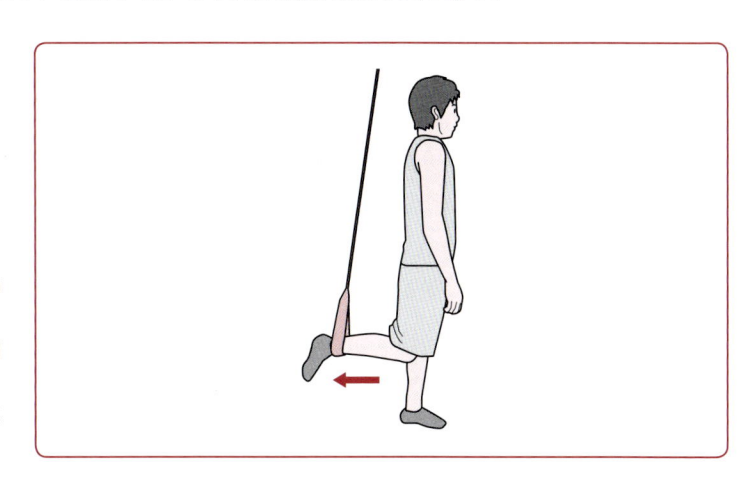

図3　運動パターンの修正（股関節伸展単関節筋エクササイズ）
下腿の軸と平行な方向に動かすと股関節の単関節筋が働く．
膝関節の力を抜くようにして行うとよい．

> **Clinical Hint**
> - 誤った方法でのホームプログラムの実施が可動域減少の原因となる場合もあるため，セラピストの観察のもとで患者自身が正しい運動方法を獲得した方法についてのみ，ホームプログラムとして実施してもらうようにするとよい．

5・股関節
ストレッチング時に骨盤の代償が大きいケース

市橋則明

> **解 説**
> - 股関節周囲筋のストレッチングは，骨盤の代償が起こりやすい．
> - ハムストリングスなどの後面の筋をストレッチすると骨盤は後傾し，大腿直筋や腸腰筋など前面の筋をストレッチすると骨盤は前傾する．
> - 骨盤を十分固定しないと効果的なストレッチングができない．

■ 理学療法のポイント

- 起始部の固定すなわち骨盤の固定が最も重要である．
- 基本的には筋の作用と逆方向にストレッチングを行う．
- 大腿直筋・腸腰筋をストレッチする場合は骨盤を後傾位に固定する．
- 骨盤を後傾位にするためには反対側股関節を屈曲位にする方法が最も効果的である．
- ハムストリングスをストレッチする場合は骨盤を前傾位に固定する．
- 骨盤を前傾位にするには，反対側股関節を伸展位にするか背臥位で骨盤後面にタオルを入れるとよい．

■ 理学療法の実際

1）大腿直筋のストレッチング

- 股関節前面の筋である大腿直筋は起始部を固定するために骨盤を後傾する必要がある．
- 骨盤を後傾する最もよい方法は反対側の股関節を屈曲することである．
- 起始部の固定が十分できた大腿直筋のストレッチングを行うには，ベッド上腹臥位とし，反対側の下肢をベッドから出し，できるだけ股関節を屈曲させる．
- タオルやクッションを膝蓋骨上に入れることにより股関節を最大伸展位に保持し，最後に膝関節を屈曲する（図1）．
- 反対側の股関節を大きく屈曲させることで骨盤を後傾する必要があるため，下肢を垂らすだけでは固定の効果がなく（図2），図1のように十分反対側の股関節を屈曲させることが重要である．
- 大腿直筋の短縮が大きい場合や図2の肢位が

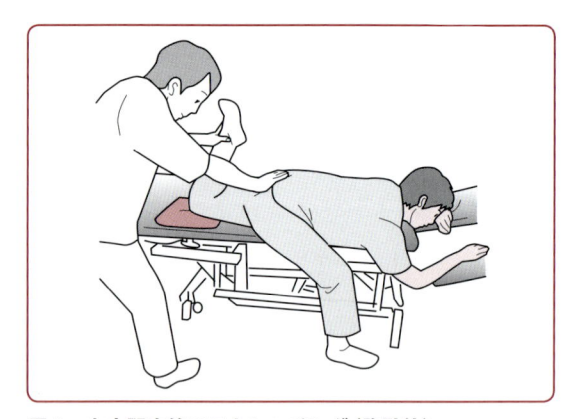

図1　左大腿直筋のストレッチング（腹臥位）
反対側の股関節を十分屈曲し，骨盤後傾位に固定することが重要である．次にタオルやクッションなどで股関節を伸展し，最後に膝関節を屈曲する．

とれない場合は，背臥位で反対側を患者にかかえさせて行う（図3）．
- 患者の自主ストレッチを行う場合には，図4のような姿勢で膝関節の屈曲を行う．
- 一般に大腿直筋のストレッチングは腹臥位にて膝関節屈曲位での股関節伸展が行われるが，骨盤の固定が不十分なため，股関節伸展により骨盤が前傾してしまい十分な大腿直筋の伸張ができていない場合が多い（図5）．

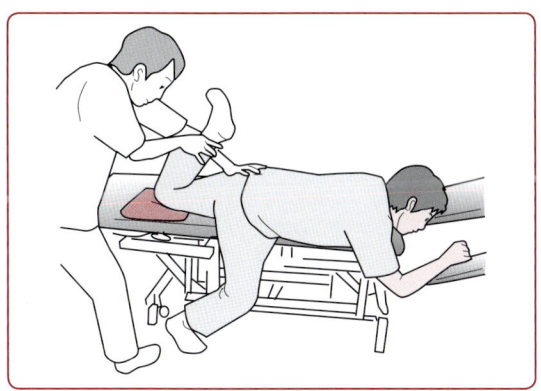

図2　骨盤の固定が不十分な例
反対側の股関節の屈曲が少ないと骨盤の固定が不十分となる．

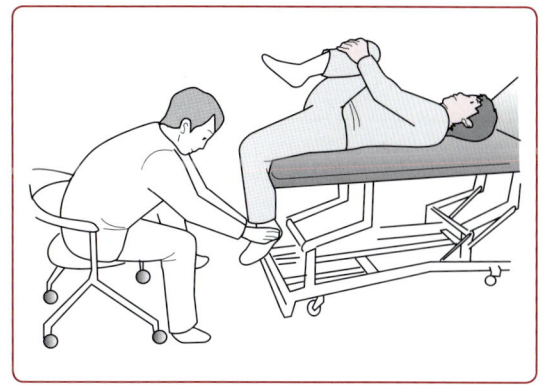

図3　左大腿直筋のストレッチング（背臥位）
右下肢を患者にかかえさせることで十分股関節を屈曲し，骨盤を後傾位に固定する．セラピストは膝を屈曲する．

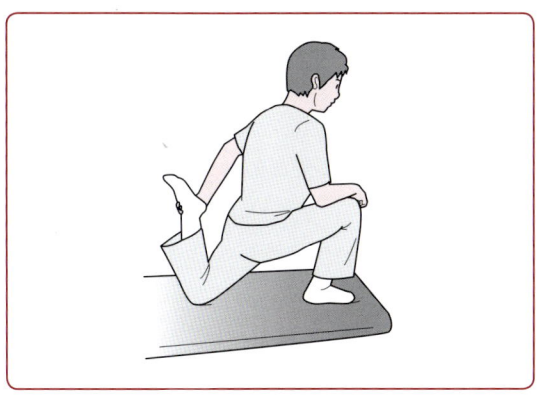

図4　左大腿直筋の自主ストレッチ
反対側股関節を屈曲し，伸張する側の股関節を十分伸展した後に自分の手で足部を持ち膝を屈曲する．

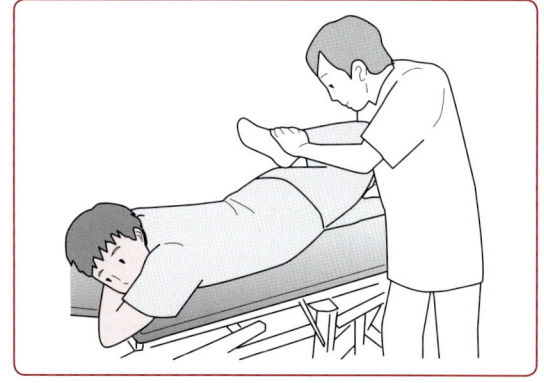

図5　骨盤の固定ができていない大腿直筋のストレッチング
膝関節を最大に屈曲して股関節を伸展するストレッチングでは，起始部が固定されていないため十分な大腿直筋の伸張ができない．

2）腸腰筋のストレッチング

- 大腿直筋と同様に股関節前面にある筋なので骨盤を後傾する必要がある．
- 腸腰筋の短縮が著明で股関節屈曲拘縮がある場合には，背臥位で反対側の股関節を屈曲し骨盤を後傾させ，伸張側を伸展する（図6）．トーマステストと同じ肢位である．この肢位では十分な伸張が得られない場合には，以下の変法が効果的である．
- 大腿直筋と同じく，ベッド上腹臥位とし，反対側の下肢をベッドから出し，できるだけ股関節を屈曲させる．タオルやクッションを膝蓋骨上に入れ，股関節を最大伸展位に保持し，膝関節を90°屈

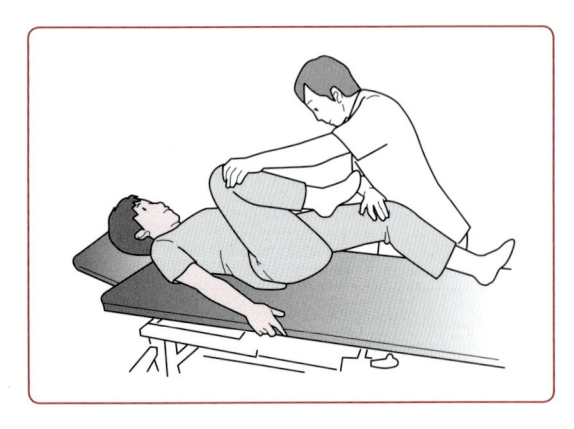

図6 左腸腰筋のストレッチング1
右股関節を屈曲させることで骨盤後傾位に固定し、左股関節を伸展する.

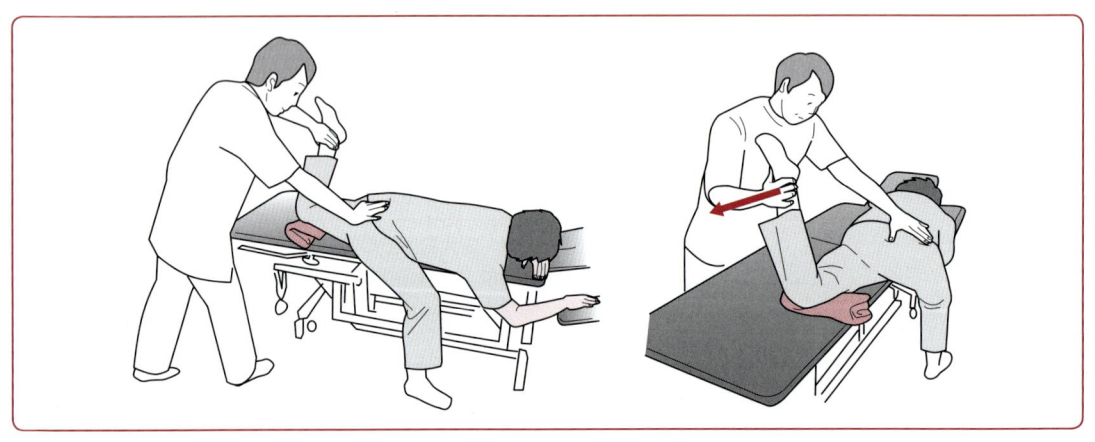

図7 左腸腰筋のストレッチング2
反対側の股関節を十分屈曲し、骨盤後傾位に固定することが重要である. 次にタオルやクッションなどで股関節を最大伸展し、最後に股関節を内旋する. 膝関節を屈曲しすぎると大腿直筋のストレッチングとなるため膝関節は90°屈曲位で行う.

曲して股関節の内旋を行う（図7）.
- 股関節前面は多くの靱帯で補強されており股関節伸展可動域は少なく、腸腰筋の十分な伸張ができない. 股関節伸展位から腸腰筋（大腰筋）のもう一つの作用である外旋の反対方向（内旋方向）に伸張することにより効果的に伸張できる.
- この肢位での内旋角度を評価することにより、腸腰筋の短縮テストとしても使える.
- 腸腰筋の自主ストレッチングを行う場合には、大腿直筋と同様の肢位から股関節を内旋して行う（図8）.
- 一般に腸腰筋のストレッチングは、大腿直筋と同様に腹臥位で股関節の伸展を行う場合が多い（図9）. 腹臥位で後方から骨盤を固定しても、腸腰筋が伸張されると骨盤は前傾するため、後傾位に固定することは不可能である.

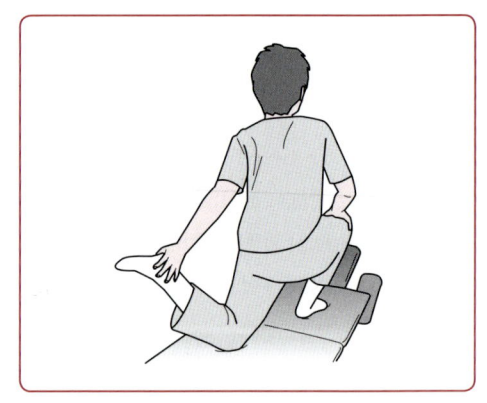

図8 左腸腰筋の自主ストレッチング

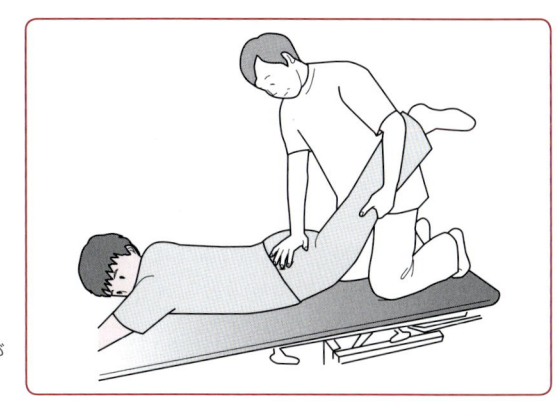

図9　固定の不十分な左腸腰筋のストレッチング
このようなストレッチングでは骨盤が前傾し十分な伸張ができない．

3) ハムストリングスのストレッチング

- 股関節後面にあるハムストリングスを伸張すると骨盤は後傾するため，骨盤を前傾位で固定し膝関節伸展位で股関節を屈曲（SLR）するのが基本となる．
- 骨盤を前傾位で固定するためには二つの方法がある．一つ目は反対側股関節を伸展する方法であり，図10のように背臥位で反対側下肢をベッドから出し，股関節伸展して骨盤を前傾位で固定しストレッチする．もう一つの方法は背臥位で骨盤の下にクッションやタオルを入れ骨盤前傾位に固定する（図11）．二つ目の方法の方が簡単で反対側へのストレスも少ない．
- ハムストリングスのストレッチングの変法（図12）としては，骨盤を前傾位に固定した肢位で股関節屈曲90°にしてから膝関節を伸展する．
- SLRと股関節90°屈曲位からの膝関節伸展ではハムストリングスの伸長される部位（近位・遠位）が変化する場合がある．

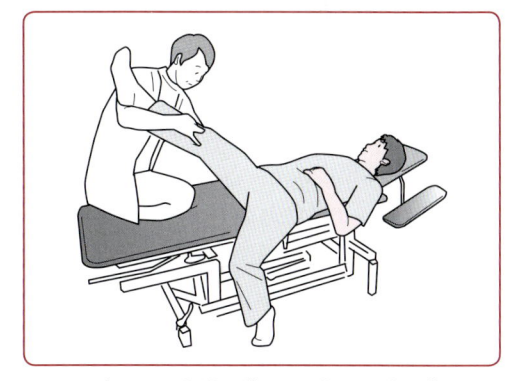

図10　右ハムストリングスのストレッチング
反対側の股関節を伸展して骨盤を前傾位に固定し，下肢伸展挙上を行う．

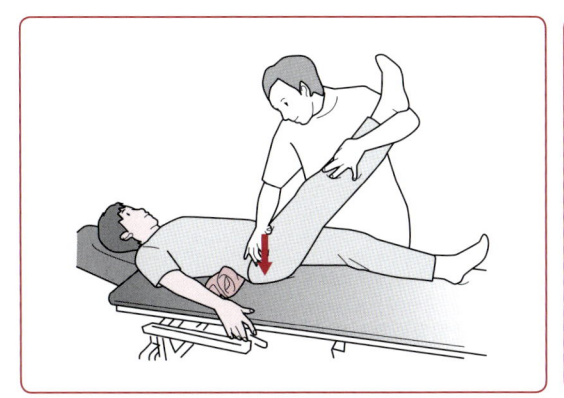

図11　タオルで骨盤前傾位に固定した右ハムストリングスのストレッチング
タオルで骨盤を前傾位に保持する．下肢を挙上するとき殿部が挙上しないように押し込みながら行うことが重要である．

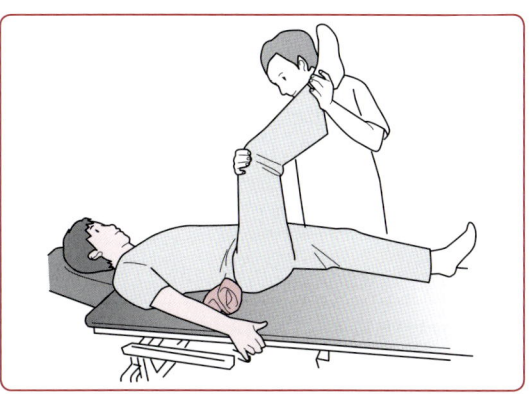

図12　股関節90°屈曲位からの膝伸展によるハムストリングスのストレッチング
タオルで骨盤前傾位に保持し，股関節を90°屈曲位にしてから他動的に膝関節を伸展する．

4）中殿筋のストレッチング

- 中殿筋をストレッチするには，屈曲・内転・外旋方向に伸張する．
- 中殿筋前部線維の解剖学的肢位での作用は股関節外転・屈曲・内旋，後部線維の解剖学的肢位での作用は外転・伸展・外旋である．しかし股関節屈曲位にすることにより前部線維の屈曲作用はなくなり，後部線維の外旋作用は内旋作用へと変化する．すなわち中殿筋をストレッチするには，屈曲・内転・外旋方向に伸張すればよいことになる．
- 股関節を屈曲・内転・外旋すると骨盤は前方回旋するため，この前方回旋を固定することが最も重要である．
- 具体的には，図13のように股関節を屈曲・外旋位にしてから，膝を反対の胸につける方向に股関節を屈曲・内転する．このとき伸張側の骨盤が前方回旋しないように上前腸骨棘を上からしっかり固定する．

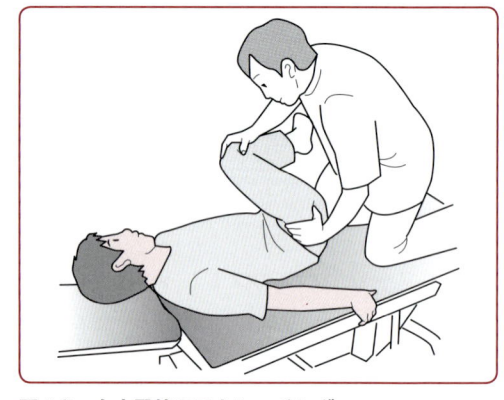

図13　右中殿筋のストレッチング
股関節を屈曲・外旋位にしてから，膝を反対の胸につける方向に股関節を内転・屈曲する．股関節の前面に痛みが出現する場合には屈曲を減らし内転を増加するとよい．

5）大腿筋膜張筋（腸脛靱帯）のストレッチング

- 大腿筋膜張筋のストレッチングは側臥位で股関節伸展・外旋・内転する方法が一般的である．
- Oberテストの方法と同じである（図14）．しかし，側臥位では骨盤が固定しにくく（伸張すると骨盤が下制する），うまく伸張できない場合が多い．大腿筋膜張筋も股関節屈筋であるため腹臥位で反対側股関節を屈曲して骨盤を後傾位で固定する方法を利用する．
- 骨盤後傾位で股関節を内転・伸展位とする．この位置から股関節を外旋することで伸張する．十分内転させることと骨盤を側方から固定することが重要である（図15）．

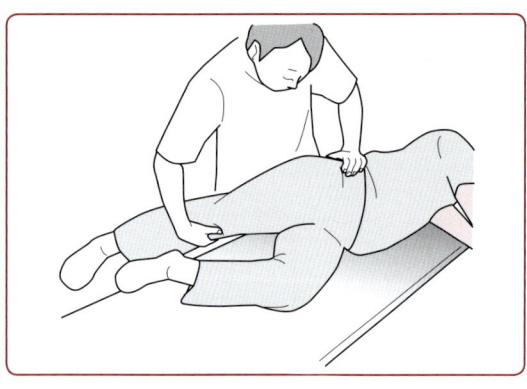

図14　右大腿筋膜張筋のストレッチング
骨盤を固定し股関節を伸展・外旋．内転方向に動かし，伸張する．

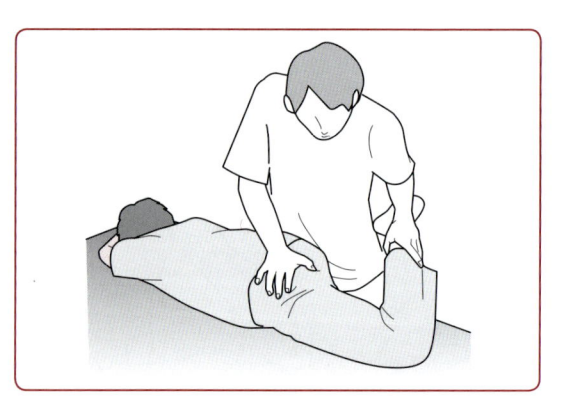

図15　骨盤を固定した大腿筋膜張筋のストレッチング
大腿直筋や腸腰筋と同じ骨盤後傾位で，股関節内転・伸展し，最後に外旋する．セラピストの体で骨盤の移動を止める．

Clinical Hint

- 骨盤を固定しないと骨盤より近位の筋が伸張され，目的とする筋の十分なストレッチングができない．

5・股関節

SLRが困難なケース

建内宏重

> **解 説**
> - SLRに必要な股関節の可動域と筋力を有しているにもかかわらず，SLRが困難な場合がある．
> - SLRを行うためには，片側下肢が挙上することによる支持基底面の変化と重心移動，下肢挙上による外乱に対する骨盤・体幹の安定性，および股関節屈筋群の協調性が重要である．
> - 主動筋となる股関節屈筋群と安定性を供給する体幹筋群との協調性を獲得することも重要である．

■ 理学療法のポイント

- 観察のポイントとしては，動き始めの骨盤の変位および股関節屈筋群と体幹筋群の収縮が重要である．
- SLRにおいてはさまざまなバリエーションが存在し，どのようにして骨盤・体幹の安定性を供給しているかを把握することが重要である（図1）．
- 体幹筋の収縮が不十分な場合は，徒手的に筋を軽く圧迫しどの筋を圧迫したときに安定性が改善されるかを評価し治療につなげる．
- 股関節屈筋群と体幹前面の腹部筋を同時に収縮する練習を行うとよい．

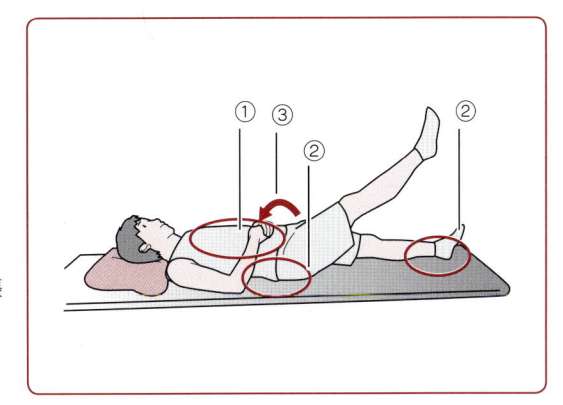

図1 SLRにおける不適切な運動の例
① 外腹斜筋や腹直筋での過剰な収縮（頸部・肩にも緊張が波及），および内腹斜筋や腹横筋の不十分な収縮
② 反対側下肢および体幹の伸展
③ 下肢の挙上に伴う骨盤の前後傾や回旋

■ 理学療法の実際

1）SLRに伴う支持基底面の変化と重心移動の練習（図2）

- 背臥位での膝立て運動やボールを用いた片側下肢の運動を行い，その際の重心移動と運動には参加しない頭部・体幹・反対側下肢で支持基底面の形成をすることを学習する．

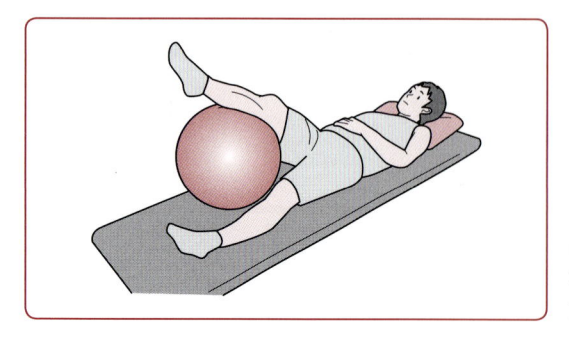

図2 SLRに伴う支持基底面の変化と重心移動の練習
軽くボールを転がすように動かし，体幹と反対側下肢とで支持面を形成する．

2) 体幹筋エクササイズ（図3）

- SLRの観察を行い，収縮の低下している筋を徒手的に圧迫した状態で再度SLRを行う．それにより運動の改善がみられる場合は，当該筋のエクササイズを行っていく．

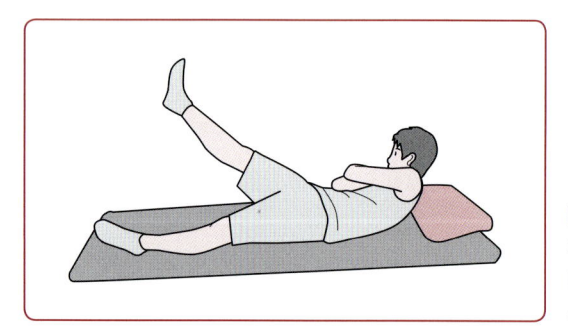

図3 体幹筋エクササイズ
機能が低下している筋に対して，収縮練習を行う．
図では左外腹斜筋と右内腹斜筋の収縮を同時に行っている．

3) 股関節屈筋群と体幹筋群との協調性エクササイズ（図4）

- 座位で頭部・体幹・骨盤のアライメントを保ったまま，後方へ傾斜する．
- 体幹の屈曲や膝関節の伸展運動および，脊柱起立筋の収縮が生じないように注意する．

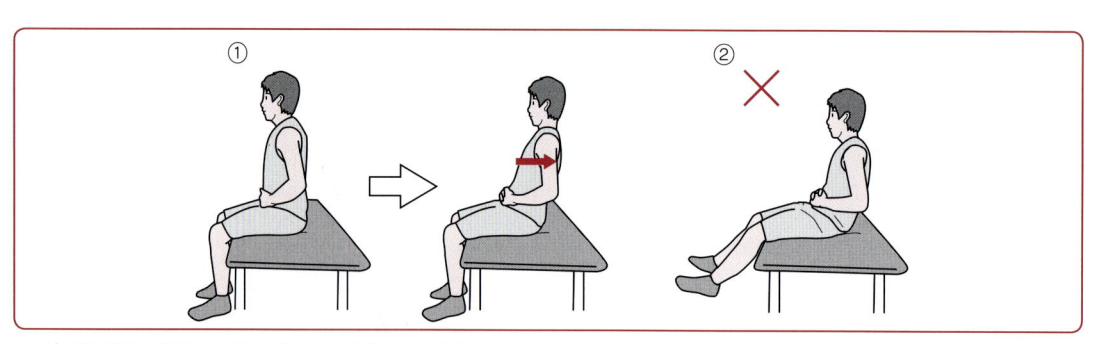

図4 股関節屈筋群と体幹筋群との協調性エクササイズ
① 座位で体幹をゆっくりと後傾させる．
② 腹横筋や内腹斜筋，腸腰筋の機能が低下していると，体幹の屈曲，膝関節の伸展が生じる．

Clinical Hint

- SLRなどの四肢の運動においては，運動の主動筋に先行して体幹の安定化作用を有する筋（内腹斜筋・腹横筋など）が活動する．腰痛や鼠径部痛を有する患者では，それらの順序が変化して腹横筋の収縮タイミングが遅延することが報告されており，エクササイズにおいても筋収縮順序を考慮に入れることは重要である．
- 具体的には，あらかじめ腹部筋を収縮させてから下肢の運動を開始するように意識する．

5・股関節

股関節の分離した運動が困難なケース

建内宏重

> **解 説**
> - 股関節は運動の自由度が高く巧みな動きを作り出すことができる反面，運動機能に破綻をきたすと代償運動が生じやすい関節でもある．
> - 股関節の機能障害を有している場合や股関節術後などでは，股関節の筋力はある程度有していても骨盤の動きが先行し，股関節自体の動きが減少しやすい．
> - 股関節の運動に対しては腰椎部と連動した動きが最も多いが，二関節筋が優位な場合は膝関節に，荷重位での運動に関しては足関節・足部にも連動した動きがみられる．
> - 股関節と連動した動きを評価する場合には，その動きが患部への負担を軽減するために必要な代償なのか，治療すべき動きなのかを見極めることが重要である．

■ 理学療法のポイント

- 股関節の分離した動きを獲得するためには，代償運動を適切に評価しなければならない．
- 股関節運動に伴う運動パターンを，①患部への負担を軽減する動き，②患部への負担を増加する動き，③患部の動きを過剰に代償する動き，に分類するとわかりやすい．SLRを例にそれぞれの運動を説明する（図1）．

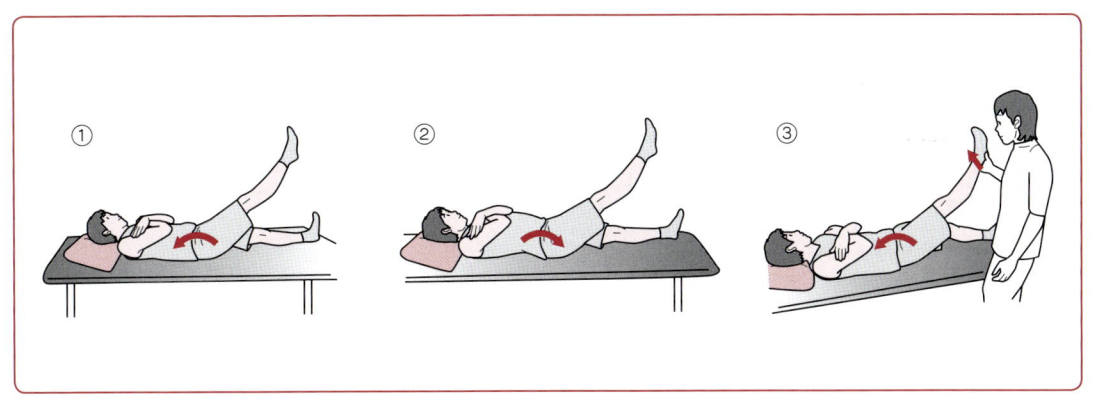

図1 SLRに伴う股関節と連動した動きのパターン
① 患部への負担を軽減する動き
骨盤の後傾を伴う．
② 患部への負担を増加する動き
骨盤の前傾を伴う．
③ 患部の動きを過剰に代償する動き
セラピストが下肢の重量を半減する程度に介助しても，骨盤の代償に変化がみられない．
運動が下肢の負荷に依存していないため，股関節にとって必要な代償運動ではなく，運動パターンの異常と捉える．

① 患部の負担を軽減する動き
- 股関節屈筋の明らかな筋力低下や筋収縮に伴う疼痛がある場合に，骨盤を後傾するパターンである．
- 術後早期や炎症の強い時期には，このようなパターンが多くみられる．
- 骨盤の傾斜を抑制するように動きの変化のみを求めると，症状が悪化することがあるため注意する．

② 患部の負担を増加する動き
- 骨盤が前傾するパターンであり，鼠径部痛と関連していることが多い．
- 体幹部の機能が低下しており骨盤の固定性が不十分である場合が多く，症状の原因になっていることがあるため注意する．
- 骨盤の前傾により屈筋群の起始停止が近づくため，筋の作用効率は低下し，鼠径部での圧迫もより早期に生じることになる．

③ 患部の動きを過剰に代償する動き
- 観察上，①の動きと類似しているが，その動きが過剰になっているパターンである．
- 代償運動を続けているうちに運動パターンが学習されたものと考えられる．
- 患部の機能は発揮されにくくなるため，このパターンを続けていると患部の動きの改善に支障をきたす．

　②および③のパターンについては，動きの改善を行うことで，患部の機能や症状を改善することが可能である．

■ 理学療法の実際

1) 中枢部の固定作用を高める（図2）
- 代償運動では，本来固定性を供給すべき中枢部が運動に参加していることが多いため，固定性を高めることが必要である．
- 骨盤の動きをフィードバックし，運動の回転中心を股関節へと移行していく．
- 筋が収縮する順序を意識し，中枢部の緊張を高めてから下肢の動きを行う．

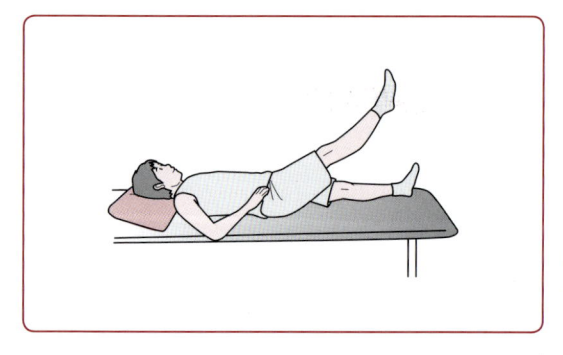

図2　中枢部の固定性を高めるエクササイズ
骨盤の前後傾や挙上，回旋などの動きが生じないように，患者自ら骨盤の動きを触知する．

2) 股関節の運動感覚を入力する（図3）

- 分離した運動が困難な状態が続いていると，関節の運動感覚が低下していることも多い．
- 股関節を動かす感覚がわかりにくい場合には，皮膚を介して大転子を圧迫することで大腿骨の動きを知覚させると，運動が行いやすい場合がある．
- 運動感覚には筋感覚も重要であるため，自動運動時には主動筋に軽く圧迫刺激を加えるとよい．

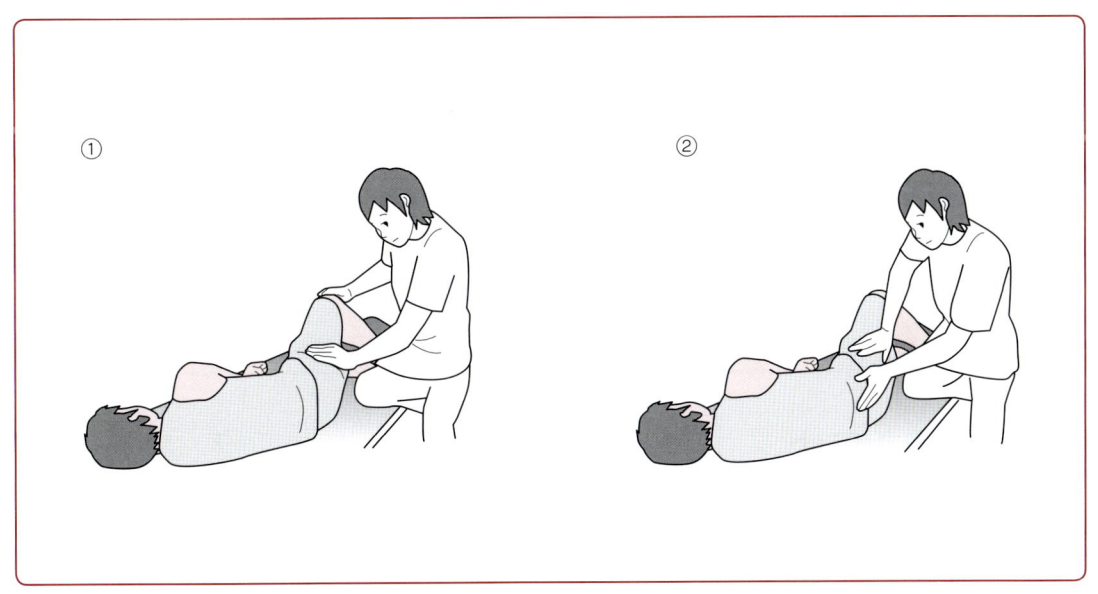

図3　股関節の運動感覚の入力（股関節外転・外旋運動）
① セラピストが皮膚を介して大転子を軽く圧迫する．
② 主動筋を軽く圧迫する．

Clinical Hint

- 分離運動がうまく行えない場合には，必要以上に努力性の運動を行っていることが多い．
- "力を入れずに動かす"感覚をつかんでもらうようにするとよい（図4）．
- 運動の学習には，反対側（健側）で運動感覚をつかんでから患側で行うとよい．

図4　力を入れずに動かす
図で左側荷重すると右側の力は抜けて軽く股・膝関節は屈曲する．
荷重と抜重を繰り返しながら，力を入れずに股関節を動かす感覚を学習する．

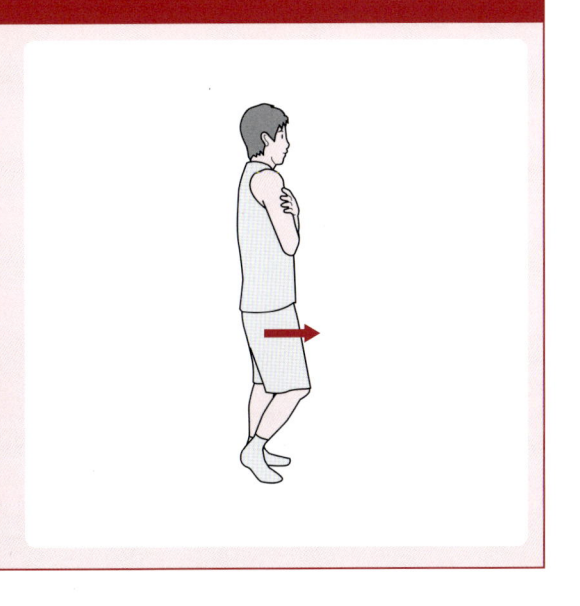

5・股関節
運動最終域での出力低下（lag）があるケース

建内宏重

解説

- 膝関節のextension lagと同様に，股関節の運動についてもlagが観察される場合がある．
- 屈曲伸展・内外転・内外旋などの運動方向でも観察され，荷重位での関節安定性にも影響を与える．
- lagの原因は明らかではないが，臨床的には痛みや腫脹のほか，深層筋の機能低下や筋長の異常が関係していることが多い．
- 変形性股関節症などによる筋の萎縮に加えて，姿勢の影響や関節拘縮（内転拘縮による外転筋の伸長など）により筋が伸張された状態が長期間続いた後に，THAなどの手術を受けて可動域が拡大されるとlagが生じることが多い．

■ 理学療法のポイント

- 筋長が長くなっていたり，筋緊張が低くなっていたりする場合は，筋のスティフネスを高めるようなエクササイズが効果的である．
- 筋に徒手や弾性包帯を用いた圧迫を加えながら行うと効果的である．
- 関節可動域の初期位置から最終位置まで動かす練習を行うと代償動作が生じやすいため，最終肢位で保持する練習を行う．
- 荷重位でも筋収縮の練習を行うと効果的である．

■ 理学療法の実際

1）筋のセッティング（図1）

- 重力の影響を除去した環境から行うとよい．
- 当該筋に圧迫刺激を加えながら行うと筋感覚が認識しやすく効果的である．

図1　大殿筋セッティング
股関節軽度外転・外旋位で大殿筋のセッティングを行う．両側同時に収縮させるとよい．
筋の起始部と停止部を寄せるようにしながら筋を圧迫する．

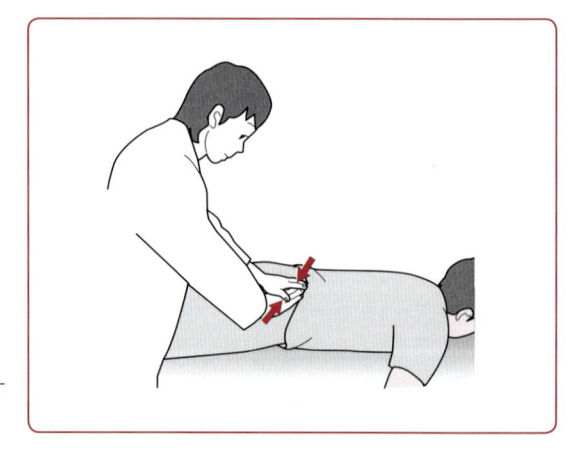

2) 最終位置で保持する練習（図2）

- 初期位置から動かし始めると代償運動が過剰に出現することが多いため，最終域で保持する練習から始めるとよい．

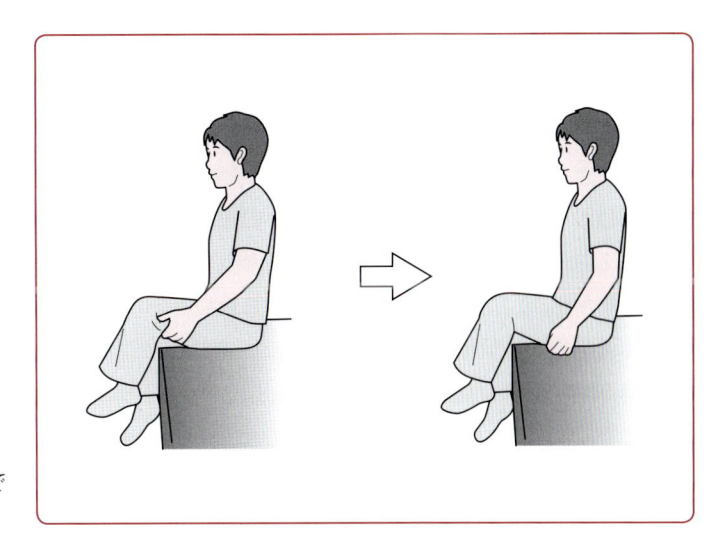

図2　最終位置で保持する練習
介助により股関節を屈曲させ，その位置で手を離して保持する．

3) 荷重位での筋収縮練習（図3）

- 荷重位での筋収縮能力が立位や歩行への影響が大きいため，荷重位でのエクササイズも重要である．
- 立位での筋のセッティングを行う．非荷重位では行えても立位では困難なことが多い．
- 大腿骨と骨盤のアライメントに留意し，筋が短縮位でも緊張を発揮できるように練習する．

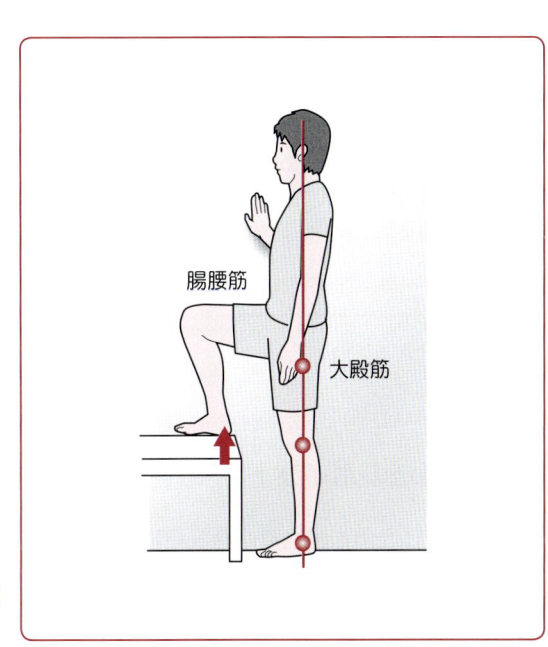

図3　荷重位での大殿筋収縮練習
片側を台の上に乗せ，支持側は重心線が股関節・膝関節・足関節の関節中心を貫くようなアライメントで荷重する．台に乗せた側の足を少し持ち上げることによって，支持側の大殿筋が収縮する．

5・股関節
股関節術後早期に起き上がりが困難なケース

建内宏重

解説

- 起き上がり動作では，下肢と体幹・頭頸部との機能的な連結が重要であり，脊柱の柔軟性および股・膝関節周囲筋と体幹筋群との協調的な作用が必要になる．
- 人工関節や骨接合術などの股関節術後には，ベッド上での起き上がり動作時に股関節周囲に疼痛が出現したり，動作に努力を要したりすることが多い．
- 体幹筋の機能低下があると体幹の安定性が得られにくく，その結果，股関節屈筋群の作用が非効率的になる（図1）．
- 上肢によるベッド面の支持や手すりの把持が過剰になると，身体の中心に質量が集中しにくくなり，身体の回転・移動が阻害される（図2）．

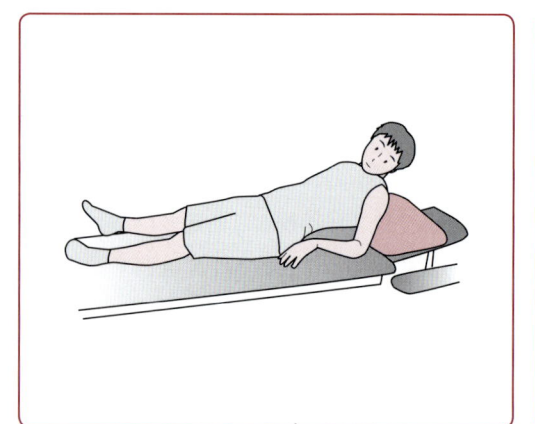

図1 起き上がり動作時の体幹不安定性
体幹の安定性が得られていないと，図のように腰椎を過剰に前彎させて上半身を持ち上げ，下肢には連動した動きがみられないことが多い．

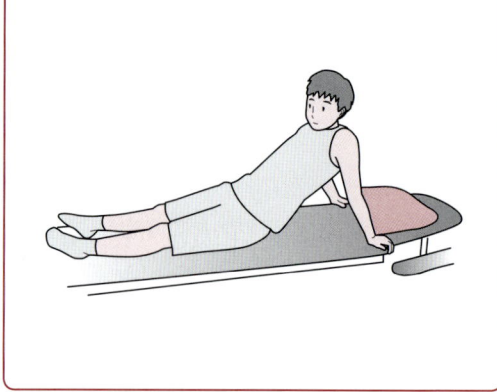

図2 上肢による支持が過剰な起き上がり動作
上肢による支持が過剰になると身体の回転・移動を阻害しやすい．

■ 理学療法のポイント

- 術直後では股関節屈筋群の筋収縮に伴う痛みが生じやすいため，患部への負担を軽減する方法を指導する．
- 体幹・頭頸部を安定させるエクササイズを行う．
- 殿部で動きの支点を形成し，身体を回転させるエクササイズを行う．

■ 理学療法の実際

1) 患部への負担を軽減する方法の指導(図3)

- 上肢もしくは健側下肢を利用して,患肢の移動を介助する方法を指導する.
- 下肢(下腿部)をベッドから降ろすことで,下肢の質量を利用して上半身の起き上がりを容易にする.

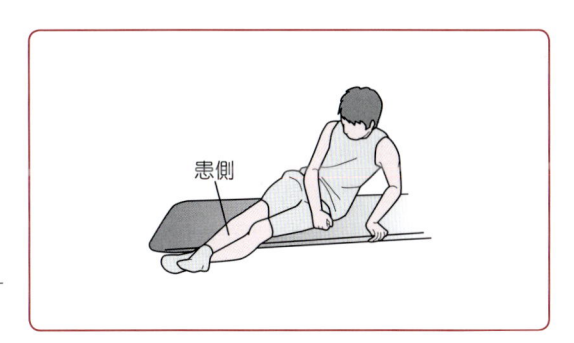

図3 患部への負担を軽減する方法
健側下肢もしくは上肢を用いてベッドから患肢を降ろす.下肢を降ろしながらタイミングを合わせて上半身を起こすことが重要である.

2) 体幹・頭頸部の安定化エクササイズ(図4)

- 頭部の質量により後方への回転モーメントが大きくなると,上半身の起き上がりを阻害するため,体幹と頭頸部を連結するように収縮を入れる.

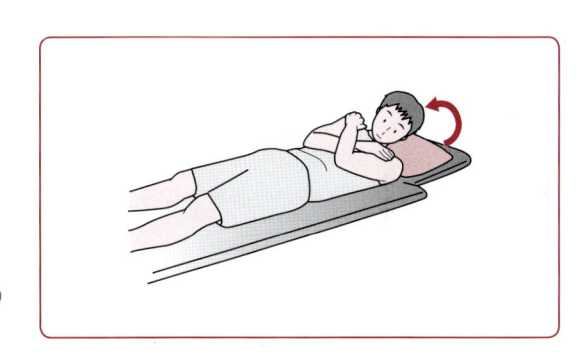

図4 体幹・頭頸部の安定化エクササイズ
背臥位から頭部を持ち上げて腹筋群の収縮(屈曲・回旋)を促す.

3) 殿部を支点とした重心移動練習(図5)

- 座位にて殿部を支点とした重心移動を練習する.
- 上肢・下肢で過剰に努力することなく荷重点を移動することができるように練習する.

図5 殿部を支点とした重心移動練習
端座位にて殿部を支点として左右前後に重心移動を行う.バランスを崩さない範囲内で行い徐々に範囲を広げる.下肢が連動して動いていることを確認する(荷重側の股関節外旋および荷重側の股関節屈曲).

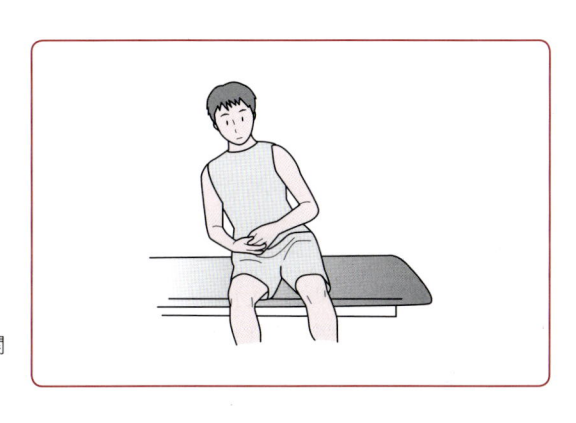

5・股関節

股関節術後に座位が不安定なケース

建内宏重

解説

- 股関節術後には股関節の可動域制限や殿部での荷重支持能力の低下により，座位保持が不安定になることがある（図1）．
- 術後早期の可動域制限は多くの症例で存在するため，可動域制限を有した状態での安定した座位を早急に獲得する必要がある．
- 可動域制限以外の問題で不安定になっていることが予測される場合は，股関節機能の問題とその他の問題を分けて評価・治療を展開することが重要である．

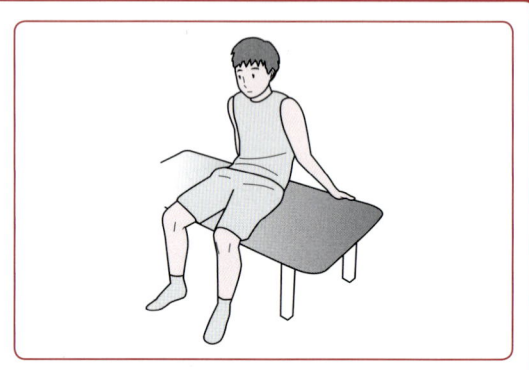

図1　股関節術後の座位不安定性
股関節術後には骨盤後傾位での座位がよく観察される．上半身重心は後方化している．

■ 理学療法のポイント

- 股関節の屈曲可動域制限が大きい場合には，浅く腰掛けて足底を接地した端座位をとり，痛みがなければ可能な限り患側での荷重を促す．
- 坐骨での荷重感覚を練習する．
- 静的な座位保持練習よりも左右交互に荷重する練習や骨盤の前後傾・左右傾斜運動などの動的な練習を行った方が座位の安定性は得られやすい．
- 股関節機能の問題とその他の問題を分けるために，骨盤を徒手的に支えた場合と支えない場合を比較し，座位安定性の変化を評価する（図2）．

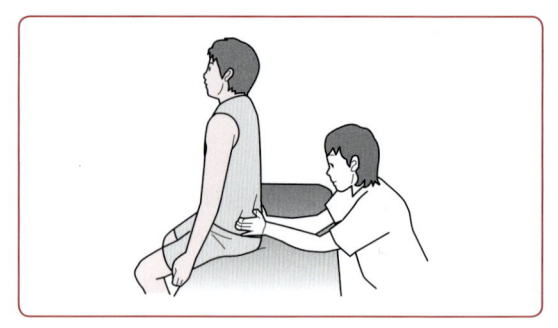

図2　座位安定性の評価方法
骨盤を支えて不安定性が解消される場合は，体幹の不安定性ではなく股関節の機能低下が疑われる．

■ 理学療法の実際

1) 股関節の屈曲可動域制限が大きい場合の座位練習（図3）

- ベッドの高さを調節し浅く腰掛けて足底を接地する．
- 痛みがなくても健側に大きく重心が変位していることが多いため，患側での荷重を促し痛みがないことを確認する．

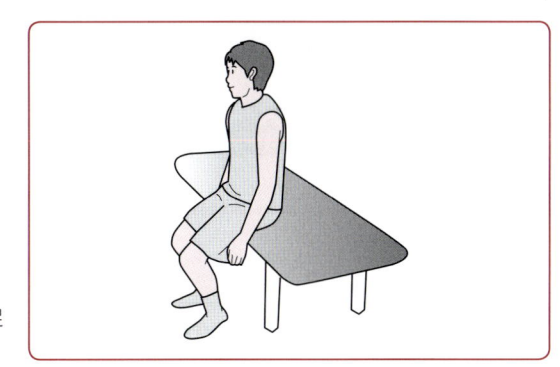

図3 可動域制限が大きい場合の座位練習
座面の高さを調節し，浅く腰掛けてから患側への荷重を促す．

2) 坐骨での荷重練習（図4）

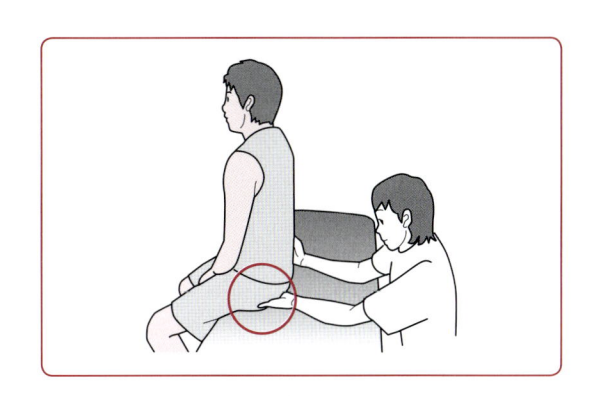

- 坐骨での荷重感覚を入力するためには，座面が柔らかすぎない方がよい．
- セラピストが坐骨の下に手を当てて圧迫することで坐骨結節の位置を患者に認識させる．

図4 坐骨での荷重練習
坐骨結節の位置を認識して荷重練習を行う．

3) 動的な座位練習（図5）

- 坐骨での荷重を意識しながら左右交互に坐骨を踏み込むように荷重する練習や，骨盤の前後傾・左右傾斜運動を行う．
- 骨盤の動きが大きすぎると脊柱での代償が大きくなるので，過剰に努力しなくても動かせる範囲内で行う．
- 円背が強い場合や体幹の安定性が低下している場合などは，前方で上肢を軽く支持できる環境を設定し殿部・大腿部と足部で形成される支持基底面内で重心を移動する練習をする．

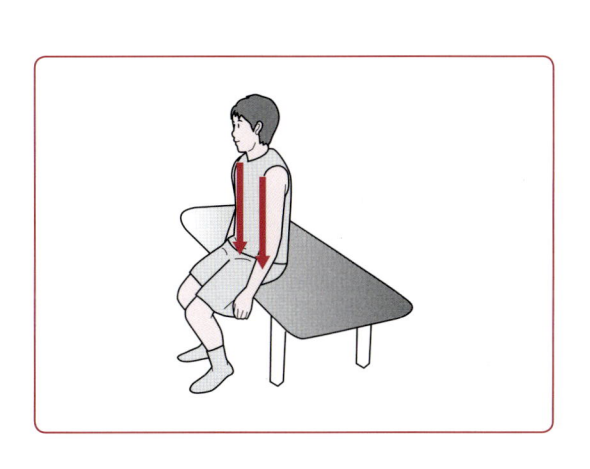

図5 動的な座位練習
左右の坐骨結節で踏み込むように交互に荷重する．

5・股関節

股関節術後に立ち上がりが困難なケース

建内宏重

解説

- 股関節術後には股関節屈曲の可動域制限および下肢の筋群（特に殿筋群）の機能低下などにより，前方への重心移動および重心の制動が得られにくい（図1）．
- 立ち上がり動作時に股関節での制御が不十分になると，上半身の動きと下肢の力発揮が増大してしまい非効率的な動きになりやすい．
- 圧中心が後方に移動することで重心に前方への加速が与えられるが，下肢の伸展作用が強すぎる，あるいは作用するタイミングに誤りがあり，重心移動が困難なこともある．
- 術後早期には股関節の可動域制限を考慮して座面の高さを調節するなど環境を整えることも重要である．
- 術側下肢へ荷重しすぎて動きが困難になっている場合もあるため，そのような場合には術側への荷重を避けて反対側下肢と上肢の補助による動作を獲得することが必要である．

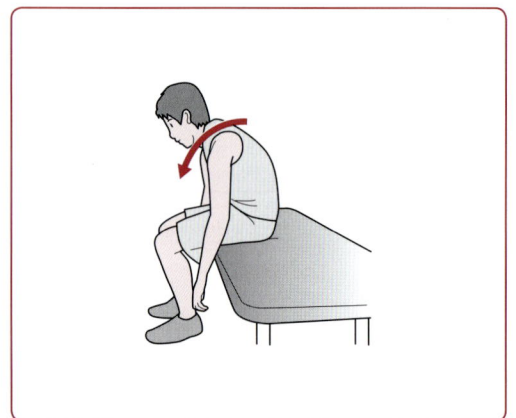

図1 股関節術後における立ち上がり動作
殿部離床前に骨盤の前傾がみられず，体幹の屈曲と頭部の前方移動がみられる．
下肢への荷重移行が十分に行われず，立ち上がるためにはさらに大きな上半身の移動が必要になる．
重心の前方移動が不十分になると，立ち上がるための下肢の力発揮が増大してしまう．

■ 理学療法のポイント

- まず開始姿勢としての座位姿勢が準備されていることが重要である．
- 骨盤の動きを観察し，重心の前方移動を股関節で制御できているかを評価する．
- 圧中心を後方に移動させるために下肢にかかる力を一瞬抜くようにして重心を移動させる感覚を学習する．
- 立ち上がり動作の終了肢位である立位での荷重練習を先に行うことで，立ち上がり動作が容易になる場合もある．
- ゆっくりとした動きよりもある程度の速度で動き始めることが重要である．
- 恐怖感を感じる場合には，前方での支持を保証した環境で重心の前後移動を促す．

■ 理学療法の実際

1) 股関節による重心の前方移動と制動 (図2)

- 股関節を中心として，骨盤・上半身の動きが生じるようにする．
- 骨盤前傾と中間位へ戻る動きをリズミカルに繰り返し，重心の前方移動と殿筋群による制動を練習する．

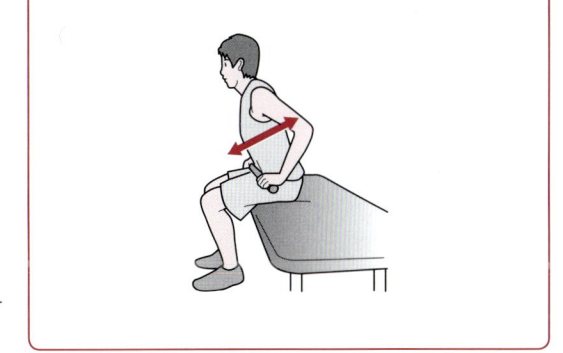

図2 股関節による重心の前方移動と制動
運動のポイントを認識しやすくするために棒などを用いて工夫するとよい．

2) 圧中心の移動による重心前方移動 (図3)

- 端座位で足関節を瞬時に背屈することで，圧中心を後方に移動させ重心を前方に推進させる．

図3 圧中心の移動による重心前方移動
殿部と足底に荷重した座位をとる．
足関節を瞬時に背屈することで，体幹の前傾（重心の前方移動）が生じる．
足関節の動きと体幹の動きとのタイミングを合わせるようにして行う．

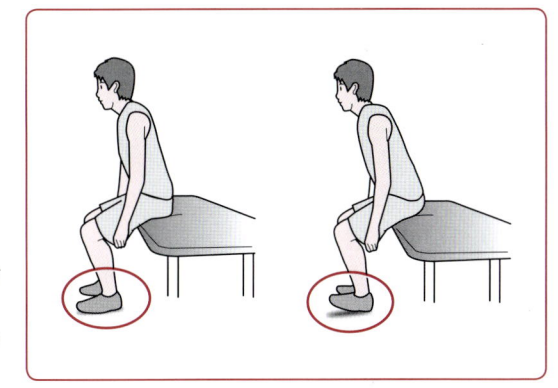

3) 立位および中間姿勢の練習 (図4)

- 立ち上がり動作の終了肢位である立位やその中間姿勢の形成を先に行う．
- 下肢への荷重感覚が重要である．

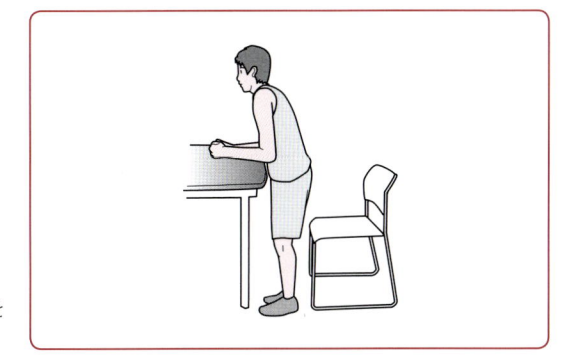

図4 立位および中間姿勢の練習
テーブルやベッドなどを上肢で支持して前方への恐怖感を軽減する工夫をする．

Clinical Hint

- 股関節術後などでは，患肢の大腿四頭筋も力発揮が抑制されていることが多い．
- 筋を触診し徒手的に圧迫を加えたり弾性包帯を巻いたりすることで，力発揮を認識しやすくなり，支持性が高まりやすい．

5・股関節
股関節術後にトランスファーが不安定なケース

建内宏重

> **解説**
> - 立ち上がることは可能であるがトランスファーに問題がある場合は，車椅子－ベッド間の距離や立ち上がり時の身体位置，身体の回旋方法などに問題があることが多い．
> - 支持性の低下している患側に荷重しすぎたり上肢での支持に頼りすぎたりすることも，動きを制限する原因となりうる．
> - 立位（直立位）を経ずに中腰姿勢のまま移乗する方が，動作が容易であることが多い．

■ 理学療法のポイント

- 立ち上がり動作が行えている場合には，殿部を離床した時点での車椅子（ベッド）に対する身体位置が重要である．
- 身体の回旋方法については，ステップせずに回旋する方法を習得することが重要である．
- 術直後で患側での支持性が得られにくい場合は，患側には患肢の質量以上は荷重しないようにして，健側での支持を促す．
- 上肢による支持が過剰になると，下肢の筋出力が抑制されることがあるため，注意する．

■ 理学療法の実際

1）立ち上がり時の身体位置（図1）

- 座面に浅く腰掛け，移乗する側の骨盤を前方に出す．
- 患側の支持性が不十分な場合は患側足部を前外側に接地して，患側での荷重を避ける．
- 患側の股関節屈曲制限が大きい場合は，患側足部を健側足部よりもさらに後方に位置させる方法が立ち上がりやすい場合もある．

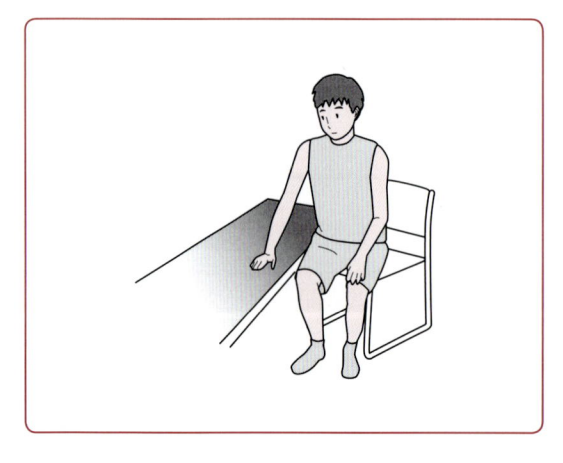

図1　立ち上がり時の身体位置
立ち上がる時点での姿勢，足部の位置でその後の動きが決定する．

2) 身体の回旋方法（図2）

- 立位でステップをして支持基底面を変更しながら移動すると重心移動距離が大きくなり効率が悪い．
- 足部を接地したままで前足部を支点として身体全体を回旋する動きを習得する（股関節を回旋させないように）．
- 完全に立位になる前に中腰姿勢のまま身体を回旋させると動作が容易な場合が多い．
- 移乗する側の座面には浅く腰をかければ十分に安定した座位を確保できるので，一度に深く座り込もうとしないこと．

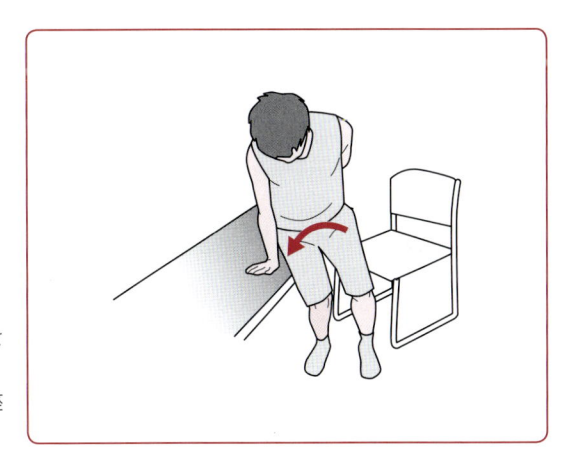

図2　身体の回旋方法
中腰での回旋による移乗動作
中腰のまま前足部を支点としてその場で身体を回旋させる．
一度に深く腰掛けようとせず，いったん座ってから深く座りなおすようにする．

3) 荷重位での身体回旋練習（図3）

- ステップせずに身体を回旋させて移乗する動きがイメージしにくい場合は，平行棒内での立位で身体を左右に回旋する動きを練習する．

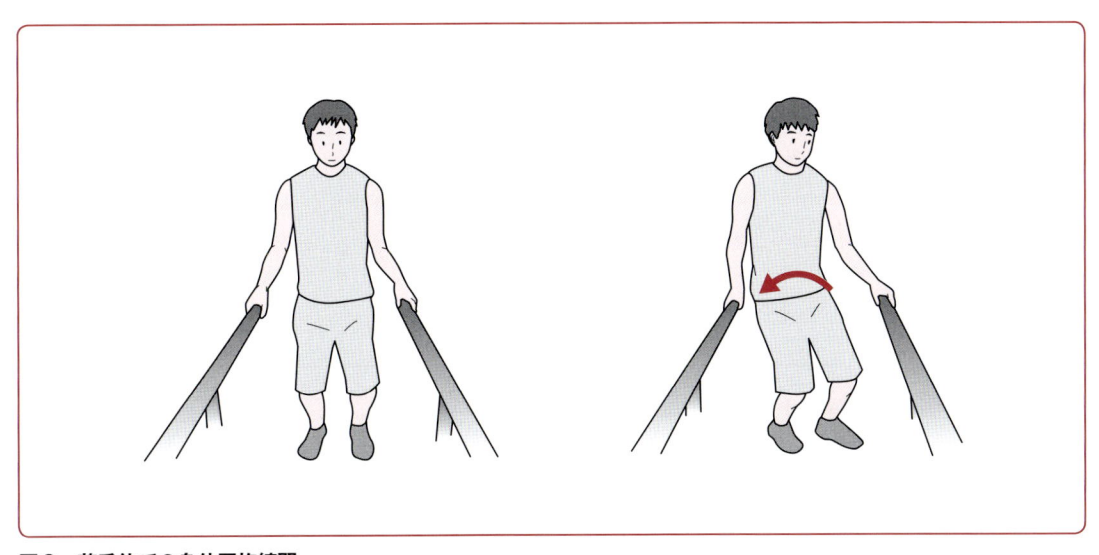

図3　荷重位での身体回旋練習
前足部で荷重し踵をスライドさせるようにして身体を回旋させる．
股関節が回旋しないように注意する．

5・股関節

立位時に患側への荷重が困難なケース

建内宏重

> **解 説**
> - 股関節術後などに明らかな疼痛や筋力低下がなくても患側に荷重が困難な場合がある．
> - 原因としては，恐怖感や術前からの健側優位での荷重の習慣のほか，股・膝関節周囲筋の荷重位での機能低下および協調性低下，腰背部の過剰な緊張などが多い．
> - 術後には，実際には脚長差がなくても，あるいは脚長差があってもそれ以上に，主観的に患側を長く感じていることが多く，その主観的な脚長差も患側への荷重を阻害していることがある．

■ 理学療法のポイント

- 患側への荷重に伴い，身体のどの部位にどのような反応がみられるかを評価する（図1）．
- 術後早期には実際の脚長差以上に長く自覚し，患側を外転位で接地していることが多く，荷重練習の導入としては自覚的な脚長差に合わせて健側を補高し，患側への荷重が容易になるような環境を設定するとよい．
- 膝関節と股関節，および体幹と股関節との協調性を獲得することが重要である．

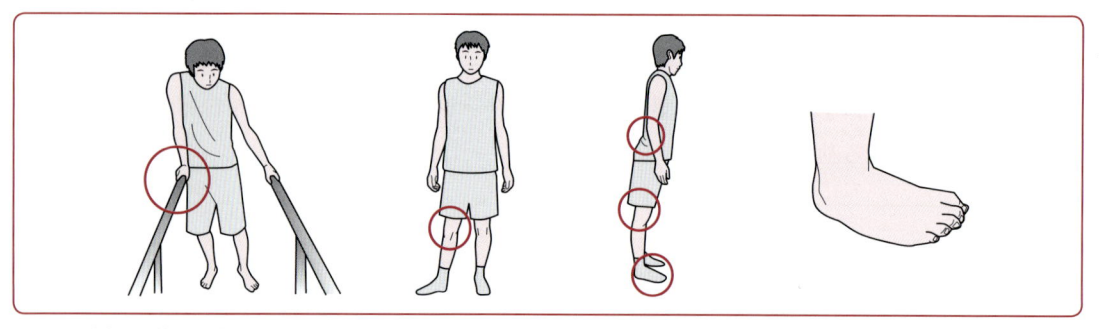

図1 患側への荷重に際する評価ポイント
患側への荷重が困難な場合には，上肢の過剰な支持，腰背部の過剰な緊張，膝関節のロッキング，前足部での過剰な荷重，足趾の趾節間関節屈曲などが観察される．

■ 理学療法の実際

1）健側への補高（図2）

- まず主観的脚長差を解消する程度に健側を補高する．
- その状態で徐々に患側への荷重を促すと，数分後には主観的な脚長差が軽減する．

図2 健側への補高
健側を補高して立位をとる．
患側への荷重量が増えると主観的脚長差は軽減してくる．

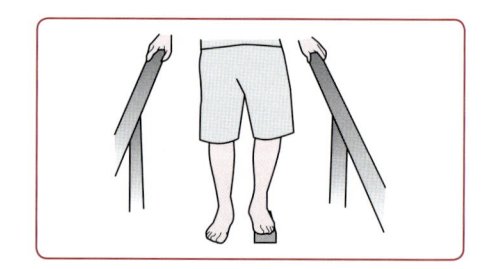

立位時に患側への荷重が困難なケース　223

- 徐々に補高を減らし，荷重練習を行う．

2) 膝関節と股関節，および体幹と股関節との協調性改善エクササイズ（図3）

- 膝関節をロッキングして立位を保持している場合は殿筋群に収縮が入りにくい．
- 膝関節のロッキングを外すように極軽度屈曲させ荷重練習を行う．
- 腰椎の過前彎・腰背部の過剰な緊張により股関節周囲筋の収縮が抑制されていることがある．
- 体幹筋と股関節周囲筋とのバランスを修正する．

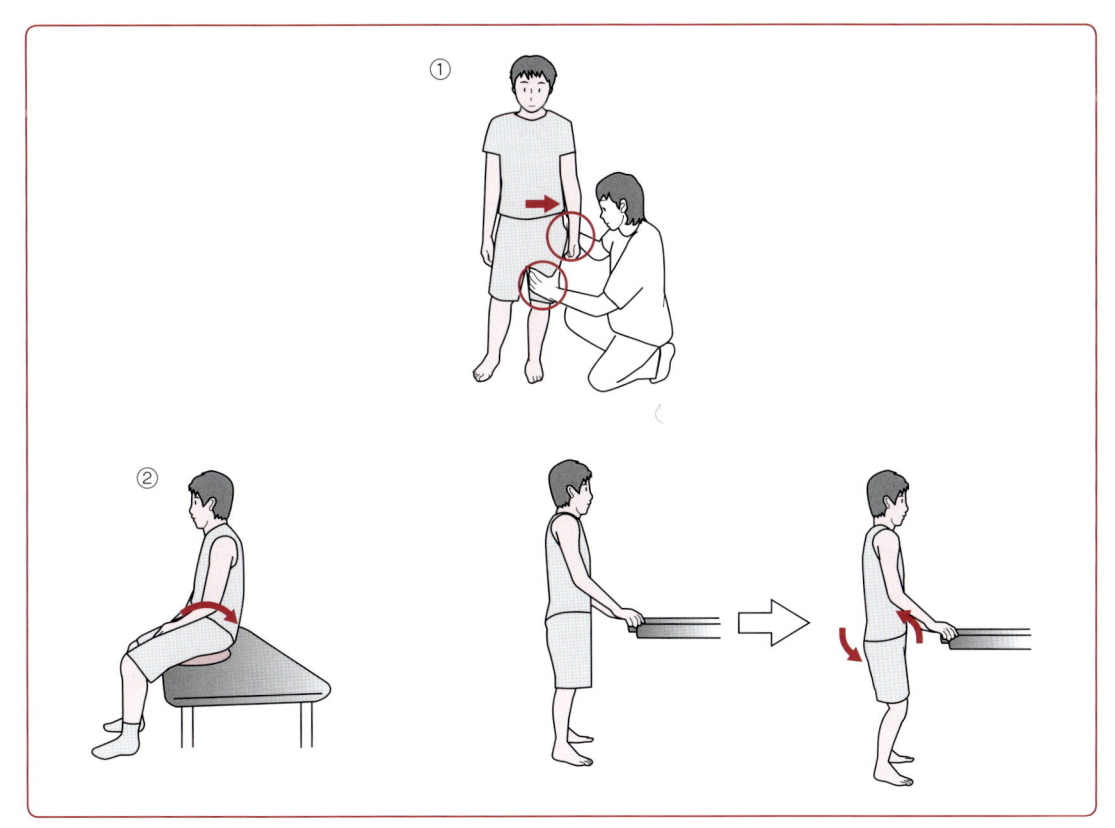

図3　膝関節と股関節，および体幹と股関節との協調性改善エクササイズ
① 膝関節と股関節との協調性
大腿四頭筋と殿筋群を同時に収縮させて荷重練習を行う．
徒手的に筋を圧迫し筋感覚を入力するとよい．
② 体幹と股関節との協調性
座位および立位での骨盤運動を行う．
腰椎の過前彎や腰背筋の過緊張がある場合は，殿筋群と腹筋群の共同収縮を促し，骨盤を後傾方向へ動かす．

Clinical Hint

- 恐怖感などにより全身的な緊張が高く荷重が困難になっている場合は，運動のイメージを伝えて動きを導くことも有効である．
- 荷重に関する運動のイメージの例
  足の裏が床に吸いついていくように…
  体重を足もとに落とすように…
  足の裏の力が緩んでいくように…

5・股関節

立位時に骨盤の移動が困難なケース

建内宏重

> **解説**
> - 患側への荷重量は十分であっても，骨盤の移動量が少ないことはよく観察される．
> - 立位での骨盤移動に関しては，体幹－股関節－足部，および両側股関節が協調していることが必要である．
> - どのような戦略を用いて重心移動を行っているかを評価し，股関節での制御を促すことが重要である．

■ 理学療法のポイント

- 前額面および水平面での骨盤の動きには左右股関節の反対方向への動き（内転－外転，内旋－外旋）が伴い，矢状面での骨盤の動きには左右股関節の同方向への動き（伸展，屈曲）が伴う（図1）．骨盤のアライメントや動きを修正する際には両側股関節の関連性を考慮することが重要である．
- 立位での体重移動時に股関節での制御が十分でない場合は，足部あるいは体幹・頸部・肩甲帯で重心を制御していることが多く，その動きに注意する（図2）．
- 骨盤（股関節）が動く感覚を導入する際には，重心移動を伴わない骨盤移動を行うとよい．
- 最終的には重心移動と骨盤移動とを連動させて，股関節での重心制御を促す必要がある．

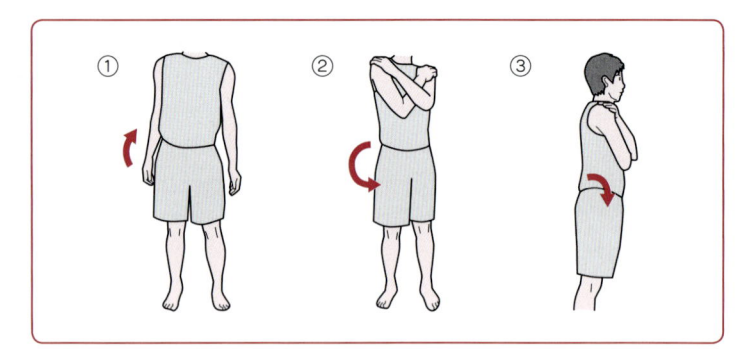

図1　左右股関節の関連性
① 前額面での傾斜
左右股関節は内転・外転で反対方向の動きをする．
② 水平面での回旋
左右股関節は内旋・外旋で反対方向の動きをする．
③ 矢状面での傾斜
左右股関節は屈曲・伸展で同方向の動きをする．

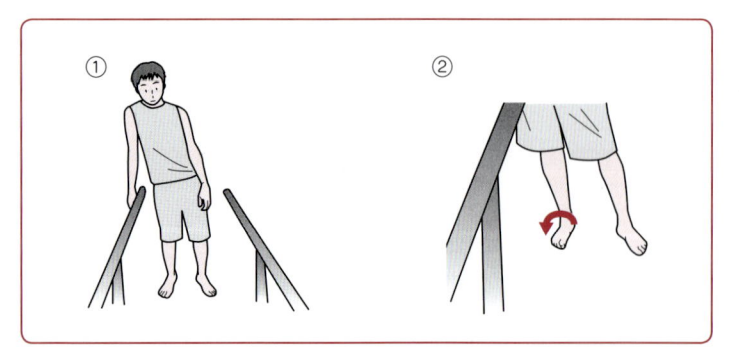

図2　立位での体重移動に伴う代償的な姿勢制御
① 股関節での制御が不十分な場合
股関節より体幹・頸部・肩甲帯での制御が観察される．
② 足部の回外による代償的な制御

■ 理学療法の実際

1) 体重移動を伴わない骨盤移動（図3）

- 体重移動を伴わない動きでは骨盤の移動が容易になる．
- 骨盤（股関節）が動く感覚を導入するために行う．

図3　体重移動を伴わない骨盤移動
① 体重移動を伴う骨盤移動
② 体重移動を伴わない骨盤移動
体重移動を伴う骨盤移動（①）がうまく行えず，股関節の動きが荷重位で減少している場合は，重心を中央に保持したまま骨盤を左右に動かす練習を行う（②）．上半身と下半身が逆方向に動き，その中間に位置する股関節には大きな動きが生じる．

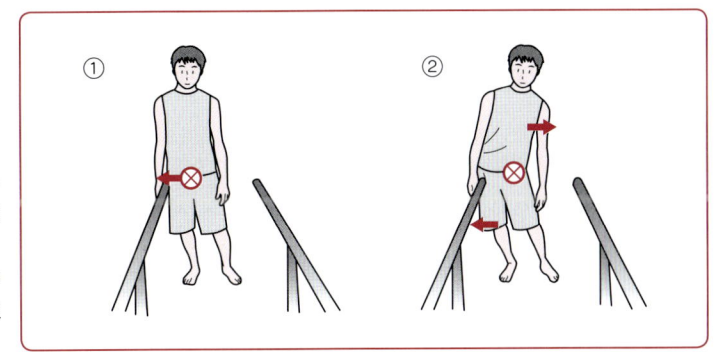

2) 重心移動と骨盤移動のマッチング（図4）

- 最終的には重心移動と骨盤移動がマッチングすることが重要である．
- 水平面における骨盤回転運動を行う．

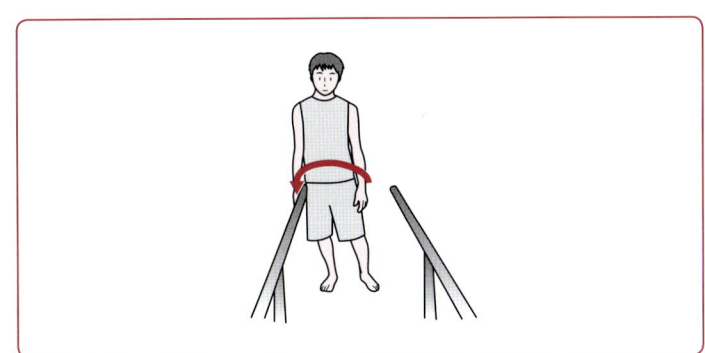

図4　重心移動と骨盤移動とのマッチング
左右足底における荷重の移動を意識しながらゆっくりと骨盤を回転させる．
股関節には3次元的な複合運動が要求される．

Clinical Hint

- 骨盤移動に際しては足底における荷重位置も重要である．
- 荷重が足底内側に寄っている場合は，骨盤は支持側と反対方向へ変位し，体幹は支持側へ傾く．荷重が足底外側に寄っている場合は，骨盤の支持側への変位が容易になる（図5）．

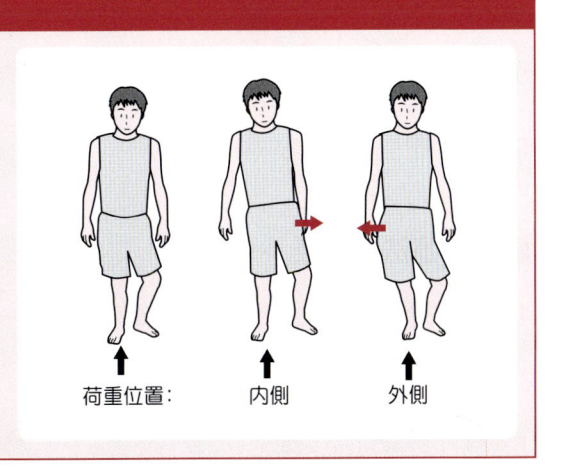

図5　荷重位置：内側／外側

5・股関節

立位や歩行時に膝折れが起こるケース

建内宏重

解 説

- 股関節術後などに膝折れが起こる場合は，大腿四頭筋と殿筋群との協調性が破綻していることが多い．
- 股関節の不安定性を有する場合にも膝折れが起こることがある．
- 足部・足趾の過剰な緊張あるいは機能低下があると，床面に接地していても支持基底面としては機能していない場合があり，膝折れの原因になりうる．

■ 理学療法のポイント

- 立位や歩行時の膝関節の制御には殿筋群が重要であり，大腿四頭筋と殿筋群とを協調的に働かせる．
- 大転子を徒手的に圧迫して（前方から，側方から，後方から）膝折れが解消されるようなら，股関節の不安定性が影響していると考えられる（図1）．
- 立位で足底面を広く使うように足圧中心を移動させ，機能する支持基底面を拡大させる．

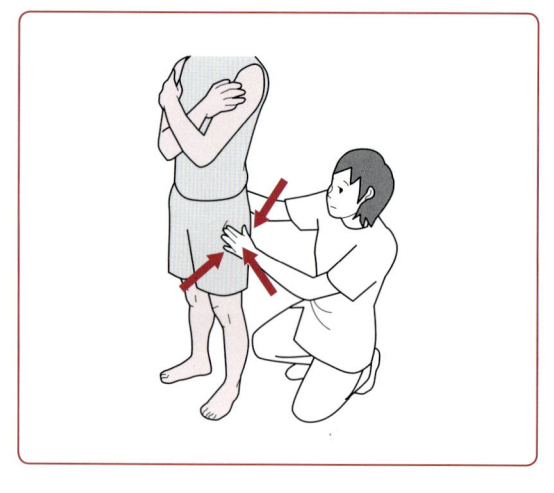

図1 立位での股関節不安定性の評価
片側への荷重や片脚での支持にて膝折れが起こる場合に，大転子を介して股関節の安定性を高め，膝関節の不安定性に変化があるかどうかを評価する．

■ 理学療法の実際

1）荷重位での膝関節と股関節との協調性（図2）

- 股関節疾患の患者であっても大腿四頭筋の機能低下が著しい場合が多く，大腿四頭筋と殿筋群とを同時に収縮させて荷重練習を行う．
- 患側一歩前の肢位で安定して保持できるかを評価する．

図2　荷重位での膝関節と股関節との協調性
①-a　股・膝関節屈曲位での支持．重心線は足関節の中心を通るようにする．
①-b　大腿四頭筋と殿筋群の機能が低下していると，前足部での荷重が過剰になることが多いため注意する．
②-a　一歩前肢位での支持．前額面で股・膝・足関節中心の位置を鉛直に揃える．
②-b　股関節の内転・内旋，足部の回内に注意する．

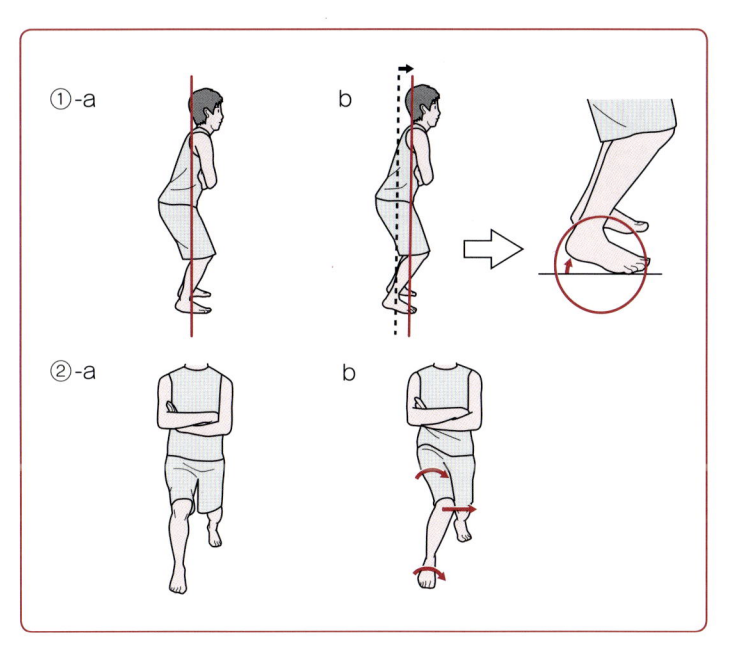

2) 股関節の不安定性に対するエクササイズ

- 股関節の不安定性に対しては股関節屈曲時に鼠径部の痛みがあるケースの項 (192頁) を参照．

3) 支持基底面の拡大 (図3)

- 足部・足趾の過剰な緊張を抑制するように促してから，足底面の輪郭をなぞるように足圧中心を移動させる．
- 特に前方への移動時に，足趾の浮き上がりやMTP関節の伸展およびPIP関節・DIP関節の屈曲がみられないか注意する．

図3　支持基底面の拡大に伴う足趾の動き
足趾や足底面を広く床面に接地するように足圧中心を移動させる．
足趾については，特にMTP関節の伸展に注意する．

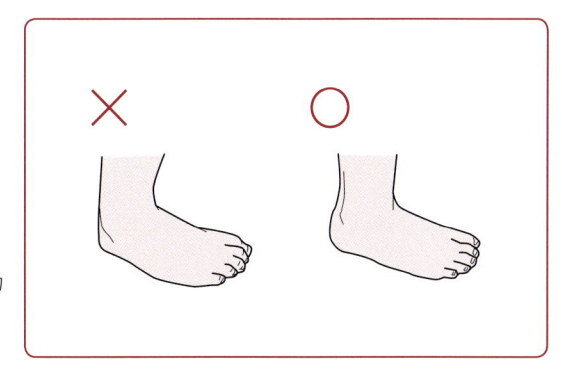

Clinical Hint

- 立位や歩行時に足底荷重感覚を意識させると膝折れは起こりにくい．
- 歩行時には踵から中足骨頭部までの足圧中心の移行を感じながら動いてもらうとよい．

5・股関節
立位や歩行時に膝のロッキングが起こるケース

建内宏重

解説

- 股関節術後に著明な下肢の筋力低下がなくても膝をロッキングさせて支持している場合がある．
- 膝のロッキングには，股関節内旋やトレンデレンブルグ徴候が連動していることが多い（図1）．股関節が内旋すると，大腿骨に対して脛骨は相対的に外旋し，膝関節の過伸展につながりやすい．
- 膝のロッキングには，全身のアライメントや筋バランスの不良および関節弛緩性などが関係している場合もある．

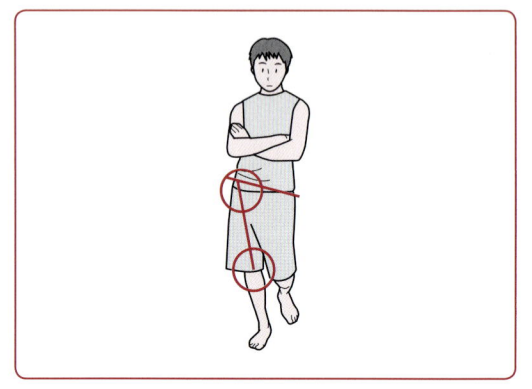

図1 膝ロッキングとトレンデレンブルグ徴候の連動
股関節や体幹からの影響で膝のロッキングを生じている場合がある．特に殿筋群の機能低下による股関節内転・内旋には注意する．

■ 理学療法のポイント

- 膝をロッキングしている場合には，股関節がどのようなアライメントになっているか評価する．
- 股関節内転・内旋位でトレンデレンブルグ徴候がみられる場合は，股関節からのアプローチが必要である．
- 骨盤前傾および腰椎前彎の増強があり，上半身重心が前方化していると膝をロッキングして支持しやすいため，骨盤・脊柱のアライメントおよび筋バランスも注意深く評価する．
- 全身関節弛緩性があると足部外転，回内，膝関節外旋・伸展・外反，股関節内旋・屈曲・内転の肢位をとりやすいため，足部からのアプローチも重要である（図2）．

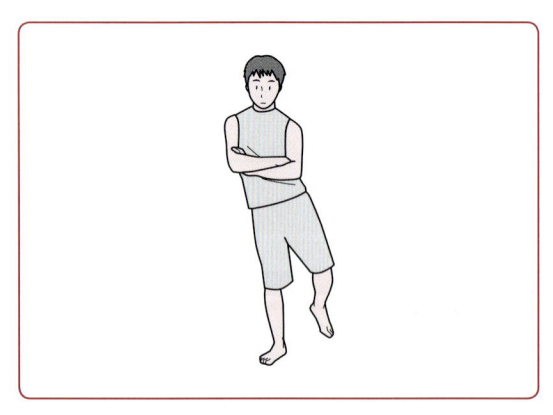

図2 全身関節弛緩性と膝のロッキング
全身関節弛緩性があると，股・膝・足関節ともに筋活動を減少させて支持していることが多い．

■ 理学療法の実際

1）股関節の外転・外旋エクササイズ（図3）

- 非荷重位で中殿筋後部線維や外旋筋群の収縮を促して，荷重位でのエクササイズにつなげる．

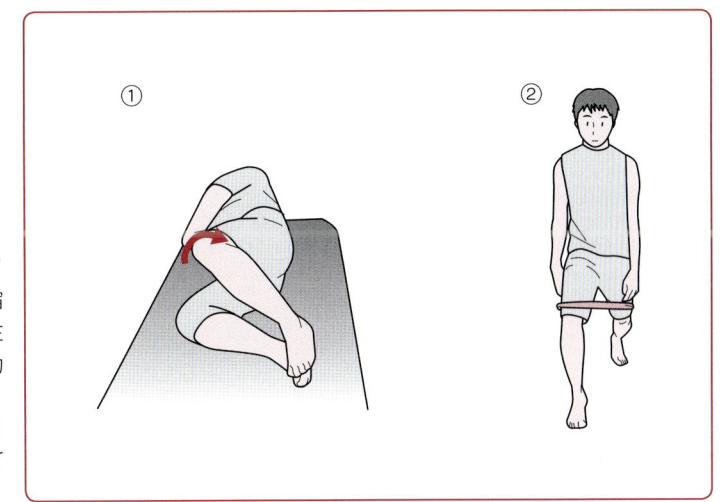

図3 股関節外転・外旋エクササイズ
① 非荷重位での外転・外旋エクササイズ：中殿筋後部線維および梨状筋の収縮を促す．骨盤の代償が生じやすいため注意する．特に負荷をかけなくても十分効果はある．
② 荷重位での外転・外旋エクササイズ：レッグランジ動作において抵抗に抗してアライメントを修正する．

2）骨盤・脊柱のアライメント・筋バランス修正エクササイズ（図4）

- 骨盤前傾・腰椎前彎増強の姿勢では膝をロッキングして支持しやすい．
- 座位や立位で骨盤前後傾運動と腰椎後彎方向への運動，および踵荷重での姿勢制御を練習する．

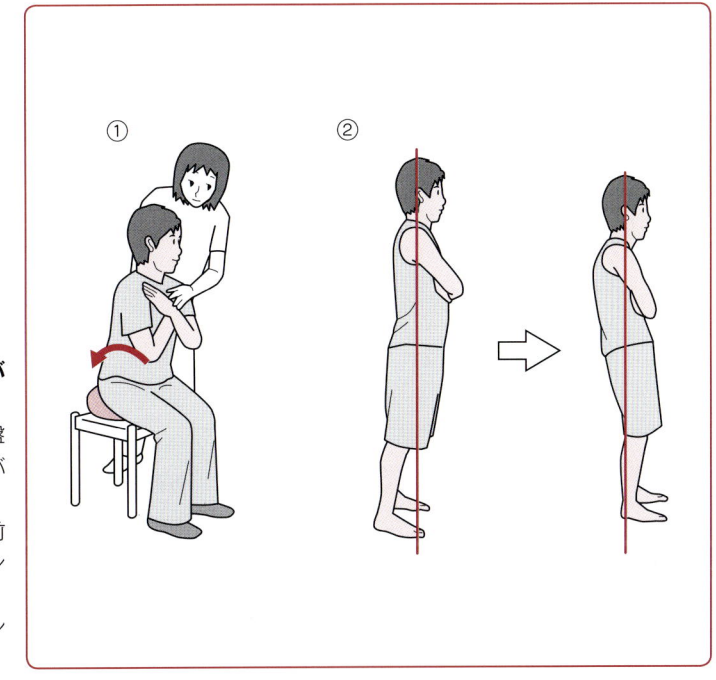

図4 骨盤と脊柱のアライメント・筋バランス修正エクササイズ
① 座位での骨盤後傾運動：脊柱・骨盤を中間位もしくはやや後傾位にしてもバランスがとれるよう練習する．
② 立位での踵荷重練習：骨盤・体幹前傾位で前足部に荷重すると膝をロッキングしやすい．
踵荷重で立位をとると膝関節のロッキングは減少しやすい．

5・股関節
臥位よりも立位でより股関節が屈曲位になるケース

建内宏重

解 説

- 健常者であれば背臥位よりも立位の方が骨盤はやや後傾するが，股関節術後などでは背臥位よりも立位で股関節屈曲（骨盤前傾）がより強くなることが多い．
- 股関節の機能が低下している場合，立位では腰椎の伸展を強めて姿勢を保持する傾向にある（図1）．
- 股関節術後であれば，術前の姿勢や荷重支持パターンが継続されていることも多い．

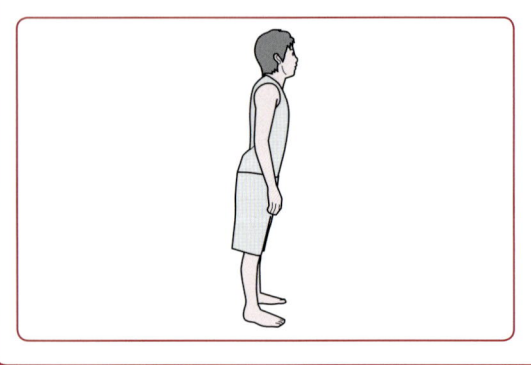

図1　腰椎の前彎を強めた立位姿勢
股関節の機能が低下している場合，立位ではより股関節屈曲・腰椎前彎が増強しやすい．

■ 理学療法のポイント

- 臥位，座位および立位で骨盤の前後傾が行えるか評価する．
- 臥位，座位では骨盤の前後傾が行えても立位では不可能な場合もあり注意する．
- 腰椎の過剰な伸展による体幹筋群のバランス不良が股関節の屈曲傾向を引き起こして立位姿勢を崩している場合が多いため，脊柱のアライメントから修正していくとよい．
- スクワット動作や立ち上がり動作を観察し，股関節伸展に際して腰椎伸展が過剰に連動する場合は（図2），臥位や四つ這い位から運動パターンを改善する．

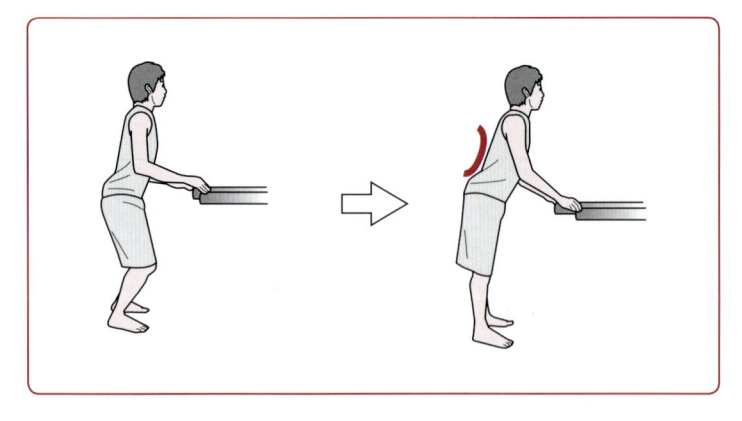

図2　股関節伸展と腰椎伸展の過剰な連動
立位で股・膝関節の伸展と体幹の伸展を伴う動作を観察し，股関節伸展と腰椎伸展の相対的な動きの大きさを比較する．図では腰椎伸展が優位となっている．

■ 理学療法の実際

1）立位での股関節伸展エクササイズ（図3）

- 脊柱のアライメント修正から行っていく．
- 股関節を軽度外転外旋位，膝関節を軽度屈曲位にして腹横筋や内腹斜筋を緊張させて腰椎の前彎を減少させる．
- 腰椎中間位を保持したまま，股・膝関節を伸展する．

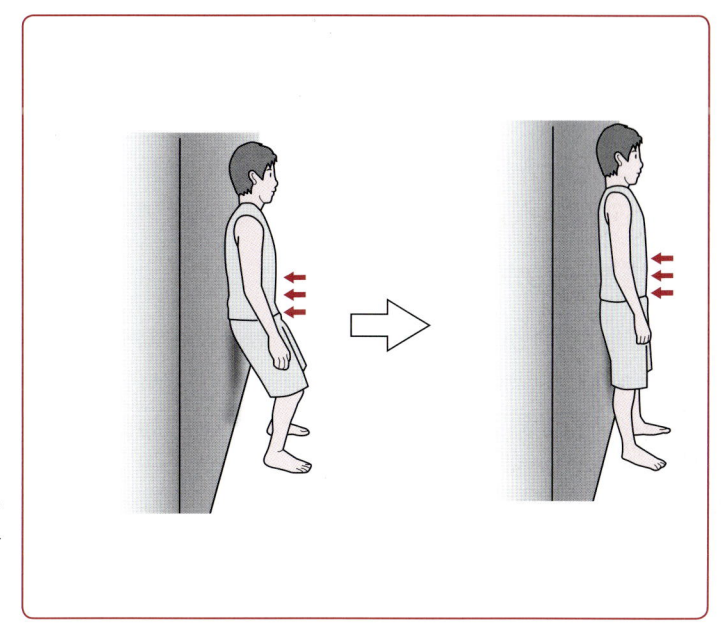

図3　立位での股関節伸展エクササイズ
はじめは壁を背にして行うと動きやすい．
壁から背を離しても行えるようにする．

2）股関節伸展の分離運動（図4）

- 股関節伸展に際して腰椎の伸展運動が主体となる場合は，背臥位や四つ這い位にて股関節伸展の分離運動を促す．

図4　股関節伸展の分離運動
体幹の安定性を強化するために不安定な反対面で背臥位となる．
片側の股関節を屈曲・伸展方向に動かす．
この時に腰椎前彎や骨盤前傾の増大が起こらないように注意して行う．
はじめは，足底をベッド面にすりながら行い，最終的には足底を浮かせても行えるようにする．

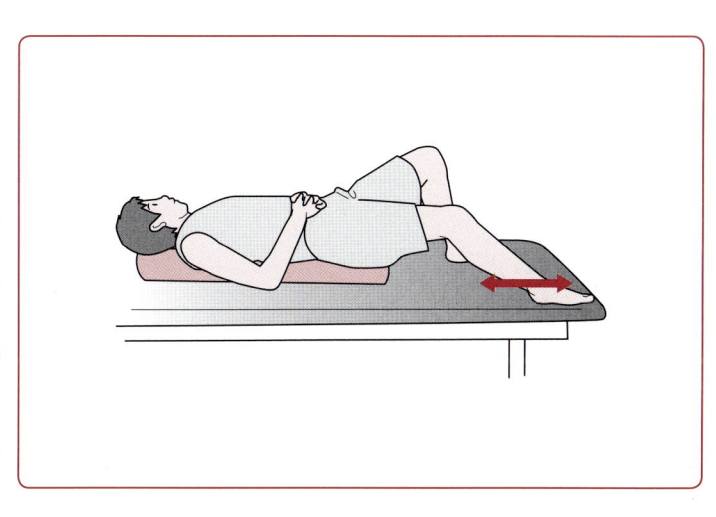

5・股関節

片脚立位が不安定なケース

建内宏重

解説

- 片脚立位の制御は足部が主役となるが，股関節と足部は立位の姿勢制御において相補的な関係にあるため，股関節の安定性も重要である．
- 通常は，両脚立位と比べて片脚立位では荷重位置がやや前方へ変位する．
- 足部の構造上，荷重位置が後方へ変位すると前後・左右ともに制御が困難になるため，全身アライメントおよび重心位置の評価・治療も重要である．

■ 理学療法のポイント

- 股関節の安定性を高めるために股関節深層筋の活動を促す．
- 身体アライメントを評価し，重心位置が大きく変位していないか確認する．
- 高齢者の姿勢変化（図1）は，胸椎後彎の増大から始まるとされており，胸椎伸展およびそれに関連した肩甲骨内転・下制と体幹下部の安定性を獲得することが重要である．
- 片脚立位の制御に重要である足趾・足部周囲筋の柔軟性を高める．

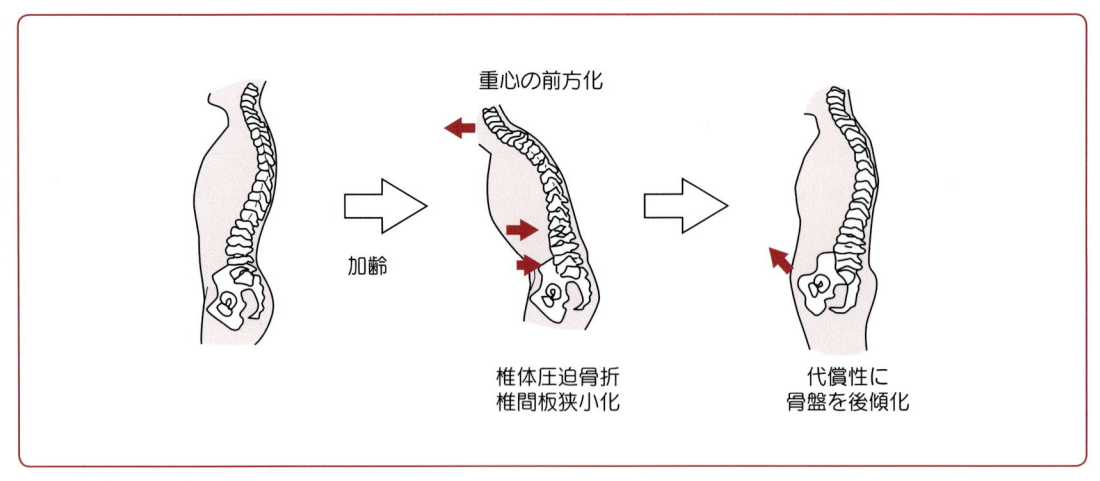

図1　加齢による姿勢変化

■ 理学療法の実際

1) 股関節深層筋エクササイズ（図2）

- 等尺性収縮により，筋のスティフネスを高める．

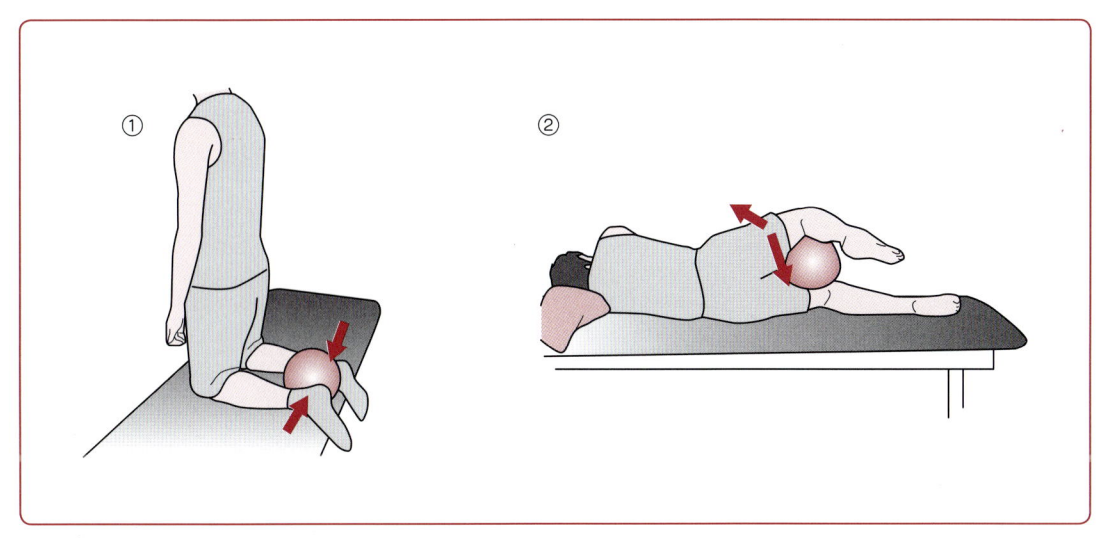

図2 股関節深層筋エクササイズ
① 荷重位での外旋筋エクササイズ
膝立ち位になり片側に荷重しながら股関節外旋運動を行う.
股関節の外旋と伸展を同時に行うようにするとよい.
② 小殿筋エクササイズ
膝の間に挟んだボールをつぶさないように股関節をやや外転位に保持したまま屈曲・伸展運動を行う.

2) 胸椎伸展エクササイズ (図3)

- 胸椎後彎の軽減, 肩甲骨の内転・下制運動を促しながら上半身重心を移動できる範囲を拡大する.
- 骨盤を中間位に保持しながら運動を行い, 体幹下部の安定化を図る.

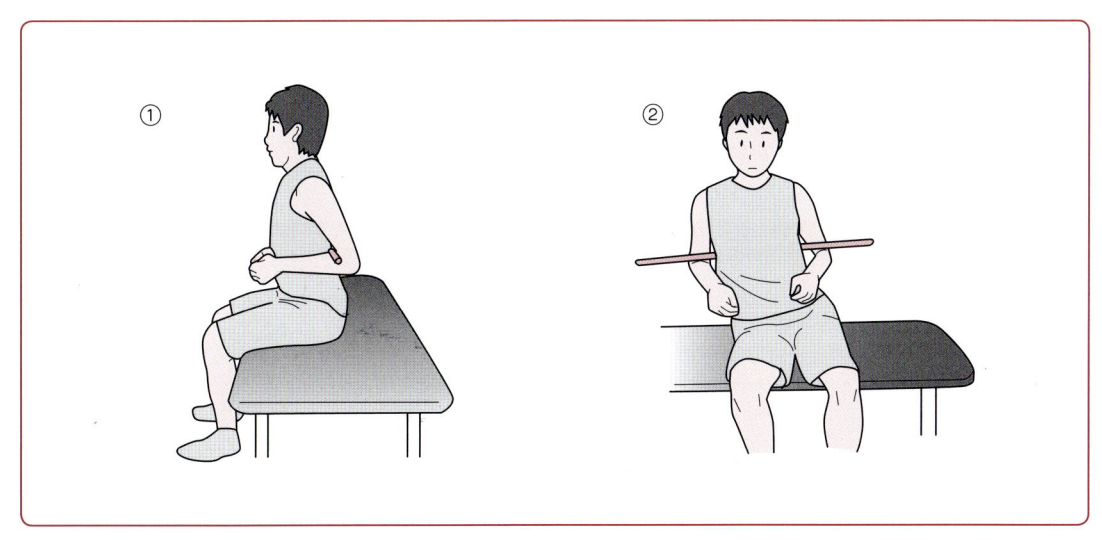

図3 胸椎伸展エクササイズ
① 胸椎伸展および肩甲骨の回転, 下制運動
② 上半身重心の移動運動
棒を用いて胸椎の伸展・左右移動運動を行う.
後彎が強い場合は臥位での胸椎ストレッチを先に行うとよい.

3) 足趾・足部周囲筋のエクササイズ（図4）

- 自動運動やストレッチを行い，筋の柔軟性を高める．
- 足圧中心の移動は足関節周囲筋との関連性が深いため，重心移動を伴った足関節周囲筋の収縮練習を行う．

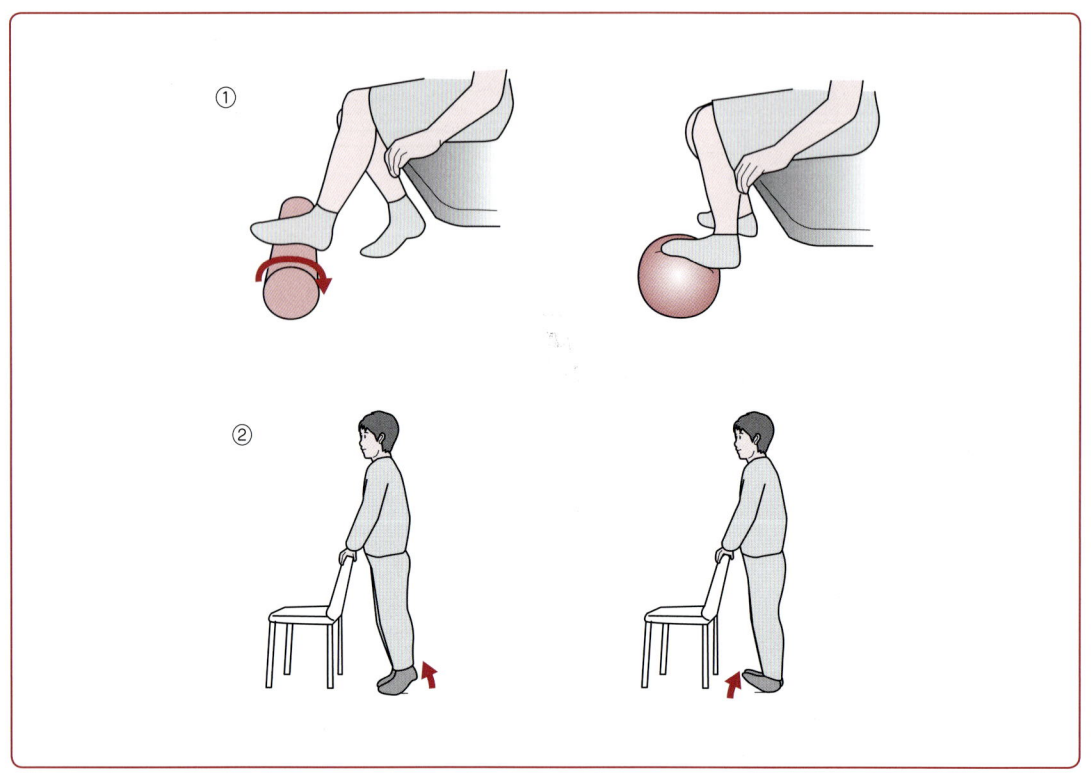

図4　足趾・足部周囲筋のエクササイズ
① 足部を緊張させずにやわらかく使いながらポールやボールを転がす．
② 荷重位で踵上げとつま先上げを行う．圧中心の移動を足底面で感じながら行うことが重要である．足底面を広く使えるようにする．

Clinical Hint

- 立位での安定性を高める場合に，自らの身体の動きに注意を向ける（internal focus）よりも外部の指標（壁の目印や手指で触れたカーテンの揺れ，不安定板の揺れなど）に注意を向ける（external focus）方がよい場合が多い（図5）．

図5　立位姿勢制御と注意との関連性

5・股関節
明らかな疼痛や筋力低下がないにもかかわらず歩行時の単脚支持期が短いケース

建内宏重

解　説

- 明らかな疼痛や筋力低下がなく患側の単脚支持期が短い場合は，初期接地から立脚中期にかけての重心の上昇が不十分なこと，立脚中期以降の股関節伸展が不十分なこと，ロッカー機能が低下しており荷重の移行がスムーズでないことなどが関連していることが多い（図1）．
- 代償的な動作パターンが学習された結果として単脚支持期が短い場合もあり，機能障害と動作との関連性を縦断的に考察することも重要である．

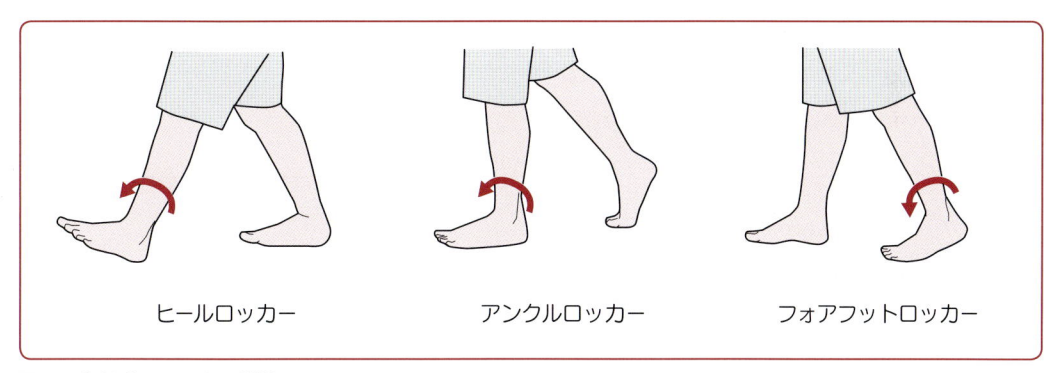

図1　歩行時のロッカー機能
踵・足関節・中足指節関節を中心とした回転により，重心が前方へと移行する．

ヒールロッカー　　アンクルロッカー　　フォアフットロッカー

■ 理学療法のポイント

- 静的立位での荷重量よりも左右へ体重移動させた場合などの動的な荷重量や重心の上下動の左右差をみる．
- 股関節の伸展や骨盤の回旋など運動学的な要素について指示をして歩容を改善するよりは，足底における荷重の移行などの力の要素を意識させる方が動作は改善されやすい．
- 立脚側に問題がある場合でも，対側は遊脚期であるため，同時期に対側にはどのような運動要素が必要であり，それが十分機能しているかどうかを考えることも重要である．

■ 理学療法の実際

1）単脚支持期に重心を上昇させる練習（図2）

- 単脚支持期に適切な重心の上昇がみられない場合は，立脚中期の姿勢に着目して荷重練習を行う．
- 股関節の屈曲や内転，膝関節の屈曲，体幹の側屈，あるいは足関節の底屈などが生じないように，注意する．

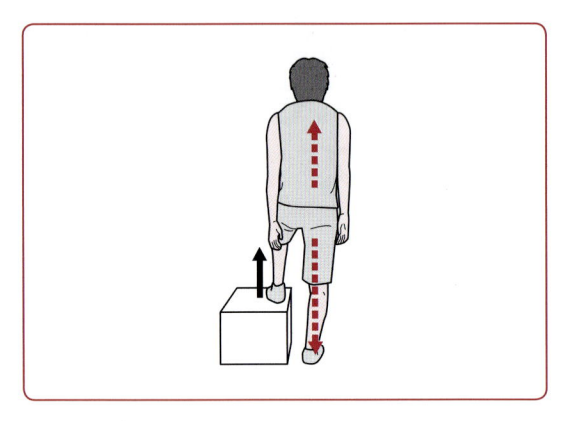

図2 単脚支持期に重心を上昇させる練習
支持側は股関節内外転・内外旋中間位，伸展0°とし，反対側の下肢を台に乗せる．
台上の下肢を少し持ち上げるようにして，支持側に荷重を移す．
このときに，骨盤の位置と肩の位置が下がらないようにする．
少し伸び上がるようなイメージで行うと良いが，足関節が底屈しないように注意する．

2) 前足部・足趾での荷重感覚（図3）

- 前足部・足趾での荷重が十分でない場合，準備として臥位や立位で荷重練習を行う．

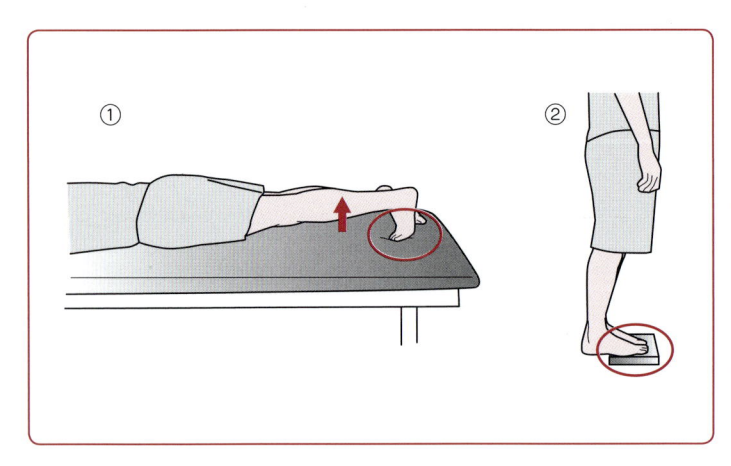

図3 前足部・足趾での荷重練習
① 腹臥位での足趾荷重練習
腹臥位にて足趾を伸展して接地し大殿筋と大腿四頭筋を収縮させながら足趾に荷重する．このとき股伸筋の作用が強いと足趾が浮いてしまうので，足趾に十分荷重されていることを確認する．
② 立位での前足部荷重練習
薄い板に前足部・足趾のみを接地して立位を保持する．

3) 立脚終期と対側の初期接地の練習（図4）

- 立脚終期の終わりは対側の初期接地に相当する．
- 両側下肢の機能を同時に練習し，荷重の移行がスムーズに行われるようにする．

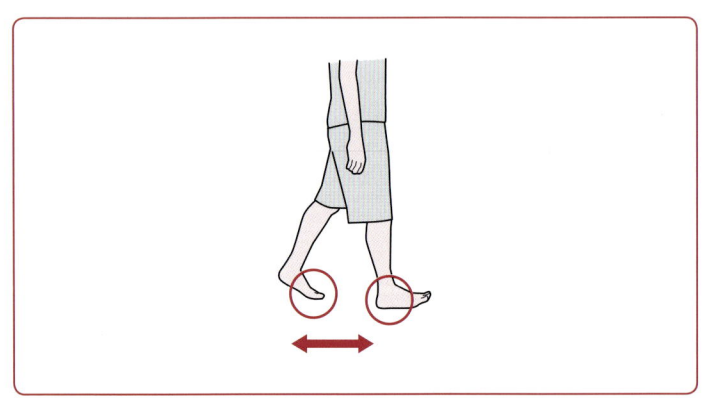

図4 立脚終期と対側の初期接地の練習
両下肢を通常の歩幅程度の距離で前後に開き，前後への荷重移動を繰り返す．

5・股関節

歩行時の股関節伸展が少ないケース

建内宏重

解説

- 正常歩行では，立脚中期以降，股関節は約10°伸展方向に動き，それに伴って骨盤は同側へ回旋し同側の寛骨は前傾方向へ動く．
- 重心を前方に加速させるためには，立脚肢を身体の後方に位置させて後方から床反力を受けることが重要であり，股関節伸展角度の減少は重心移動の効率性低下を引き起こす．
- 腹筋群のスティフネス低下があると，歩行時に骨盤が過剰に前傾し股関節の伸展可動域が低下する（図1）．
- 股関節の可動域制限により歩行時の股関節伸展が少ない場合は，前方への推進力を得るために足部を代償的に使用することが多く，この運動パターンの継続が股関節の伸展方向への動きを阻害している場合もある（図2）．

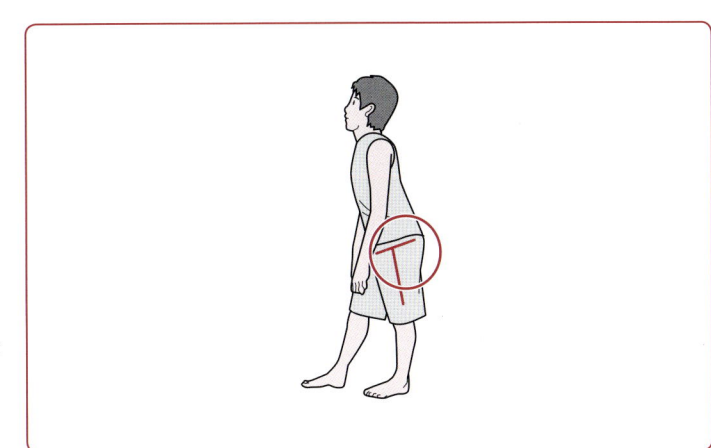

図1 骨盤の過剰な前傾による股関節伸展の低下
腹筋群のスティフネスが低下すると股関節の伸展が減少する．

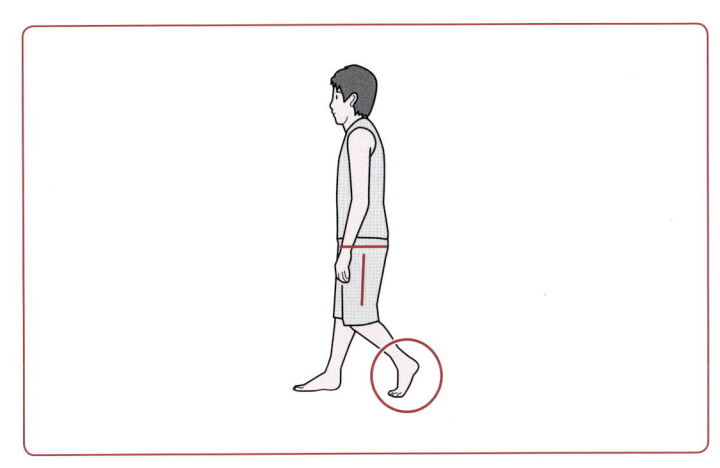

図2 股関節伸展の足部による代償
股関節伸展の減少を足関節底屈により代償している．

■ 理学療法のポイント

- 歩行時に骨盤の傾斜が大きい場合には，腰椎部の過剰運動性を有していることが多く，腹筋群と背筋群など骨盤周囲での筋バランスや体幹筋と股関節周囲筋の筋バランスを整えることが必要である．
- 歩行時の股関節伸展が少ない場合，立脚終期のみに着目しがちであるが，初期接地の時点から骨盤前傾や体幹の傾斜などの代償的な動きがみられることが多く，初期接地および荷重応答期から練習する．
- 立脚終期に足関節の底屈が大きい場合は，足部が作用しにくい環境での荷重練習や，後足部荷重での重心の前方への推進を学習する．
- 股関節の可動性が低下している場合，足圧中心を移動させて重心に加速を与えることが十分できていないことが多く，足圧中心と重心とを乖離させる感覚を学習するとよい．

■ 理学療法の実際

1）腰椎安定性と股関節運動性の改善（図3）

- 腰椎の過剰運動性を抑制し，股関節の運動性を促す．

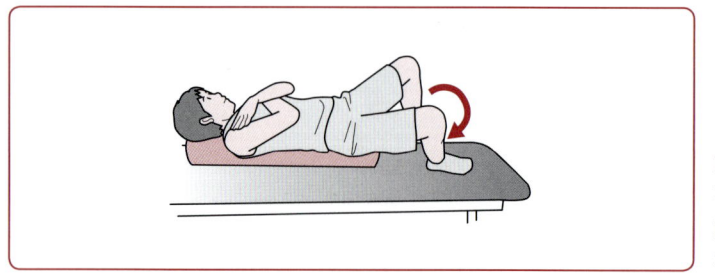

図3　腰椎安定性と股関節運動性の改善
不安定な背臥位での股関節外転・外旋運動や伸展運動を骨盤の前傾や回旋が生じないように注意しながら実施する．

2）立位での股関節伸展可動域改善（図4）

- 荷重位で自身の身体アライメントを認識しながら股関節の伸展可動性を改善する．
- 腹筋群の緊張を高めて骨盤の過剰な前傾を制動する．

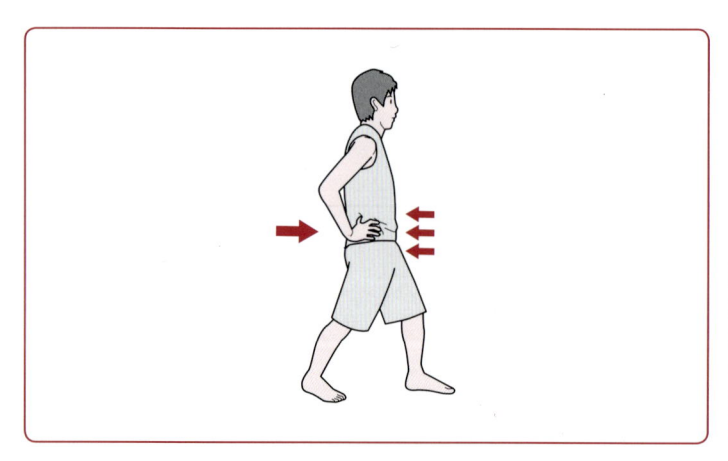

図4　立位での股関節伸展可動域練習
立位で後方に位置する下肢側の骨盤を前方へ押し込む．
その際，腹筋群の緊張を高めて骨盤の前傾を防ぐと股関節の可動性は拡大しやすい．

3) 初期接地から荷重応答期の練習 (図5)

- 初期接地から過剰な骨盤前傾や腰椎前彎がみられることが多いため，骨盤・腰椎の過剰な動きを抑制しながら接地する練習を行う．

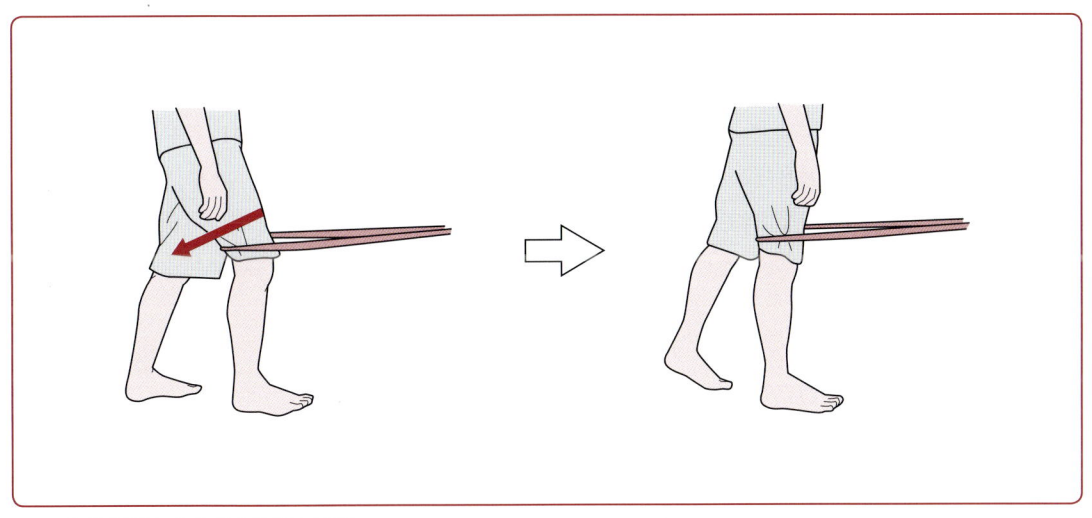

図5　初期接地から荷重応答期の練習
右側の踵接地を開始肢位として，右側下肢に荷重を移行するとともに殿筋群の作用により股関節を伸展する．
このとき，体幹は中間位を保持し，腰椎の前彎が大きくならないように注意する．

4) 足圧中心と重心との乖離練習 (図6)

- 足圧中心と重心が静的につりあった状態では重心を推進することができず，過剰な筋収縮が必要になる．
- 足圧中心と重心の位置関係が乖離する課題を設定し，床反力を後方から受ける感覚を学習する．

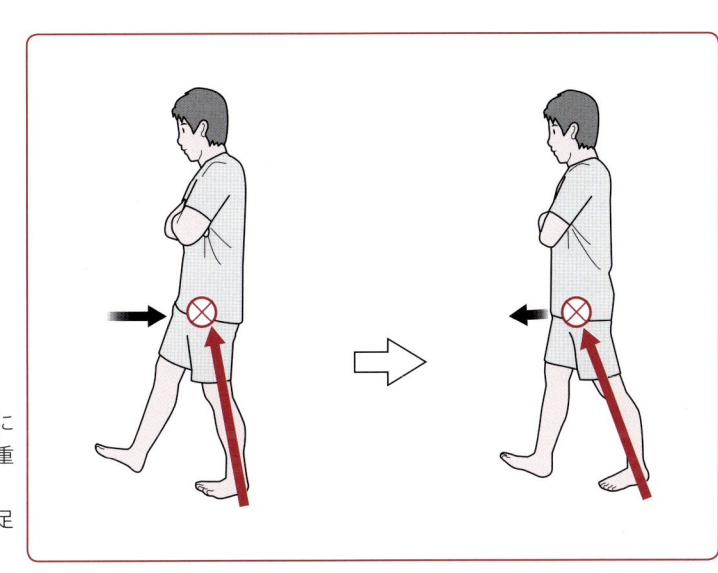

図6　足圧中心と重心との乖離練習
後方に重心を動かしながら大きく後ろにステップして後方から床反力を受け，重心の動きを前方に切り返す．
後方で荷重している側の足関節背屈・足趾伸展を意識することが重要である．

5・股関節
股関節外転筋力はあるがデュシャンヌ歩行になるケース

市橋則明

解説

- 股関節外転筋力低下によりデュシャンヌ歩行が起こるが、外転筋力が回復してもデュシャンヌ歩行が改善しない場合がある．
- 片脚立位時の中殿筋の筋活動量は最大収縮の20～30％程度の筋活動を示し，側臥位で股関節外転保持（MMT3）したときとほぼ同様の筋活動であるため，理論的にはMMT3あればデュシャンヌ歩行にならない．
- 外転筋力がMMT3以上あるのにデュシャンヌ歩行が起こるのは，荷重位で股関節外転筋がうまく使えていないためである．
- 片脚立位時には股関節内転位となる必要があるため，股関節内転角度が不足していてもデュシャンヌ歩行となる場合がある．

■ 理学療法のポイント

- デュシャンヌ歩行にならないためには，MMT3以上の股関節外転筋力は必ず必要である．
- 股関節外転筋力，特に中殿筋後部線維を中心に筋力トレーニングを行う．
- 側臥位で股関節外転すると股関節屈曲・外転方向に挙上することが多いが，中殿筋後部線維の筋力トレーニングを選択的に行うためには股関節伸展・外転方向に挙上させることが重要である．
- 患者に中殿筋後部線維を意識させてトレーニングすることが重要であり，負荷なしでもよい．
- 荷重位でのトレーニングとして片脚立位で中殿筋を意識して体幹が患側に傾かないように保持させることが重要である．
- 患側片脚立位で健側の股関節外転を行うことで患側の中殿筋の筋活動は上昇する．
- 股関節内転角度を確認し，制限がある場合は関節可動域運動を行う．

■ 理学療法の実際

1）中殿筋後部線維の筋力トレーニング

- 筋力が弱い場合は背臥位で両側同時に外転すると骨盤の代償が起こりにくい（図1）
- 中殿筋前部線維や大腿筋膜張筋の代償を防ぎたい場合は，腹臥位で両側外転を行うと股関節の伸展外転方向が意識しやすい（図2）
- 側臥位で外転する場合は30°屈曲位から30°伸展位方向に挙上することを意識して行わせる（136頁図5参照）．

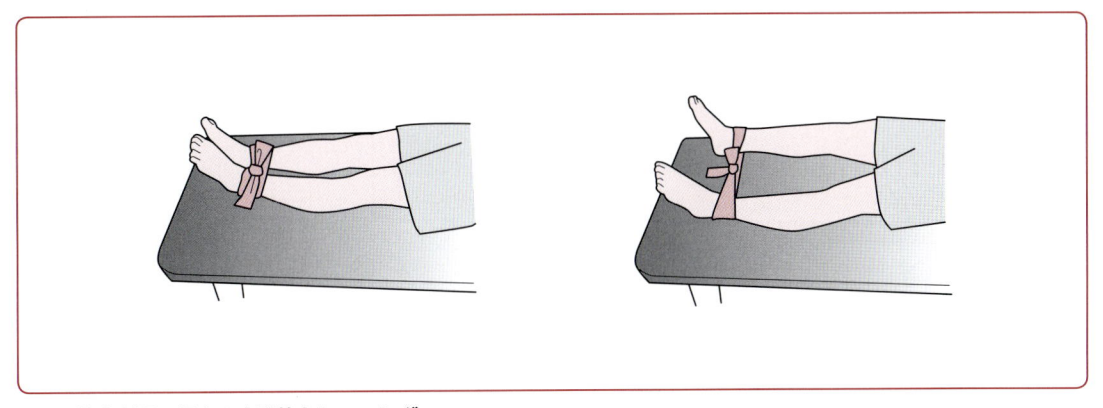

図1 筋力が弱い場合の中殿筋トレーニング
筋力が弱い場合には，患側のみの外転を行うと骨盤の代償が起こりやすいため，両側同時に外転するトレーニングがよい．

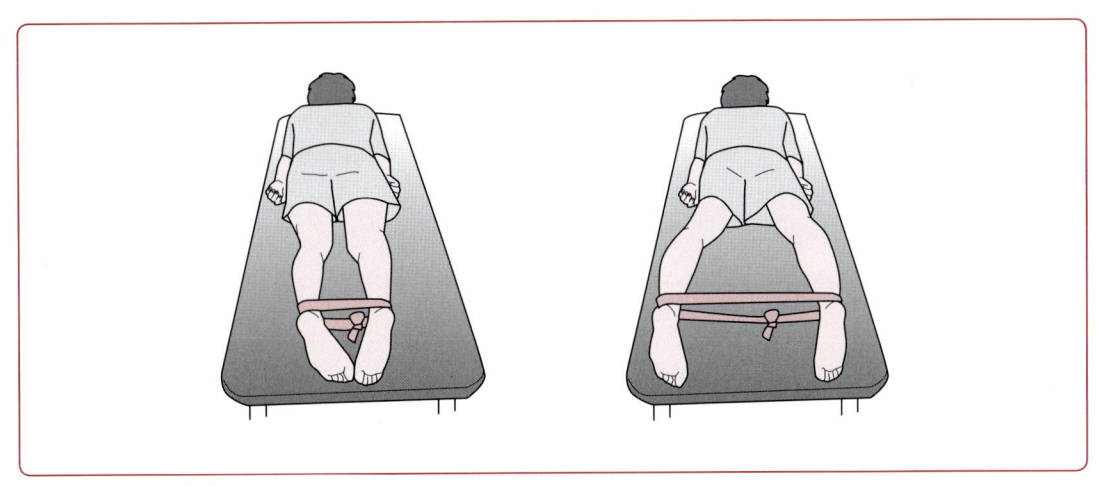

図2 中殿筋後部線維の筋力トレーニング
背臥位で行うと屈曲外転方向に力が入りやすいため大腿筋膜張筋や中殿筋前部線維が中殿筋後部線維よりも働きやすい．大腿筋膜張筋と中殿筋前部線維の代償を防ぎ，中殿筋後部線維を働かすためには伸展・外転方向に力を発揮する必要がある．
腹臥位で外転運動を行うと，伸展・外転方向に力を発揮しやすく，中殿筋後部線維のトレーニングとして有効である．可能なら少し足を持ち上げるようにして外転するように指導する．

2) 荷重位での股関節外転筋トレーニング

- 筋力が弱い場合は平行棒を持ちながら患側で片脚立ちを行い，健側を外転する（図3①）．できるだけ体幹を垂直位とし，健側股関節を45°外転する．
- 股関節外転時に体幹が患側方向に倒れる患者が多いので注意する（図3②）．
- 徐々に平行棒での手支持を減少させ，最終的には手支持なしで行う．
- 健側の足部に重錘バンドをつけて外転することにより支持側の股関節外転筋の筋活動が上昇する（図4）．
- 20cm程度の台の上に患側で片脚立位となり，健側骨盤を挙上することでも荷重位での中殿筋トレーニングとなる（図5）．

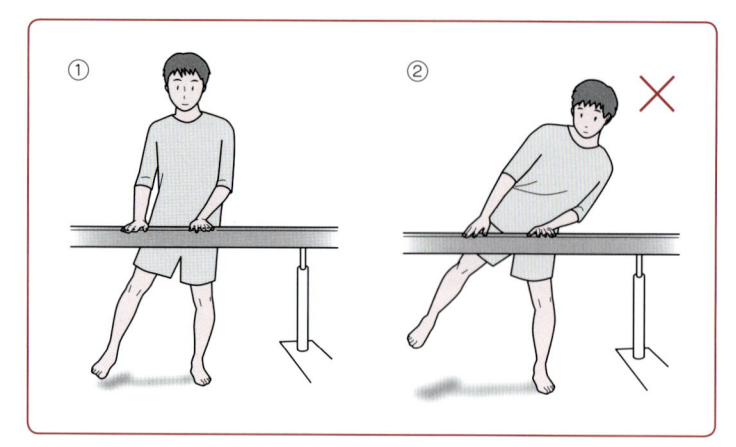

図3 荷重位での股関節外転筋トレーニング
患側の片脚立位から健側股関節を外転する．①のように体幹は垂直位に保ち，患側に倒れないようにする（②）．

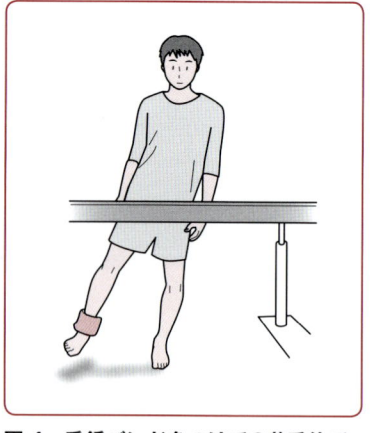

図4 重錘バンドをつけての荷重位での股関節外転トレーニング
患側の股関節外転筋にさらに負荷をかけるためには健側の足部に重錘バンドを巻き，股関節外転させることで支持脚の外転筋が働く．
重錘を重くするほど支持脚の股外転筋の筋活動は増加する．
体幹を垂直位に保持することが重要である．

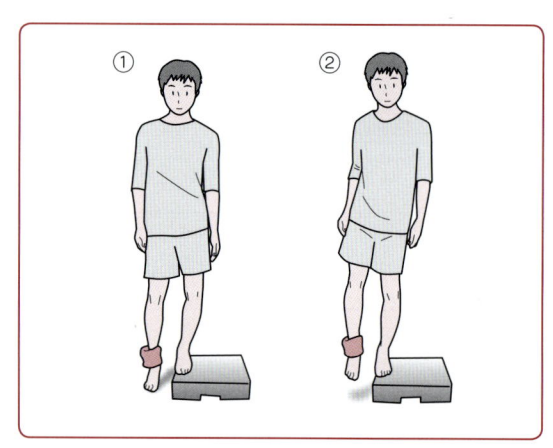

図5 骨盤挙上トレーニング
① 20cmの台上に患側で片脚立位保持する．
② 健側の足部に重錘バンドを装着し健側の骨盤を挙上する．
健側の骨盤を挙上するために支持脚の股関節外転筋が働く．
重錘が重いほど効果的である．
体幹が患側に倒れないように注意する．

3) 重錘を持って患側の肩関節を90°外転しての歩行トレーニング

- 動的な荷重位での股関節外転トレーニングとしては，患側に重錘を持って歩行することにより，デュシャンヌ歩行は減少する（図6）．
- デュシャンヌ歩行が顕著な場合に，患側に重錘を持って歩行する．
- 重い重錘であるほど効果が大きい．
- デュシャンヌ歩行にならない程度の重錘を持ち歩行することで，中殿筋の働くタイミングなどを学習させ徐々に重錘を軽くさせていくとよい．

図6 荷重位での動的股関節外転筋トレーニング（患側への重錘）
デュシャンヌ歩行が出現する場合には，患側の肩関節を90°外転して鉄アレーを持ち歩行すると体幹の代償が減少する．重いほど効果があるため，重い鉄アレーから徐々に軽い鉄アレーにしていく．

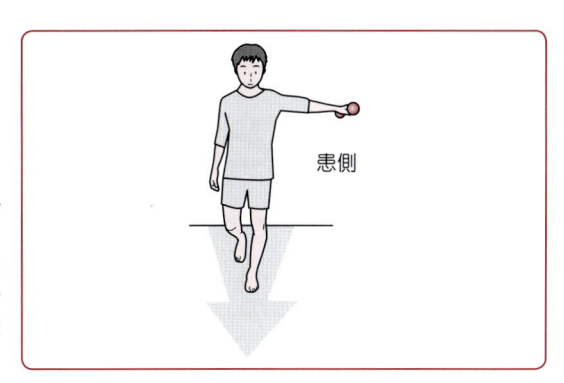

4) 重錘を持って健側の肩関節を90°外転しての歩行トレーニング

- デュシャンヌ歩行がほとんどわからないくらい回復したならば，健側に重錘を持って歩行する．
- 健側に重錘を持つことで歩行時の中殿筋への負荷は，通常歩行よりも大きくなり，デュシャンヌ歩行が出現しやすい．
- 重錘を健側に持って歩行することにより動的なCKCでの中殿筋トレーニングが可能である（図7）．
- 重錘を重くするほどトレーニング効果が高い．

図7 荷重位での動的股関節外転筋トレーニング（健側への重錘）
デュシャンヌ歩行が出現しなくなったら，健側の肩関節を90°外転して鉄アレーを持ち歩行すると体幹の代償が増加する．重いほど中殿筋への負荷量は増加するため，徐々に重い負荷に変更し，体幹の代償が起こらないように歩行トレーニングを行う．

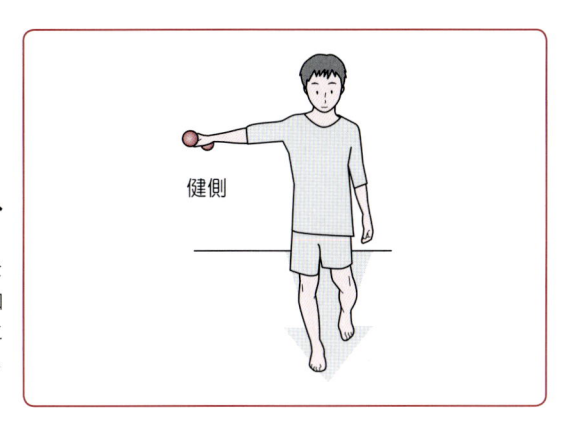

Clinical Hint

- 股関節外転筋の荷重位での評価は，患側に重錘を持ち90°肩関節外転位に保持して体幹の代償が消失する重さで評価する（図8）．

図8 CKCでの股関節外転筋の評価
① 右股関節外転筋力低下のため体幹が代償し患側に側屈．
② 患側に重錘を保持することにより体幹の代償（側屈）が消失．
③ 健側に重錘を保持することにより体幹の代償（側屈）が増加．

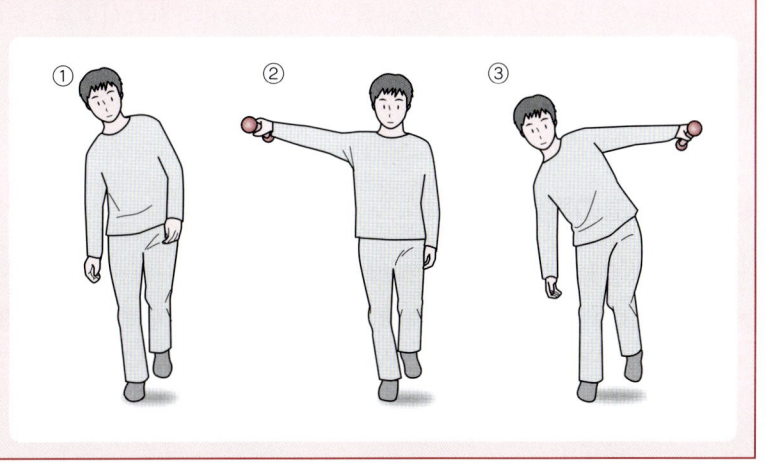

5・股関節

杖をつくと跛行が強くなるケース

建内宏重

■ 解 説

- 疼痛や下肢の支持性低下がある場合，杖をつくことで通常は歩容が改善するが，杖をつくことにより跛行が強くなる場合がある．
- 長期間にわたって杖を使用している症例にみられることが多い．
- 下肢の床面への接地による荷重刺激が杖（上肢）により処理されてしまい，下肢の機能発揮が抑制されていることが原因となっていることが多い．
- 杖をつくと跛行が強くなる場合は，膝ロッキングでの支持になっており，骨盤の支持側への変位や体幹の杖側への変位を認めることが多い（図1）．

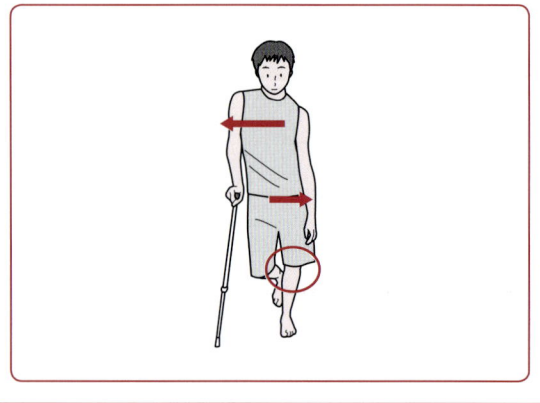

図1　杖をつくと跛行が強くなる症例の特徴
T字杖歩行にて，杖側への体幹の変位，肩甲骨挙上，骨盤の支持側への変位，膝のロッキングが観察される．

■ 理学療法のポイント

- 患肢に荷重制限がある場合でも，杖や平行棒など上肢での支持なしで立位をとり，杖がなくても重心を制御できる能力を養うことが重要である（許可された荷重量の範囲で行う）．
- 荷重刺激の制御を可能な限り下肢で処理できるように練習する．
- 杖への荷重量が過大で肩甲骨挙上位で支持していることが多いため，杖を適切に使用する練習をすることも重要である．

■ 理学療法の実際

1）上肢による支持なしで重心を制御する練習（図2）

- 両下肢により形成される支持基底面内で，両下肢からの情報を基に重心を制御する．
- 荷重位での下肢の筋活動がきわめて低下していることが多いため，軽度股・膝関節屈曲位で下肢の筋収縮を促しながら行うと効果的である（荷重制限がある場合は注意）．

杖をつくと跛行が強くなるケース　245

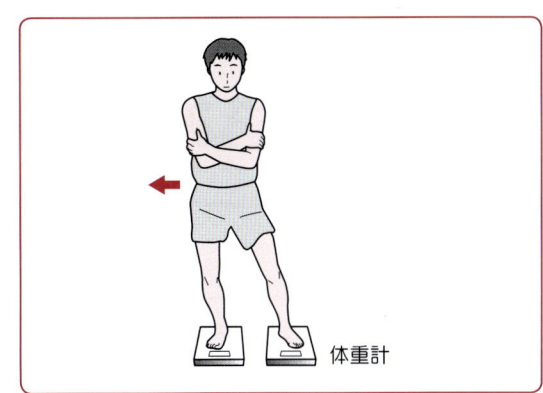

図2　上肢による支持なしで重心を制御する練習
股・膝関節軽度屈曲位で支持基底面内での重心移動を行う．荷重制限がある場合は，荷重量を確認しながら行う．

体重計

2) 初期接地の練習（図3）

- 荷重刺激の制御を杖（上肢）に頼りすぎている場合には，下肢による制御を練習する．
- 特に踵での荷重感覚を学習する．

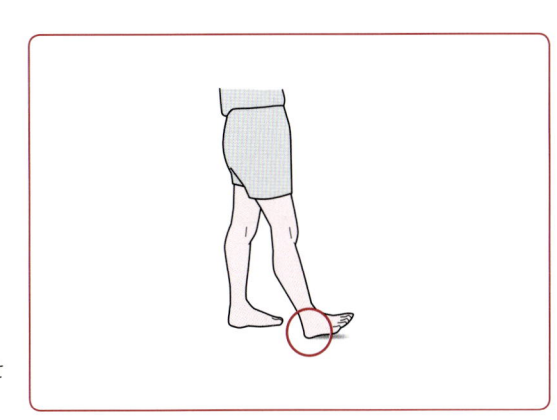

図3　初期接地の練習
踵での荷重をやや強く行い，ヒールロッカーを作用させる．

3) 杖の使用方法（図4）

- 図1のように肩甲骨挙上位で杖の支持を行わないように，肩甲骨から下方に押し込むように杖に荷重する．

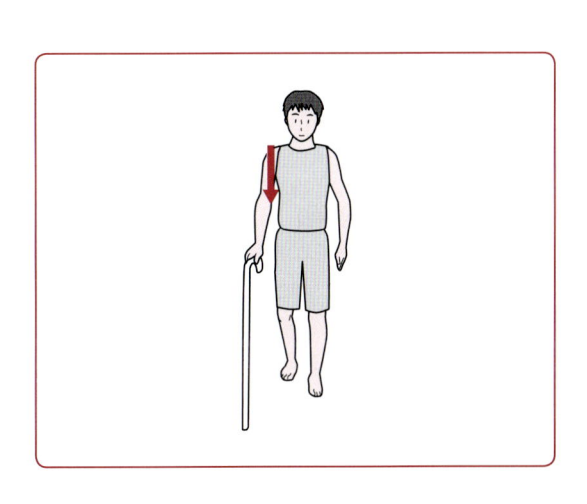

図4　杖の使用方法
肩甲骨から下方に押し込むようにして杖を用いる．

5・股関節

しゃがみ込みができないケース

市橋則明

─ 解　説 ─

- 膝関節の屈曲可動域が正常であるにもかかわらず，しゃがみ込みができない原因としては，股関節屈曲可動域制限をはじめ，多くの原因がある．
- 股関節の屈曲可動域制限以外の原因として足関節背屈可動域制限，骨盤の後傾（前傾の不足），脊柱の屈曲可動域の低下，股関節屈筋（特に腸腰筋）の短縮位での機能不全，体幹屈曲筋力低下などが考えられる．

■ 理学療法のポイント

- 股関節屈曲可動域，足関節背屈可動域，骨盤の前後傾の動き，脊柱の屈曲角度，腸腰筋の筋力，体幹屈曲筋力を評価し，障害がある部位を治療する．

■ 理学療法の実際

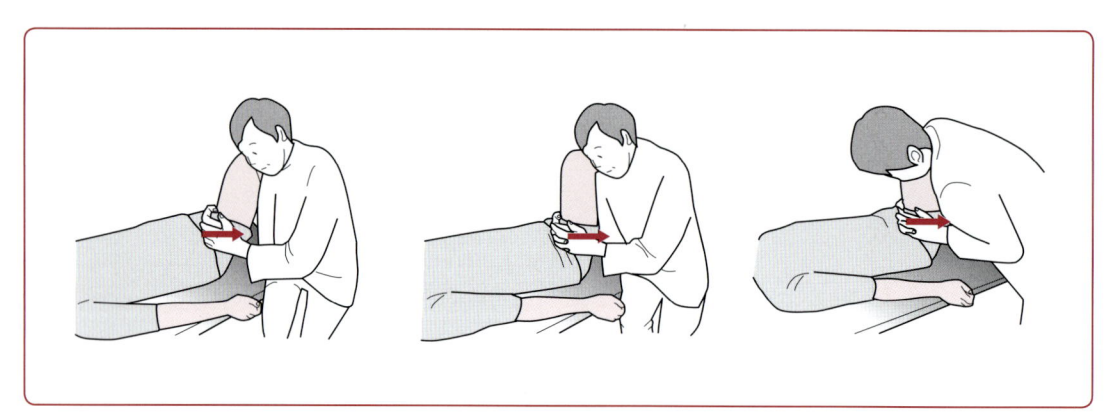

1）股関節屈曲可動域運動

- 股関節屈曲時に前が詰まるような感じを訴える場合が多いため，両手で大腿骨を下方に押し下げながら股関節を屈曲する（図1）．
- 大腿直筋や縫工筋の緊張が高い場合にはセラピストの指で圧迫しながら股関節を屈曲する．

図1　股関節屈曲可動域運動
手を合わせるように両手で大腿近位部を持ち，下方に押し下げながら股関節を屈曲する．

2）骨盤の前傾保持トレーニング

- 股関節の屈曲可動域が正常であっても骨盤を前傾することがうまくできない患者がいる．
- 座位で骨盤を前傾させ，保持する（図2）．

しゃがみ込みができないケース 247

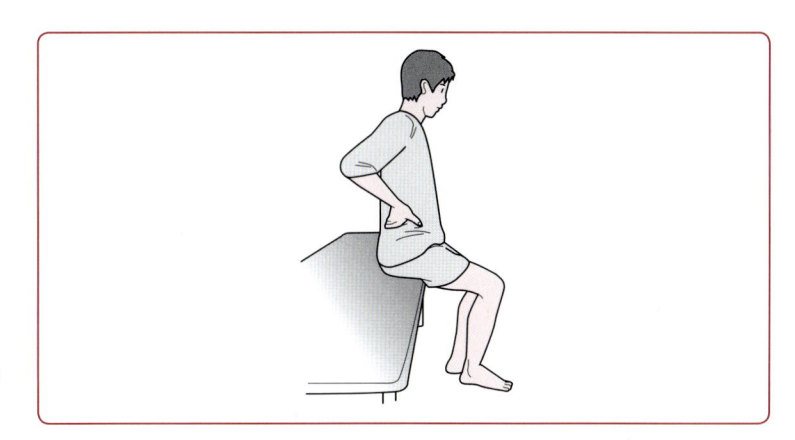

図2 骨盤前傾保持トレーニング
骨盤を前傾位で保持する．

3) 腸腰筋の筋力トレーニング

- 座位で骨盤を前傾位に保持しながら股関節を屈曲する．腸腰筋が短縮位で力を発揮できるようにトレーニングする（図3）．

図3 腸腰筋の筋力トレーニング
股関節を屈曲すると骨盤が後傾してしまう患者が多い（①）．
骨盤を前傾位に保持しながら股関節を屈曲する（②）．
90°以上屈曲する必要はない．屈曲しにくい場合は，座面を高くし，軽度屈曲位から股関節を屈曲する．骨盤が後傾しない程度に股関節を屈曲することが重要である．

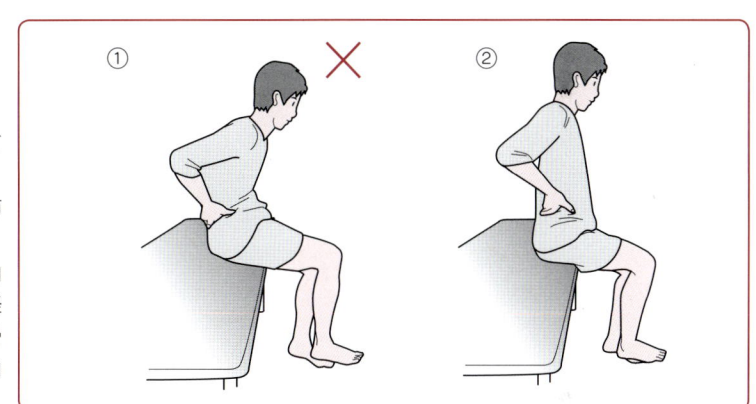

4) 動作トレーニング

- 踵を補高し重心を前にすることでしゃがみ込みが可能となる（図4）．保持できる最低の補高で1～2分維持し，徐々に補高の高さを低くしていく．

図4 足底板を使用したしゃがみ込み保持トレーニング
踵に足底板を入れて補高するとしゃがみ込みが可能となる場合が多い．最初はかなり角度をつけた足底板から始め，徐々に足底板の角度を減少して保持するトレーニングを行う．

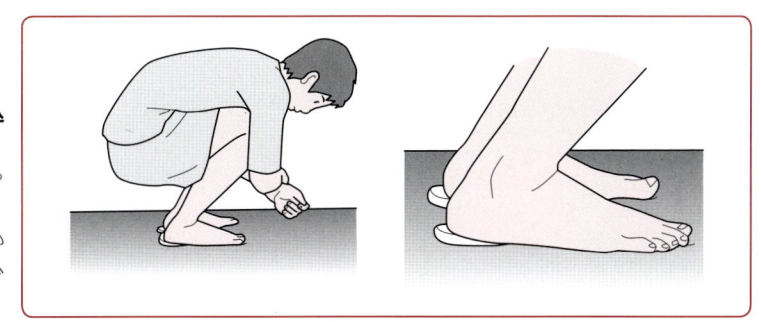

Clinical Hint

- 筋の収縮としては腸腰筋だけでなく，前脛骨筋の活動も重要である．特に最大背屈位での前脛骨筋の筋力を評価し，弱い場合は，短縮位（最大背屈位）で筋力を発揮できるようにトレーニングする．

第6章　膝関節

6・膝関節
手術後に術創部の軽度の癒着による痛みがあるケース

羽﨑 完

解説

- 手術は人工的外傷であり，必ず自然治癒過程で癒着が生じる．
- 癒着とは，術創部皮膚表面において皮膚と筋膜が滑らかにスライドせず動きが悪くなっている状態である．
- 手術後，3〜4週間術創部を動かさないでいると，術創部周辺まで癒着が拡がる．
- 術創部を中心に，浮腫や発赤を伴うこともある．
- 術創部周辺の皮膚は，横方向・縦方向・斜め方向などあらゆる方向の動きが悪くなる．
- また，癒着があると皮膚の伸縮性が低下し，関節可動域が制限されることがある．

■ 理学療法のポイント

- 抜糸されており，主治医から可動域訓練の許可が必要である．
- 生じた癒着を改善するよりも，早期より不要な癒着を予防することが大切である．
- 癒着の剝離は，術創部に皮膚を集めるようにして行う．
- 下肢の長軸方向に皮膚の滑りが悪い場合，足関節底背屈の動きが乏しくなることが多く，水平方向に皮膚の滑りが悪い場合は，足関節内外反の動きが乏しくなることが多い．
- セラピストは，術創部を引き伸ばすようなストレスを絶対に加えてはならない．

■ 理学療法の実際

1) 癒着の剝離

- 術創部を浮かすように皮膚を横方向の両側より集め，数秒保持し，ゆっくりと戻すことを繰り返す（図1）．

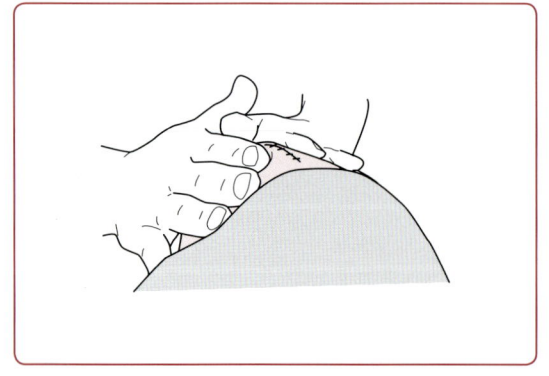

図1　横方向
全体的に術創部を浮かすように両側から皮膚を集める．
術創部を引っ張ったり，伸ばしたり絶対にしない．

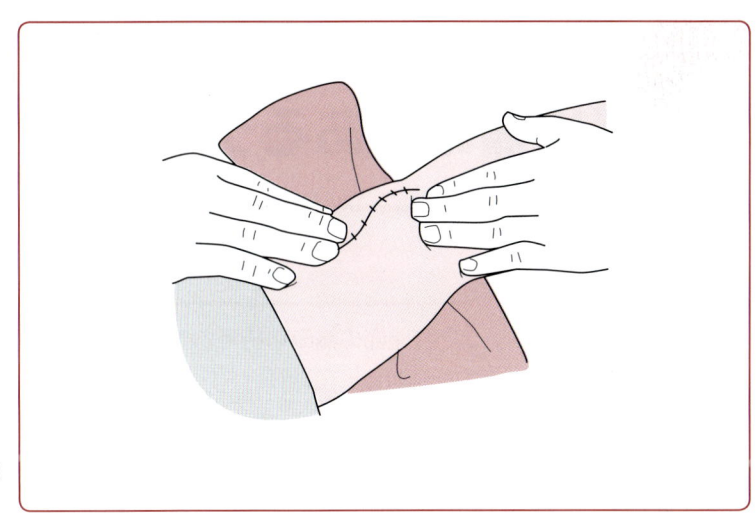

図2 斜め方向
滑りの悪い方向を見つけたら，重点的にその方向から皮膚を集める．

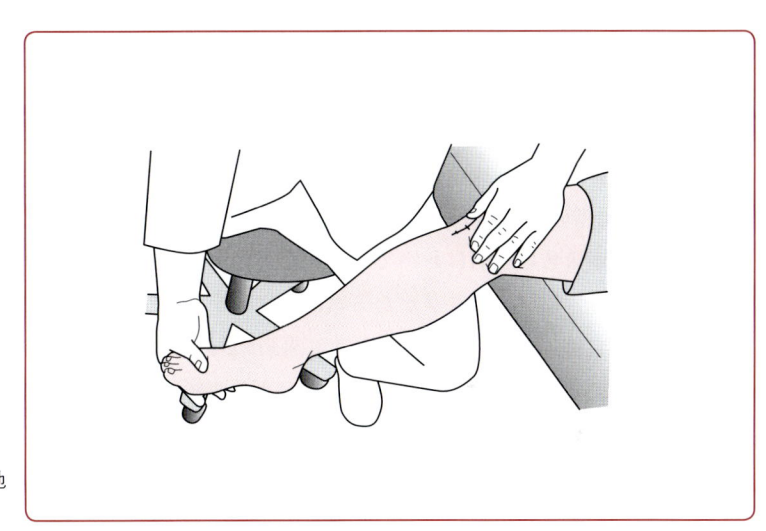

図3 関節運動の併用
皮膚を集めながら足関節の運動を他動的に行うと効果的である．

- 術創部周辺の皮膚を縦方向・横方向・斜め方向などあらゆる方向に動かし，癒着がどの部分に最も存在し，どの方向の動きを制限しているか明らかにする．
- 明らかになった方向の皮膚を術創部に向けて集め，数秒保持する（図2）．
- 術創部に皮膚を集めながら，足関節の運動を他動的に動かしやすい方向から行う（図3）．
- 術創部に直接触れると，痛みがあったり過敏な場合は，ガーゼやタオルを1枚上からかけ，その上から触れるようにする．

Clinical Hint
- 炎症が強い場合は，アイスマッサージやアイスパックなどを併用し，冷やしながら上記の手技を行う．

6・膝関節

鵞足に痛みがあるケース

市橋則明

> **解説**
> - ジャンプやランニングで膝関節の痛みを訴える患者においては、脛骨粗面の内側の鵞足部に限局した圧痛を示すことが多い.
> - 外反膝（X脚），回内足，大腿骨前捻，脛骨外捻など下肢アライメントの異常に起因していることが多い.
> - 内側ハムストリングスの短縮によっても起こる可能性がある.

■ 理学療法のポイント

- 鵞足を触診し（図1）圧痛の有無をみる.
- 立位で骨盤を前傾した場合，股関節屈曲・内転・内旋，膝関節伸展・外旋・外反，足関節底屈，腰椎伸展（前彎増強）の運動連鎖が起こる.
- 骨盤の前傾が大きい患者においては，膝関節伸展・外旋・外反ストレスがかかりやすいアライメントであり，鵞足にストレスがかかるため，骨盤からのアプローチが重要である.
- 扁平足の患者は，立位で足関節（距骨下関節）が回内（外反）するため，膝関節屈曲・内旋・外反，股関節屈曲・内転・内旋，骨盤前方回旋の運動連鎖が起こる.この外反により鵞足部にストレスがかかりやすくなる.このような場合には，足底板などの足部からのアプローチが必要となる.
- 鵞足痛の患者の内側ハムストリングスは緊張していることが多く，このような場合にはストレッチングが有効である.
- 鵞足部のアイシングにより痛みが軽減することがある.

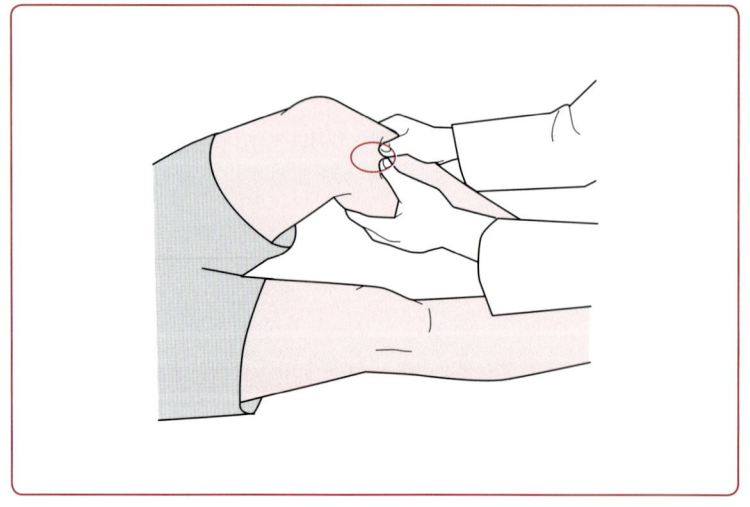

図1　鵞足の触診
脛骨粗面の内側で内側ハムストリングスの付着部を触診し，圧痛の有無を確認する.

■ 理学療法の実際

1) 内側ハムストリングスのストレッチング

- 内側ハムストリングスのストレッチには二つの方法があり効果的な方法を選択する必要がある．
- 内側ハムストリングスの股関節の回旋作用は内旋であるため，筋の作用の逆の方向は股関節屈曲外旋である．股関節外旋位にして下肢伸展挙上（SLR）すると内側ハムストリングスに伸張感を訴える患者もいるが，逆に内旋してSLRをした方が内側ハムストリングスが伸張される場合がある．これは，股関節内旋することにより内側ハムストリングスの作用である外旋が消え，純粋な股関節伸筋となる（内側ハムストリングスの股関節の作用が股伸展のみとなる）ことによる．内旋・外旋両方の肢位でのSLRを行い患者の伸張感により，どちらを使うかを決めるとよい．

2) 骨盤前傾の改善

- 股関節が屈曲拘縮している場合は，股関節屈筋のストレッチング（202頁参照）を行う．
- 屈曲拘縮がないにもかかわらず，骨盤が前傾している場合は，腹横筋のトレーニング（188頁図1）や立位で骨盤の後傾運動を行う（190頁図6参照）．
- うまくできない場合は，平行棒を大腿部中央の高さにあわせ，平行棒を大腿骨で押すようにすると大腿骨が前方に移動することで骨盤の前傾が減少する．

3) 扁平足の改善

- アーチサポートや内側ウェッジを入れることで足部の回内位を改善する（図2）．

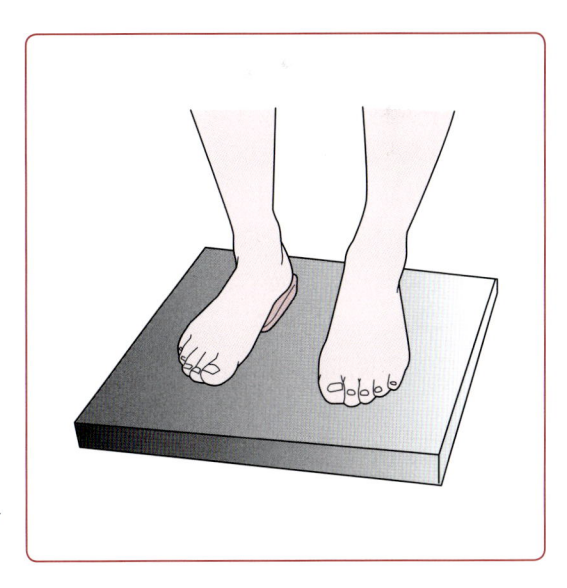

図2 内側ウェッジによる回内足の改善
足部を回外位にすることにより膝の外反ストレスが減少する．

Clinical Hint

- 膝関節に痛みがある場合は，膝関節自体にアプローチするのではなく，体幹，股関節，足関節のアライメントをチェックし，痛みが出ている原因を修正することから始めると効果が出やすい．

6・膝関節

膝蓋腱に痛みがあるケース

市橋則明

> **解　説**
> - 膝蓋腱付着部に痛みを訴える患者は，特に膝関節伸展筋力発揮時に痛みが強い．
> - 膝蓋腱に負荷がかかるジャンプ動作を多くするスポーツで多発する．
> - 膝蓋腱の内側，外側，膝蓋骨直下に痛みを訴えることが多い．

■ 理学療法のポイント

- 大腿四頭筋の短縮，アライメント不良，膝蓋骨過可動性，内側広筋の萎縮などによって起こることが多いため，これらの点を評価・治療する．
- 立位で骨盤を後傾した場合，股関節伸展・外転・外旋，膝関節屈曲・内旋・内反，足関節背屈，腰椎屈曲（前彎減少または後彎増加）の運動連鎖が起こる．
- 骨盤後傾が強いと，膝屈曲ストレスに対抗するための膝関節伸展モーメントの増加による膝蓋腱炎や膝内反増加による内側の圧縮応力の増加からくる内側部痛の原因にもなる．
- ニーイン，トーアウトを呈すると膝蓋腱の内側部にストレスがかかる．

■ 理学療法の実際

1）骨盤後傾の改善

- 立位で骨盤の前傾が不足している場合には，骨盤前傾のトレーニングを行う．
- 座位で腸腰筋トレーニングを行う（247頁図3参照）．
- 腰椎の前彎が減少して立位時に骨盤後傾する場合もあるため，腰椎の前彎トレーニングを行う．
- 腹臥位を保持することから始め，次に肘をついた（on elbow）腹臥位，手をついた（on hand）腹臥位にする（図1①～③）．
- 背臥位では腰椎部にタオルを入れ前彎を作る（図1④）．

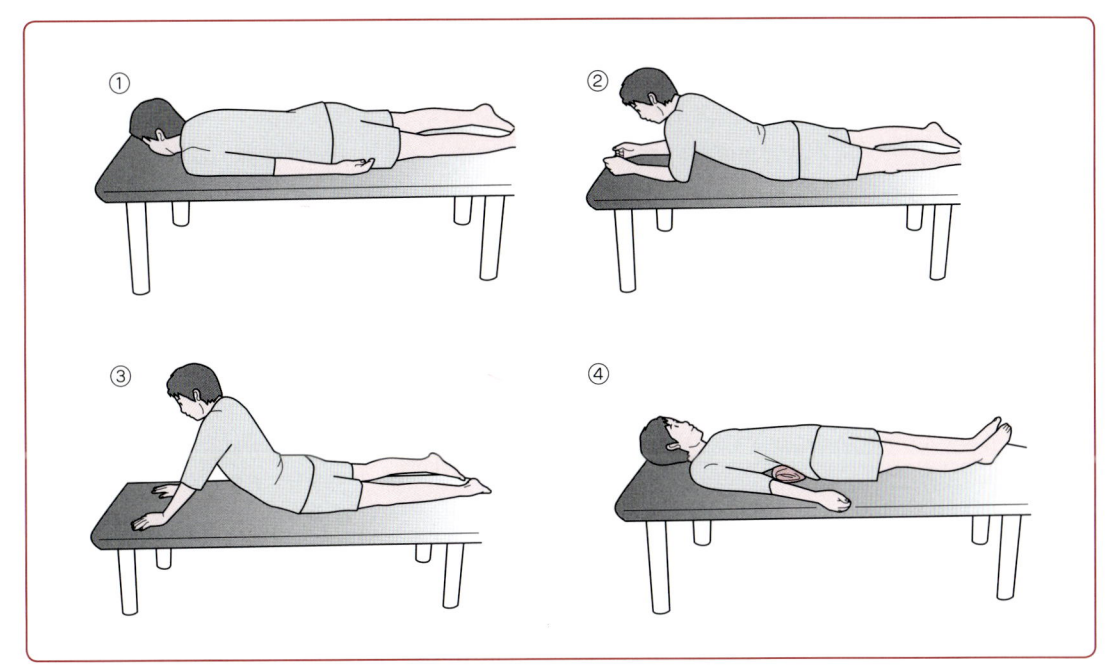

図1 臥位での骨盤前傾
骨盤が後傾位にある場合には，腹臥位保持（①）から始め，肘をついた腹臥位（②），手をついた腹臥位（③）へと徐々に骨盤前傾位になるようにする．
背臥位では，腰部にタオルを入れ，骨盤前傾（腰椎前彎）位で保持させる（④）．

2) 動作の学習

- 後方に荷重がかかっている動作を行っていることが多く，スポーツ動作や日常での姿勢をチェックし，修正する．
- 前方重心移動のトレーニングを行う（図2）．

図2 前方重心移動の動作練習
肩幅程度に開脚した立位（①）から前方に重心を移動する．体幹は前屈しないようにしながら足部を軸に前方に重心を移動させる（②）．
前方に移動しにくい場合は，一度後方に移動してから（③），前方へと移動する．

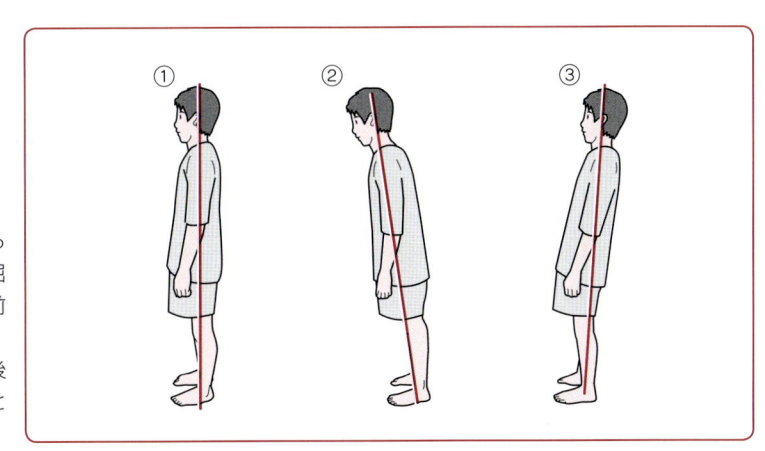

3) 大腿四頭筋優位から大殿筋，ヒラメ筋優位へのトレーニング

- 立位での動作時に下肢の筋バランスが大腿四頭筋優位となりすぎていることで膝蓋腱に痛みが出現している場合には，大殿筋やヒラメ筋が優位となるトレーニングを行う．
- スクワット時になるべく前方荷重で行う（図3）．前方荷重にすると大腿四頭筋の筋活動は減少し，大殿筋とヒラメ筋の筋活動が上昇する．
- ヒラメ筋をCKCでトレーニングする（図4）．

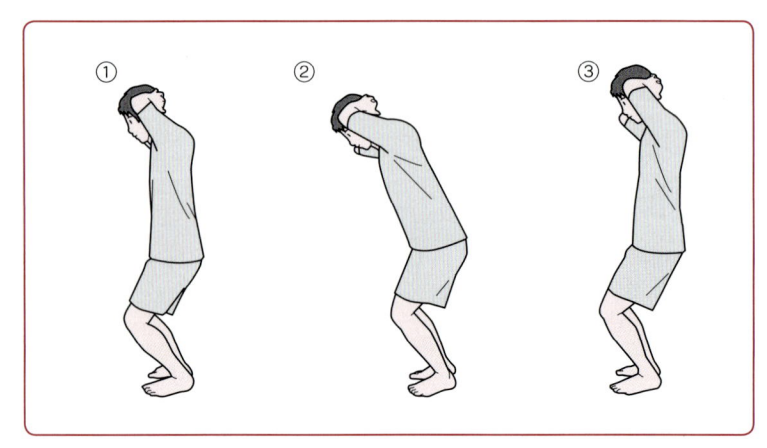

図3 前方重心でのスクワット
つま先に荷重し重心が前方に移動するようにスクワット動作を行うことで（②）ヒラメ筋や大殿筋の筋活動は増加する．
逆に踵荷重で重心が後方に移動するようにスクワット動作を行うと（③），大腿四頭筋の筋活動量が増加する．

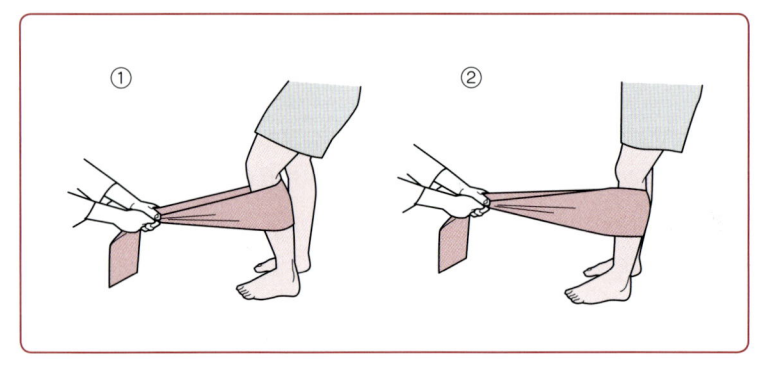

図4 CKCヒラメ筋トレーニング
セラバンドを下腿にかけ，前方から引き抵抗をかける（①）．
患者は脛骨を後方に移動させながら（足関節を底屈させながら）膝を伸展する（②）．
骨盤を後方に引く代償が起こりやすいので注意する．

4) ニーインの軽減

- （278頁参照）

5) 大腿直筋のストレッチング

- （202頁図1参照）

Clinical Hint

- 骨盤を前傾位にしたスクワットトレーニングを行うと重心が前方に移動し，大腿四頭筋の筋活動が減少するように思えるが，実際には骨盤を前傾位に保持するために大腿直筋の収縮が起こるため，骨盤を前傾位にしない方がよい．膝蓋腱に痛みがある場合は，大腿四頭筋の中でも大腿直筋が特に緊張している場合が多い．

6・膝関節

腸脛靱帯に痛みがあるケース

市橋則明

解 説

- 膝関節の痛みを訴える患者の中には，膝関節外側部に疼痛を訴える患者がいる．
- 膝関節内反・内旋が強制された場合，この動きの制御に腸脛靱帯が関与している．
- 立位で骨盤の側方移動が制限されている場合もある．
- 中長距離ランナーでよく発生する．
- 内反膝（O脚），過度の下腿内捻などのアライメント異常も発生要因の一つである．

■ 理学療法のポイント

- 腸脛靱帯を触診し（図1）圧痛の有無をみる．
- 患側の骨盤が後方回旋していると腸脛靱帯にストレスが加わりやすい
- 骨盤を右に回旋したとき，右下肢はすべて外旋するが，股関節では大腿骨の外旋よりも骨盤の外旋（後方回旋）が大きいため股関節は相対的に内旋し，膝関節においても同様に脛骨の外旋よりも大腿骨の外旋が大きいため膝関節は相対的に内旋する．
- 実際には膝関節伸展位で下腿の内外旋の動きは少ないため，骨盤の後方回旋では膝関節の内旋ストレスがかかり腸脛靱帯炎などの原因にもなる．
- 大腿筋膜張筋が緊張あるいは短縮している場合に起こることもある．
- 中殿筋筋力が弱いと，大腿筋膜張筋や大殿筋が緊張し，腸脛靱帯に負担がかかっている場合もある．
- 足部の回内により下腿の内旋が起こり，腸脛靱帯にストレスが増える．
- 腸脛靱帯のアイシングにより痛みが軽減することがある．

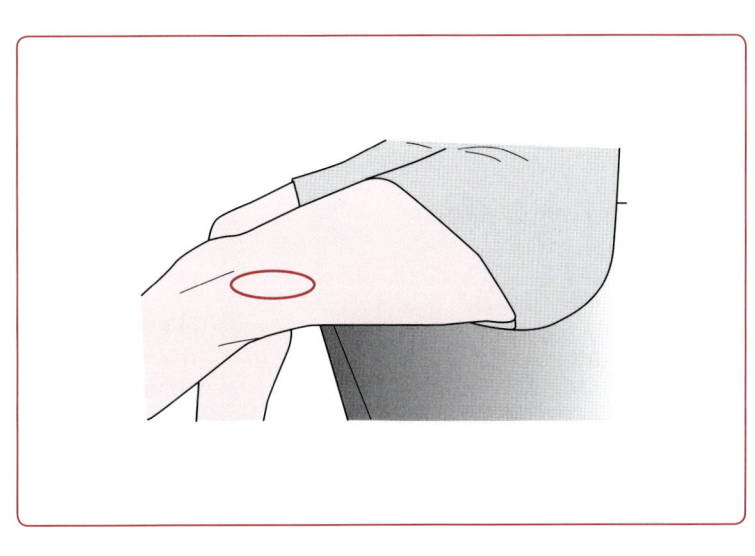

図1　腸脛靱帯の触診
大腿遠位外側部で触診する．膝を伸展することで明確となる．
圧痛の有無を確認する．

■ 理学療法の実際

1）大腿筋膜張筋のストレッチング

- 大腿筋膜張筋が緊張あるいは短縮している場合にはストレッチングを行う．
- 自主ストレッチング（図2）では十分なストレッチングができない場合にはパートナーストレッチング（206頁参照）を行う．

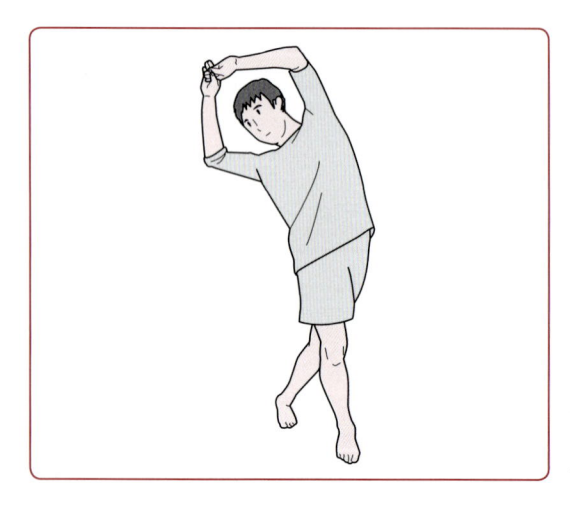

図2　大腿筋膜張筋の自主ストレッチング
左の大腿筋膜張筋をストレッチするために股関節を伸展・内転・外旋位とする．体幹を右に側屈することで起始部を伸張する．

2）中殿筋の筋力トレーニング

- 中殿筋の筋力低下がある場合には，OKCやCKCでの中殿筋筋力トレーニングを行う（240頁参照）．

3）アライメントの調節

- 足関節が回内（扁平足）している場合には，アーチサポートや内側ウェッジを入れることで下腿は外旋位（膝外旋）となり腸脛靱帯へのストレスは減少する（253頁図2参照）．
- 骨盤を前方回旋するためにセラピストの徒手抵抗に対して患側の骨盤を前方に押させる（図3）．

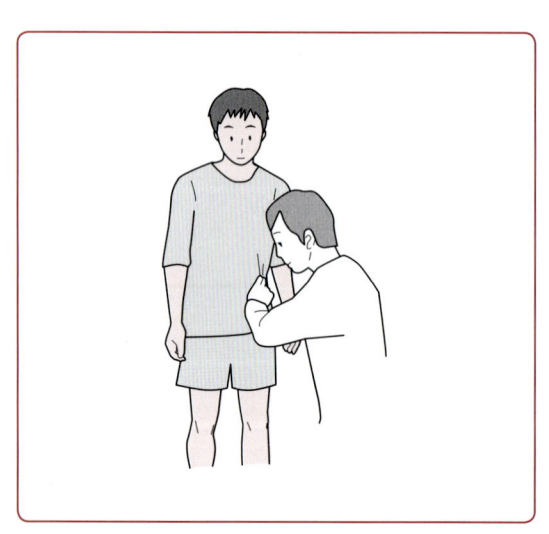

図3　患側骨盤の前方回旋
骨盤が後方回旋したアライメントでは腸脛靱帯にストレスがかかる．
セラピストの後方への圧迫に対して患者に前方回旋方向に力を発揮させる．
よいアライメントに設定し患者に学習させることが重要である．

4) 骨盤の側方移動トレーニング

- 骨盤のシフトが不十分な場合に腸脛靱帯にストレスがかかることが多いため，骨盤を痛みのある側へシフトし（図4），重心を少し外側に移動することを意識させる．

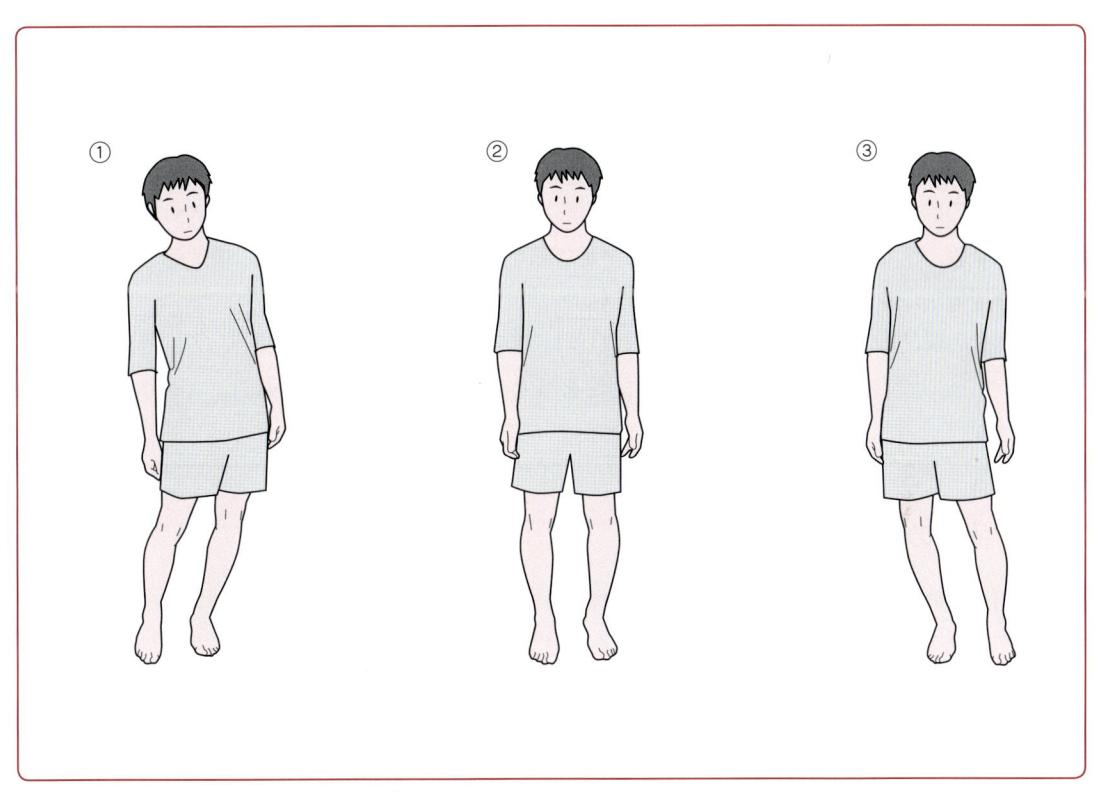

図4 骨盤の左右へのシフトトレーニング
肩幅程度の開脚立位で骨盤を左右に移動する．
腸脛靱帯に痛みがある患者では，患側への骨盤移動が不十分な場合がある．図では，左へのシフトは十分であるが（①），右へのシフトが不十分であるため（③），右側へシフトする練習を行う．

Clinical Hint

- 二関節筋の緊張が高いと腱炎などが起こりやすいため，二関節筋のストレッチングと単関節筋の筋力トレーニングが重要である．

6・膝関節

膝蓋大腿関節に痛みがあるケース

市橋則明

解　説

- 膝蓋大腿関節痛のある患者の膝蓋骨は外側不安定性を示すことが多い．
- 膝蓋骨の静的安定性には，1) 大腿膝蓋面の形状（外縁が内縁よりも高い），2) 内外側の膝蓋支帯の緊張，3) 内側膝蓋大腿靱帯による固定が関与しているが，これらは，構造的なものであり理学療法により変化させることはできない．
- 膝蓋骨の動的安定性には内側広筋斜頭が膝蓋骨を内側へ導く作用として関与している．
- 内側広筋斜頭の筋力低下は膝蓋骨の安定性を減少させ，膝蓋骨が外側偏位し，痛みを引き起こす．

■ 理学療法のポイント

- 大腿四頭筋の筋力トレーニングでは，膝蓋骨の外側偏位を修正することはできない．
- 外側広筋 (VL) よりも内側広筋斜頭 (VMO) をより強く収縮させる内側広筋斜頭の選択的筋力トレーニング (VMO/VL 比が高いトレーニング) が重要である．
- OKCでは股関節内転と伸展を組み合わせたトレーニングのVMO/VL比が高い．
- CKCでは30°膝屈曲位でのスクワットで股関節を内転方向に等尺性収縮するとVMO/VL比が高くなる．

■ 理学療法の実際

1) OKCでの内側広筋斜頭の選択的筋力トレーニング

- 側臥位で股関節内転伸展動作を行わせる（図1）．

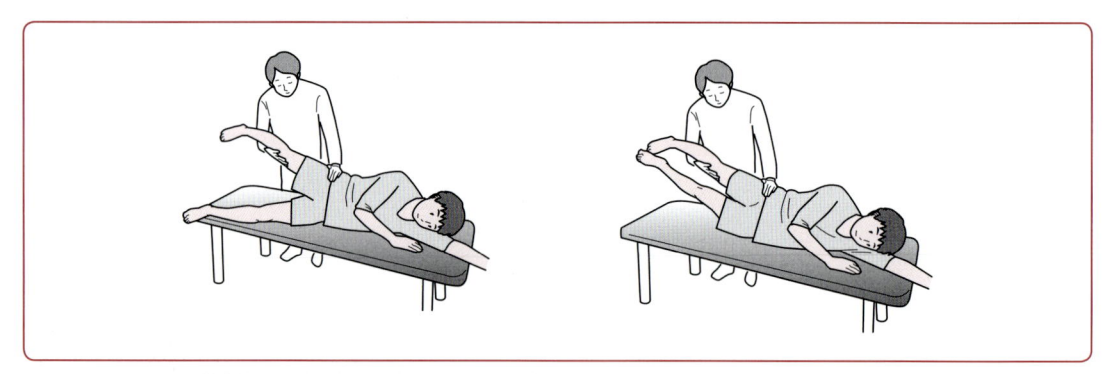

図1　OKCでの内側広筋斜頭の選択的筋力トレーニング
患側下の側臥位となり股関節45°屈曲位から内転伸展方向に下肢を挙上させる．
内外旋は中間位とする．
セラピストは健側下肢を外転伸展位で保持し，その位置まで患側下肢を挙上するようにさせる．

2）CKCでの内側広筋斜頭の選択的筋力トレーニング（図2）

- 肩幅くらいに両足を開き膝関節を30°屈曲する．
- 股関節内転の等尺性収縮を行う．
- 膝蓋骨が内に向かないように（股関節の内旋が起こらないように）気をつける．
- 5秒保持して膝関節伸展位に戻す．

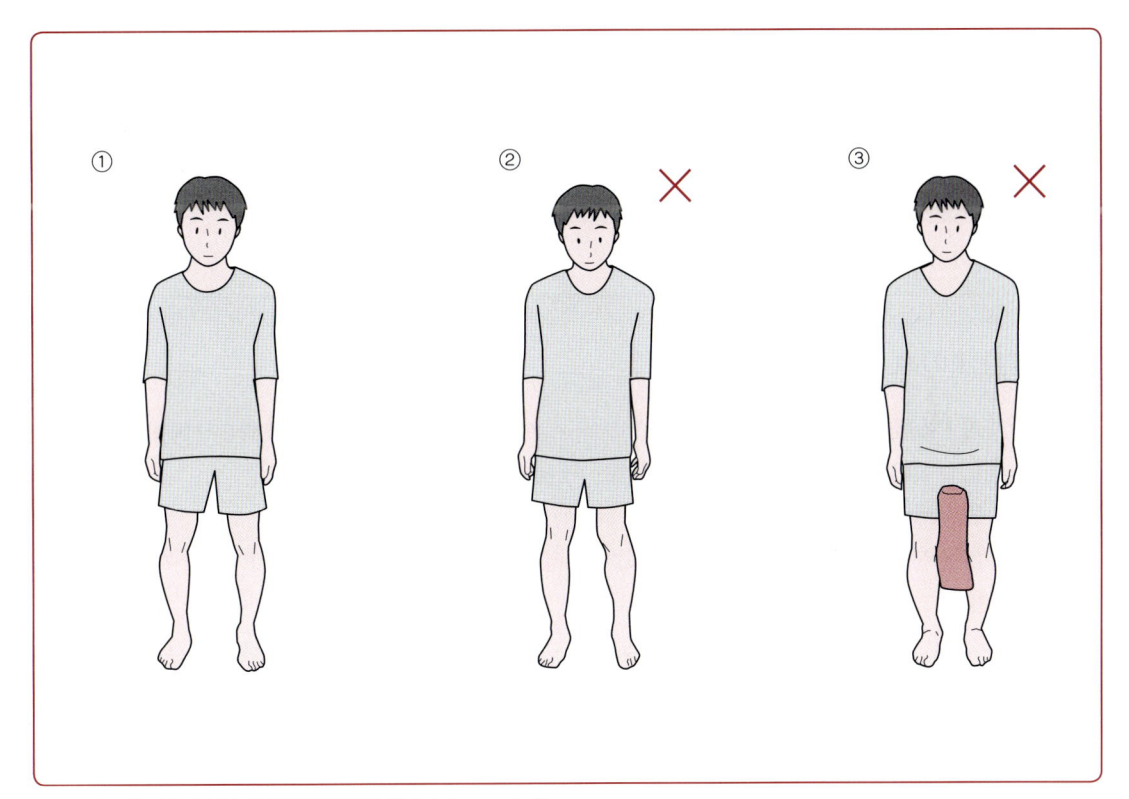

図2　CKCでの内側広筋斜頭の選択的筋力トレーニング
軽度（30°程度）膝関節を屈曲したスクワット肢位で股関節内転方向に5秒間の等尺性収縮を行う（①）．
内転等尺性収縮時に股関節の内旋とニーインが起こることが多いので（②），内旋しないように注意して行う．ボールやクッションを挟んで内転を行うトレーニング（③）は股関節の内旋が入りやすいため良くない．
膝を屈曲しすぎると効果がないので30°以上屈曲しないようにする．

Clinical Hint

- 階段降段時や立ち上がり時にニーインが起こり膝に痛みが生じる場合には，膝関節の問題というよりも股関節の内転，内旋により動的なQアングルが増加している場合があり，股関節に対してアプローチすることが重要である（278頁参照）．

6・膝関節
膝関節可動域運動で運動方向に痛みが出現するケース(伸展時-前面,屈曲時-後面)

建内宏重

解説
- 膝関節可動域運動で運動方向に痛みが出現する場合,原因としては膝関節の腫脹,大腿骨・脛骨・膝蓋骨のアライメント異常,大腿四頭筋および膝蓋下脂肪体由来の疼痛などが多い.
- 膝関節アライメントや筋収縮の有無・程度を変化させて,痛みが軽減する条件をみつける.
- 膝関節の運動パターンに問題があり,大腿骨・脛骨のアライメント異常を生じている場合もあるため,自動運動の評価も併せて行う.

■ 理学療法のポイント

- 大腿骨に対する脛骨(もしくは膝蓋骨)のアライメントを変化させて痛みの増減を評価する(図1).
- 痛みが変化しない場合,大腿四頭筋の柔軟性・圧痛の有無を評価する.
- 座位での膝関節伸展運動(自動運動)を観察し,運動パターンを評価する.
- 伸展時の前面の痛みは,膝関節伸展時の股関節屈曲や伸展最終域での出力低下(lag)を伴うことが多い(図2).
- 図2のような代償運動が起こる場合には,広筋群の機能改善により痛みが軽減することが多い.
- 痛みが軽減する条件で自動運動を繰り返す.

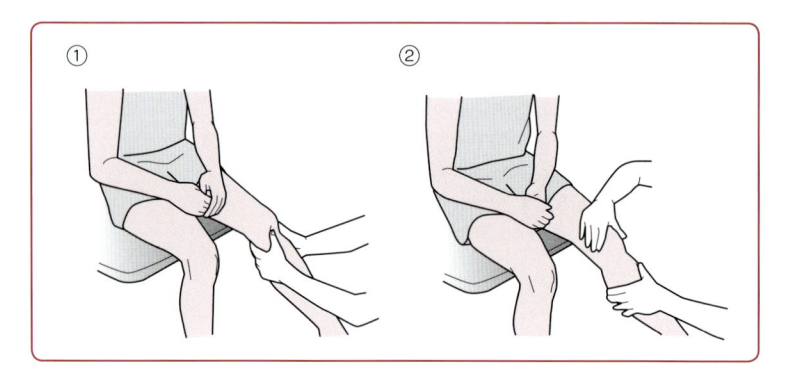

図1 アライメントの修正
① 脛骨の前方・後方変位,内旋・外旋,側方変位を修正し痛みが軽減する方向を探る.
② 膝蓋骨の変位についても同様に修正する.

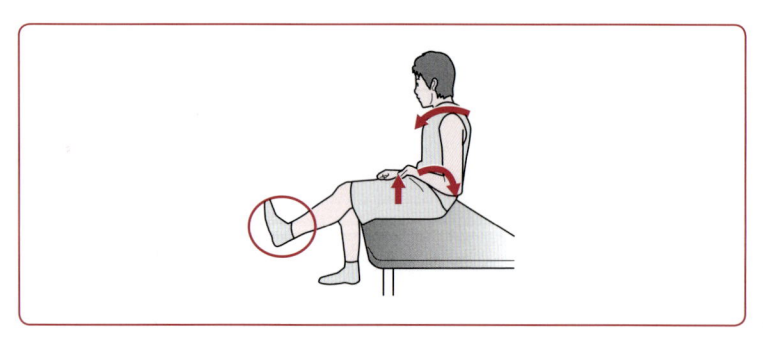

図2 膝関節伸展運動の評価ポイント
膝関節伸展に伴い,骨盤後傾,体幹屈曲,股関節屈曲,extension lag,足関節の過緊張が観察される.

■ 理学療法の実際

1) アライメントの修正と膝関節周囲筋の収縮練習

- アライメントを修正した状態で筋収縮を繰り返す (図3).
- 痛みが軽減してきたら, 荷重位での屈曲・伸展運動を行う.

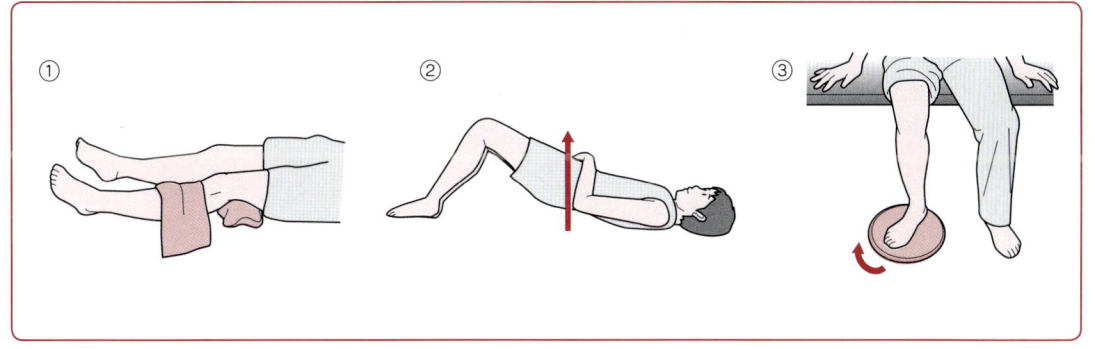

図3　アライメント修正と膝関節周囲筋の筋収縮練習
評価により痛みが軽減する方向にアライメントを修正した状態で筋収縮練習を行う.
① 脛骨を後方へ変位させた状態で膝関節周囲筋の等尺性収縮を行う (脛骨の後方変位にて痛みが軽減する場合).
② 膝関節屈曲角度を小さくした状態でのブリッジ運動 (ハムストリングスの収縮により脛骨の後方変位を促す)
③ 痛みが軽減する方向へ膝関節回旋運動を行う (脛骨の外旋にて痛みが軽減する場合).

2) 膝関節伸展の運動パターン修正 (図4)

- 膝関節伸展運動時に図2のような動作が観察され, 広筋群の機能低下が疑われる場合には, 運動パターンの修正を行う.
- 軽負荷から始めて徐々に負荷を増やすとよい.

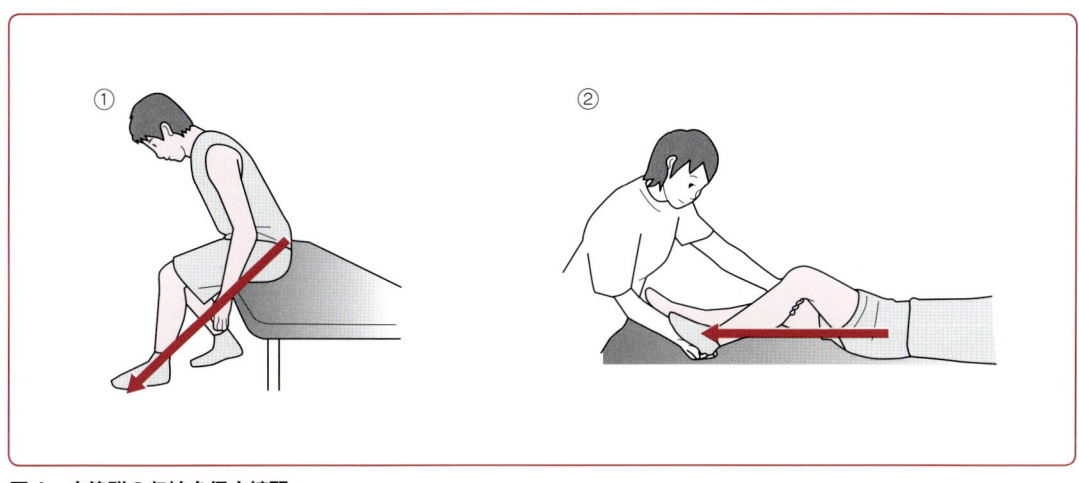

図4　広筋群の収縮を促す練習
① 座位でやや体幹を前傾させて, 股関節中心と足関節中心を貫く方向に力を入れて, 床を押す.
② セラピストが股関節中心と足関節中心を貫く方向に抵抗をかけ, 患者はそれを押し返す.

6・膝関節

大腿四頭筋の筋力トレーニング時に痛みが出現するケース

市橋則明

> **解 説**
> - 筋力トレーニング時に痛みが出現すると筋力増強効果は期待できない．
> - 痛みのない関節角度，抵抗量，収縮様式を探してトレーニングを行う．
> - 最大収縮での等尺性トレーニングは，最大収縮での等張性や等速性トレーニングよりも関節にかかる負担は大きい（短縮性の場合）．
> - 最大伸張性収縮が最も関節に負担をかける．

■ 理学療法のポイント

- 膝関節の角度を変化させて痛みの有無を評価する．
- 筋力発揮時に痛みのない角度を見つけることが重要である．
- 抵抗の位置を遠位ではなく近位にすると痛みを起こさずにトレーニングできる場合がある．
- 最大筋力を発揮すると痛みがある場合には，痛みのない程度まで筋力発揮し，持続時間や回数を増やすことで筋力トレーニング効果を得ることができる．
- 等尺性収縮で痛みが出現する場合には，等張性の筋力トレーニングを行った方が痛みが少ない場合もある．
- 自転車でのペダリングトレーニングは膝関節にかかる負荷が少ないため高負荷にして行うことにより筋力トレーニング効果が期待できる．

■ 理学療法の実際

1) 関節の角度を変化させての筋力トレーニング

- 等尺性トレーニングは，膝屈曲角度 0 ～ 90° の中で痛みのない角度を探し，痛みのない角度のみでトレーニングを行う（図1）．
- 等尺性トレーニングよりも等張性トレーニングの方が痛みが出ない場合もあり，等張性トレーニングにおいても膝関節角度を 90 ～ 75° や 30 ～ 0° といったように痛みのない範囲を規定して行う．

大腿四頭筋の筋力トレーニング時に痛みが出現するケース　265

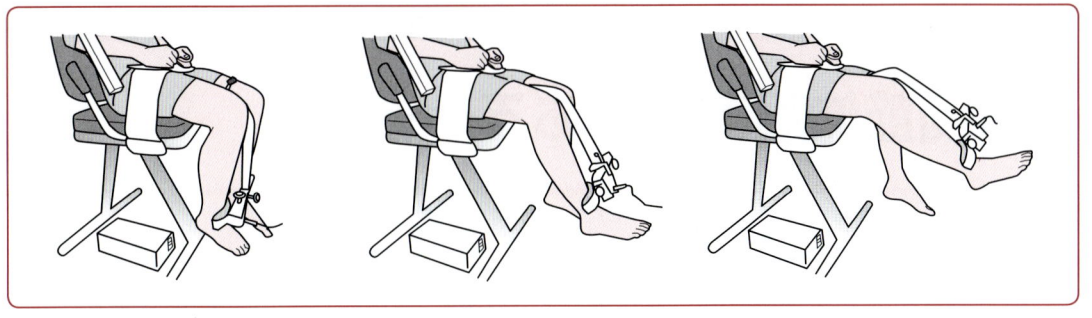

図1　角度を変化させた等尺性トレーニング
筋力発揮時に痛みの出現しない膝関節角度を探し，その角度で等尺性トレーニングを行う．
トレーニングした角度周辺の筋力が増加しやすいため，できるだけ違った角度での等尺性トレーニングを行う．
最大筋力を発揮すると痛みが出現する場合は，痛みが出ない程度の力発揮で行い，収縮時間や回数を増加させる．

2) 近位に抵抗をかけたトレーニング

- 膝関節の近位に抵抗をかけ，等尺性トレーニング (図2) や等張性トレーニング (図3) を行う．

図2　近位抵抗での等尺性トレーニング
膝関節近位に抵抗をかけ，等尺性トレーニングを行う．
遠位に抵抗をかけるよりも痛みが減少することが多い．
痛みの出ない角度を探し，その角度でトレーニングを行う．

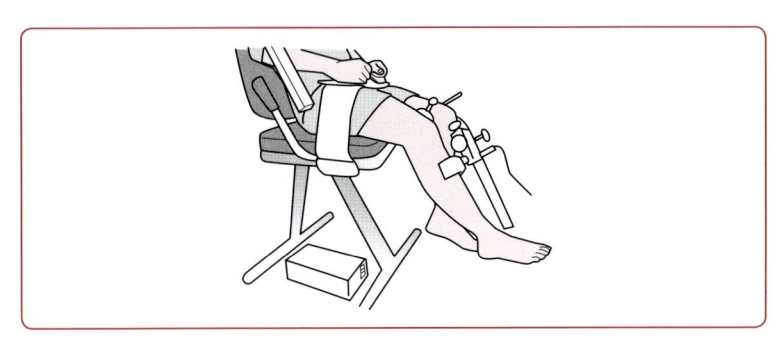

図3　近位抵抗での等張性トレーニング
セラバンドを脛骨近位部に巻き，膝関節伸展の等張性筋力トレーニングを行う．セラバンドの伸張程度を調節し，痛みのない角度範囲で行わせる．

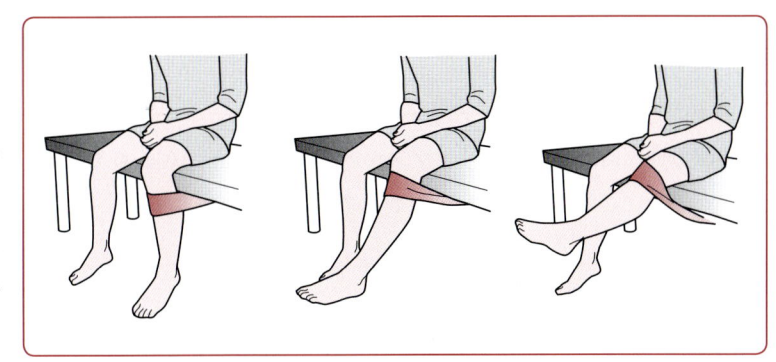

Clinical Hint

- 痛みのない角度，速度，収縮様式を評価し，痛みのないトレーニングを行うことが最も重要である．

6・膝関節

膝関節伸展不全があるケース

市橋則明

> **解 説**
> - 膝関節伸展不全の原因は内側広筋の筋力低下ではない．
> - 内側広筋を麻酔しても最終伸展は可能であり，最大筋力の低下もないと報告されている．
> - 膝関節伸展不全があるからといって歩行時に膝折れが起こるわけではない．

■ 理学療法のポイント

- 以下の膝関節伸展不全（extension lag）の原因のうちで最も可能性のあるものに対しトレーニングを行う．
  1. 筋力低下（MMTの測定において，最終域で最も重力の影響を受けるのは膝関節伸展と肘関節伸展でありlagが目立ちやすい）
  2. ハムストリングスの収縮（骨盤固定としてハムストリングスも収縮するため膝関節伸展に抵抗する）
  3. ハムストリングスの短縮（股関節伸展位（背臥位）ではlagがないが座位ではlagが出現する場合など）
  4. 痛み（反射性の抑制）
  5. 腫脹（伸展域の方が関節の圧が高まり大腿四頭筋に抑制をかける）
  6. 大腿四頭筋短縮位での収縮不全

■ 理学療法の実際

1）運動学習

- 膝関節伸展時にハムストリングスが収縮するとlagが起こりやすい．
- トレーニングとしてはハムストリングスに力が入らないようにしながら膝関節を伸展する（図1）．

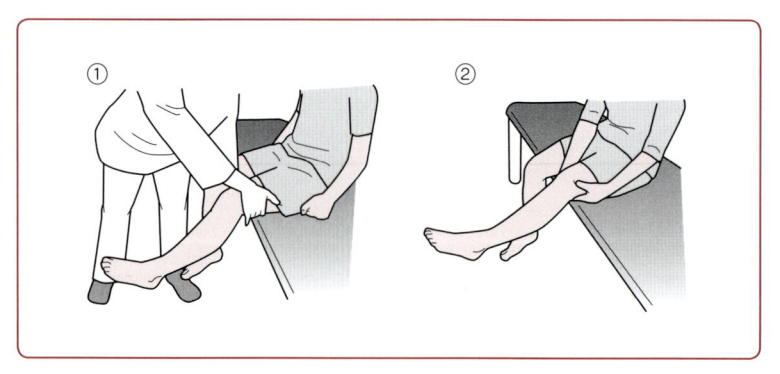

図1 ハムストリングスの過剰な収縮をフィードバックしながらの膝関節伸展
膝関節伸展時にハムストリングスの同時収縮が起こってしまいlagが起こる場合には，セラピスト（①）または患者自身（②）がハムストリングスを触診し，収縮の有無をフィードバックしながら膝関節伸展を行う．

2) ハムストリングスのストレッチ

- ハムストリングスが短縮していると lag が起こりやすいため，ハムストリングスのストレッチングを行う（205頁参照）．

3) 痛みのない角度・負荷でのトレーニング

- 最終域で痛みが出る場合や腫脹がある場合には痛みのない角度・負荷でトレーニングを行う（264頁参照）．

4) 伸張性トレーニング

- 痛みがないにもかかわらず短縮位での大腿四頭筋の収縮不全がある場合には，90°から伸展するのではなく，0°伸展位で保持させる（図2）．

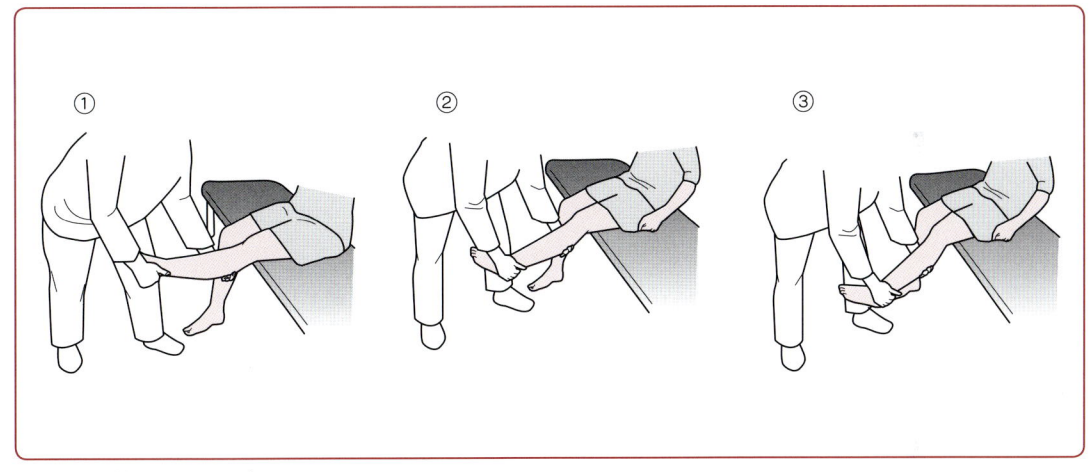

図2　伸張性トレーニング
大腿四頭筋が短縮位でうまく収縮できないことによる lag の場合は，90°屈曲位から伸展させるのではなく，まず最大伸展位に介助して保持させる（①）．
次に徐々にセラピストの介助量を減少する（②）．膝関節は屈曲していくが（③），できるだけその位置で止めようと患者にさせることで伸張性トレーニングとなり，単純な短縮性のトレーニングよりも効果が出やすい．

Clinical Hint

- 膝関節伸展不全があっても大きな問題となることはなく，痛みなどがなくなって筋力が回復すれば自然に lag もなくなることが多い．lag があっても筋力低下が原因であればあまり気にしないで通常の筋力トレーニングを行う．

6・膝関節
歩行時の遊脚期で膝の屈曲が起こらないケース

建内宏重

解説

- 遊脚期で膝の屈曲が起こらない歩行（stiff-knee gait）では，立脚期での筋活動の問題もしくは前遊脚期（pre-swing）における膝屈曲の制限が関連していることが多い（図1）．
- 前遊脚期における膝関節屈曲の力源は足関節および股関節によるところが大きく，膝関節屈筋群の関与はほとんどない．
- 大腿直筋や腓腹筋の短縮および過緊張は前遊脚期における膝関節屈曲を阻害する．
- 膝関節術後では，術前からの歩行パターンの影響で膝関節屈曲が起こらないことも多い．

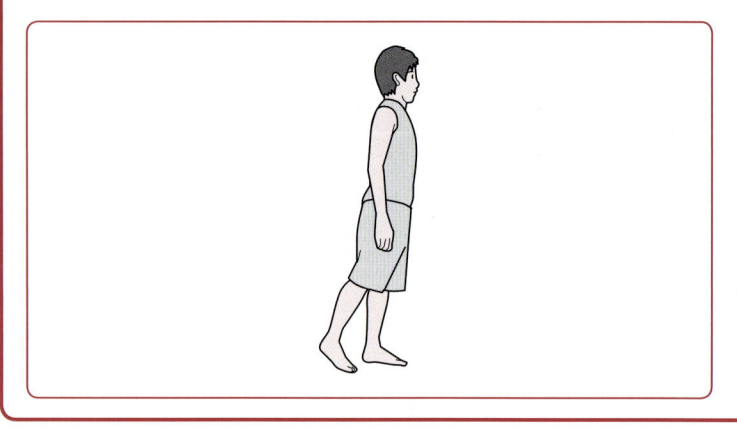

図1 stiff-knee gait
遊脚期に膝関節屈曲の減少した歩行をstiff-knee gaitという．大腿直筋や腓腹筋の短縮や過緊張は膝関節のスムーズな屈曲を阻害する．

■ 理学療法のポイント

- 大腿直筋や腓腹筋などに筋短縮が存在する場合はストレッチを行う．
- 明らかな筋短縮が存在しない場合でも，荷重位での運動時に過緊張や過剰な同時収縮になっている場合もあり慎重に評価する．
- 膝関節を屈曲するように意識すると，かえって歩行時の協調的な動きは阻害されるため注意する．
- 膝関節・足関節の過剰な緊張を抑制し，股関節で動きをコントロールすることが重要である．
- 立脚期における足圧中心の移行がスムーズに行われるように，ロッカー機能を意識して練習する．
- 現象が目立つ遊脚期のみに着目することなく，立脚期からのつながりを重視する．
- 脛骨大腿関節や膝蓋大腿関節に痛みを有する場合は，痛みを抑制する代償的戦略である場合もあるため注意する．

■ 理学療法の実際

1) 大腿直筋・腓腹筋のストレッチ（歩行時を想定し立位で行う方法）（図2）

- 筋の伸張性改善に加えて，荷重位での過剰な緊張を抑制する目的で荷重位でのストレッチを行う．

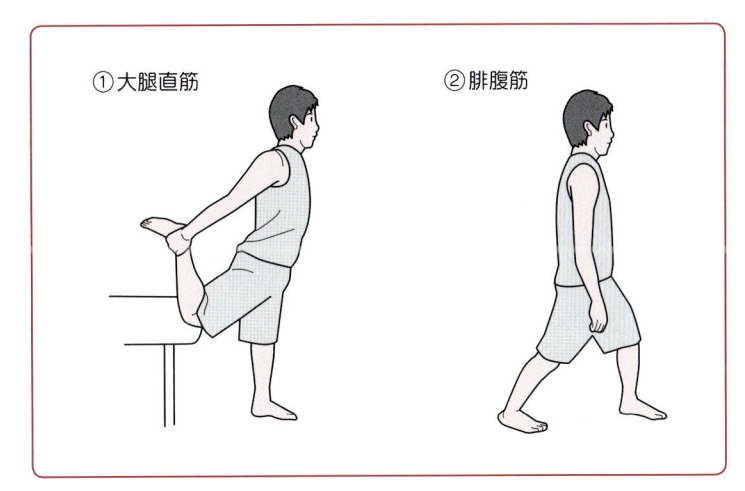

図2 大腿直筋・腓腹筋のストレッチ
立位でストレッチを行い，荷重位で筋をリラックスさせる感覚を同時に学習する．

①大腿直筋　②腓腹筋

2) 股関節による下肢のコントロール（図3）

- 膝関節と足関節の過剰な緊張を抑制し股関節で下肢をコントロールする練習．

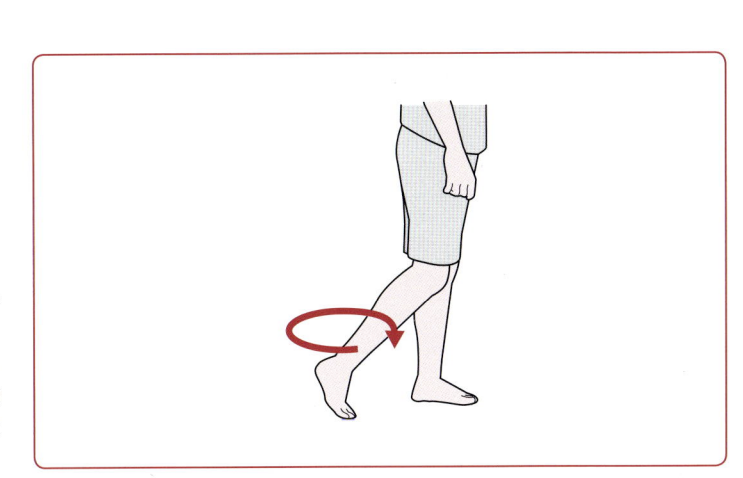

図3 股関節による下肢のコントロール
足尖を接地して下肢を回転させるように軽く動かす．膝関節と足関節周囲筋の緊張が緩んでいて，股関節で動きをコントロールすることが重要である．

3) ロッカー機能を働かせる

- 足圧中心の移行をイメージしながらヒールロッカー，アンクルロッカー，フォアフットロッカーを機能させる．

4）荷重移行練習（図4）

- 両下肢での荷重を交互に繰り返し，荷重−収縮と非荷重−弛緩の感覚をつかむ．
- 荷重量の軽減にもかかわらず下肢の筋が過剰に同時収縮していることが多いため，荷重の移行に伴い筋収縮を変化させることを学習する．
- 膝の屈曲を随意的に行うのではなく，抜重に伴って自然と膝が屈曲するように荷重と抜重を明確に行う．

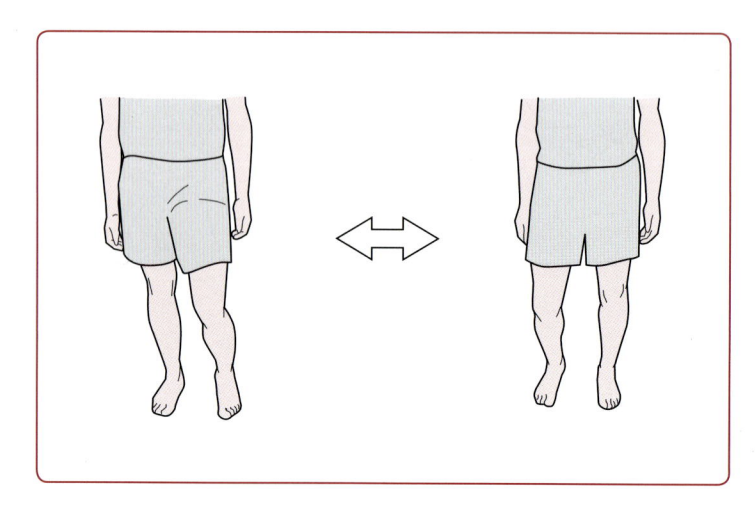

図4　荷重移行練習

5）立脚期から遊脚期への移行（図5）

- 下肢への荷重量をやや軽減した状態で立脚期から遊脚期への移行を練習する．
- 連続した動きの中でも膝関節の動きが生じるようにする．

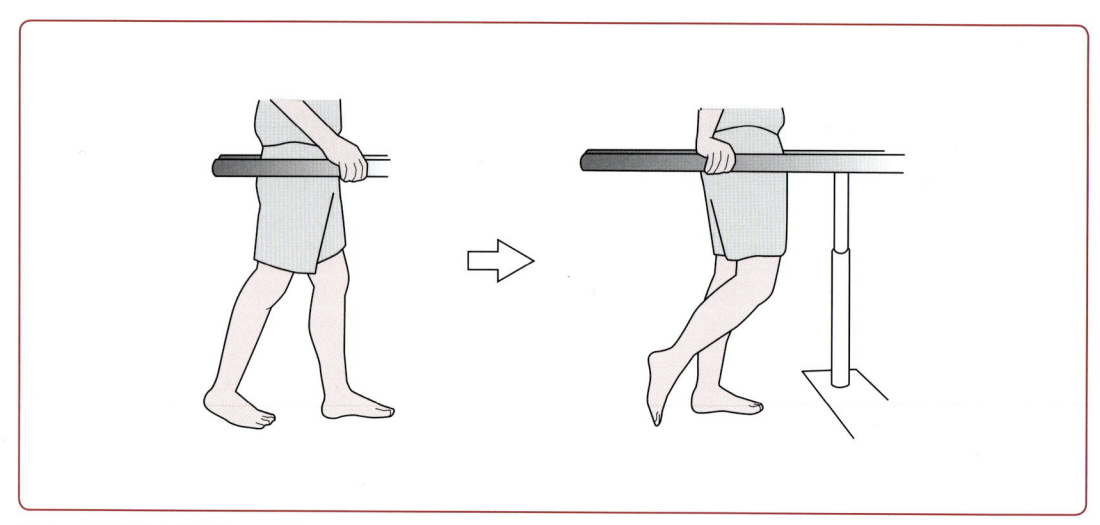

図5　立脚期から遊脚期への移行
患側に一歩後ろにした立位をとらせ，いったん患側に荷重してから抜重し，同時に重心を前方へ推進させる．
やや荷重量を軽減した状況から行うとよい．
徐々に荷重量と速度を上げて行う．

MEMO

6・膝関節
歩行時の立脚期(荷重応答期)に膝の屈曲が起こらないケース

建内宏重

解説

- 荷重応答期の膝関節屈曲は,接地による衝撃を吸収するために必要なメカニズムである.
- 荷重応答期には踵を中心として足部・下腿が前方へ回転する必要があり(ヒールロッカー),足関節背屈筋群の働きが重要である.
- 大腿四頭筋の筋力低下がある場合は,その代償として膝関節を完全伸展位にすることにより支持性を得る場合があるが,明らかな大腿四頭筋の筋力低下や膝関節の痛みがない場合でも膝の屈曲がみられない場合がある.
- 膝関節での衝撃吸収が十分に行われないと股関節への衝撃が増大するため,股関節疾患の患者においても注意が必要である.

■ 理学療法のポイント

- 膝関節の動きは,遠位の足関節・足部と近位の股関節・脊柱からの影響を受けるため,視野を広げて評価・治療することが重要である.
- 下腿三頭筋の短縮がある場合や足部の回外が強い場合には,膝関節の伸展方向への動きが強くなるため(図1),必要に応じてストレッチなどを行う.
- 股関節周囲筋の機能低下があると下肢全体の筋活動が低下しやすく,膝関節屈曲の減少に結びつく場合があるため,評価・治療する必要がある(図2).
- 上半身重心が前方に変位すると,膝関節の伸展モーメントが減少する位置関係となり膝屈曲が減少するため,荷重応答期の脊柱のアライメントや体幹筋群の活動を評価・治療する必要がある(図3).

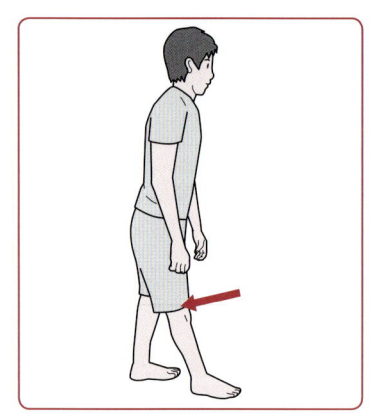

図1 足関節・足部からの影響の例
足関節底屈位や過回外位での接地により膝関節の伸展が生じる.

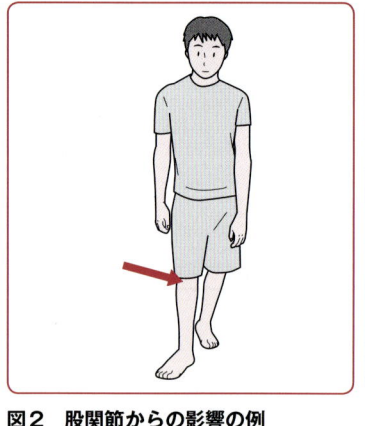

図2 股関節からの影響の例
トレンデレンブルグや過剰な股関節外旋での接地に膝関節の伸展が連動する.

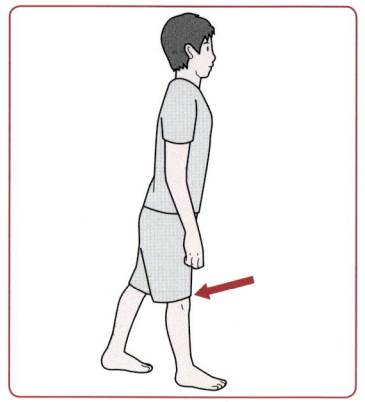

図3 脊柱からの影響の例
上半身重心の前方化に伴い膝関節の伸展が生じる.

■ 理学療法の実際

1）足関節・足部からの改善（図4）

- 足関節背屈を促すために，踵接地を意識して歩行を行う．
- 前脛骨筋の収縮を促す目的があるため，足趾の過剰な伸展には注意する．
- 膝関節軽度屈曲位での歩行（ニーベントウォーク）と同時に行うと効果的である．

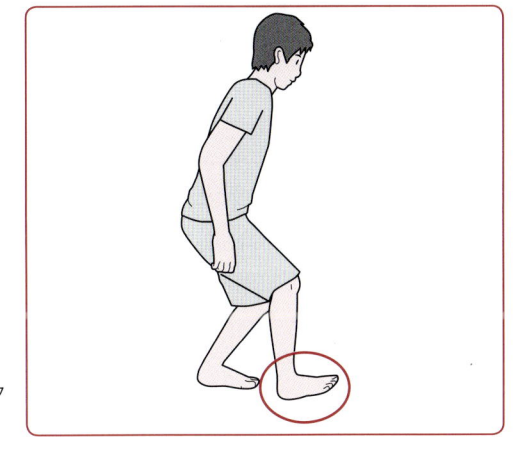

図4　足関節・足部からの改善
足関節背屈位にて踵からの接地を意識し，ニーベントウォークを行う．

2）股関節からの改善（図5）

- 股関節周囲筋の機能低下があると膝関節周囲筋にも抑制的な影響があるため，殿筋群の活動性を高める．
- 股関節伸展・外転モーメントを発揮しやすいアライメントで荷重し，殿筋群および大内転筋後部線維の活動を促す．

図5　股関節からの改善
①のようなアライメントでは股関節による膝関節のコントロールは困難である．
②のようなアライメントをとることで，殿筋群や大内転筋と大腿四頭筋を同時に作用させて，股関節外転・伸展モーメントを発揮し，外転・外旋位での接地による下肢筋活動の減少傾向を改善する．

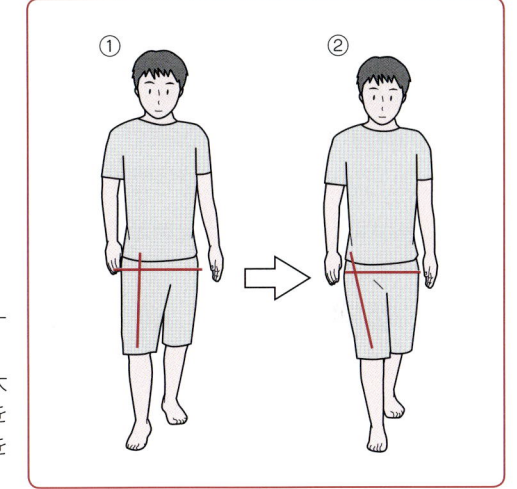

3）脊柱からの改善（図6）

- 腰椎前彎の増強や腰背部筋の過剰な緊張を抑制する．
- 骨盤傾斜と膝関節の屈曲・伸展は関連性が深いため，立位で骨盤の傾斜をコントロールできるようにする．

図6　脊柱からの改善
骨盤前傾と膝関節伸展，骨盤後傾と膝関節屈曲が連動する．腰背部の緊張を緩めて骨盤の前後傾運動を行う．

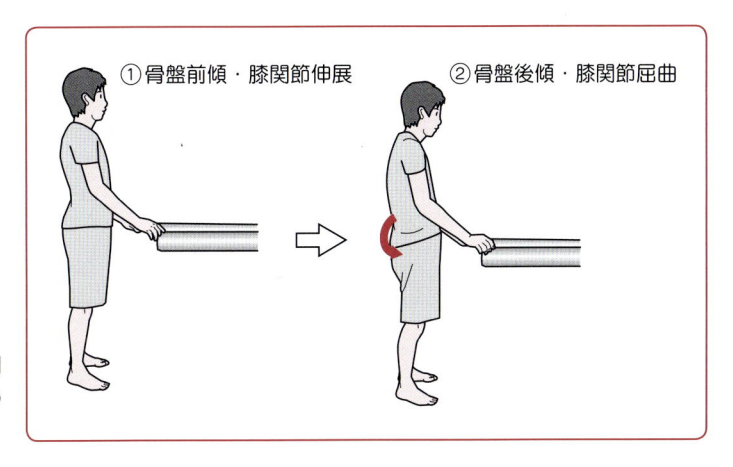

6・膝関節

歩行時に膝のロッキングが生じるケース

市橋則明

> **解 説**
> - ロッキングが起こる原因として
>   1) 大腿四頭筋の麻痺（筋力低下）　　2) 大腿四頭筋の筋緊張亢進（痙性）
>   3) 患側下肢の感覚障害　　　　　　　4) 足関節の背屈制限（尖足）
>   5) 患側骨盤の後方回旋　　　　　　　6) 体幹前傾による重心の前方移動
>   7) 足底屈筋（特にヒラメ筋）の麻痺（筋力低下），が考えられる．

■ 理学療法のポイント

- 上記の原因に対してトレーニングを行う．
- 大腿四頭筋の筋力低下に対しては大腿四頭筋の筋力トレーニングを行う．
- 大腿四頭筋の筋緊張亢進（痙性）に対しては，大腿四頭筋のストレッチングや物理療法を行うが，効果が得られないことが多い．
- 患側下肢の感覚障害に対しては荷重下でのフィードバックトレーニングが有効である．
- 足関節の尖足に対しては，足関節のモビライゼーションや下腿三頭筋のストレッチングが有効である．
- 骨盤の後方回旋に対しては，立位，歩行時のアライメントの矯正（後方回旋の軽減）が重要である．
- 体幹前傾による重心の前方移動に対しては，背筋群，殿筋群の筋力トレーニングを行う．
- 足底屈筋（特にヒラメ筋）の筋力低下に対しては，CKCでのヒラメ筋の筋力トレーニングを行う．

■ 理学療法の実際

1) 患側膝関節屈曲位での健側振り出しトレーニング

- 筋緊張亢進や感覚障害が原因の場合は，軽度膝関節屈曲位に保持し，健側の振り出しトレーニングを行う（図1）．

2) 足関節のモビライゼーション

- 関節包内運動の障害による足関節の背屈制限に対しては，離開法（図2, 3）と滑り法（図4）が基本である．

3) CKCでのヒラメ筋トレーニング

- ヒラメ筋のCKCトレーニングとしては前方重心でのスクワットを行う（256頁図3参照）．

歩行時に膝のロッキングが生じるケース　275

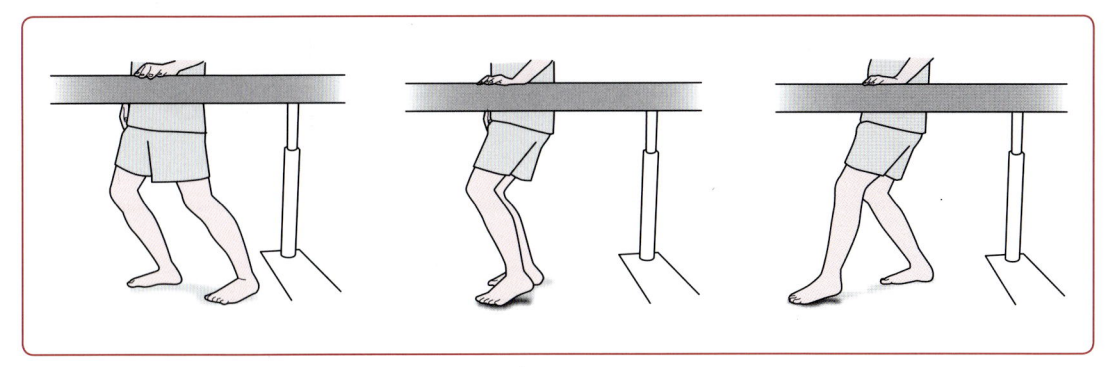

図1　患側膝関節屈曲位での健側振り出しトレーニング
患側膝関節軽度屈曲位を保持させて，健側を振り出す．

図2　距腿関節の離開
患者は腹臥位，膝関節90°屈曲位とする．
脛骨と大腿骨をセラピストの両下肢で固定する．
距骨を両手で挟み込むように持ち，上方へ離開する(①)．
内果・外果よりも遠位を把持することが重要である(②)．

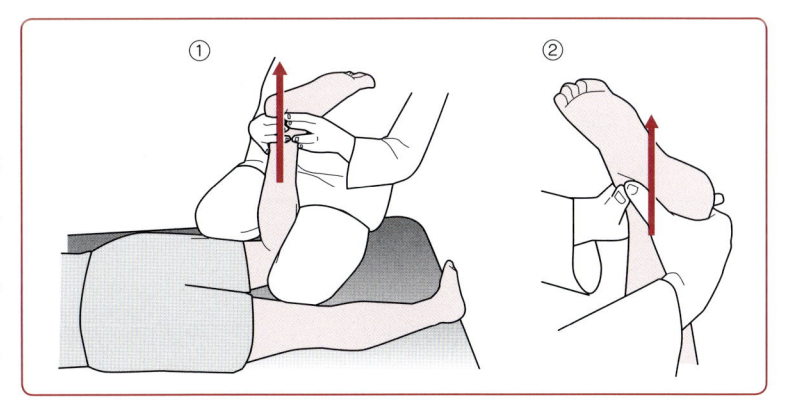

図3　遠位脛腓関節の離開
背臥位，膝関節90°屈曲位とする．
両手で内果と外果を包み込むようにして持つ(①)．
母指球で内果と外果を押し込みながら外に開く(②)．

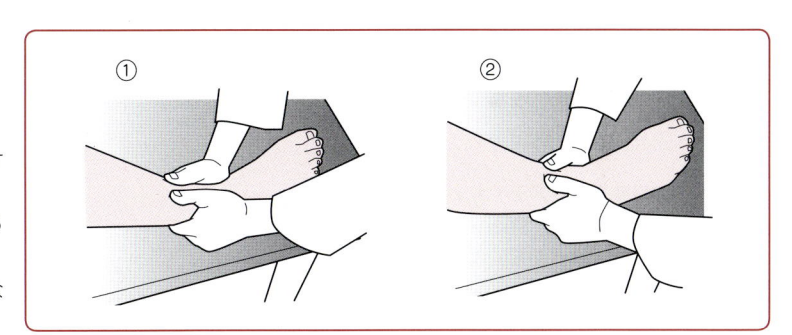

図4　距腿関節の滑り
背臥位，膝関節90°屈曲位とする．
一方の手で脛骨遠位部を，もう一方の手で足部を持つ(①)．
足部の角度は軽度底屈位とする．
踵はベッドに固定しておく．
脛骨遠位を押し込むようにして脛骨を後方へ滑らせる(②)．

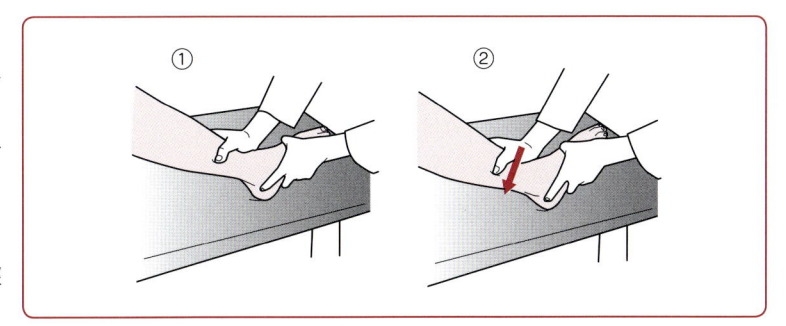

Clinical Hint

- ロッキングの起こっている原因を明らかにし，その原因に対してアプローチすることが最も重要である．

6・膝関節
階段の昇段はできるが降段が困難なケース

建内宏重

解 説

- 階段の昇段では，股関節伸展モーメント・膝関節伸展モーメント・足関節底屈モーメントにより重心を上昇させるが，降段では主に膝関節伸展モーメントと足関節底屈モーメントにより重心の下降を制御する．
- 下肢の疼痛や明らかな筋力低下などの機能障害がないにもかかわらず降段動作が困難な場合には，荷重時の下肢アライメントに問題があることがある．
- その他，大腿四頭筋の遠心性収縮における力発揮の障害や，恐怖心から重心が後方へ変位し，膝関節伸展モーメントが増加している場合もある．

■ 理学療法のポイント

- 降段時の足部接地位置および下肢アライメントを評価し，力学的不利が生じていないか確認する（図1）．
- 下肢アライメントに問題がある場合は，股関節や足部の機能も含めて評価・治療を行う．
- 痛みを伴って動作が困難な場合は，患部への負担を軽減する動作方法を指導する．

図1 階段降段時の下肢アライメント評価ポイント
股関節内旋，膝関節外旋，knee-in，toe-outが観察される．
図のアライメントでは足関節による制動が働きにくく，膝関節に外反ストレスが加わる．

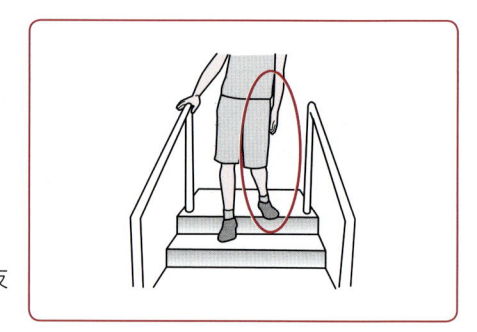

■ 理学療法の実際

1) 荷重位でのアライメント修正エクササイズ（図2）

- 膝関節に内外反ストレスが加わらないように下肢のアライメントを整える．
- 足関節底屈モーメントと膝関節伸展モーメントを発揮して動きを制御する．

図2 荷重位でのアライメント修正エクササイズ
後方の下肢に荷重し，膝関節を屈曲する．
この際，足部の向き（踵-第2趾）と膝関節の向きを一致させ，knee-in，toe-outのアライメントにならないように注意する．

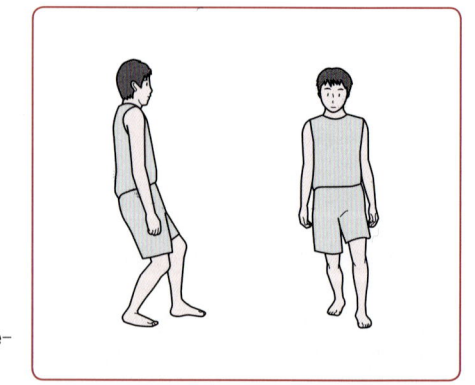

2) 段差での荷重支持練習（図3）

- 低めの段差を利用して股関節伸展位での荷重支持練習を行う．
- 図2のエクササイズよりも股関節の伸展モーメントは利用しにくくなり，股関節による膝関節の制御が行いにくくなるため，アライメントが崩れやすくなるので注意する．

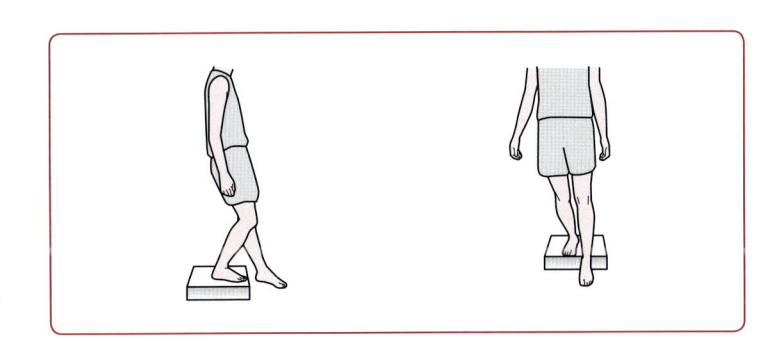

図3 段差での荷重支持練習
足部と膝の向きを一致させる．
10cm程度の低い段差から練習して，徐々に段を高くする．

3) 動作方法の指導（図4）

- 痛みを伴う場合には，動作方法の指導が重要である．
- 片側に痛みがある場合には二足一段が最も負担が少ないが，両側に問題があることも多く，その場合は後方降段動作もしくは側方降段動作が有効である．

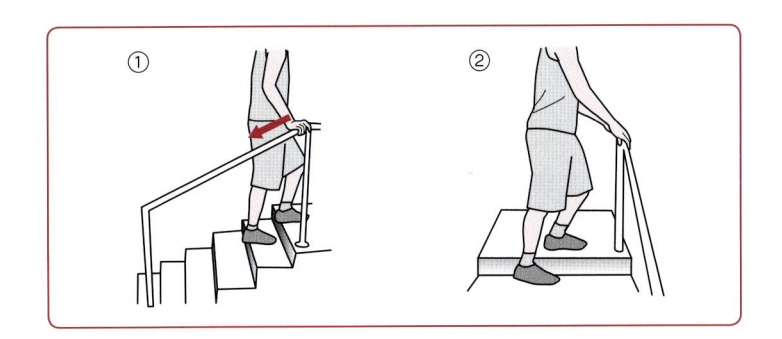

図4 動作方法の指導
① 後方降段動作
② 側方降段動作

Clinical Hint

- 階段昇降の練習を行う際に，支持側の足部をステップから出さずに行うことが多いが，実際には昇段時には踵部が，降段時には前足部がステップよりはみ出している．ステップでの足部の位置が後方にあると，降段時の膝屈曲角度が増加し，膝関節へのストレスが増大するため，足部の接地位置を調節することも重要である（図5）．

図5 階段降段時の足部の位置
aでは足部が完全にステップに接地しており，降段時の膝関節屈曲角度が増大するため，bのように前足部をステップより前に出るように指導する．

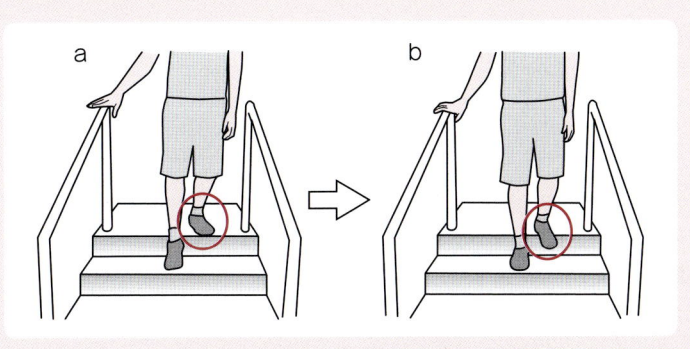

6・膝関節
立ち上がりや階段を降りるときにニーインとなるケース

市橋則明

解説
- 膝の痛みを訴えている患者（特に若い女性や膝蓋大腿関節に障害がある患者）で階段を降りるときや椅子から立ち上がるときにニーイン（膝が内側に入る）を示すことが多い．
- このような場合は，ニーインとならないようにトレーニングすることで膝の痛みを減少させることが可能な場合がある．
- ニーインすることで膝が外反位となり，Qアングルが増加し，膝蓋骨は大腿四頭筋の収縮により外側に牽引される．このことが膝蓋大腿関節の痛みを引き起こす．

■ 理学療法のポイント
- ニーインは，膝関節の問題ではなく，股関節が内転・内旋することにより起こる．
- 股関節の外転筋，外旋筋を荷重位，非荷重位で鍛えることが重要である．
- 非荷重位では中殿筋後部，大殿筋の選択的な筋力トレーニングが重要である．
- 荷重位では膝をニーアウト位で保持することが重要である．
- 20cm段差を降りるときのニーインと痛みの程度を評価しておく必要がある．

■ 理学療法の実際

1）中殿筋後部線維の筋力トレーニング（240頁参照）
- 中殿筋の筋力低下がある場合にはOKCとCKCで筋力トレーニングを行う．

2）大殿筋を中心とした外旋筋トレーニング
- 大殿筋の筋力低下がある場合にはブリッジ動作（図1），側臥位での外旋筋トレーニング（図2），最終外旋位で保持（図3）などが有効である．

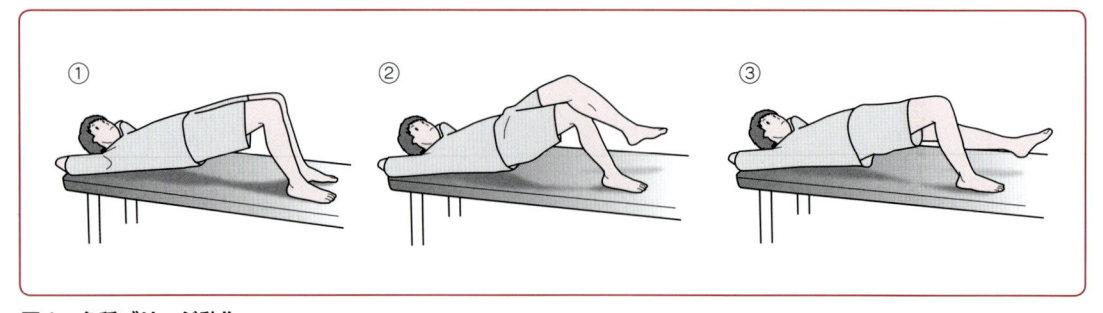

図1　各種ブリッジ動作
① 両脚ブリッジ，② クロスブリッジ，③ 片脚ブリッジという順に大殿筋への筋力トレーニング効果は大きい．片脚ブリッジが安定して保持できることを目標とする．

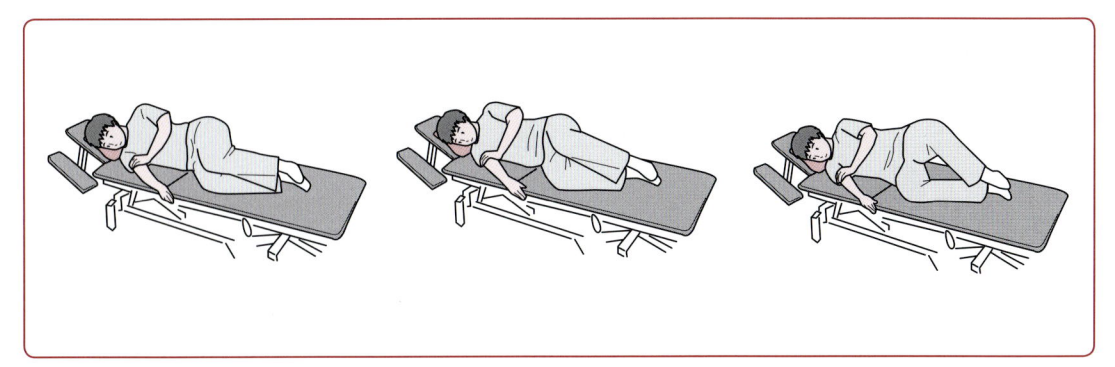

図2 股外旋筋トレーニング
骨盤が動かないように意識しながら開排していく．

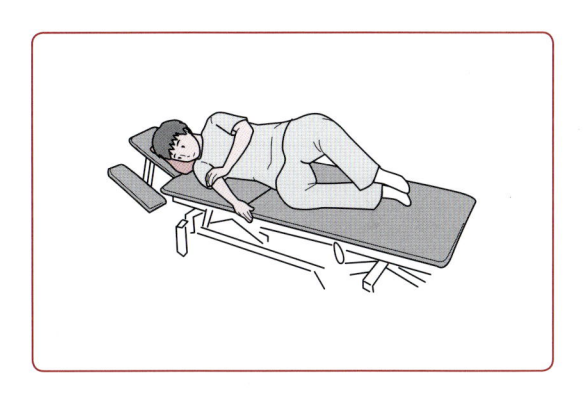

図3 最終外旋位保持
股関節外旋最終域で保持する．

3) CKCでのニーアウトトレーニング

- 患側を膝関節軽度屈曲位で一歩前に出す．
- 内側方向からセラバンドで膝を引っ張り，患者に外転・外旋方向へ股関節運動を行わせる（図4）．

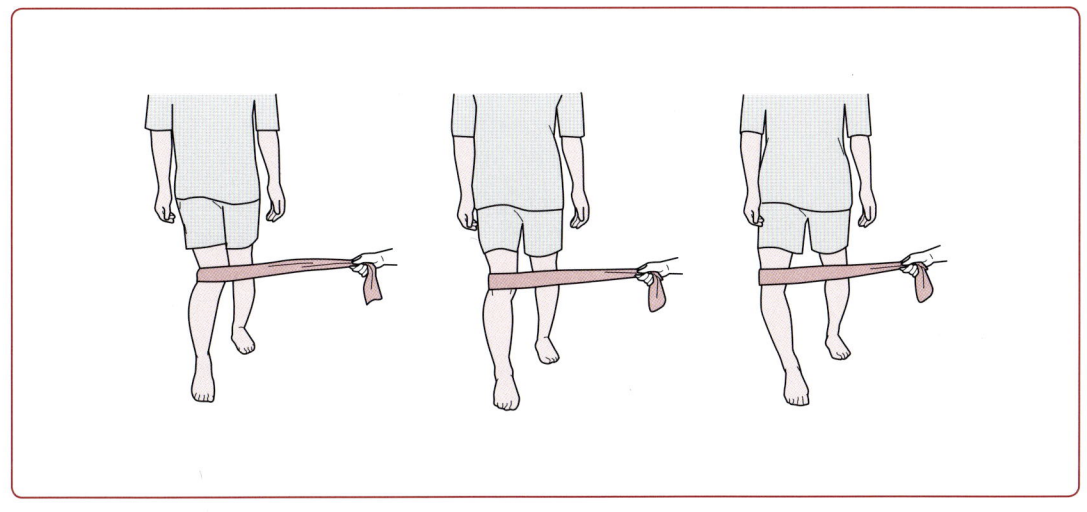

図4 立位でのニーアウトトレーニング
患側を膝関節軽度屈曲位で一歩前に出し，膝にセラバンドで内側方向へ抵抗をかけ，その抵抗に対して外転・外旋方向に力を発揮する．ゆっくり最初の位置に戻すことで伸張性収縮のトレーニングとなる．

4) スクワット

- セラバンドを両膝に巻き，股関節を外旋しながらスクワットを行う（図5）．

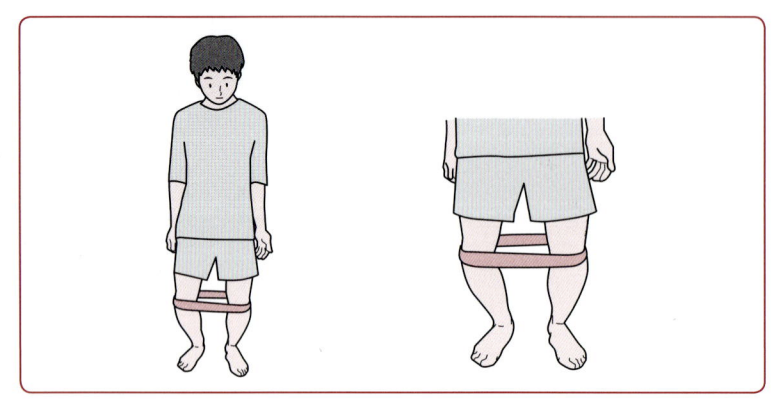

図5　股関節外旋を伴ったスクワット
セラバンドを両膝に巻き外転・外旋しながら膝関節を屈曲する．

5) 動作トレーニング

- 立ち上がり時（図6）や段差を降段するとき（図7）にニーインとなることが多い．
- ニーインにならないように立ち上がりや段差昇降を行う．

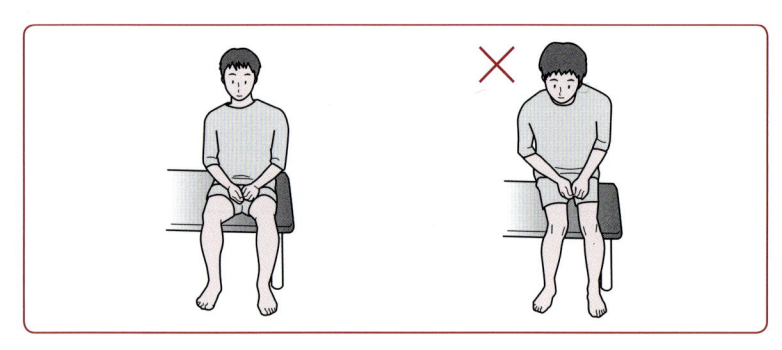

図6　立ち上がり動作時に右膝のニーインを示す患者
ニーインにならない程度の高さの椅子から立ち上がりを行い，徐々に低い椅子に変更する．
膝の位置（ニーインにならないように）を注意しながら立ち上がりを行わせる．

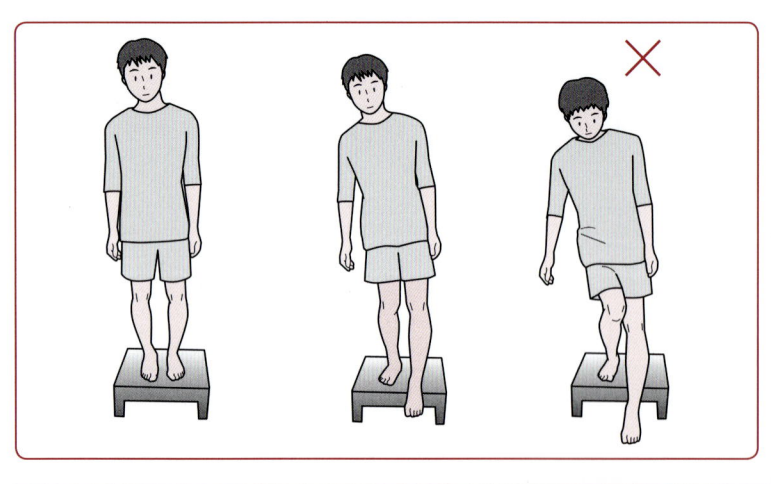

図7　段差降段時に右膝がニーインとなる患者
ニーインにならない程度の段差から降段を練習し，徐々に段差の高さを増加していく．膝の位置（ニーインにならないように）を注意しながら練習させる．

Clinical Hint

- 特にCKCで股関節内旋を制御することが重要であり，股関節外旋筋の伸張性収縮を意識したトレーニングがよい．

MEMO

6・膝関節

ランニング時にニーインとなるケース

伊藤浩充

解　説

- 立位時の下肢の静的アライメントと歩行・走行時の動的アライメントを確認する．特に静的アライメントより動的アライメントの方がニーイン（knee-in）を強めているのかどうかを確認する．
- 動的アライメントにおけるニーインは，股関節と足部・足関節の相互作用によって影響を受ける．股関節の外転・外旋筋が十分機能しているのか，足部・足関節での回内・外反運動が適度に制御できているのかを確認する．
- 股関節機能の改善には，股関節外転筋・外旋筋・伸展筋の筋力向上とそれらの筋が立脚初期から立脚後期まで機能的な役割を果たす必要がある．
- 足部・足関節機能の改善には，立脚初期から立脚中期における足部の内側縦アーチの下降と内側変位を制御するように，後脛骨筋・長母指屈筋・ヒラメ筋の機能を高めるか，足底板で補助するように対応する．

■ 理学療法のポイント

- 股関節の外転・外旋・伸展可動域制限がある場合には，それらに対する可動域改善のために拮抗筋の緊張抑制と伸張を図る．
- 股関節の外転・外旋・伸展筋の弱化があればそれらの筋力トレーニングを行う．その際，open kinetic chainでのトレーニングだけでなく，closed kinetic chainでのトレーニングも行い，これらの筋作用の効率化を図るようにトレーニングする．
- 距骨下関節・横足根関節の回内運動の過剰運動に対しては，多くの場合，筋の機能向上はむずかしいので足底板による下腿内旋運動制御をすることによって対処する場合が多い．

■ 理学療法の実際

1）股関節の外転・外旋・伸展可動域制限に関与する筋のマッサージとストレッチング

- 股関節内転筋の過緊張があれば，その緊張を抑制するために横断マッサージを行う（図1）．
- 股関節内転筋や屈筋の短縮があればそれらの筋の機能ストレッチを行う（図2および202頁参照）．

図1 股関節内転筋の横断マッサージ
背臥位で，股関節約60°屈曲・軽度外旋外転位，膝関節屈曲位をとる．長内転筋に左手指の指腹を当て皮下と筋肉との間で軽く滑らせるように皮膚を筋線維に直交するように軽く動かす．筋の緊張が緩むとともに左手指の指腹によってかける圧を少しずつ強めていく．決して緊張した筋線維を引っ掛けて指腹を滑らせないように注意して行う．その他の内転筋にも同様に行う．

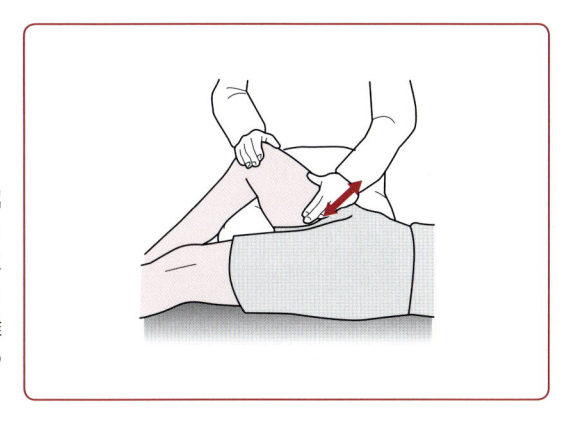

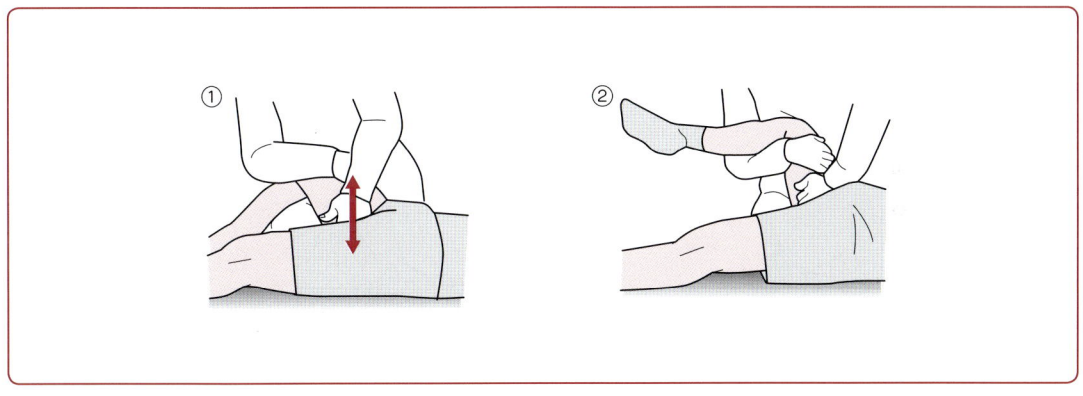

図2 股関節内転筋のストレッチ
背臥位で，股関節軽度屈曲・軽度外旋外転位，膝関節屈曲位をとる．伸張すべき股関節内転筋の筋線維部に左手の手掌面を当て，深部・恥骨付着部の方向へ圧を加えながら，右手で股関節を他動的に外転・外旋しつつ，股関節内転筋を伸張する（①）．股関節の屈曲角度を変えて同様に繰り返す（②）．

2）股関節外転筋・外旋筋・伸展筋の筋力トレーニング

- 股関節外転筋・外旋筋・伸展筋の筋力トレーニングは，open kinetic chain（図3，4）で行うだけでなく，荷重位でのニーインの制御をするためにこれらの筋が協調的に機能できるように closed kinetic chain（図5，6）でのトレーニングも行う．

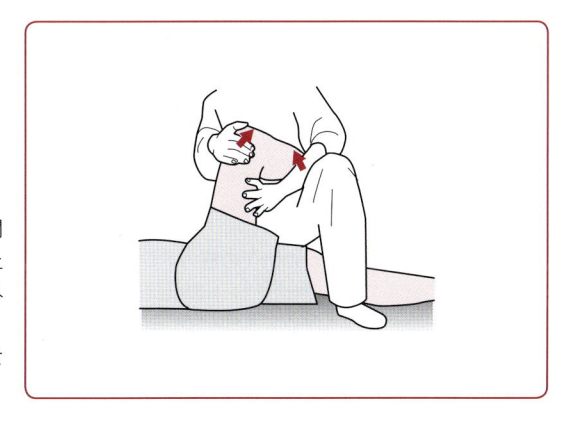

図3 open kinetic chainでの筋力トレーニング その1
背臥位で股関節・膝関節屈曲，股関節内旋位をとり，股関節の外旋運動を行う．セラピストの右手および左前腕と上腕とで股関節外旋運動に対して抵抗を与える．股関節内外旋中間位まできたら，股関節外転運動をさせる．さらに，上記の状態を維持して，股関節伸展の等尺性収縮を行わせる．

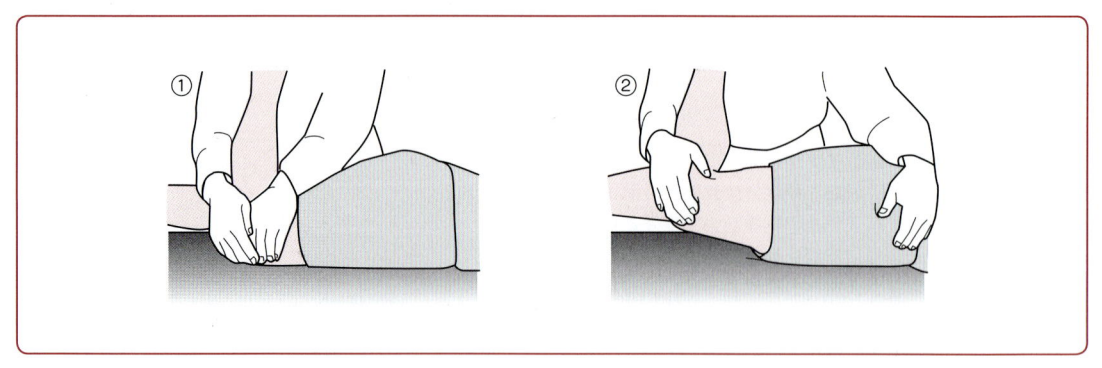

図4　open kinetic chainでの筋力トレーニングその2
腹臥位で股関節内外旋中間位，膝関節屈曲位をとり，股関節外転運動をさせる（①）．そのままの状態で外転に力を入れたまま，股関節の伸展をさせる（②）．

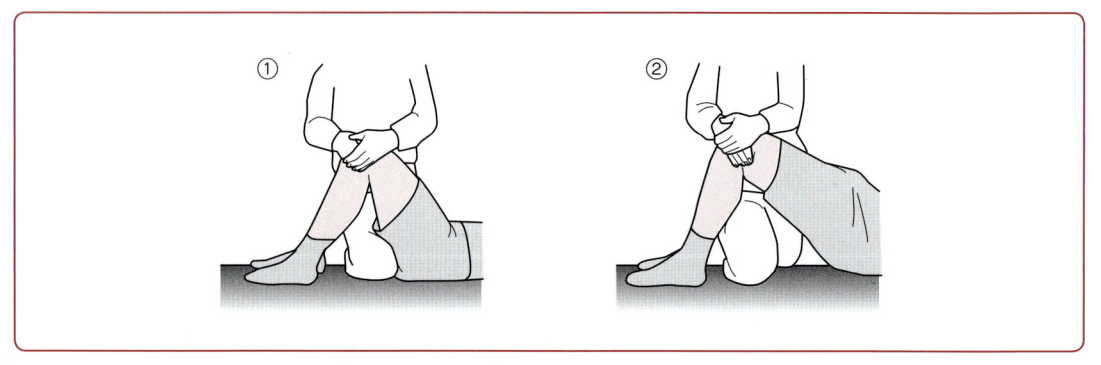

図5　closed kinetic chainでの筋力トレーニングその1
股・膝屈曲の背臥位で股関節の外転・外旋運動をする．右下肢は，セラピストの腹部を壁として寄りかからせておく．左下肢は，膝関節外側部に当てられたセラピストの両手による抵抗に抗して股関節外転・外旋運動をする（①）．股関節の外旋筋を強調して強化する場合は，両足部の左右間隔を広げ（股関節を外転位にする），股関節内旋位から開始する．膝関節外側部に当てられたセラピストの両手による抵抗に抗して，股関節を内旋位から中間位へと股関節外旋運動をさせる．さらに，股関節伸筋を強調するためにその状態を保持したまま殿部挙上による股関節伸展をさせる（②）．この際，腰椎の過伸展を伴わず股関節伸展角度は0°までとする．

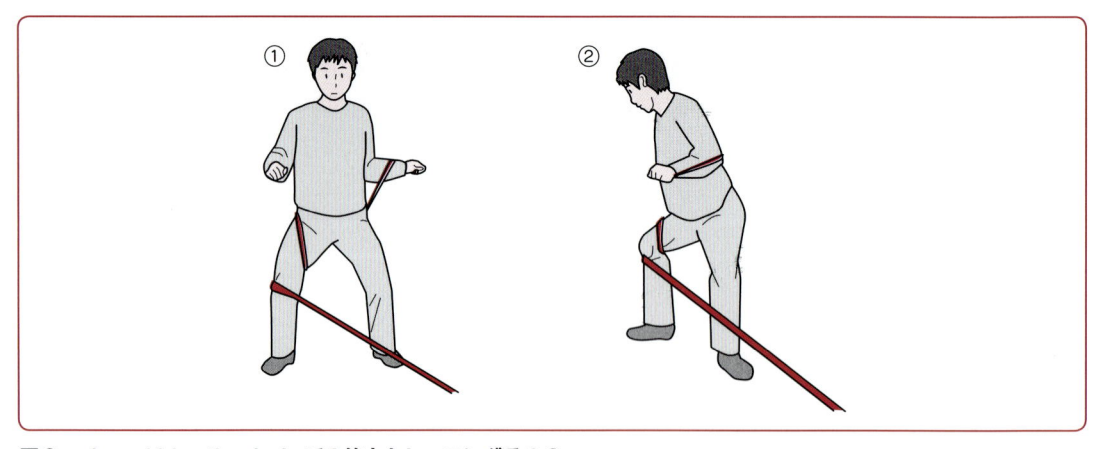

図6　closed kinetic chainでの筋力トレーニングその2
スクワットの状態で1本のセラバンドの抵抗を使って行う．右下肢への抵抗運動の場合，セラバンドを左前方から右下腿の外側・左腰背面へと回して左手で左外側へ引っ張る（①）．運動は，左下肢を軸に右後方へのターンを行う（②）．その際，セラバンドに対して股関節外旋・外転をし，ゆっくり元の位置に戻る．軸足の左下肢がknee-inしないように注意する．

3）足底板による内側縦アーチ下降の制御（図7～9）

- 距骨下関節と横足根関節の回内方向への過剰運動は，後足部の過度の外反と内側縦アーチの過度の下降現象として観察される．この現象を評価・確認する．
- 基本的には，静的立位で距骨下関節を中間位に保持することと，歩行や走行時に内側縦アーチの下降を制御することを目的に足底板のパッドを選択・挿入する．

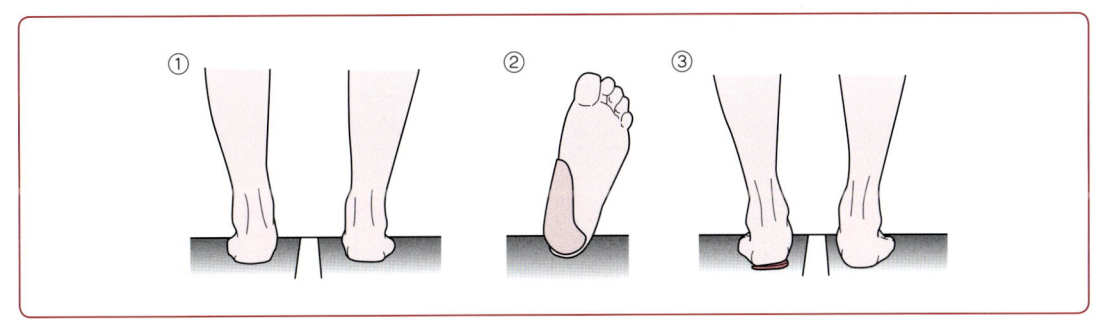

図7　距骨下関節中間位のためのヒールウェッジとその挿入の例
静的立位時の後足部アライメント（leg-heel alignment）を評価する（①）．静的立位時に後足部外反が強い場合には，距骨下関節中間位にするために踵の内側にウェッジパッドを挿入する（②，③）．

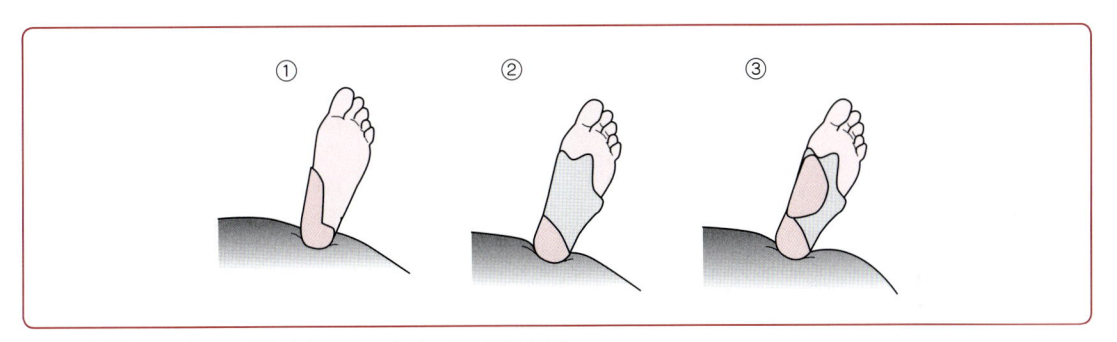

図8　内側ヒールウェッジと内側縦アーチパッドの挿入の例
内側ヒールウェッジだけでは不十分な場合が多いので，内側の縦アーチを保持もしくは下降制御するようなパッドを挿入する（①，②，③）．足底腱膜を圧迫しすぎないように注意する．

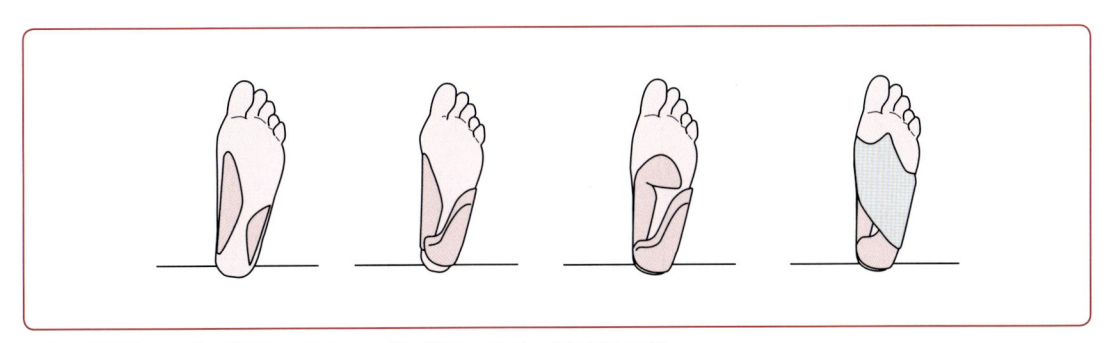

図9　外側縦アーチ，外側ヒールウェッジ，横アーチパッドの挿入の例
内側縦アーチ，外側縦アーチ，横アーチパッドによる荷重バランスの調整にはいくつかのパッドを組み合わせて挿入する．この際，歩行立脚期の足圧中心軌跡が踵外側から母指球へと滑らかな弧を描くように配慮する．できればこれらが一体化した足底板を作製し，挿入する．

4）テーピングによる内側縦アーチ下降の制御（図10〜12）

- 足底板を用いる場合の考え方と同様であるが，テーピングで用いるテープの材質の特徴を考慮して使い分ける必要がある．
- 距骨下関節の運動をコントロールするには，踵骨の内外反運動を制御もしくは誘導するようにテープを貼りつける（図10, 11）．
- 内側縦アーチの下降を制御するためには，足底腱膜の機能を補助するようにテープを貼りつける．その際，ウィンドラス機構が効率よく発揮できるように足趾のMP関節の背屈角度を適度に定めてテープを貼りつける（図12）．

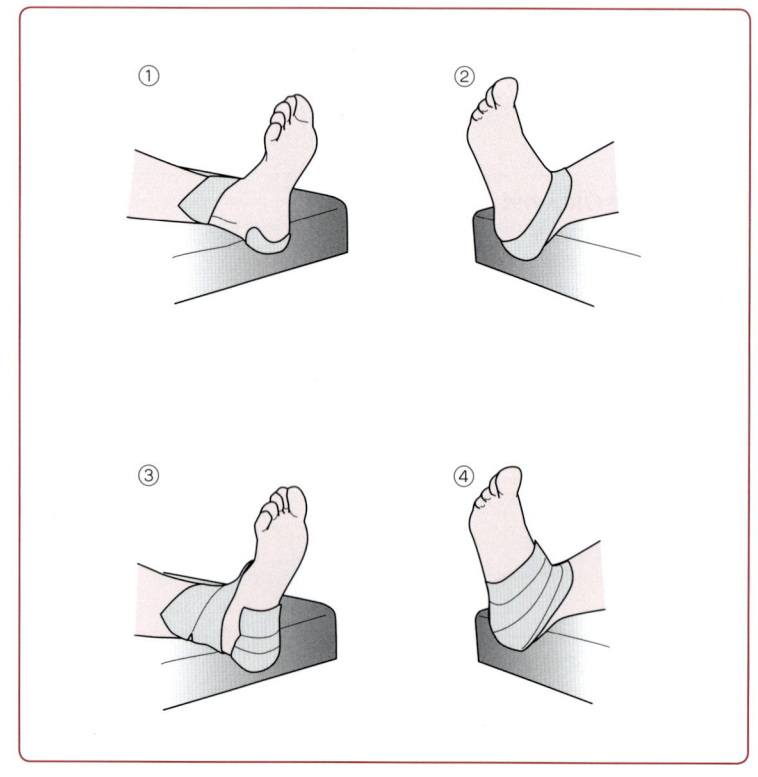

図10　距骨下関節中間位保持のテープその1
基本的には静的立位時で距骨下関節中間位を保持できるようにテーピングで距骨下関節中間位にするように踵骨を内反方向へ誘導する．伸縮性の厚手のテープ（ハードタイプ）を用いて踵外側後部から足関節内側前面・下腿遠位外側へとスパイラルにテープを貼りつける（①，②）．この際，皮膚を引っ張りすぎないように，踵は距骨下関節中間位を保持してテープを貼りつける．同様に先ほどのテープよりも前側の踵外側部からスパイラルにテープを貼る（③，④）．

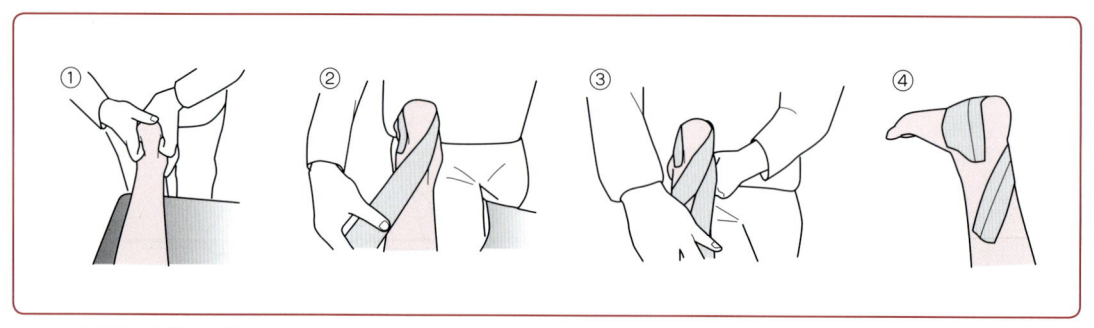

図11　距骨下関節中間位保持のテープその2
後足部の前額面からの観察で，距骨下関節中間位を他動運動と視診によって確認する（①）．距骨下関節中間位を確認できたらその位置で保持して，白テープ（非伸縮性のコットンテープ）で踵外側から内側・アキレス腱後面・下腿遠位外側へとスパイラルにテープを貼りつける（②）．この際，皮膚を引っ張りすぎないように，踵は距骨下関節中間位を保持してテープを貼りつける．同様に先ほどのテープよりも前側の踵外側部からスパイラルにテープを貼る（③，④）．

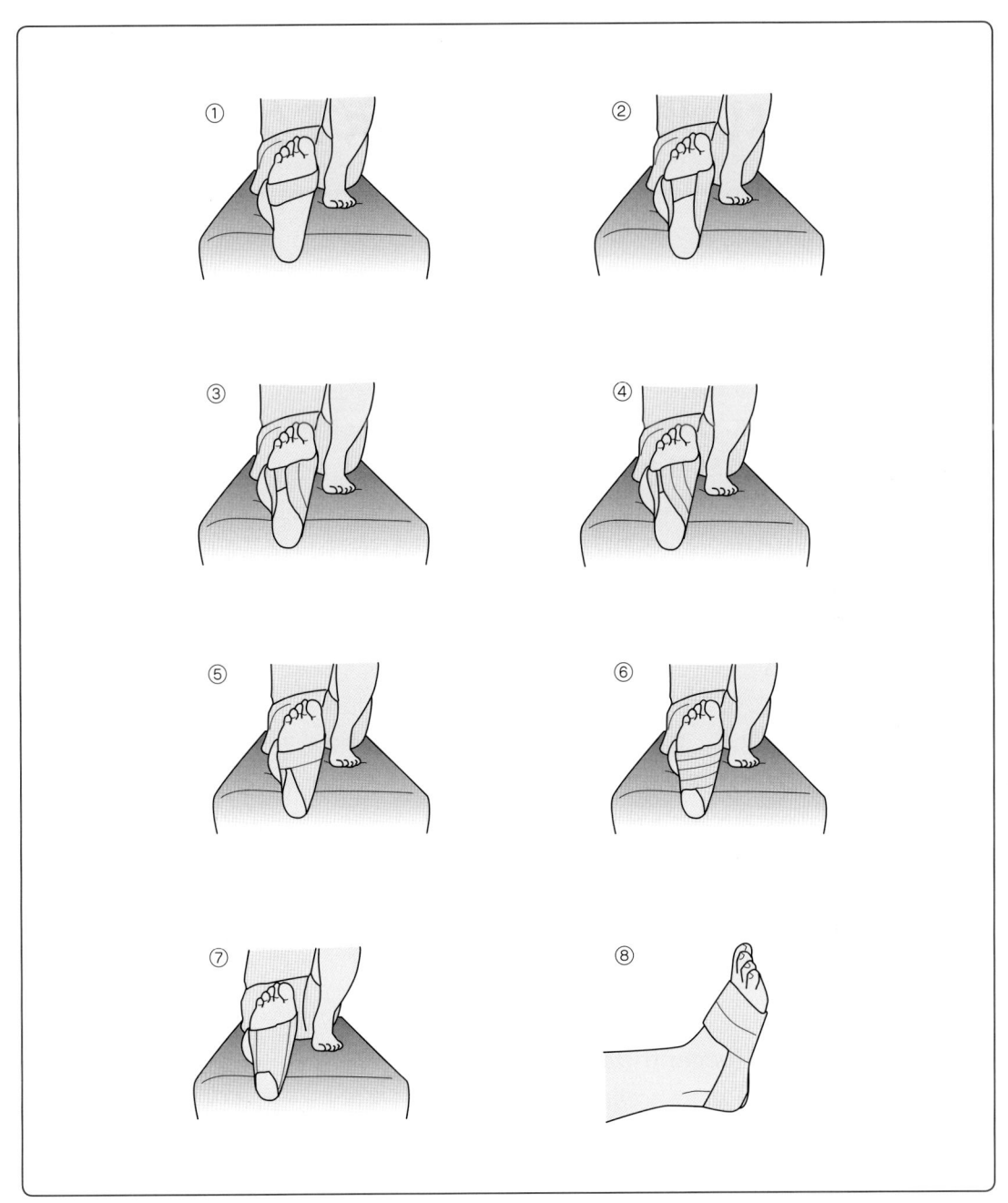

図12 内側縦アーチの下降を制御するテープ
歩行時の動的アライメントにおいて内側縦アーチの下降を制御するために内側縦アーチをサポートするテーピング．中足骨遠位部の横アーチ方向に白テープ（非伸縮性のコットンテープ）を第5中足骨外側から足底面を通って第1中足骨内側部までアンカーテープとして貼りつける（①）．内側縦アーチ方向に足底腱膜を補助する機能を持たせるように白テープを第1中足骨頭から踵後面を通って第5中足骨頭外側部へと貼りつける（②）．この際，MP関節の伸展制限を強めないように，また，forefoot rocker functionを機能させるようにあらかじめ15°から20°くらいMP関節の伸展位で貼りつける．同様に第2中足骨および第3中足骨のアンカー部分から踵後面を通って第5中足骨頭外側部へと貼りつける（③，④）．最初のアンカーテープと同様に第5中足骨外側から足底面を通って第1中足骨内側部までテープを貼りつける（⑤）．同様のテープを少し近位方向（踵方向）へずらし，踵底面部（踵球部）にかかる手前までテープを数枚繰り返して貼りつける（⑥）．最後に第1中足骨頭内側のアンカーテープ部分から踵後面を通って第5中足骨頭外側部アンカーテープ部分へと貼りつける（⑦）．中足骨遠位部の背面に第1中足骨頭内側のアンカーテープ部分から第5中足骨頭外側部アンカーテープ部分へと横方向にテープを1・2枚貼りつける（⑧）．

6・膝関節

バネのない歩行，走行を示すケース

市橋則明

> **解 説**
> - 下肢筋力だけでなく，腱をうまく使えないとバネのある歩行や走行ができない．
> - 腱の重要な機能は，弾性エネルギーの蓄積である．
> - 腱は解剖学的には非収縮要素であり，筋と骨を連結するものとされているが，機能的にみると腱には直列弾性要素としての役割があり，身体運動に大きく関係している．
> - 腱組織は外力によって受動張力を発生させながらバネのように伸張し，そのときに蓄えた弾性エネルギーをその後の短縮中に伸びたバネが縮むように放出することが可能である．具体的にはジャンプ動作時には，筋の収縮だけでなく腱組織が伸張されることによって貯蔵された弾性エネルギーを放出することにより効率のよいジャンプ動作を行っている．
> - ストレッチショートニングサイクル（stretch-shortening cycle：伸張－短縮サイクル：SSC）が重要である．
> - SSCとは，強くかつ速く伸張された筋（腱）がその弾性エネルギーと筋内の受容器である筋紡錘の伸張反射作用により，直後に強くかつ速く短縮される機能である．
> - SSCを利用した具体的な例としては，反動をつけないジャンプ動作よりも反動をつけたジャンプ動作の方が高く跳べることがあげられる．

■ 理学療法のポイント

下記の三つの局面を考えながらトレーニングを行う．

1）エキセントリック局面（eccentric phase）
- 予備緊張状態の筋が，外力によって引き伸ばされながら力を発揮する局面（伸張性収縮）である．
- 筋の伸張性収縮に引き続いて，腱が引き伸ばされ，弾性エネルギーを蓄える．筋紡錘と腱紡錘が興奮する．

2）切り返し（償却）局面（transition phase, amortization phase）
- エキセントリック局面の終了からコンセントリック局面の開始までの局面である．
- 筋紡錘と腱紡錘の興奮による神経刺激が伝達される．腱紡錘の興奮によるゴルジ腱反射を上位中枢が制御する．この局面をできるだけ短時間に行うことがコンセントリック局面において大きな力を発揮することにつながる．

3）コンセントリック局面（concentric phase）
- 筋が短縮しながら力を発揮する局面（短縮性収縮）である．

- 伸張反射の作用によって筋の短縮による力の発揮が促進され，同時に腱の弾性エネルギーが利用される．

■ 理学療法の実際

1) 体重計の上で上下に重心移動の練習
- 膝関節を屈伸しながら体重計のメモリを大きく振るように抜重・荷重を繰り返す．
- 両脚でうまく可能となれば片脚で行う．

2) 着地トレーニング
- 10cm台から飛び降りショックを吸収する (図1)．
- 徐々に台の高さを高くしていく．

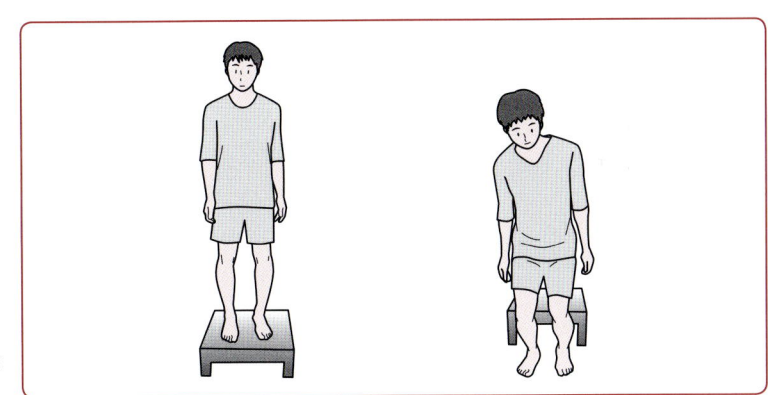

図1　着地トレーニング
10cm台から始め徐々に台の高さを高くしていく．
両脚で40cmが可能となれば，10cmの片脚へと進める．
着地時に音がしないように下肢全体で吸収させることが重要である．

3) プライオメトリックストレーニング
- 下肢のSSCのトレーニングとしてカウンタームーブメントジャンプ (図2)，ラテラルバウンド (図3)，ディプスジャンプ (図4)，サイドホップ (図5) などがある．

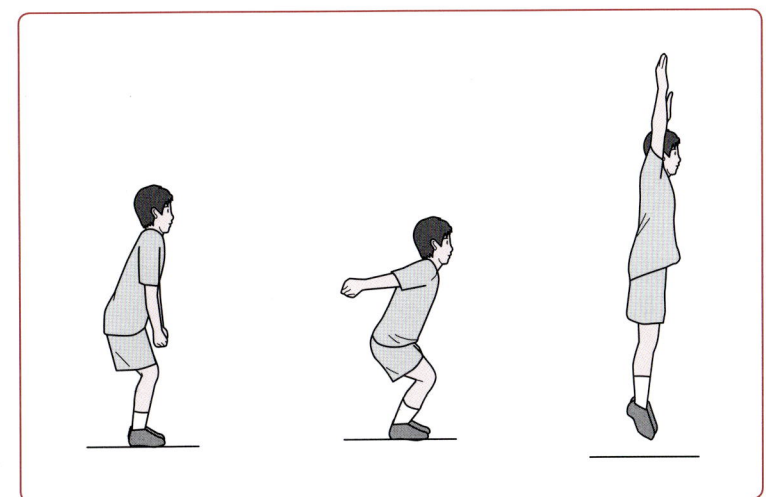

図2　カウンタームーブメントジャンプ
両腕を体側に置いて立ち，クォーター・スクワットの姿勢から反動をつけ両腕を頭上に振り上げながら垂直跳びを行う．連続して素早く跳び上がる．

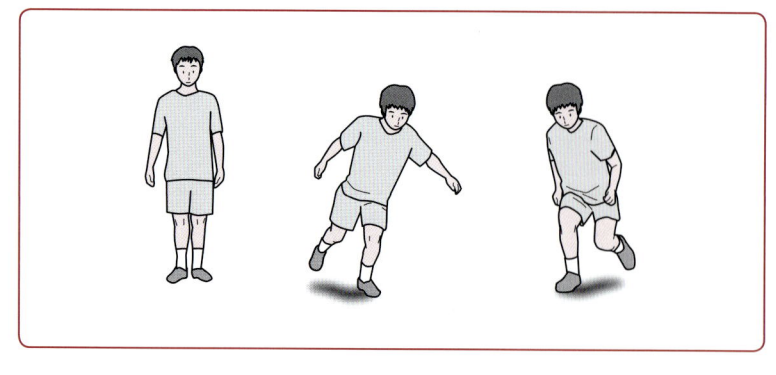

図3 ラテラルバウンド
片足ずつ交互に斜め前方にジャンプする．ジャンプは交互に素早く行うようにする．

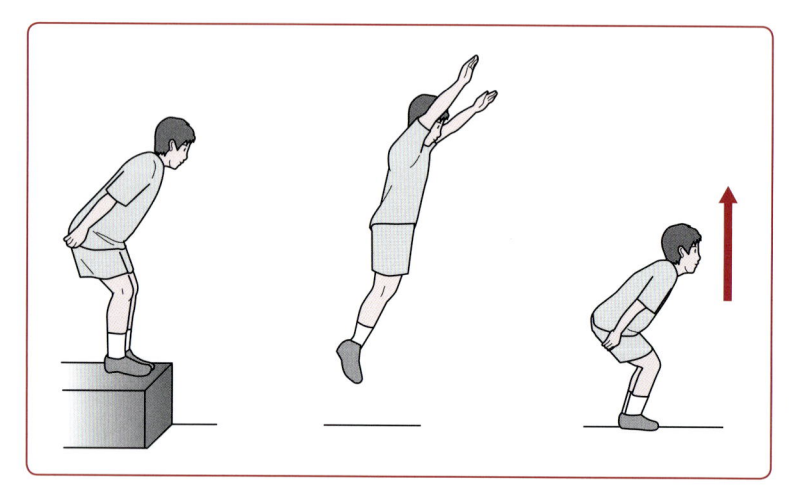

図4 ディプスジャンプ
台の上から跳び下りて，着地後すぐに高く跳び上がる．

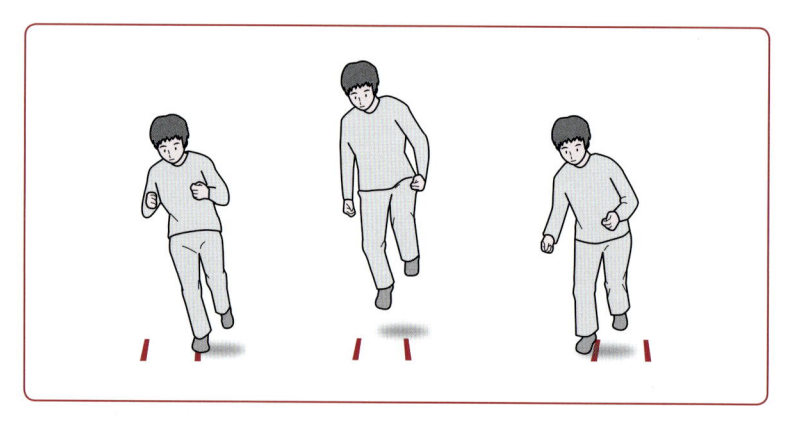

図5 サイドホップ（片脚）
30 cmのラインを片脚でサイドホップする．

Clinical Hint

- ジャンプ動作では，しゃがみ込む動作でヒラメ筋や大腿四頭筋が引き伸ばされる．同時に筋が収縮して引き伸ばされることに耐えようとするため，両端の腱が伸ばされて弾性エネルギーとして力を蓄える．しゃがみ込みから跳び上がる瞬間，筋の収縮力に加えて，腱の弾性エネルギーが解放されることで全体として大きな力を得ることができる．筋が力を出し始めてから最大の筋力を発揮するまでには，わずかであるが時間がかかる．力が必要な瞬間から力を出し始めたのでは，最大筋力に達する前に動作が終わってしまう．SSCでは反動動作の段階ですでに筋が収縮を始めており，主動作で最大筋力を出力することが可能になる．このようなSSCを利用したトレーニングをプライオメトリックストレーニングと呼ぶ．

第7章　下腿・足関節

7・下腿・足関節
歩行時に外反母趾による痛みがあるケース

伊藤浩充

解 説

- 歩行時に外反母趾のあるMP関節内側部に痛みが出現するのは，立脚期のときである．
- この痛みは，荷重により外反母趾角度が大きくなることによるものであり，二つの視点で捉える必要がある．一つは外反母趾角度が荷重時に大きくなることによる靴の内側部との接触による痛みである．もう一つは，荷重時の外反母趾角度が増大するような関節過剰運動によるいわゆる関節痛である．
- いずれにしても，荷重時の外反母趾角度変化を制御することが大事である．
- 外反母趾角度の変化は，足部の内側縦アーチ下降や後足部の外反変位と関連している．したがって，これらの動的な制御を行うことが大事である．

■ 理学療法のポイント

- 裸足の歩行と靴を装着しての歩行とで疼痛が異なる場合は，MP関節内側部の疼痛部分の除圧ができるようにパッドを挿入するか，もしくはMP関節部の幅が広いタイプの靴を使用する．
- 上述で疼痛の軽減が十分でなければ，足部の内側縦アーチ下降や後足部の外反変位との関連を確認するために，荷重・抜重によるこれらの現象の確認をするとともに疼痛誘発の有無を確認する（図1）．疼痛の誘発が確認できたら，足底板で内側縦アーチ下降や後足部の外反変位を制御するようにパッドを挿入するとよい．
- 筋の機能としては，後脛骨筋・長母趾屈筋・ヒラメ筋の機能を高める必要があるが，足底板で内側縦アーチ下降や後足部の外反変位を制御するようにパッドを挿入する方が効果的である．

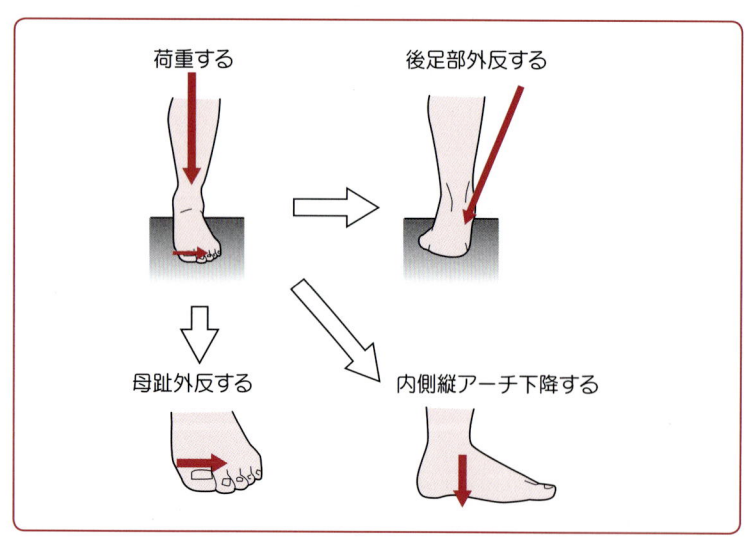

図1 荷重時の内側縦アーチ下降と後足部外反による外反母趾角増大
立位で足部内側縦アーチを下降させるように荷重させた場合，内側縦アーチの下降は後足部の外反を伴っている場合が多い．荷重していくと後足部の外反が強められていく．また，内側縦アーチの下降が大きいと母趾が外反してくることが多い．このとき舟状骨の内側変位（navicular shift）が生じていないかどうかも確認する．

■ 理学療法の実際

1) MP関節内側部が靴との接触によって疼痛を誘発している場合の除圧パッド（図2）

- 靴をはくことにより疼痛の増強がある場合は，疼痛部位と靴との接触圧を軽減する必要がある．
- 外反母趾角度を増強させないで，疼痛部位の除圧を図る．そのためには，まず，母趾と第2趾との間にパッドを挿入して外反部位を制御しておく．次に疼痛部位より遠位と近位の2箇所にパッドを当てて，この2箇所で靴との接触圧を受けるようにする．

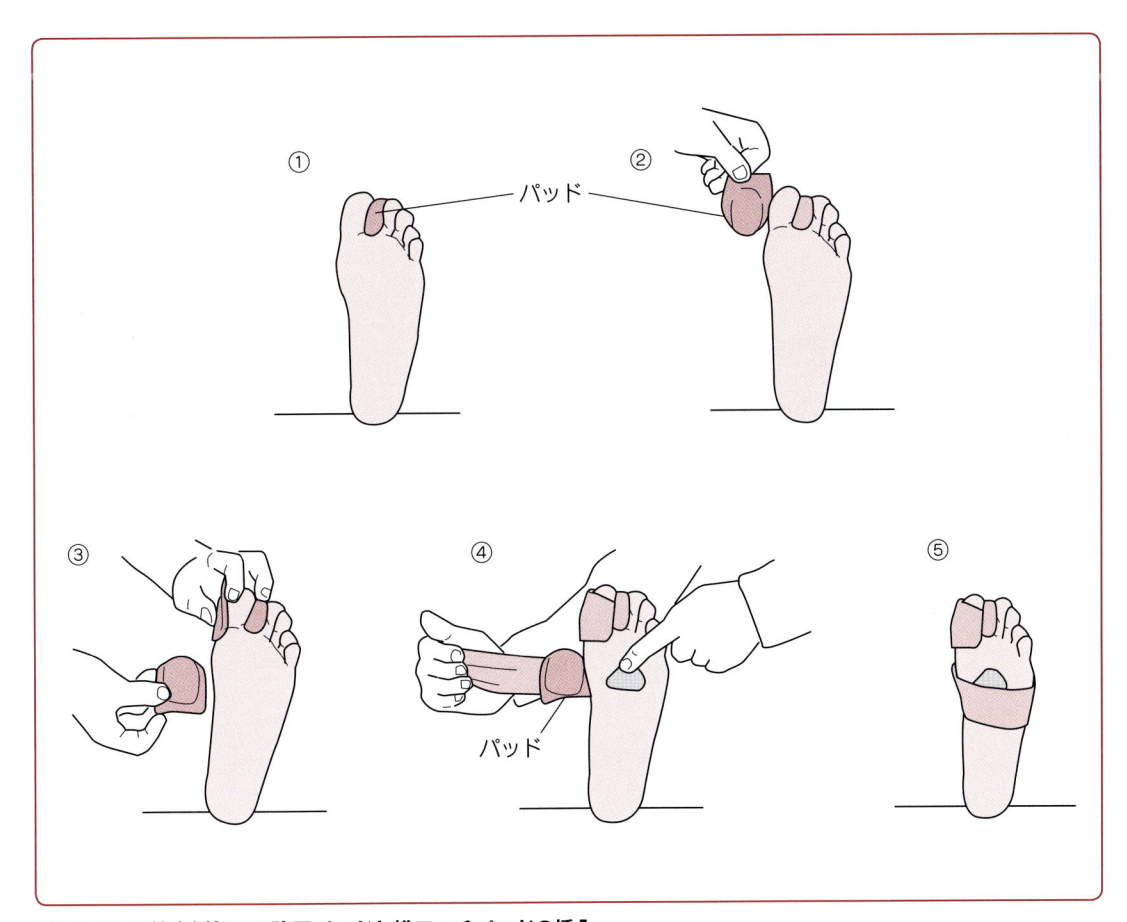

図2　MP関節内側部への除圧パッドと横アーチパッドの挿入
母趾と第2趾間にパッドを挿入して，外反母趾角度を矯正する（①）．母趾中足骨頭内側部を除圧するために母趾内側と中足骨遠位部内側にパッドを当てる（②，③）．横アーチパッドで横アーチを保持させ，すべてのパッドをテーピングテープで固定する（④，⑤）．

2) 内側縦アーチ下降や後足部の外反変位を制御するための足底板（285頁図7〜9参照）

- 第1MP関節部，つまり，母趾球荷重を軽減することが大事である．
- 母趾球荷重を軽減するには，歩行中の足圧中心軌跡が第2趾から第3趾を通過するように足底板を挿入するとよい．

Clinical Hint

- 除圧パッドの貼りつけ方の注意点：皮膚と皮下とのすべりによる摩擦でも疼痛を誘発するので，MP関節内側部では皮膚に張力が生じないように少したわみをつけてパッドを貼りつけるとよい．
- 内側縦アーチの運動をコントロールするテーピングの方法（図3）

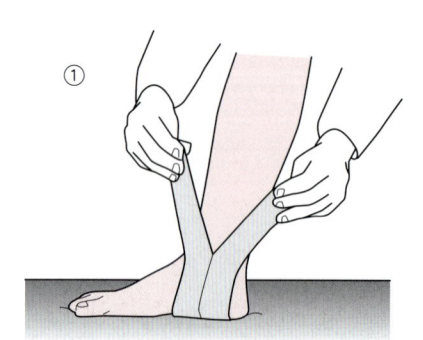

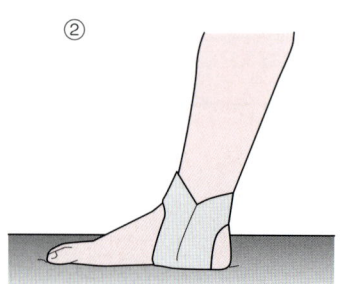

図3　内側縦アーチの下降を制御するテープ

踵骨の外反を制御し，内反方向へ誘導するように，荷重位でテープを貼りつける．伸縮性の幅広い（75mm幅）厚手のテープ（ハードタイプ）を用いて踵外側部から足底面を通り，テープ幅の中央が舟状骨底面を支持する（挙上する）ようにテープを内側部から引き上げる（①）．テープ幅を二分にスプリット（テープを縦方向に半割）し，それぞれ足関節前方と内果後方を通って，外果上方で重ね合わせるように貼りつける（②）．この際，下腿遠位部を締めつけすぎないように注意する．また，足関節の内返しを過度に誘導しないように注意する．

7・下腿・足関節
歩行時にショパール関節の痛みがあるケース

伊藤浩充

> **解 説**
> - 足関節に背屈制限があるとショパール関節にストレスがかかり，ショパール関節が不安定になるとともに疼痛が出現する．
> - 歩行時にショパール関節に痛みが出現するのは，立脚中期から後期のときである．
> - ショパール関節が不安定な場合の痛みは，荷重により足部の内側縦アーチ下降と舟状骨の過剰な内側変位によって生じる．
> - 上記の場合，内側縦アーチ下降をアーチパッドによって制御するとともに，後足部の外反も制動するようなパッドを挿入する．

■ 理学療法のポイント

- あらかじめ足関節の背屈角度制限がないかどうかを確認しておく必要がある．背屈制限があればそれに対するアプローチをする（316頁参照）．
- 裸足で足部の内側縦アーチ下降や後足部の外反変位との関連を確認するために，荷重・抜重によるこれらの現象の確認をするとともに疼痛誘発の有無を確認する（292頁図1参照）
- 足部の内側縦アーチ下降の程度を評価するには，舟状骨の高さ変化を指標にFeiss線を利用する（図1）．
- また，足底腱膜によるウィンドラス機構が機能しているかどうかも確認しておく（図2）．
- 後足部の外反を評価するには，leg-heel angleを計測する（図3）．

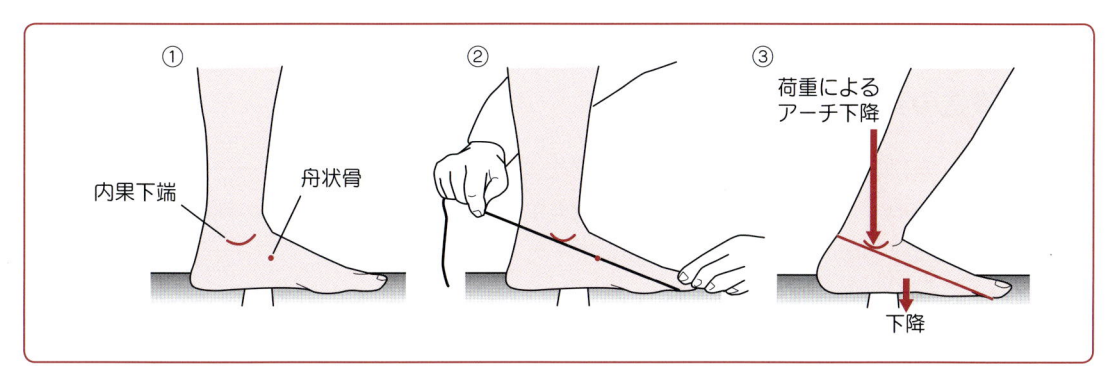

図1 足部の内側縦アーチ下降のみかた
内果下端と母趾中足骨頭内側の中央とで結ばれた線（Feiss線）を確認する（①，②）．Feiss線より舟状骨結節が下方に離れているほど内側縦アーチの下降度合いが大きいことになる（③）．なお，母趾外転筋や短母趾屈筋の筋の厚さによる見かけ上の扁平に注意する．

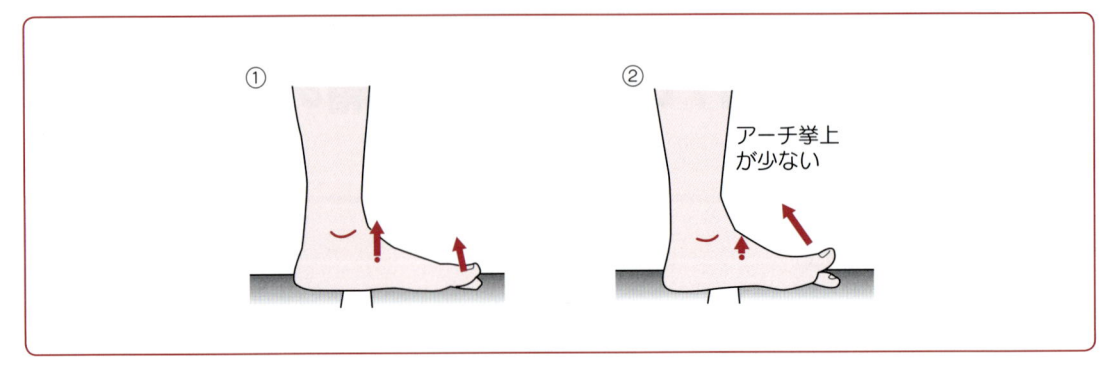

図2　足底腱膜と長母趾屈筋によるウィンドラス機能の確認
一般に MP 関節背屈により内側縦アーチの挙上（①）がみられるが（ウィンドラス機構），ショパール関節が不安定な場合や扁平足の場合は Feiss 線より舟状骨がもともと下方に離れているので，MP 関節背屈による内側縦アーチの挙上は顕著でないことが多い（②）.

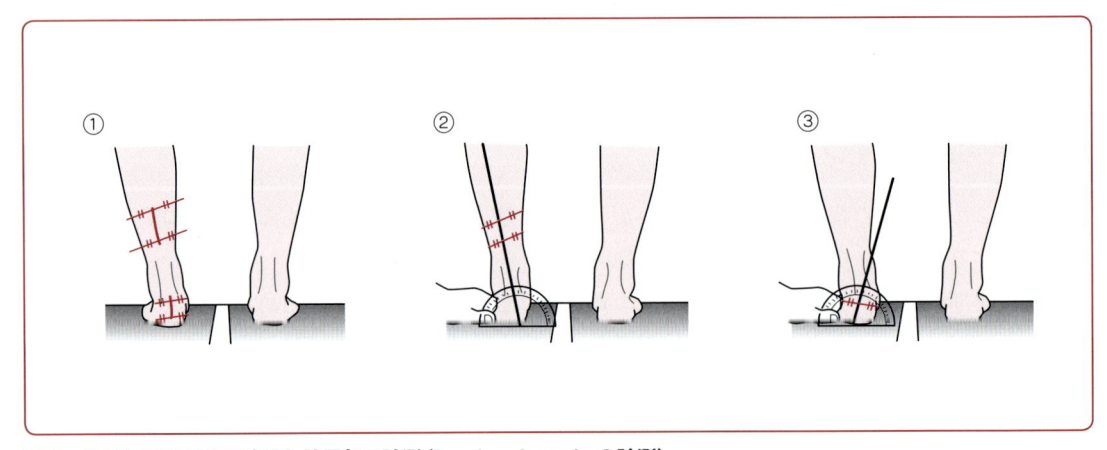

図3　後足部の外反位の確認と外反角の計測 (leg-heel angle の計測)
下腿後面遠位 1/3 部分の上下軸と踵部後面の上下軸にそれぞれ線を描く．具体的には，下腿幅の中点を 2 ヵ所マークし，それらを結んだ線と踵部幅の中点を 2 ヵ所マークし，それらを結んだ線をそれぞれ描く（①）．
それぞれの線に分度器（分度器の中心点からは長くて細いたこ糸をつけ加えている）を当て，下腿部の床面に対する傾斜角（②）と踵部の床面に対する傾斜角（③）とから外反角を算出する．

■ 理学療法の実際

1) 内側縦アーチ下降や後足部の外反変位を制御するための足底板

- 内側縦アーチ下降や後足部外反に伴う疼痛の誘発が確認できたら，足底板で内側縦アーチ下降と後足部の外反変位を制御するようにパッドを挿入するとよい（285 頁参照）．

2) ショパール関節不安定性に対するテーピング（図4）

- ショパール関節が不安定な場合に対するテーピングでは，内側縦アーチの下降と舟状骨の内側変位 (navicular shift) を制御する．
- 踵離地から足尖離地の際に痛みを自覚する場合は，テーピングで後足部の外反制動とともに中足部における回外誘導を行う．

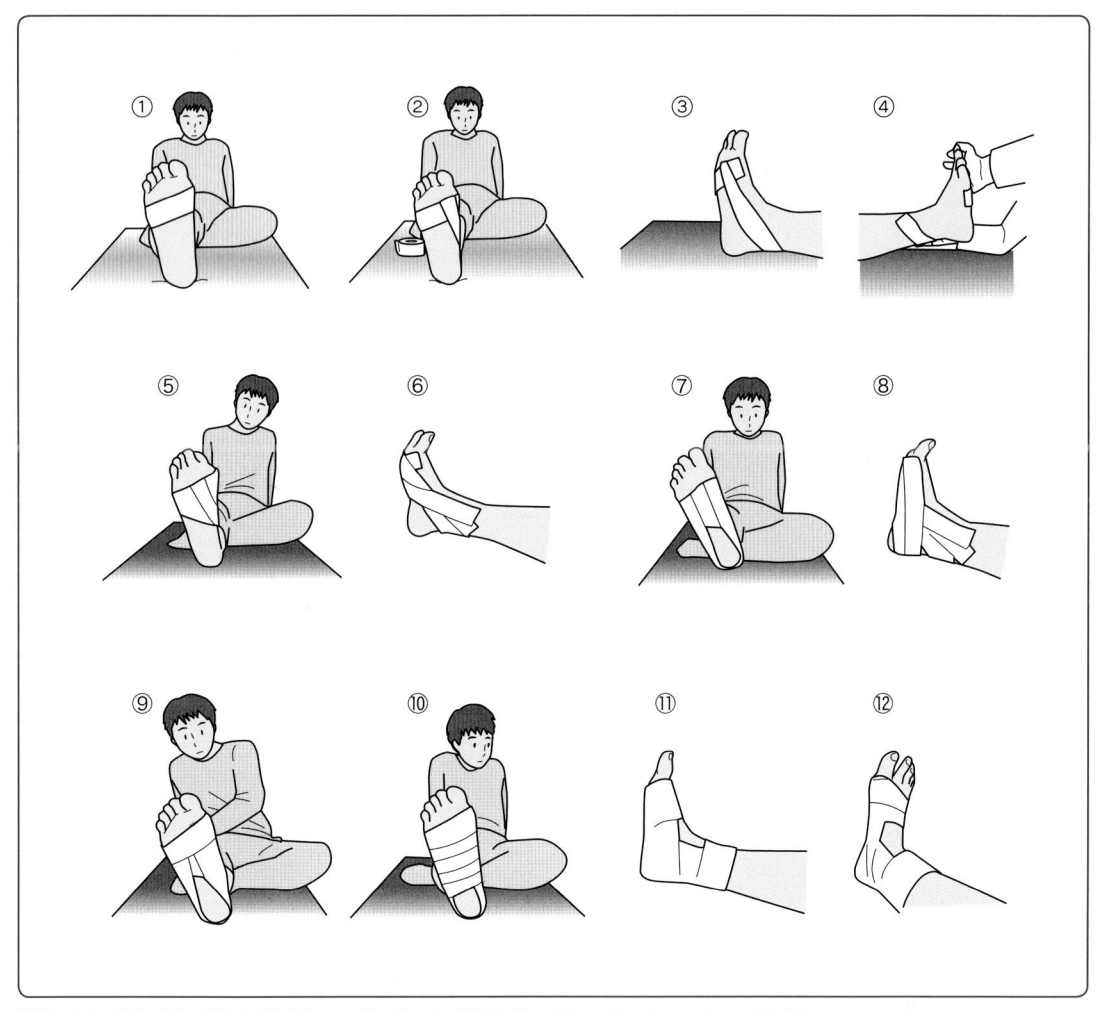

図 4 テーピングによる内側縦アーチ下降と舟状骨内側変位（navicular shift）の制動
中足骨遠位部の横アーチ方向に白テープ（非伸縮性のコットンテープ）を第5中足骨外側から足底面を通って第1中足骨内側部までアンカーテープとして貼りつける（①）．白テープを使って内側縦アーチ方向に第1中足骨頭底面から第1中足骨・楔状骨・舟状骨を支持するように内果に向かって下腿へとスパイラルに貼りつける（②〜④）．このとき，足関節は底背屈中間位に保持しておくこと．同様に第2中足骨および第3中足骨のアンカー部分から舟状骨を通って下腿内側後方に貼りつける（⑤，⑥）．第1中足骨内側から足部内側・踵後面を通って第5中足骨外側部までテープを2回貼りつける（⑦，⑧）（ホースシュー）．再び①のアンカーテープと同様に第5中足骨外側から足底面を通って第1中足骨内側部までテープを貼りつける（⑨）．これを少し近位方向（踵方向）へずらして貼りつける．踵底面部（踵球部）にかかる手前まで同様のテープを数枚繰り返して貼りつける（⑨，⑩）．ホースシューを再度貼りつける．また，中足骨遠位部の背面に第1中足骨頭内側のアンカーテープ部分から第5中足骨頭外側部アンカーテープ部分へと横方向にテープを1・2枚貼りつけ，下腿部にもアンカーを貼る（⑪，⑫）．

7・下腿・足関節

歩行時に踵の痛みがあるケース

伊藤浩充

解 説

- 踵の痛みの程度は，踵骨骨折がなければ，歩くときにピリピリとした痛みを感じるくらいである．片側の発症例が多いが，我慢して歩き続けると反対側の足まで痛くなることもある．
- 足関節背屈制限などの後方荷重する原因を有すると，長時間立位のように踵への荷重が持続し，それに伴って下腿後面の筋群が疲労して疼痛が起こりやすくなる．つまり，踵に付着するアキレス腱が下腿三頭筋の緊張により踵骨を上方へ引っ張る一方，荷重により踵骨がアキレス腱を下方に牽引する力が作用するので，この両者の刺激が踵周囲に炎症を引き起こしていると考えられる．
- 上記の例以外では，高所より飛び降りたときに踵から着地した場合のように直接地面からの過度の衝撃が踵に加わった場合に起こる．その他，足底腱膜の踵骨付着部の炎症の場合もある（306頁参照）．

■ 理学療法のポイント

- 足関節の背屈制限がないかを確認する．その際，下腿三頭筋の過緊張や短縮がないかを確認する．
- 疼痛部を除圧するようにヒールカップを挿入するとともにアキレス腱への伸張ストレスを軽減する．
- 下腿三頭筋の緊張を軽減するようにマッサージとストレッチングを併用する．
- 歩行立脚期における足底荷重圧分布を中足部・前足部に分散させるような足底板を挿入する．

■ 理学療法の実際

1）アキレス腱への伸張ストレス軽減の方法（図1）

- 荷重を中足部・前足部へ分散させるとともにアキレス腱への伸張ストレスを軽減するように踵用の足底板やヒール高を高くするヒールカップを挿入する．

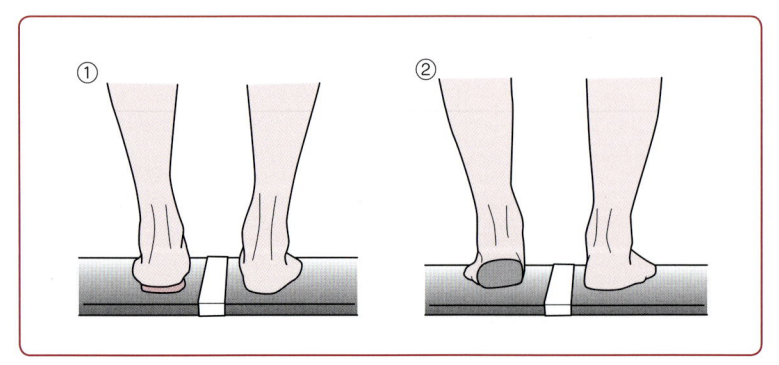

図1 アキレス腱への伸張ストレス軽減方法
踵用の足底板（①）やヒールカップ（②）を挿入することによりヒール高を高くし，アキレス腱への伸張ストレスを軽減する．

2) 踵底面の痛みに対する除圧の方法（図2）

- 除圧が必要な場合には，疼痛部を除圧するようなパッドを挿入し，また，荷重圧を中足部・前足部へ分散させるためにヒールカップを挿入する．

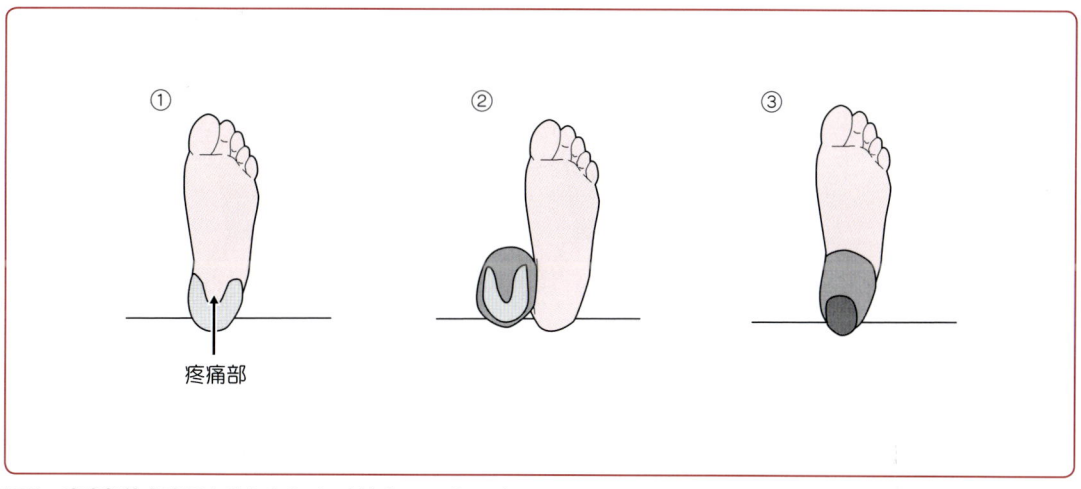

図2 疼痛部位を除圧するためのパッドとヒールカップ

疼痛部の除圧を目的にパッドを当てる．パッドの形状は疼痛部に直接当たらないようにU字形とし，踵周囲に適合するように作製する（①）．既製のヒールカップを使用してパッドと合わせて踵を覆い，ヒール高を高くする（②，③）．ヒール高が高くなりすぎて靴が脱げやすくならないように注意する．

3) 下腿三頭筋の緊張を軽減するためのマッサージとストレッチング

- 下腿三頭筋の過緊張や短縮があれば，マッサージとストレッチングとでそれらを軽減させる（320頁参照）．

4) 歩行立脚期における足底荷重圧分布を中足部・前足部に分散させるための足底板（図3）

- 踵部への荷重圧を軽減する目的で荷重圧を受ける足底面積を増加させ，中足部と前足部での荷重分散を図る．

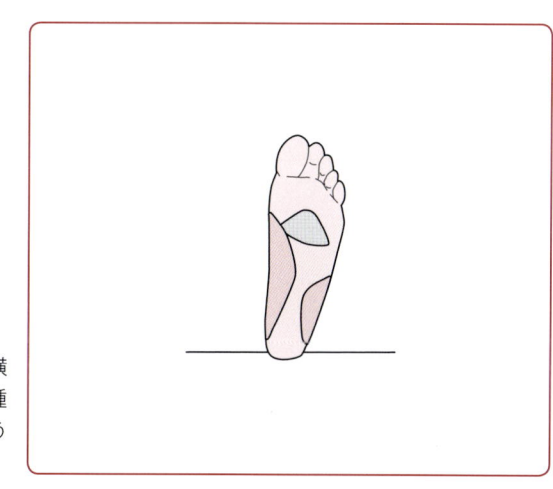

図3 中足部・前足部に分散させるような足底板を挿入

中足部・前足部において内側縦アーチ，外側縦アーチ，横アーチにパッドを挿入して荷重面積を増やし，相対的に踵への荷重圧を減少させる．足底腱膜を圧迫しすぎないように注意する．

Clinical Hint

- 比較的疼痛が軽度の場合は，テーピングで対処できる場合がある（図4）．
- 踵部のテーピングでは，踵底面の豊富な脂肪組織を集めるように貼りつけることにより，疼痛部への緩衝効果が期待できる．

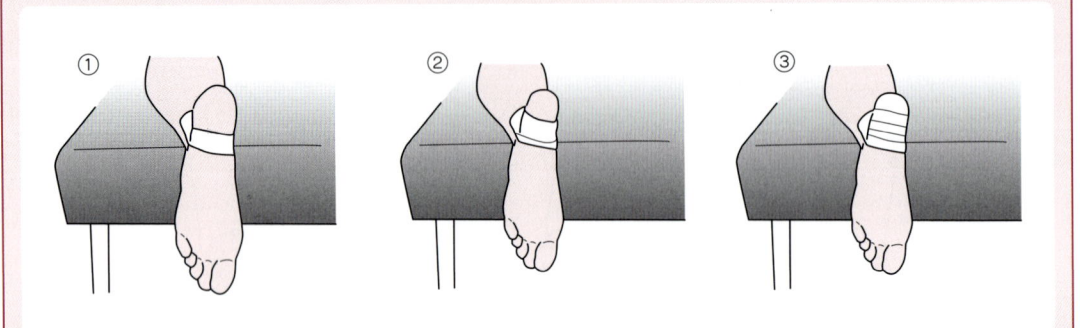

図4　踵部の疼痛緩和のためのテーピング
踵部底面に疼痛がある場合，疼痛部位に脂肪組織を寄せ集めてクッション機能を持たせるようにテーピングを行う．25mm幅のテープを使って，踵骨内外側から底面・反対側へと脂肪組織を踵底面に寄せ集めるように複数枚のテープを貼りつける．この際，テープ同士はその幅の半分くらいを重ね合わせて貼りつけていく（①〜③）．また踵骨内外側から踵後面・反対側へとテープを貼りつけ，踵部を覆っていく．この際，テープは踵近位部から遠位部へと貼りつけていく．

7・下腿・足関節

歩行時に下腿外側部の痛みがあるケース

建内宏重

> **解説**
> - 立位や歩行時に下腿外側部に痛みがある場合，腓骨筋やヒラメ筋など足関節周囲筋による痛みや坐骨神経痛もしくは小殿筋からの関連痛が関係していることが多い．
> - 歩行時の痛みでは，歩行のどの時期に痛みが生じるかが重要であり，原因を鑑別して治療にあたることが大切である．

■ 理学療法のポイント

- 立位荷重と膝立ち位荷重を比較し，足関節からの影響の有無を判断する（図1）．
- 足関節周囲筋による痛みは，立脚中期から終期にかけて生じることが多い．
- 股関節周囲筋による痛みは，立脚初期から生じることが多い．
- 腓骨筋やヒラメ筋に過緊張がある場合，それらのストレッチとともに後脛骨筋のエクササイズを行うとよい．
- 小殿筋の痛みは，ストレッチもしくは軽負荷での自動運動により対応する．
- 関節の潜在的な不安定性を代償するために関節周囲筋が強く緊張していることもあり，足関節や股関節の不安定性にも注意する．

図1 立位と膝立ち位での荷重による痛みの評価
① 立位と膝立ち位で痛みの変化を評価し，足関節からの影響の有無を判断する．
② 膝立ち位でも痛みがある場合は，腓骨筋やヒラメ筋からの影響は除外される．

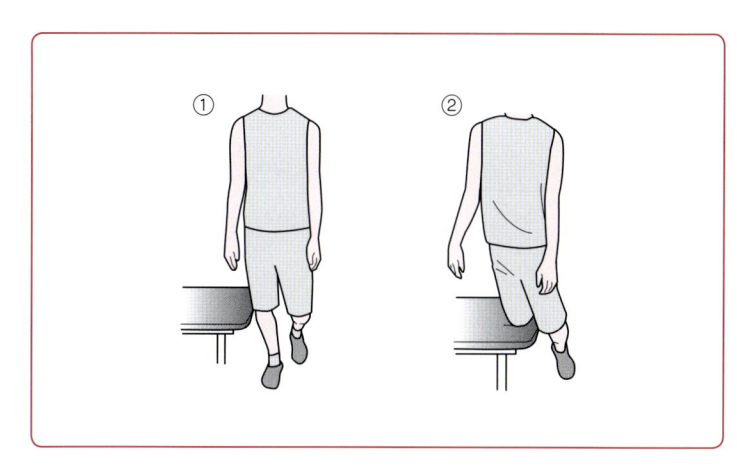

■ 理学療法の実際

1) 後脛骨筋のエクササイズ（図2）

- 後脛骨筋機能不全が症状と関連していることがあるため，腓骨筋やヒラメ筋のストレッチと併せて行う．

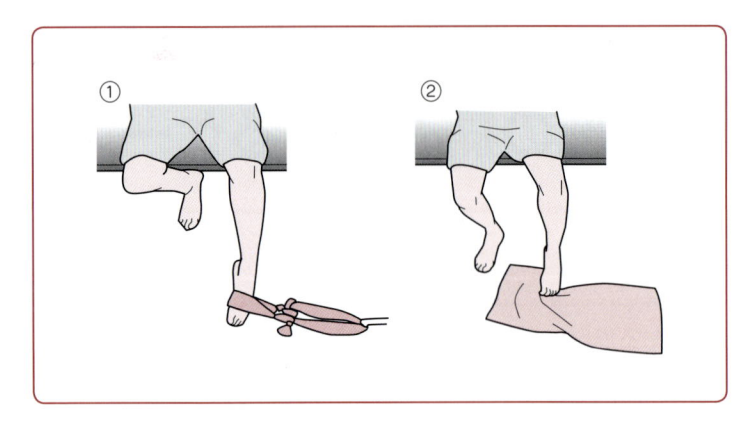

図2　後脛骨筋エクササイズ
① 足関節の底屈・内反方向への運動を行う．
② 足部内側縦アーチを高めるように足部内在筋にも収縮を入れながら行うとよい．

2) 小殿筋ストレッチ（図3）

- 荷重位でのセルフストレッチの方法を示す．

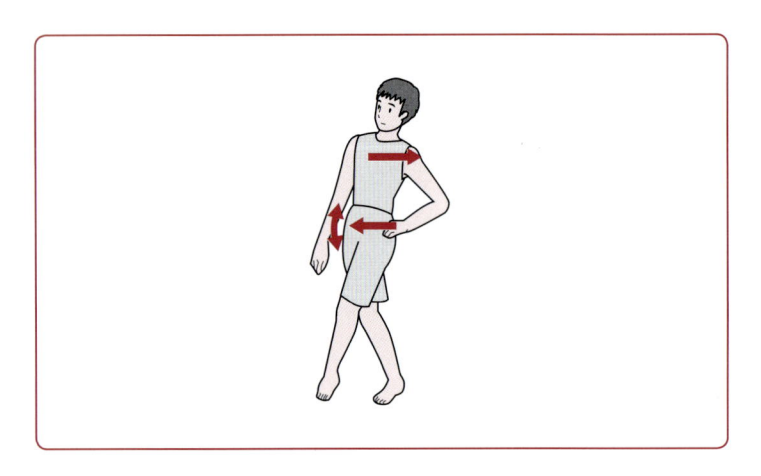

図3　小殿筋（右側）ストレッチ
ストレッチしたい側の下肢を反対側下肢の後方で交差するようにして接地し，左側の上肢で骨盤を右側へ移動させる．体幹は少し左側へ側屈させる．

3) スリングを用いた股関節外転運動（図4）

- ストレッチ後に軽負荷での外転運動を繰り返し行うと，痛みが軽減しやすい．

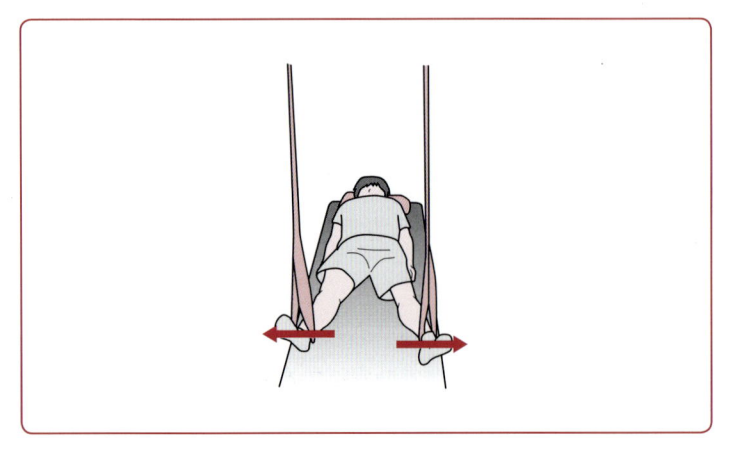

図4　スリングを用いた股関節外転運動
軽負荷で股関節の外転運動を繰り返す．

7・下腿・足関節
ランニング時に脛骨内側面の痛み（シンスプリント）があるケース

伊藤浩充

解説

- 脛骨内側面が痛むいわゆるシンスプリントは脛骨過労性骨膜炎と呼ばれ，スポーツによる慢性障害の代表的な疾患である．
- 同じ動作の頻回反復によって生じる本障害は運動負荷が誘因であるので，繰り返される運動負荷によって脛骨内側面（特に遠位1/3）に負荷のかかる機序を見極める必要がある．
- ランニング中の荷重時に距骨下関節や横足根関節での過回内運動と内側縦アーチの扁平化という舟状骨下降現象が典型的な原因である．これらの現象を制御するためにヒラメ筋と後脛骨筋が働き，特にヒラメ筋は脛骨内側面遠位1/3付近に腱膜組織として付着しているのでそれが伸張されて骨膜刺激を引き起こし疼痛が誘発されると考えられている．

■ 理学療法のポイント

- 多くの場合，距骨下関節での過回内運動と内側縦アーチの扁平化，ヒラメ筋と後脛骨筋・長母趾屈筋の過使用による疲労が存在しているのでそれらに対処する．
- 運動負荷を軽減するだけでなく，上述の現象を制御できるように歩行・走行の下肢の運動パターンは足底板を使って修正していく．
- 疼痛を軽減させ，再発予防するためには距骨下関節での過回内運動と内側縦アーチが扁平化する舟状骨下降現象を制動するような足底板が必要となる．ヒラメ筋や後脛骨筋が疲労している場合は，それらに対してマッサージとストレッチングおよび疲労回復後の筋力トレーニングが必要となる．
- 関節の構造的な問題であれば，長期間の足底板使用が勧められるが，初期の時点で発見でき，症状が軽度であれば運動時のみテーピングを使用してランニングができる場合もある．

■ 理学療法の実際

1）足底板の適応と処方

- テーピングによって疼痛が軽減するかどうかを確認し（図1），疼痛が軽減すれば足底板の適応を考える（足底板の方法は285頁図7〜9参照）．
- 初期症状であり，疼痛も軽度の場合は，テーピングで足部・足関節の過回内運動を制御してランニング練習を行うこともある．
- 疼痛軽減が得られない場合は，休養と疼痛軽減のための物理療法を行う．

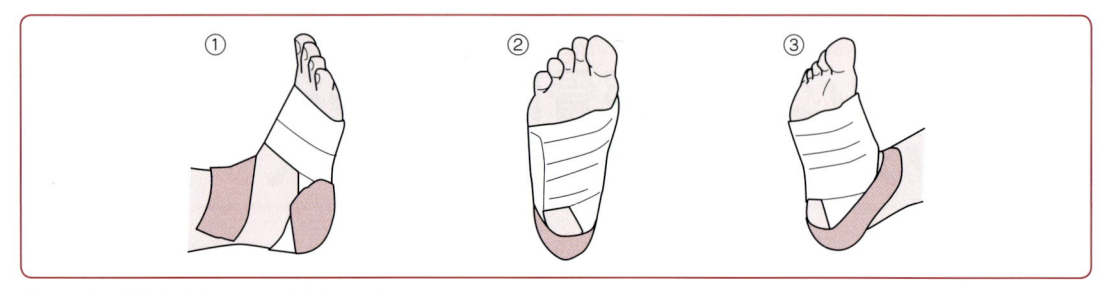

図1 疼痛軽減を確認するためのテーピング

アーチの下降を制御するテープ（287頁参照）をあらかじめ施し，踵骨の外反を制動するテープを追加する．追加するテープは，厚手50mm幅の伸縮性テープ（ハードタイプ）を用いて踵外側前方（①）から踵後底面（②）・踵内側（③）・足関節前面へとスパイラルにテープを貼りつける．

2) ヒラメ筋や後脛骨筋などの足関節底屈筋・内返し筋に対するマッサージとストレッチ

- 本症はスポーツによる慢性障害の場合が多いので，下腿後面の筋群の疲労を伴っていると考えられる．
- 筋の血行を促進して柔軟性を改善させたうえで筋力トレーニング（315頁図3参照）を実施するためにもあらかじめマッサージ（321頁図1参照）とストレッチ（321頁図2参照）によって，筋疲労の軽減を図る必要がある．

3) ランニング時の再発予防のためのテーピング

- 疼痛が軽減し，ランニングを再開するときには再発を予防する目的でテーピングを行うことがある（図2）．

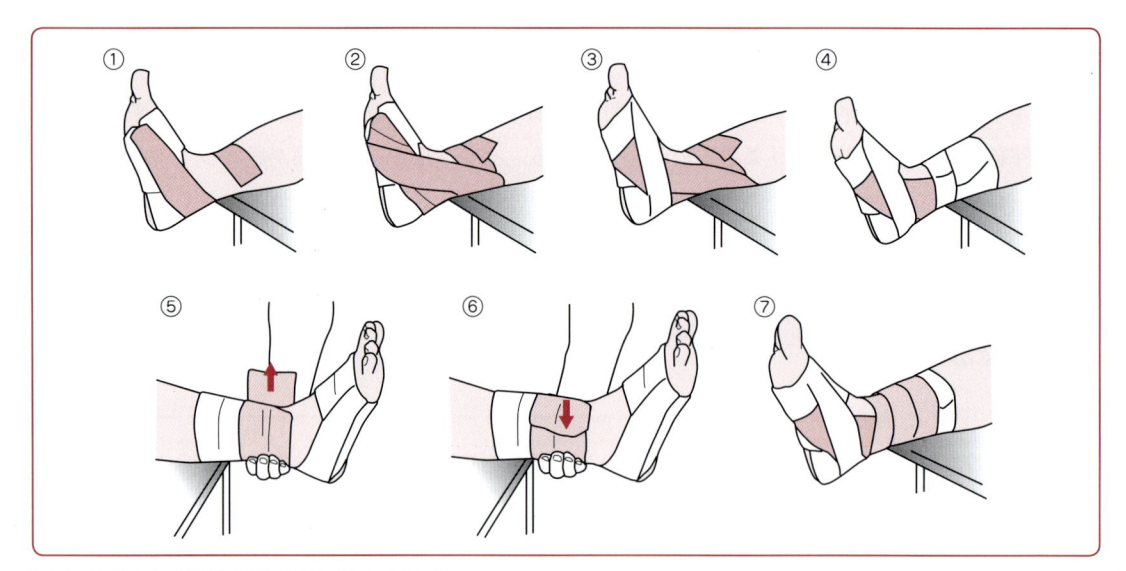

図2 疼痛軽減と再発予防のためのテーピング

アーチの下降を制御するテープ（287頁参照）をあらかじめ施す．次に厚手50mm幅の伸縮性テープ（ハードタイプ）を用いて母趾球から内側縦アーチをサポートするように足関節内果下端・アキレス腱・下腿外側部へとスパイラルにテープを貼りつける（①）．第2趾および第3趾のMP関節底面からも同様のテープを貼りつける（②）．前足部のアンカーテープと足部へのホースシュー（③）および下腿遠位部のアンカーテープ（④）を巻く．疼痛軽減の効果が不十分であれば，厚手50mm幅（もしくは70mm幅）の伸縮性テープ（ハードタイプ）を用いて下腿遠位外側部（⑤）から下腿後面・下腿内側・下腿前面（⑥）へとサーキュラーを追加して完成させる（⑦）．この際，ヒラメ筋の脛骨内側後面付着部での緊張を和らげるように軟部組織を内側前方へと寄せるようにする．

Clinical Hint

- テーピングによる一時的な疼痛軽減の方法（図3）
  疼痛が軽度で，足部・足関節の運動に問題がない場合は，下腿遠位部にテーピングをするだけで対処できる場合がある

図3　軽症例に対するテーピングの方法
ヒラメ筋遠位内側部の脛骨への付着部での緊張を緩和するように下腿外側から下腿後面を通って後内側から前方へ圧迫するようにテーピングを1周巻くだけでよい場合もある．この際，アキレス腱を圧迫しすぎて背屈制限が強まらないように注意する．

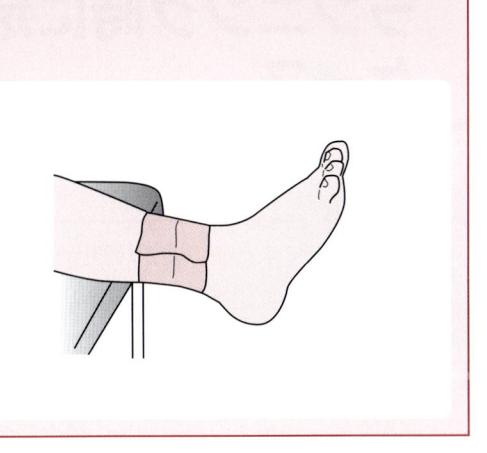

MEMO

7・下腿・足関節
ランニング時に足底腱膜の痛みがあるケース

伊藤浩充

解 説

- ランニングによる使い過ぎが原因で生じる疼痛である．
- 歩行や走行時に足底腱膜の踵骨付着部内側部分のビリビリとした痛みを訴える場合は，足底腱膜や短趾屈筋が過度に伸張されることによって，足底腱膜の付着部分に炎症が起こっていることが多い．
- 患部を強く圧迫すると限局性の痛みがある．足趾のMP関節を背屈させると痛みを誘発できる．
- 固い靴を長時間履いた後に起こることもある．

■ 理学療法のポイント

- MP関節背屈による疼痛誘発を確認する（図1）．その際，MP関節をどのくらい背屈すると疼痛が出現するのかを確認する．この際，足関節は底背屈中間位で行う．
- 足底腱膜への緊張を軽減させる必要がある．そのためには，距骨下関節と横足根関節の過剰な回内運動を制御する．
- 一時的には足底腱膜の機能を補助するようなテーピングで対処する．疼痛が軽減するとともに足趾の屈曲筋力トレーニングとウィンドラス機構を効率よく機能させるような足底板を作製することもある．

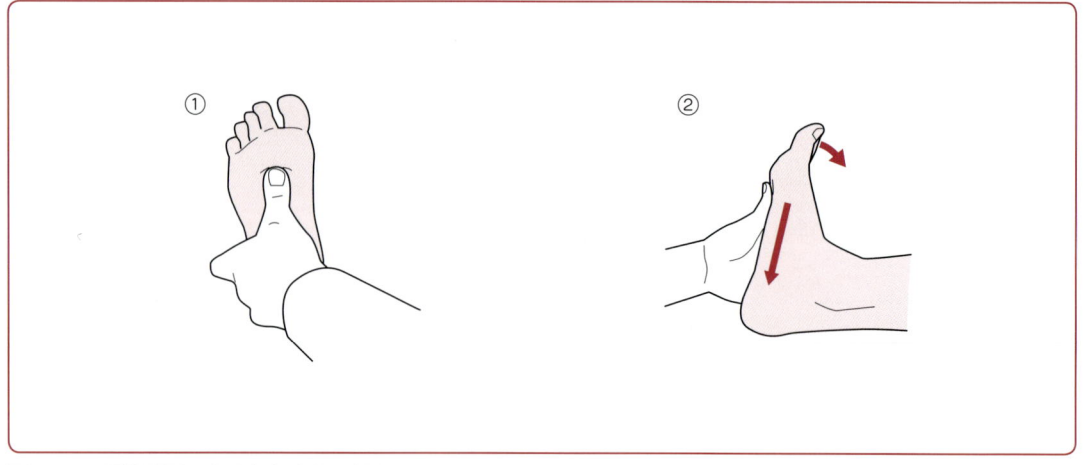

図1 MP関節背屈による疼痛誘発の確認
MP関節より近位の足底腱膜を圧迫する（①）．圧迫の際は，MP関節を背屈させ，足底腱膜に緊張を与えるように行う．圧迫は，疼痛部位より離れたところから行い，徐々に疼痛部位に近いところを圧迫して疼痛の誘発や程度を評価する（②）．

- 足底腱膜の機能を補助するようなテーピングを施す場合，上記のMP関節背屈角度以上にならないようにテーピングを貼りつける．
- 下腿三頭筋の短縮も原因となることがあるので必要な場合には下腿三頭筋のストレッチングも行う（320頁参照）．

■ 理学療法の実際

1) 足底板による踏み返しの効率化

- 足底板によって足底腱膜の緊張を軽減させ，内側縦アーチの下降を制御する（図2）．
- 疼痛を誘発させない範囲内でウィンドラス効果を発揮できるように足底板のパッドの厚さを調節し，踏み返しの効率化も図る．

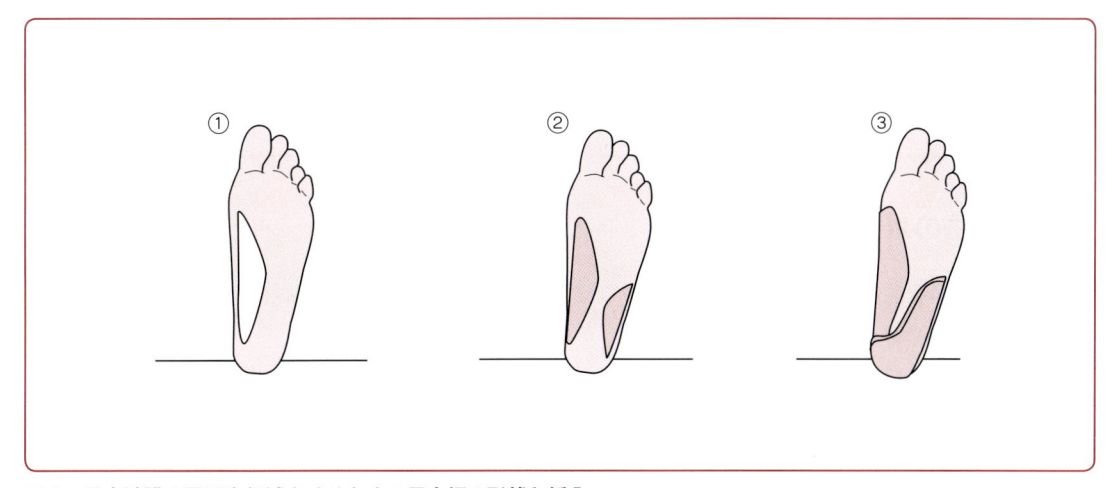

図2　足底腱膜の緊張を軽減させるための足底板の形状と挿入
距骨下関節と横足根関節の回内運動が過剰の場合はそれらを制御し，さらに疼痛を誘発させない範囲内でウィンドラス効果を発揮できるようアーチパッドを調整する．踏み返し時に第2・3趾荷重になるように内側の縦アーチパッドを挿入する（①）．この際，回外を誘導しすぎないように注意し，外側縦アーチパッドを挿入する（②）．踵接地から足尖離地まで足圧中心軌跡をコントロールするために踵部に外側ウェッジを挿入する（③）．

2) テーピングによる足底腱膜の機能の補助

- 内側縦アーチの下降を制御するテーピングで対処する．この際，MP関節の背屈制限をすることで疼痛軽減を図る（287頁図12参照）．

7・下腿・足関節
足部のアライメント異常により膝関節の痛みがあるケース

伊藤浩充

解説

- 足部のアライメント異常により膝関節の痛みが生じる典型例には，扁平回内足がある．足部の内側縦アーチ下降現象と距骨下関節・横足根関節の回内運動を強めるのは，距骨下関節・横足根関節の過剰運動（hypermobility）である場合が多い．
- 扁平回内足があると歩行時や走行時にニーイン knee-in を強め，膝関節の内側部の疼痛を生じることが多い．
- 足関節の背屈制限があり，歩行立脚中期に膝伸展を強めると膝蓋骨周辺や膝窩部の疼痛を生じる場合もある．

■ 理学療法のポイント

- 足部・足関節機能の改善には，立脚初期から立脚中期における足部の内側縦アーチの下降と内側変位を制御する必要がある．
- 距骨下関節・横足根関節の過剰運動に対しては，前脛骨筋・後脛骨筋・長母趾屈筋・長趾屈筋・下腿三頭筋を主に筋力トレーニングすればよい．しかし，多くの場合，これらの筋の持久的な筋機能向上は難しいので足底板によって距骨下関節・横足根関節の過剰な回内運動と内側縦アーチの下降を制動し，下腿の内旋運動を制御することで対処する．
- 足底板の作製は，距骨下関節の可動性にもよるが，基本的には静的立位時で距骨下関節中間位を保持できるようにし，歩行時の動的アライメントにおいて内側縦アーチの下降を制御するような内側縦アーチパッドを挿入するとよい．

■ 理学療法の実際

1）足底板による足部の回内運動の制動

- 足底板で対処する場合，まず距骨下関節を中間位に保持し，その状態で足部の回内運動を制動するように足底板を適応する（図1）（285頁図7〜9参照）．

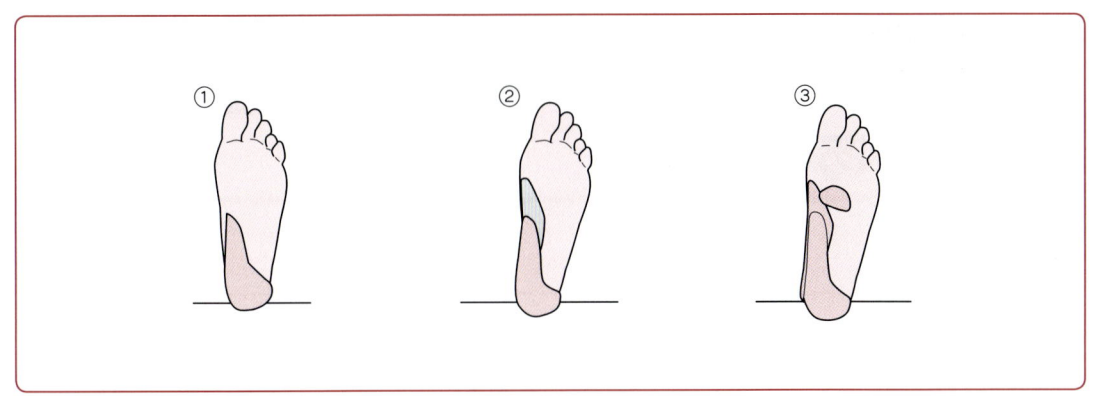

図1　足底板による距骨下関節と横足根関節の回内運動の制動（例）
踵骨外反が強い場合，内側ヒールウェッジ（①）を挿入し距骨下関節が中間位になるようにパッドの厚さを調整する．
歩行時に内側縦アーチの下降を制御するような内側縦アーチパッド（②）と横アーチパッド（③）を追加する．

2）膝関節への直接的なテーピングによる対処法

- 足底板による疼痛の軽減が難しい場合，直接膝関節にテーピングを追加することもある（図2）．
- 足部のアライメント異常だけでなく，股関節の外転筋・外旋筋の機能不全や，内転筋の短縮，大腿二頭筋の過緊張や過剰収縮の影響があればそれらに対処する（282頁参照）．

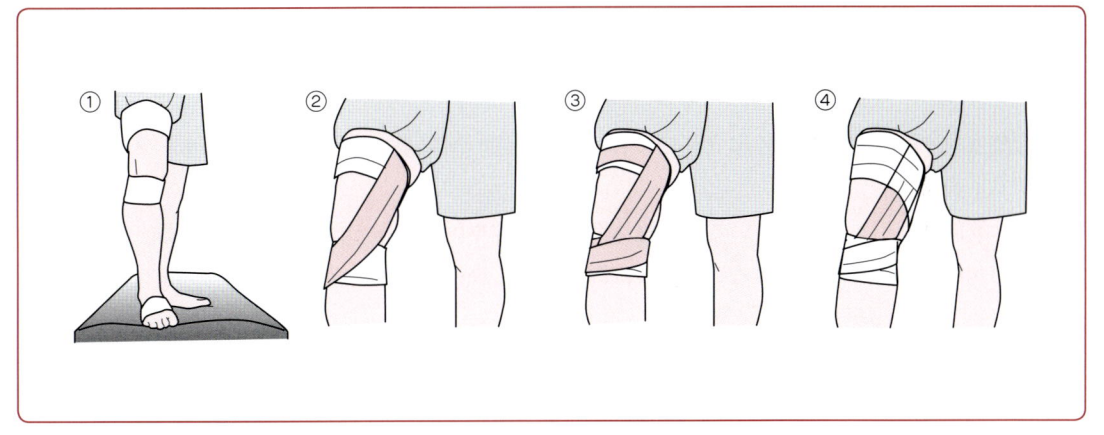

図2　膝関節に直接テーピングをする方法
あらかじめアーチの下降を制御するテープ（287頁参照）を施しておく．下腿近位部と大腿遠位部とに伸縮性ハンディーカットタイプテープでアンカーを2回ずつ巻く（①）．下腿を内旋位に保持し，下腿内旋方向に誘導するように伸縮性ハードタイプのテープを斜め後方近位部へと内側部に貼りつける（②）．このテープを2～3本やや後方へずらして追加する．下腿内旋方向に誘導しながら膝関節後面・大腿外側・大腿前面・大腿内側へと螺旋状にテープを巻き（③），下腿部と大腿部とにアンカーを施して仕上げる（④）．テープによって膝の疼痛が軽減できていることと，膝関節可動域の過度の制限を引き起こしていないことを確認する．

7・下腿・足関節
足部のアライメント異常により腰部の痛みがあるケース

伊藤浩充

> **解 説**
> - 足部のアライメント異常により腰部の痛みが生じるのは，扁平回内足によるニーイン knee-in が，股関節の内転・内旋を誘導し骨盤の前傾を伴った腰椎への前彎増強の場合と，足部が回外・ハイアーチ，後足部内反によるニーアウト knee-out が，股関節の外転・外旋を誘導し骨盤の後傾を伴った腰椎への後彎ストレスをもたらす場合がある．それぞれ，脊柱起立筋が短縮位，伸張位で緊張したまま脊柱の安定化を図ろうとするために起こる筋筋膜性の疼痛を疑う．また，腰椎の椎間関節での機械的ストレスによる症状も念頭においておく必要がある．その場合，腰痛以外の訴えや神経学的所見などによって鑑別していく．
> - 足部のアライメントが左右非対称的であれば，上述した腰椎の矢状面における腰痛発生機序だけでなく，前額面・水平面も含めた，3次元空間的な腰痛発生機序を評価していく必要がある．その際，腰痛部のどこの組織が圧縮・伸張といった力学的ストレスを受けているのかを判別することにより腰痛部を同定することが大事である．

■ 理学療法のポイント

- 対症療法的には疼痛部が脊柱起立筋であれば，その筋の筋緊張を軽減させるマッサージとストレッチングを行う．
- また，筋緊張を引き起こしている脊椎椎体間の可動性や位置異常の問題が疼痛受容器・神経系を介しての腰痛を引き起こしているのであれば問題となる脊椎椎体間のモビライゼーションやスタビライゼーションを行う．
- 足部へのアプローチによって効果が期待できるのは脊椎椎体間が過剰運動の場合の筋筋膜性の腰痛である．また，左右非対称的な足部アライメントに対して足底板を用いて対処することで股関節への運動連鎖を引き起こし，骨盤の運動を介して疼痛軽減の効果が期待できる．

■ 理学療法の実際

1）脊柱起立筋や体幹筋のリラクゼーション（図1）

- 最初に脊柱起立筋や体幹筋のリラクゼーションが得られるようにストレッチポールを利用して全身のリラクゼーションをさせる．

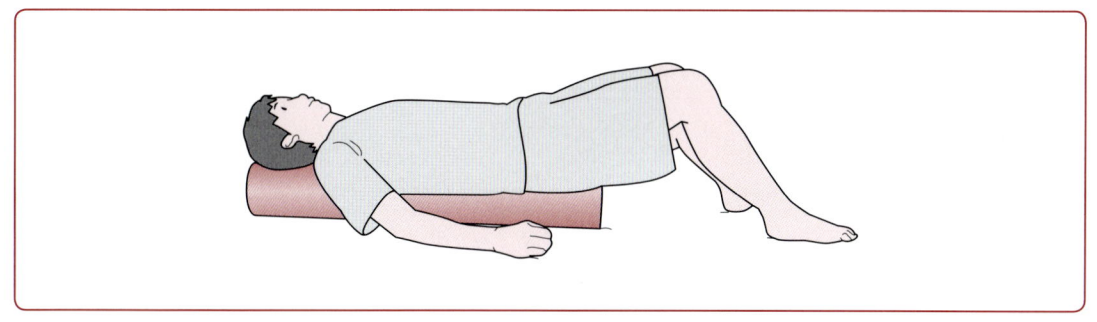

図1　ストレッチポール上でのリラクゼーション
円柱状のストレッチポールの上で背臥位をとる．両肩甲骨の間，殿裂，仙骨部にストレッチポールを位置させ，四肢・体幹が安定する位置を探して定める．下肢は軽度屈曲位，上肢は肩伸展・外転・外旋位で安定・リラックスできる位置を探して定める．上述の肢位が定まれば，そのままの状態で自然と緊張が取れていくのを感じ取るまで待つ．

2) 背部の筋に対するマッサージとストレッチング

- 疼痛部が脊柱起立筋や僧帽筋，腰方形筋であれば，その筋の筋緊張を軽減させるためのマッサージ（図2）とストレッチング（図3）を行う．

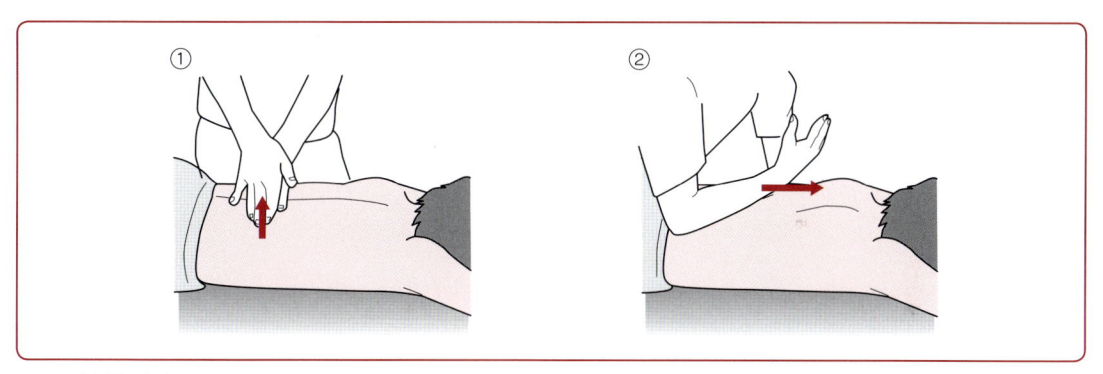

図2　脊柱起立筋に対する横断マッサージ
脊柱起立筋の筋緊張を抑えるには，筋線維の走行に直角に手指を当てて横断マッサージする方法がある（①）．横断マッサージの場合は，皮下と筋肉との間で滑らせるように柔らかく軽く圧迫しながらマッサージをする．筋緊張の低下が得られているように感じられれば徐々に手指の圧を強めていく．この際，決して筋線維を引っ掛けるような圧をかけないように注意する．筋緊張が低下してきたら，全体的に血流改善を促すようにマッサージをする．セラピストの前腕を使って脊柱起立筋の尾側部から上方へと圧迫を加えながらストロークするようにマッサージする（②）．

図3　脊柱起立筋に対するストレッチング
伸張する側の脊柱起立筋を上側にした側臥位で行う．伸張すべき脊柱起立筋の部位をセラピストの両手で伸張するように行う．

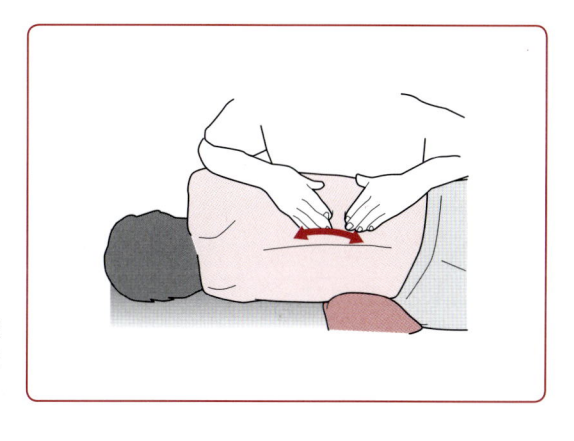

3）足底板による対応

- 足底板では，基本的には静的立位時で距骨下関節中間位を保持するようにパッドを当てる（285頁図7～9参照）．

4） 歩行時の動的アライメントコントロールのための筋力トレーニング

- 歩行時の動的アライメントにおいて，扁平回内足タイプの場合は内側縦アーチの下降を制御するとともに，股関節内転・内旋も制御させる．股関節の外転筋・外旋筋の筋力を，open kinetic chainおよびclosed kinetic chainの状態でそれぞれトレーニングし，その際，大殿筋の筋機能向上も考慮する（283～284頁図3～6参照）．

MEMO

7・下腿・足関節
歩行時踵離地から足尖離地のけり出しがうまくできないケース

伊藤浩充

解 説

- 歩行時の立脚後期である踵離地から足尖離地のけり出しがうまくできないのは，足部のforefoot rocker機能が不十分であるか，下腿三頭筋のストレッチ－ショートニングサイクルのタイミングがうまく機能していない場合である．
- 歩行時のけり出しは，足関節の底屈に伴う足趾MP関節の背屈運動が必要である．このとき，足底腱膜が緊張し地面を押すことによって床反力を受け，けり出しが出現する．したがって，足底腱膜の緊張が少ないと床反力によるけり出しが不十分となる．
- 歩行時のけり出しは踵離地の時期に起こる．足関節は踵離地までは背屈運動をし，下腿三頭筋はその運動を制御するように伸張性収縮をしている．踵離地の瞬間に足関節は底屈し下腿三頭筋は短縮性収縮に転じる．この下腿三頭筋の伸張性収縮から短縮性収縮への転換がタイミングよく機能しないと，踵骨を介しての足底腱膜の緊張が不十分となり床反力によるけり出しも不十分となる．

■ 理学療法のポイント

- forefoot rocker機能が不十分な場合は，距骨下関節の回外運動の制動と足指MP関節背屈制動を意図した足底腱膜補助テーピング，もしくは足底板で対応する．
- forefoot rocker機能の改善には，足底腱膜に張力がかかりやすくする必要がある．テーピングによってMP関節背屈位で足底腱膜の走行に沿わせながら前足部の回内誘導をする．
- 足底板の場合は，内側縦アーチをサポートした状態で踵骨を外反するように外側ウェッジを挿入する．また，横アーチパッドを挿入して足底腱膜の緊張を適度に高め，アキレス腱を伸張位にさせ，踏み返しのタイミングを早めることで対応する．
- 下腿三頭筋のストレッチ－ショートニングサイクルのタイミングを改善させるには，カーフレイジングによる下腿三頭筋のトレーニングの際に反動を利用した方法で練習する．

■ 理学療法の実際

1) forefoot rocker機能の改善のためのテーピング

- forefoot rocker機能の改善には，MP関節背屈角度を10°くらいで足底腱膜の走行に沿わせるテープと前足部の回内を誘導するテープを貼りつける（図1）．この際，足関節は0°中間位かもしくはやや底屈位で貼りつける．

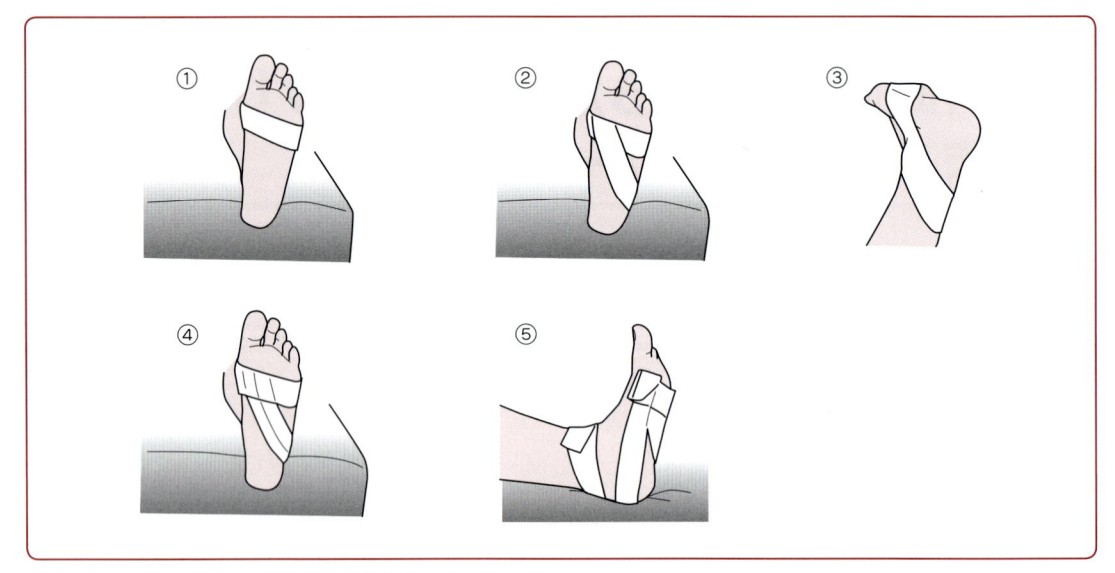

図1 forefoot rocker機能の改善のためのテーピング
MP関節足底面にアンカーテープを貼る（①）．母趾もしくは第2趾のMP関節部から中足部を回内・底屈誘導するようにテープを後外側部に向かってスパイラルに貼る（②，③）．同様のテープをやや外側にずらして2回分追加する（④）．最後に内側縦アーチをサポートするとともに母趾MP関節の背屈制動を加える目的でテープを貼る（⑤）．このテープは母趾MP関節部のアンカーから内側縦アーチをサポートしながら踵後面，足部外側面を通ってアンカー外側部へと貼りつける．最後に前足部と下腿部にアンカーテープを施しておく．

2）forefoot rocker機能の改善のための足底板

- 足底板の場合は，内側縦アーチの機能を保障しながら距骨下関節中間位もしくは踵骨を外反位にする．また，足底腱膜の緊張を適度に高めるように工夫する（図2）．

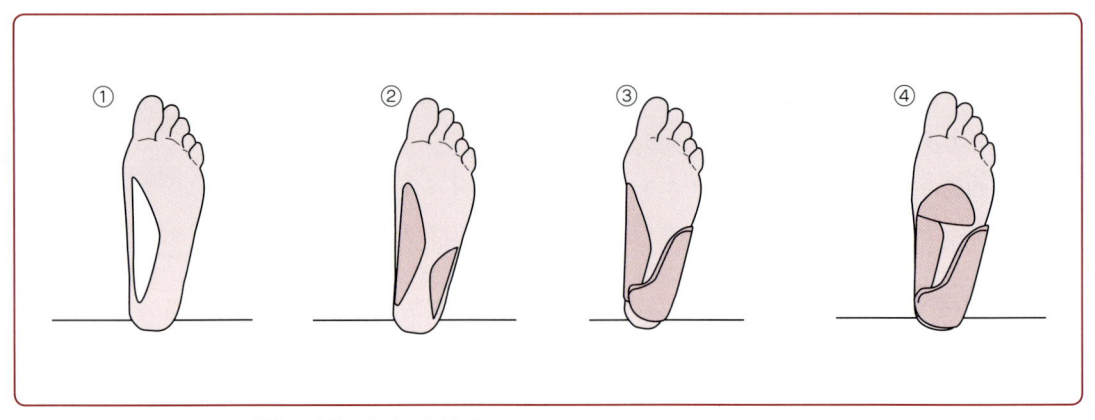

図2 forefoot rocker機能の改善のための足底板
立脚中期から立脚後期での内側縦アーチによる荷重応答と足底腱膜の機能を補助するように内側縦アーチパッドを当てる（①）．内側縦アーチパッドを挿入した状態でアーチの機能を保障し，距骨下関節中間位もしくは踵骨を外反位にするように外側アーチパッド（②）と外側ヒールウェッジパッドを踵外側に挿入する．足底腱膜の緊張が必要な場合には横アーチパッドを追加して足底腱膜の緊張を適度に高める．足底腱膜に緊張を持たせることによって踏み返しによる推進力をつける．このようにして足底腱膜の緊張を高め，初期接地での踵外側荷重から立脚後期での母趾球荷重へと回内運動を早く誘導することを意図する．

3) 反動を利用したカーフレイジングによる下腿三頭筋のトレーニング

- 下腿三頭筋のストレッチ−ショートニングサイクルのタイミングを改善させるには，カーフレイジングによる下腿三頭筋のトレーニングの際に反動を利用した方法で練習する（図3）．この際，足部のアーチ機構の崩れが生じやすい足部構造に対してはあらかじめアーチをサポートするテーピングで保護する．

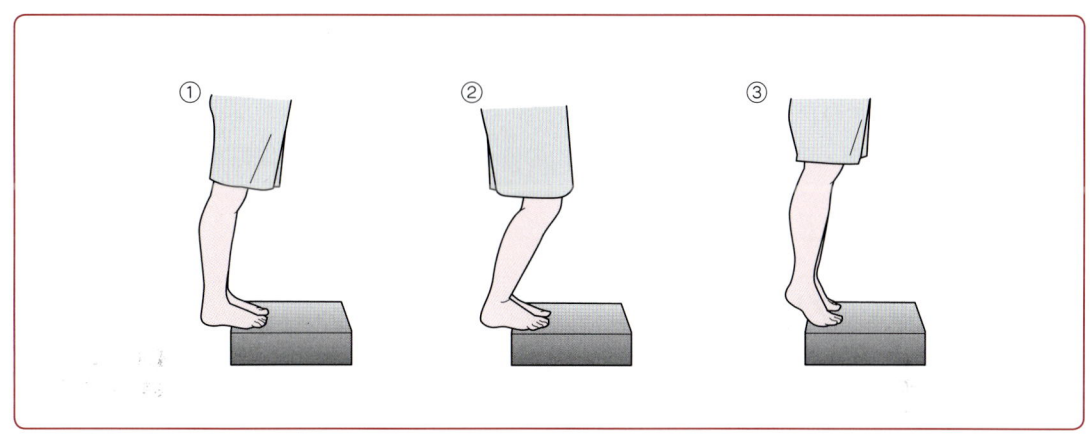

図3 反動を利用したカーフレイジングによる下腿三頭筋のトレーニング
台上で前足部のみに荷重をかけた状態で立つ．このとき膝関節は伸展位とする（①）．下腿三頭筋を脱力させ（②），即座にその反動で素早く踵を挙上するように足関節底屈と膝伸展を同時に行う（③）．

MEMO

7・下腿・足関節
足関節骨折術後に足関節可動域が悪いケース

伊藤浩充

> **解 説**
> - 足関節の骨折後や手術後は，足関節周囲や足部・下腿に腫脹が起きることが多い．
> - 足関節の腫脹によりROM制限が起こることが多い．
> - 足関節周囲と足部・下腿部の腫脹および筋肉の張りを軽減させるために患部の血液循環・リンパ還流を促す．

■ 理学療法のポイント

- 下腿部周辺の筋軟部組織のマッサージを行い，患部の血液循環・リンパ還流を促す．
- 距腿関節の前後のすべりと転がりの動きを改善させる．
- 距腿関節・距骨下関節での内外反，回内外の動きを改善させる．
- 正常歩行獲得のために足関節背屈10°（膝関節伸展位）を目標とする．

■ 理学療法の実際

1）下腿部の軟部組織に対するマッサージ

- 渦流浴に下腿部を浸したまま，下腿部周辺の筋軟部組織の血液循環・リンパ還流を促すために軟部組織のマッサージを行う．また，足関節の自動運動も行う．

2）距腿関節・距骨下関節のモビライゼーション

- 足関節背屈・底屈の可動域練習の前に，距腿関節・距骨下関節での内外反方向へのモビライゼーションを行う（図1）．モビライゼーションは腹臥位，膝関節屈曲位で行うと実施しやすい．また，足関節背屈時に腓骨外果の後方移動がみられる場合は，脛腓関節における腓骨の前方すべりも実施する．

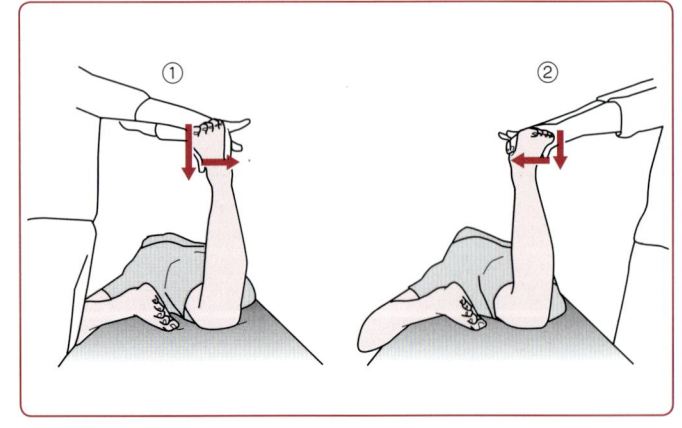

図1 距腿関節・距骨下関節での内外反方向へのモビライゼーション

腹臥位，膝関節屈曲位をとらせる．内反方向へのモビライゼーションをする場合（①），セラピストは患肢の反対側に位置する．踵後部を片手で把持し，もう一方の手で距骨内外側を足底面から把持する．患肢の足関節外果を外側へ押し出しながら足部を回外するようにモビライズする．外反方向へのモビライゼーションをする場合（②），セラピストは患肢と同側に位置して，①と同様に足部を把持する．患肢の足関節内果を内側へ押し出しながら足部を回内するようにモビライズする．

3) 距腿関節の関節可動域回復運動

- 足関節背屈の可動域改善には，距腿関節での距骨の前方移動を制御しつつ回転運動を誘導しながら足関節背屈他動運動を実施する（図2）．足関節底屈では距骨の前方移動と回転運動を誘導するように実施する．

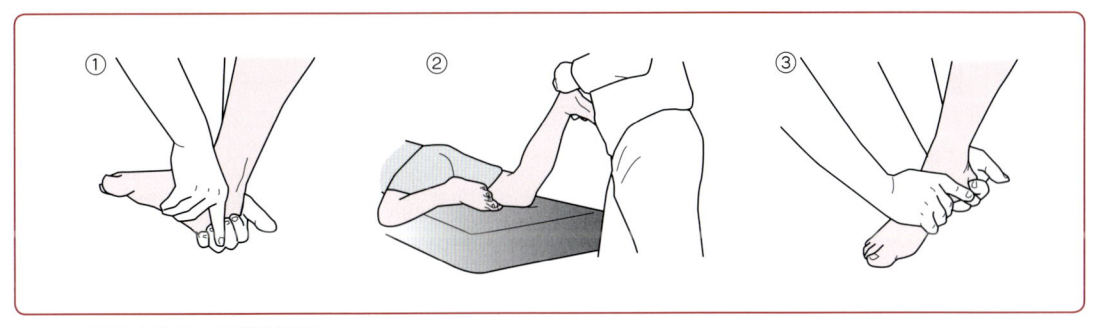

図2　足関節底背屈の可動域練習

下腿下垂位の座位で行う．足関節を他動的に背屈させるとき，一方の手で中足部背側面を把持して距骨の前方滑りを制御する．もう一方の手は，踵骨を把持して踵後面を遠位方向に牽引しながら距骨の回転を誘導するようにアキレス腱を伸張させていく（①）．腹臥位，膝関節屈曲位でも同様に実施できる（②）．足関節底屈の場合は，距骨前方移動と回転運動を誘導しながら底屈させていく（③）．

4) キャスターつき腰掛椅子によるchair-walking

- 歩行練習の前に足関節の底背屈運動によるキャスターつき椅子の前後移動の練習をする（図3）．

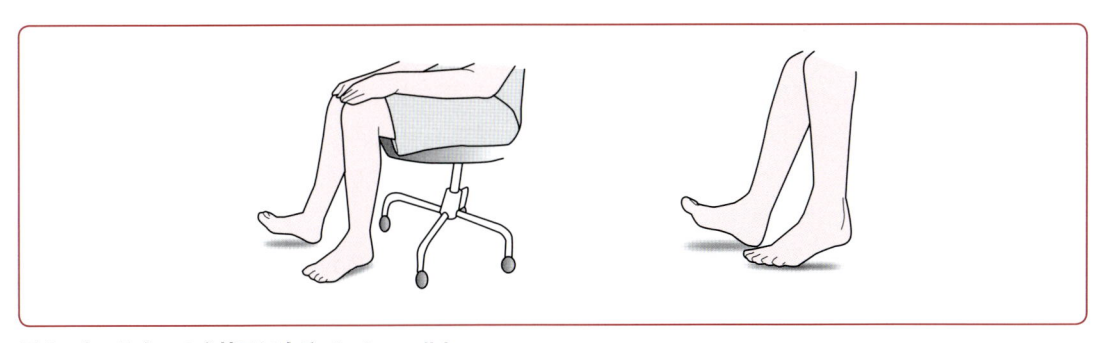

図3　キャスターつき椅子によるchair-walking

歩行時の足部・足関節の動きを再現するように，前進する場合は足関節背屈位から底屈運動するように踵接地から足底接地，踵離地，足尖離地の順に床面を押して前進する．後進する場合は，足関節底屈位から背屈運動するように足尖，足底，踵の順に床面を前方へ押して後進する．

Clinical Hint

- 足関節の自動運動・他動運動と下腿部へのマッサージは交互に行うとよい（320頁参照）．
- 荷重歩行が許可されれば，足関節背屈可動域回復程度に合わせてステップ長の短い歩行から開始する．
- 歩行練習や足関節運動の間の休憩時間には下腿部のマッサージを行い，静脈還流・リンパ還流を促す（320頁参照）．
- 歩行立脚後期の踵離地から足尖離地を補助したい場合には，足部内側縦アーチのウィンドラス機構を補助する足底へのテーピングを施すとよい（287頁参照）．

7・下腿・足関節
足関節背屈ROM運動時に足関節前面の痛みが出現するケース

建内宏重

解　説

- 距腿関節の運動軸は，水平面で約6°，前額面で約10°傾斜しているため，背屈には下腿の軸に対して軽度の外転と外反が伴う（図1）．
- 背屈運動では，距骨が脛骨・腓骨により形成される関節面に対する滑り運動が必要であり，この運動が制限されて距骨滑車が前方へ変位すると脛骨下端前縁や関節包の前方に過剰なストレスが生じる（図2）．
- 足関節背屈運動に関与する長趾伸筋，長母趾伸筋，前脛骨筋などの過剰な収縮によっても足関節前面に痛みを生じることがある．
- 足関節は背屈に伴い関節内圧が高まるため，腫脹があっても運動時の痛みを生じることがある．

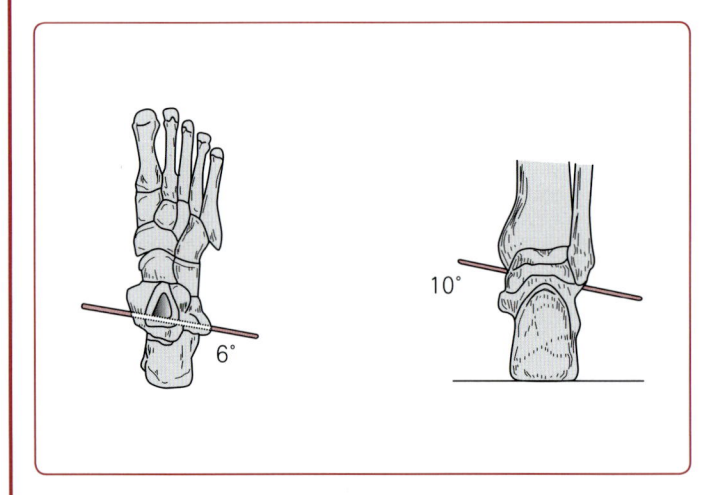

図1　距腿関節の運動軸
足関節背屈には外転・外反が伴う．

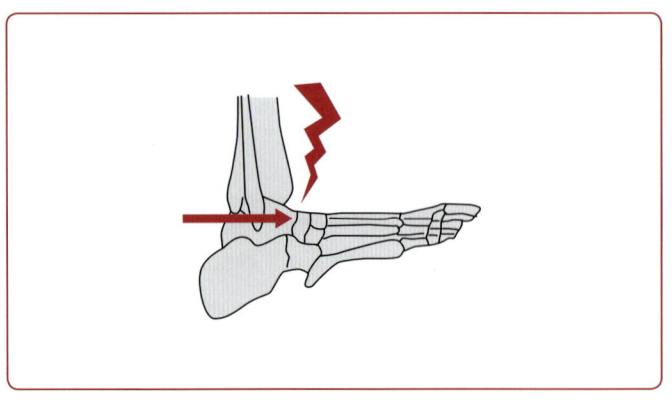

図2　距腿関節の骨運動
距骨滑車が前方へ変位した状態での背屈運動は足関節前面の痛みの原因となる．

■ 理学療法のポイント

- 距骨の滑り運動を介助して痛みが変化するか否かをみる．
- 距骨の前方の関節面は後方よりも広いため，背屈するに伴い下脛腓関節がわずかに離開する必要がある．下脛腓関節の動きも評価する．
- 背屈自動運動時の各筋の収縮を観察・触診し，過剰に収縮している筋がないかを確認する．加えて，足関節の loose-packed position である 10° 程度の底屈位にて各筋の等尺性収縮を行い，痛みが生じれば当該筋の収縮が疼痛の原因になっていると判断する．
- どの評価にも反応して痛みを訴えるような場合は，関節内および関節周囲組織の炎症が強いと判断する．腫脹が存在していることが多い．

■ 理学療法の実際

1) 足関節背屈可動域練習（図3）

- 足関節背屈時には，背屈とともに外転・外反の動きが伴うため，運動方向に注意する．

図3　足関節背屈可動域練習
① 誤った運動方向
足関節の内転と内反を伴う背屈．
② 正しい運動方向
足関節の外転と外反を伴う背屈．
誤った運動方向に強制すると関節内での骨運動に異常をきたし足関節前面にストレスを与えるため痛みを生じる．

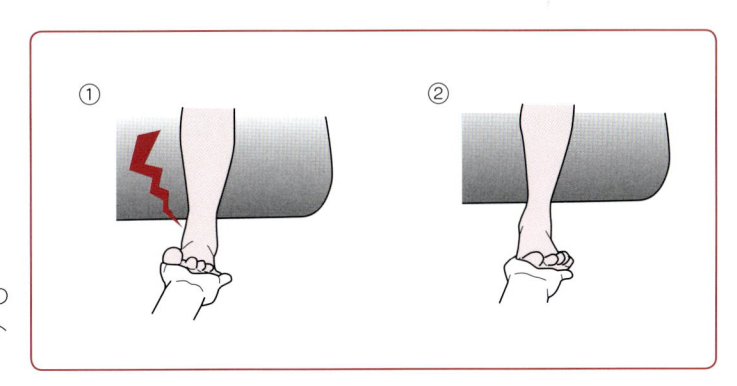

2) 足関節背屈自動運動（図4）

- 足関節背屈の自動運動では足趾の伸展が優位になっていることが多いため，運動パターンを修正する．

図4　足関節背屈自動運動
① 足趾伸筋群による足関節背屈運動
② 前脛骨筋による足関節背屈運動
足趾伸筋が優位にならないように，足趾の力を抜くもしくは足趾を軽度屈曲位にして運動を行うとよい．

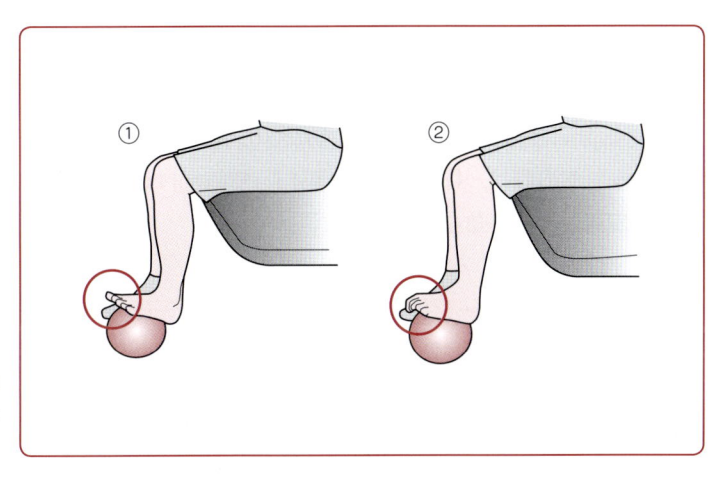

7・下腿・足関節

下腿部の筋打撲を起こしたケース

伊藤浩充

> **解 説**
> - 下腿部の筋打撲を起こすと下腿部は腫脹し，疼痛もあるため歩行困難となる．
> - 下腿部の後面が打撲すると足関節の背屈が制限され，底屈筋力も発揮困難となる．重症の場合は，コンパートメント症候群となり，腫脹が慢性化ししびれや筋力低下などの神経症状を呈することもある．

■ 理学療法のポイント

- コンタクトスポーツにより下腿後面などの筋肉をキックされて打撲した場合，急性外傷の応急処置であるRICE処置を行う．
- RICE処置を行っている間でも，打撲を受けた下腿三頭筋などの筋が短縮しないように冷却効果を利用して足関節などの自動運動をする．ただし，疼痛が強い場合や筋断裂が疑われる場合は安静肢位を保つだけでよい．
- 急性期が過ぎれば，足関節の自動運動を行う．患部の腫脹と筋肉の張りをできるだけ早く軽減させるため足関節の自動運動とともに筋軟部組織のマッサージを行い，患部の血液循環・リンパ還流を促す．
- 患部の腫脹と筋肉の張りをできるだけ早く軽減し，平地歩行を問題なく可能にすることが重要である．
- 歩行は，ステップ長の短い歩行から開始する．また，疼痛軽減のため患部にアイシングを施した状態で行う．運動による循環促進を図るために運動持続時間を考慮し，歩行であればできるだけ長く歩く．

■ 理学療法の実際

1）アイシングの方法

- 角型氷であればビニール袋に氷を入れて板状のアイスパックをつくり，タオルなどを使わず直接患部に45分間当てる．ただし寒冷過敏症の人に対しては，凍傷を避けるため10分程度の間隔で行う．
- アイシングの際に，打撲を受けた筋肉を短縮位にしないように注意する．疼痛閾値が上がった状態で足関節の自動運動を可能な運動範囲で行う．

2）下腿部へのマッサージとストレッチング

- 急性期を過ぎれば，足関節の運動と下腿部へのマッサージ（図1）やストレッチング（図2）を交互に行うとよい．

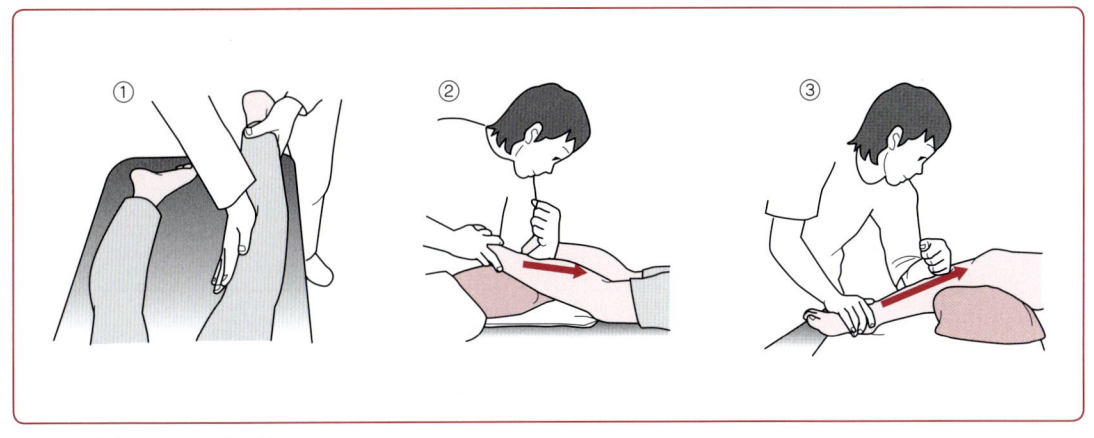

図1 下腿部へのマッサージ
渦流浴などの温熱療法や交代浴を行った直後に下腿遠位から近位へとマッサージする（①）．最初は非常に軽く擦るように皮膚の表面をセラピストの手で滑らせるようにマッサージする（軽擦法）．オイルなどを使うのも良いが，薄手の生地のズボンの上やタオルの上から行うと手がすべりやすくて行いやすい．疼痛が軽減し筋が柔らかくなってくると，徐々に深部への圧迫を強めていく．セラピストの前腕を使って下腿遠位部後内側部から近位後内側部へと圧迫を加えながらストロークするようにマッサージする（②）．下腿後面外側部も同様にする．また，下腿前外側部に対しても同様に行う（③）．セラピストの前腕を使って下腿遠位部前外側部から近位前外側部へと圧迫を加えながらストロークするようにマッサージする．

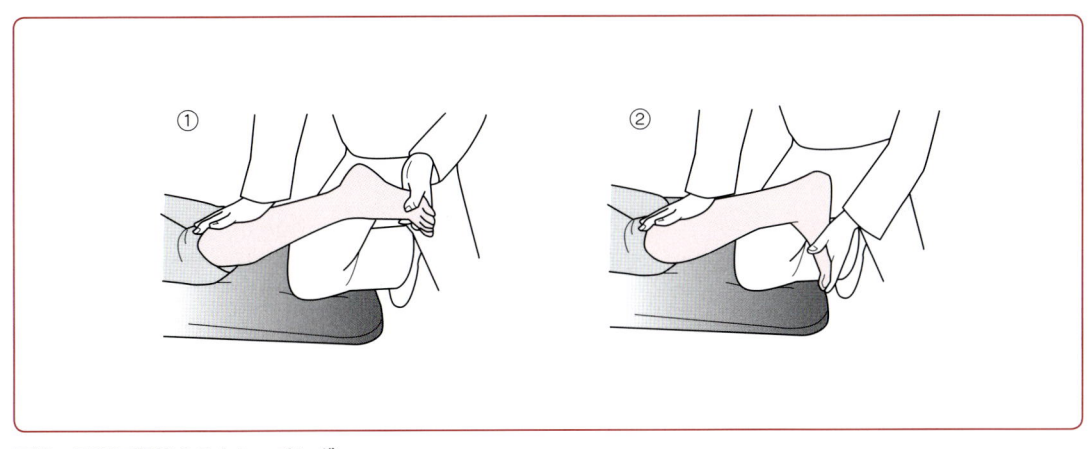

図2 下腿三頭筋のストレッチング
下腿後面部のストレッチングは，下腿近位部を頭側方向へ圧迫を加えながら（①）足関節を他動的に背屈させ（②），下腿三頭筋を伸張する．足関節他動運動は，下腿内側部の伸張に足関節外反・背屈，下腿外側部の伸張に足関節内反・背屈を行う．

Clinical Hint

- 立位で疼痛なければ全荷重歩行を行うが，ステップ長の短い歩行から開始する．その際，疼痛の自覚があればアイシングを施した状態で歩行するとよい．
- 歩行練習や足関節運動の間の休憩時間には下腿部のマッサージを行う．軽擦法から始め，徐々にリンパ還流を促すように深部へとマッサージを進めていく．
- 歩行立脚後期の踵離地から足尖離地を補助したい場合には，足部内側縦アーチのウィンドラス機構を補助する足底へのテーピングを施すとよい（287頁参照）．

和文索引

あ

アイシング 320, 321
アイスパック 320
アウターマッスル 172, 182
アキレス腱 298
足関節戦略 114
足関節底屈モーメント 276
足関節背屈 318
　——制限 298
圧中心 218
　——の移動 219
アライメント 262, 273, 276
　——の調節 258
アンクルロッカー機能 76

い

インソール 52
インナーマッスル 172, 182

う

ウィンドラス機構 286, 295, 306, 321
ウィンドラス効果 307
ウエッジ 43
烏口上腕靱帯 145
烏口腕筋 148, 150
腕を下ろすときの手法 167
運動学習 266
運動感覚 211
運動パターン 200, 209, 262
運動連鎖 252, 254

え

円背姿勢 8, 26
エンドフィール 176
エンプティカントレーニング 183

お

横足根関節 282, 285, 303, 306, 308
横断マッサージ 282
起き上がり 120, 214
　——動作 22

　——方法 215
押し動作 41

か

介助歩行 99
回旋可動性 131
外旋筋 193, 233
回旋筋腱板 180
外側ウェッジ 313
外的手がかり 112, 116, 120
外反母趾 292
外乱 180, 181
カウンタームーブメントジャンプ 289
踵部の紙片を踏みしめる運動 66
踵部補高 117
過緊張 158, 198
下脛腓関節 319
下肢アライメント 252
下肢駆動 108
荷重 222
　——位 213
　——移行練習 270
　——位置 225
　——応答期 239, 272
　——感覚 5, 6, 227
　————入力 3, 4
　——刺激 244
　——練習 217
過剰運動 308
鵞足 252
加速歩行 114
片足立ち運動 67
下腿外側部 301
下腿三頭筋 272, 298, 299, 307, 313, 315, 320
　——の筋緊張亢進 92
肩関節周囲炎 164, 176
肩関節の亜脱臼 2
寡動 117, 120
カーフレイジング 313, 315
下方関節包 169
感覚障害 70
感覚情報 28
感覚の再学習 13
環境調整 119
関節の離開 160

関節包の伸張 161
患側前型歩行 96
寒冷過敏症 320
関連痛 154

き

キッキング 79
基底核 116
機能ストレッチ 282
脚長差 222
Qアングル 278
協調性運動障害 70
協調性運動トレーニング 62
胸椎 131
　——伸展運動 146
棘下筋 148, 150, 183
棘上筋 148, 150, 153, 183
距骨下関節 282, 285, 286, 303, 306, 308, 312, 314, 316
距腿関節 316, 317, 318
起立台 7
近位抵抗での等尺性トレーニング 265
近位抵抗での等張性トレーニング 265
筋緊張のアンバランス 162
筋収縮順序 208
筋収縮のタイミング 162
筋スティフネス 179
筋長 212
筋のアンバランス 129
筋バランス 179, 192, 198

く

空間保持 2
屈曲可動域制限 216
屈曲共同運動パターン 12
車椅子駆動 108
グローバルマッスル 124

け

脛骨過労性骨膜炎 303
頸椎 131
牽引 145
肩甲下筋 148, 150, 184
肩甲挙筋 156

肩甲骨　168
　　──周囲筋　164, 185
　　──前方突出　3
　　──内転筋　187
　　──の動きのトレーニング　173
　　──の運動　157, 164
肩甲上腕関節のHold-Relax手法　166
肩甲上腕関節の分回し運動　167
肩甲帯周囲筋　164
健側前型歩行　96
肩峰下滑液包圧　144

こ

後下方関節包　169, 170
広筋群　263
後脛骨筋　302, 303
後方関節包　169
後方降段動作　277
後方突進現象　115
股外旋筋トレーニング　279
股関節　131, 219
　　──回旋運動　133
　　──外側部痛　196
　　──外転筋　199, 241
　　────力　240
　　──屈曲可動域運動　246
　　──屈筋群　208
　　──深層筋　233
　　──伸展　140, 231, 237
　　────可動域練習　238
　　────筋　199
　　────筋力　57
　　────モーメント　276
　　──戦略　114
　　──内転筋　282
　　──不安定性　226
小刻み歩行　116
骨盤
　　──移動　224
　　──回転運動　225
　　──からのアプローチ　51
　　──後傾の改善　254
　　──シフトトレーニング　98
　　──前傾・後傾運動　139
　　──前傾の改善　253
　　──前後傾　230
　　──側方移動運動　66
　　──と体幹の位置　82
　　──の位置　56
　　──の後方回旋　50
　　──の前傾保持トレーニング　246

──の側方移動トレーニング　259
──の引き上げ　94
──の誘導　58
──を後方に引くトレーニング　58
コントロール再学習　15
コンパートメント症候群　320

さ

座位　141, 216
　　──姿勢　40, 63
　　──練習　217
サイドブリッジ　137
サイドホップ　290
坐骨　217

し

視覚刺激　112
視覚的手がかり　113, 117, 119, 120
シザース歩行　104
支持基底面　207
姿勢制御　114
姿勢反射障害　114
姿勢保持トレーニング　37
膝蓋大腿関節　278
　　──痛　260
自動介助運動　4
しゃがみ込み　246
舟状骨　295, 296
重心　38, 239, 245
　　──位置再学習　130
　　──移動　157, 215
　　──線　78
手指伸展位保持スプリント　17, 18
手指の他動的伸展運動　17
シューホーン装具　79
小円筋　148, 150, 155
小胸筋　148, 150
上肢の運動開始肢位　16
小殿筋　193, 233, 302
上方関節包　171
情報探索　12
小菱形筋　156
上腕三頭筋　155
上腕二頭筋　148
　　──短頭　150
初期接地　239, 245
ショパール関節　295, 296
神経絞扼　154
深層筋　197
身体位置　220

身体回旋　221
伸張性トレーニング　267
伸展共同運動パターン　14

す

すくみ足　112, 118
スタビライザー　188
スティフネス　193
ステッピング戦略　114
ステップ距離　86
ストレッチショートニングサイクル　288
ストレッチポール　135, 310
ストレッチング　134, 150, 168, 202, 310
スリング　197, 302

せ

制御トレーニング　37
セカンド外旋　176
脊柱起立筋　310, 311
セッティング　212
セミファーラー位　159
前下方関節包　170
前鋸筋　174, 186
前脛骨筋　319
前後傾トレーニング　29, 35
仙骨　141
全身関節弛緩性　228
前足部　236, 299
選択的筋力トレーニング　261
仙腸関節　141
前方関節包　170
前方重心移動の動作練習　255
前方重心でのスクワット　256
前方突出　162
前遊脚期　268

そ

僧帽筋　156
　　──下部線維　185
足圧中心　239
　　──軌跡　293
足趾　227, 234, 236
足尖の引きずり　106
足底腱膜　286, 295, 298, 306, 307, 313
足底板　45, 285, 286, 293, 298, 307, 308, 309
足部　227, 234

索　引

側方降段動作　277
側方への重心移動　60
鼠径部痛　192, 196

た

大円筋　153, 155
体幹
　——安定化　197
　——筋　132, 188, 208
　——後傾　102
　——伸展筋力　57
　——深部筋　126
　——前屈　56
　——前傾　40
　——の安定性　5, 6
　——の運動　164
　——の固定筋　129
体重移動　6, 32
　——トレーニング　29
大腿筋膜張筋（腸脛靱帯）のストレッチング　206
大腿骨頭　196, 269
大腿四頭筋　223
大腿直筋のストレッチング　202
大殿筋　213
　——上部線維　201
大転子　192
ダイレクトストレッチ　135
立ち上がり　218
　——動作　38, 42, 44, 138
　——誘導　41
多裂筋　124, 125, 126, 142
　——トレーニング　189
短下肢装具　83
単関節筋　201
単脚支持期　235
弾性包帯　70

ち　つ

着地トレーニング　289
注意機能　116
中足部　299
中殿筋　134
　——後部線維　229, 240
　——の筋力トレーニング　136
　——のストレッチング　206
聴覚刺激　112
腸脛靱帯　257
腸骨　141
長母趾屈筋　303

腸腰筋　193, 194
　——の筋力トレーニング　247
　——のストレッチング　203
杖　244

て

低緊張　8, 9
ディプスジャンプ　290
テーピング　286, 296, 303, 304, 307, 309, 313
手すり　119
デュシャンヌ歩行　240
殿筋群　140, 223

と

動作指導　24
動作パターン　22
同時収縮　270
等尺性トレーニング　264
等張性トレーニング　264
動的股関節外転筋トレーニング　243
突進現象　114
トランスファー　220
トレンデレンブルグ徴候　228

な

内側広筋斜頭　260
内側縦アーチ　285, 286, 292, 294, 303, 307, 308, 314
　——下降　295, 296
　——パッド　308
内側ハムストリングスのストレッチング　253
内腹斜筋　142

に　ね

ニーアウト　279, 310
ニーイン　276, 278, 282, 283, 308, 310
二関節筋　194
二重課題　112
ニーベントウォーク　273
寝返り　19, 120

は

ハイアーチ　310

背臥位　158
跛行　244
バランス機能　97
バランストレーニング　49
ハンドリム　109

ひ

引き動作　41
膝折れ　78, 96, 226
膝関節可動域　262
膝関節伸展モーメント　276
膝関節の再学習　7
膝屈曲位　54
膝装具　71
膝のロッキング　74
腓腹筋　269
皮膚の伸縮性　250
非麻痺側下肢での片足立ち運動　95
非麻痺側下肢の振り出し　80
非麻痺側の股関節外転筋の筋力増強運動　94
病的伸展共同運動　65, 94
ヒラメ筋　303
ヒールカップ　298, 299
ヒールロッカー機能　74

ふ

ファースト外旋　177
不安定性（肩関節）　179
フォアフットロッカー機能　84
腹横筋　124, 125, 126, 142
　——トレーニング　188
腹筋群　139
　——トレーニング　37
プッシャー現象　28, 62
プライオメトリックストレーニング　289
プラスチック型短下肢装具　51
ブリッジ　199, 263
　——運動　65
フルカントレーニング　183
分離運動　12, 14, 209, 231
　——促通　15

へ

平行棒　48, 68
　——を引っ張る動作　68
片脚立位　232

――トレーニング　98
変形性股関節症　198
扁平回内足　308, 310

ほ

防御作用　161
方向転換　118
歩行介助　82
歩行感覚　7
歩行トレーニング　99
歩行遊脚期　104
母趾球荷重　293
ポジショニング　145, 159
補足運動野　116
ボール　29, 33, 36, 41

ま

マッサージ　150, 310, 316, 320
麻痺側下肢の病的伸展共同運動　65
麻痺側単脚立脚期　88
麻痺側の足部外反を促通する運動　95
麻痺側の足部内反　94
麻痺側の振り出し　97
麻痺側方向への寝返り　19

み

ミリタリープレス　175

む

無動　120

も

モビライゼーション　148, 274, 310, 316
モンキー様歩行運動　67

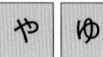

や ゆ

夜間痛　144
遊脚期　268
――クリアランス　100, 106
床からの立ち上がり　46
癒着の剥離　250

よ

腰椎　138
――安定化　133, 238
――骨盤リズム　126
――伸展　230
――不安定性　132

腰痛　134
腰部・骨盤安定性　126
横アーチパッド　313

ら り

ラテラルバウンド　290
梨状筋　197, 229
理想的な座位姿勢　130
立位保持　64
立脚終期　236
リフトオフ　184
リラクゼーション　159

れ ろ

連合反応　13, 14
ローカルマッスル　124
ロッカー機能　235, 269
ロッキング　50, 76, 78, 83, 223, 228, 244, 274

わ

ワイピング　13

欧文索引

chair-walking　317
CKCヒラメ筋トレーニング　256
closed kinetic chain　282, 283, 312

DOG-CAT　190
dual task　116

extension lag　266
external focus　234

forefoot rocker　313

hypermobility　308

impingement syndrome　164

internal focus　234

knee-in　276, 278, 282, 283, 308, 310
knee-out　279, 310

lag　212
leg-heel angle　295
loose-packed position　319

MP関節　292

navicular shift　296

open kinetic chain　282, 283, 312

pathological extensor synergy　65

quadrilateral space　154

RICE処置　320

SLR　207, 209
small step and shuffling　112
stiff-knee gait　268

toe-out　276
total akinesia　112
trembling in place　112

Wernicke-Mann肢位　16

検印省略

理学療法プログラムデザイン

定価（本体 7,000円＋税）

2009年 5月24日　第1版　第 1 刷発行
2024年 1月28日　　同　　第11刷発行

編集者　　市橋　則明
発行者　　浅井　麻紀
発行所　　株式会社 文光堂
　　　　　〒113-0033　東京都文京区本郷7-2-7
　　　　　　　TEL（03）3813-5478（営業）
　　　　　　　　 （03）3813-5411（編集）

©市橋則明, 2009　　　　　　　　　印刷・製本：公和図書

ISBN978-4-8306-4352-1　　　　　　　　　　Printed in Japan

・本書の複製権，翻訳権・翻案権，上映権，譲渡権，公衆送信権（送信可能化権を含む），二次的著作物の利用に関する原著作者の権利は，株式会社文光堂が保有します．
・本書を無断で複製する行為（コピー，スキャン，デジタルデータ化など）は，私的使用のための複製など著作権法上の限られた例外を除き禁じられています．大学，病院，企業などにおいて，業務上使用する目的で上記の行為を行うことは，使用範囲が内部に限られるものであっても私的使用には該当せず，違法です．また私的使用に該当する場合であっても，代行業者等の第三者に依頼して上記の行為を行うことは違法となります．

JCOPY〈出版者著作権管理機構　委託出版物〉
本書を複製される場合は，そのつど事前に出版者著作権管理機構（電話 03-5244-5088，FAX 03-5244-5089, e-mail：info@jcopy.or.jp）の許諾を得てください．